AF544444

Haug

Hormonelle Dysbalancen

Erkennen – Verstehen – Behandeln

Juliane Miorin-Bellermann

56 Abbildungen

Karl F. Haug Verlag · Stuttgart

Juliane **Miorin-Bellermann**
Heilpraxis Avalon
www.heilpraxis-avalon.de

Bibliografische Information der Deutschen Nationalbibliothek
Die Deutsche Nationalbibliothek verzeichnet diese Publikation in der Deutschen Nationalbibliografie; detaillierte bibliografische Daten sind im Internet über http://dnb.d-nb.de abrufbar.

Ihre Meinung ist uns wichtig! Bitte schreiben Sie uns unter: www.thieme.de/service/feedback.html

Karl F. Haug Verlag in Georg Thieme Verlag KG
Rüdigerstraße 14, 70469 Stuttgart, Germany
www.thieme.de

Printed in Germany

Cover: © Thieme
Bildnachweis Cover: © Thieme/Martina Berge. Verwendete Abbildung Zahnräder: © Aliaksandr/stock.adobe.com
Zeichnungen: Karin Baum, Paphos, Zypern;
Grafik 8.2: Grafikbüro Schaaf // www.susischaaf.de, Bellheim
Mit Übernahmen aus: Schünke M, Schulte E, Schumacher U. Prometheus. Illustrationen von M. Voll und K. Wesker. Stuttgart: Thieme.
Redaktion: Stefanie Teichert, Itzehoe
Satz: Druckhaus Götz GmbH, Ludwigsburg
Druck: Westermann Druck Zwickau GmbH, Zwickau

DOI 10.1055/b000 000 420

ISBN 978-3-13-243747-0 1 2 3 4 5 6

Auch erhältlich als E-Book:
eISBN (PDF) 978-3-13-243748-7
eISBN (epub) 978-3-13-243749-4

Wichtiger Hinweis: Wie jede Wissenschaft ist die Medizin ständigen Entwicklungen unterworfen. Forschung und klinische Erfahrung erweitern unsere Erkenntnisse, insbesondere was Behandlung und medikamentöse Therapie anbelangt. Soweit in diesem Werk eine Dosierung oder eine Applikation erwähnt wird, darf der Leser zwar darauf vertrauen, dass Autoren, Herausgeber und Verlag große Sorgfalt darauf verwandt haben, dass diese Angabe **dem Wissensstand bei Fertigstellung des Werkes** entspricht.
Für Angaben über Dosierungsanweisungen und Applikationsformen kann vom Verlag jedoch keine Gewähr übernommen werden. **Jeder Benutzer ist angehalten**, durch sorgfältige Prüfung der Beipackzettel der verwendeten Präparate und gegebenenfalls nach Konsultation eines Spezialisten festzustellen, ob die dort gegebene Empfehlung für Dosierungen oder die Beachtung von Kontraindikationen gegenüber der Angabe in diesem Buch abweicht. Eine solche Prüfung ist besonders wichtig bei selten verwendeten Präparaten oder solchen, die neu auf den Markt gebracht worden sind. **Jede Dosierung oder Applikation erfolgt auf eigene Gefahr des Benutzers.** Autoren und Verlag appellieren an jeden Benutzer, ihm etwa auffallende Ungenauigkeiten dem Verlag mitzuteilen.

Marken, geschäftliche Bezeichnungen oder Handelsnamen werden nicht in jedem Fall besonders kenntlich gemacht. Aus dem Fehlen eines solchen Hinweises kann nicht geschlossen werden, dass es sich um einen freien Handelsnamen handelt.

Wo datenschutzrechtlich erforderlich, wurden die Namen und weitere Daten von Personen redaktionell verändert (Tarnnamen). Dies ist grundsätzlich der Fall bei Patienten, ihren Angehörigen und Freunden, z. T. auch bei weiteren Personen, die z. B. in die Behandlung von Patienten eingebunden sind.

Thieme Publikationen streben nach einer fachlich korrekten und unmissverständlichen Sprache. Dabei lehnt Thieme jeden Sprachgebrauch ab, der Menschen beleidigt oder diskriminiert, beispielsweise aufgrund einer Herkunft, Behinderung oder eines Geschlechts. Thieme wendet sich zudem gleichermaßen an Menschen jeder Geschlechtsidentität. Die Thieme Rechtschreibkonvention nennt Autor*innen mittlerweile konkrete Beispiele, wie sie alle Lesenden gleichberechtigt ansprechen können. Die Ansprache aller Menschen ist ausdrücklich auch dort intendiert, wo im Text (etwa aus Gründen der Leseleichtigkeit, des Text-Umfangs oder des situativen Stil-Empfindens) z. B. nur ein generisches Maskulinum verwendet wird.

Vorwort

Ihnen, liebe Leserschaft, liegt nun (m)ein Buch über das Hormonsystem vor, mit dem ich selber gerne während meiner Ausbildung, aber auch während meiner therapeutischen Anfänge gearbeitet hätte.

In der Ausbildung lernte ich die einzelnen Hormondrüsen und Hormone kennen – wobei der Schwerpunkt jeweils v. a. auf ihrer Wirkung und Funktion lag, jedoch weniger darauf, wie sie einander beeinflussen können. Diese partielle Betrachtungsweise erschwerte mir nicht nur das Lernen, sondern stand zudem im Widerspruch zu meinem Wunsch nach dem Verständnis der logischen Abläufe, Erklärungen und Zusammenhänge. Zudem hegte ich die vage Vermutung, dass deutlich mehr dahinter stecken dürfte, als ich bis dato häppchenweise serviert bekam. Und so begann ich schon vor meiner Heilpraktikerprüfung damit, Ablaufdiagramme mit den direkten Wirkungen des Hormonsystems zu zeichnen, um die zugrunde liegende „Bio-Logik" der körperlichen Abläufe zu verstehen. Sie ahnen es: Einmal begonnen, konnte ich nicht mehr damit aufhören.

Mich interessierte im Speziellen, welchen Einfluss das Hormonsystem auf die Entstehung oder den Fortbestand von Erkrankungen hat und welche Symptome hinweisend für hormonelle Dysbalancen sein könnten, insbesondere in Bezug auf Zyklusstörungen, Migräne, drohenden oder bestehenden Burn-out und Depressionen. Immer mehr vertiefte ich mich in diesen wundervollen und spannenden Themenkomplex der Hormoninteraktionen und die sich daraus ableitenden therapeutischen Ansätze. Schnell war klar: Das wird der Schwerpunkt meiner Arbeit! Heute reicht meine Arbeit weit über Zyklusstörungen hinaus. Die Hormone sind an nahezu jedem körperlichen Vorgang beteiligt. Hormonelle Dysbalancen haben daher weitreichende Folgen für das Gesamtsystem, Krankheiten können Dysbalancen verursachen und zu weiteren Erkrankungen führen etc.

Ich möchte Sie herzlich dazu einladen, das Studium dieses Buchs als Teil einer spannenden Reise zu begreifen, und hoffe, dass Sie viel Wissen sowie wertvolle Anregungen und Ansätze für Ihren therapeutischen Alltag und auch für Sie persönlich aus diesem Buch mitnehmen, verstehen und anwenden können. Diese Reise wünsche ich mir zum Wohle aller, die genesen möchten, aber auch derer, die durch neu erworbene Erkenntnisse vielleicht zum ersten Mal erfahren, was die eigentliche Ursache ihrer Erkrankung ist.

Der Ansporn meines täglichen Tuns sind all die Menschen, denen ich eine neue Perspektive vermitteln und die ich durch meine Fachkenntnis und meine Therapieansätze auf dem Weg ihrer Genesung begleiten darf. Ich wünsche Ihnen ebenfalls diese besonderen Momente!

Gerne möchte ich mich bei allen Patientinnen und Patienten bedanken, die mir ihr Vertrauen geschenkt haben und noch schenken werden. Meiner Familie und meinen Freunden danke ich dafür, dass sie an mich geglaubt und mich bestärkt haben, sich manches Mal mit mir über Sichtweisen ausgetauscht haben und mich selbst dann unterstützen, wenn ich einmal mehr vollständig in meine Passion abtauche. Mein Dank geht darüber hinaus an Herrn Böser (Executive Editor) und Frau Frotscher (Project Management) vom Haug Verlag sowie Frau Teichert (Lektorat), die mich mit Rat und Tat, fachkundiger Arbeit und in gutem, offenem Austausch unterstützt haben – ohne sie wäre mein Wunsch, dieses Werk zu erschaffen, wohl kaum Realität geworden.

Brechen/Villmar an der Lahn, im August 2021
Juliane Miorin-Bellermann

Inhalt

Autorenvorstellung

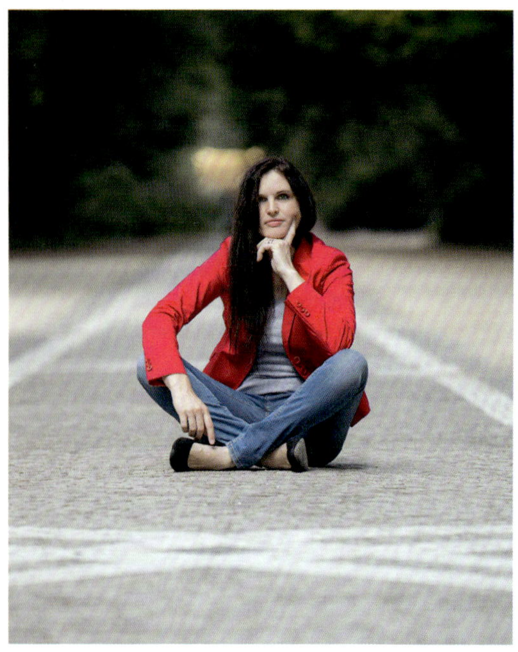

Juliane Miorin-Bellermann, aufgewachsen im schönen Taunus, nahe Limburg an der Lahn, nahm einen eher unorthodoxen Weg, ehe sie zu ihrer Berufung fand. Nach einigen Jahren in der IT-Branche und einer selbstständigen Tätigkeit als Beraterin für kleine und mittelständische Unternehmen bildete sie sich als Pferdeosteopathin fort. Nach ein paar Jahren Selbstständigkeit in dieser Sparte spürte sie, dass etwas Neues anstand. Sie beriet Menschen in Lebenskrisen und absolvierte schließlich eine Ausbildung zur Heilpraktikerin. Nach bestandener Prüfung und zahlreichen Fortbildungen zu verschiedenen Therapien eröffnete Frau Miorin-Bellermann im Mai 2015 ihre eigene Heilpraktikerpraxis.

Dort bietet sie ihren Patientinnen und Patienten ganzheitliche Behandlungen an. Schwerpunkte ihrer Arbeit liegen insbesondere im Bereich des Hormonsystems und der Darmgesundheit. Dies umfasst die Therapie von Erkrankungen wie Burn-out, Migräne, Zyklusstörungen, Post-Pill-Syndrom, Schlafstörungen, Schmerzen sowie chronischen Erkrankungen und Erkrankungen unklarer Genese.

Außerdem ist sie als Fachautorin und Referentin für Fach- und Laienpublikum tätig.

Teil 1
Grundlagen

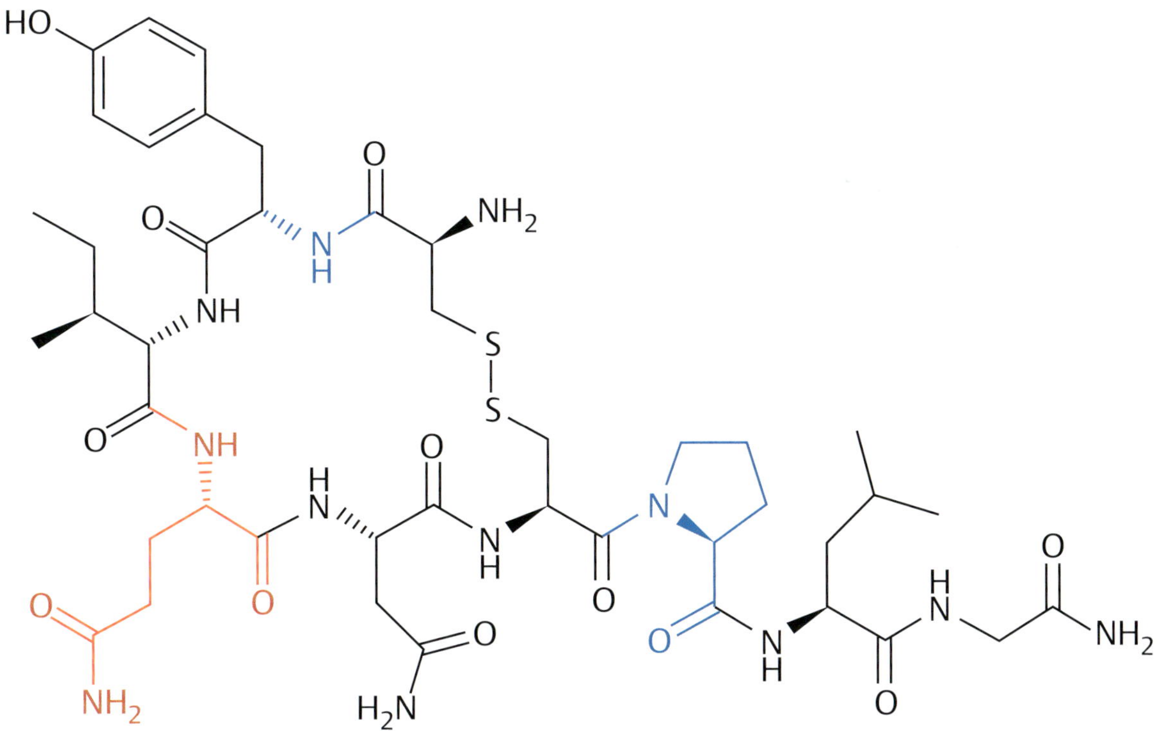

S—S

Cys*-Tyr-Ile-Gln-Asn-Cys*-Pro-Leu-Gly-NH_2

1 Hormone und hormonelle Regelkreise

Hormone (von griech. „hormān“ = anregen, in Bewegung setzen, antreiben) sind Botenstoffe, die – ebenso wie Neurotransmitter – zur Signalübermittlung im Körper dienen. Sie werden in spezialisierten Zellen oder endokrinen Drüsen gebildet und über das Blut zu spezifischen Zielzellen und -organen transportiert, in denen sie metabolische und physiologische Parameter regulieren. Im Gegensatz dazu geben exokrine Drüsen ihre Stoffe nach außen ab, beispielsweise den Schweiß an Schweißdrüsen auf die Oberfläche der Haut. Die Wirkung von **Neurotransmittern** bezieht sich auf die Übertragung von Informationen zwischen Nervenzellen im Gehirn und im Körper. Beide Botenstoffgruppen sind – neben der elektrischen Signalweitergabe über Nervenzellen – Bestandteile der Signalübertragung im menschlichen Körper und koordinieren zahlreiche lebenswichtige Prozesse.

Dies erfordert eine feine Abstimmung sowohl in Bezug auf die Ausschüttung von Hormonen wie auch auf den Signalempfang durch Rezeptoren in den Zielzellen bzw. -organen. Übergeordnete Regulationsmechanismen und feste Abfolgen innerhalb des Hormonsystems sorgen dafür, dass diese Abstimmung den Erfordernissen des Körpers angepasst ablaufen kann. Gerät dieses Gefüge allerdings (dauerhaft) aus dem Gleichgewicht, entstehen hormonelle Dysbalancen (S. 112), die verschiedene Erkrankungen nach sich ziehen können.

Das Fachgebiet der **Endokrinologie** befasst sich mit den Hormonen und den hormonell gesteuerten Abläufen im Körper, wobei das Wort selbst aus dem Altgriechischen stammt und sich von „endon“ (= innen), „krinein“ (= abscheiden, absondern) und „logos“ (= Lehre) ableitet. Das endokrine System setzt sich in seiner Gesamtheit aus spezialisierten Organen, Geweben und Zellgruppen zusammen und steuert mithilfe der Hormone komplexe Körperfunktionen (z. B. Wachstum, Fortpflanzung). In diesem Buch beschäftigen wir uns also im weitesten Sinne mit der „Lehre der Drüsen“, die zur Regelung der Körpervorgänge ihre Stoffe im Inneren des Körpers ausschütten.

1.1 Aufgaben und Einteilung der Hormone

Im Prinzip ist das **Hormonsystem** – auf die eine oder andere Art – an den meisten Vorgängen des Körpers beteiligt, z. B. an Wachstum, Fortpflanzung, Energie-, Elektrolyt- und Wasserhaushalt, Stoffwechsel, Verdauung und Immunsystem, aber auch an der Regulation der emotionalen und der psychischen Stabilität oder an nach außen gerichteten Interaktionen mit unserem Umfeld.

Für die Befehlsübermittlung benötigt das Hormonsystem Minuten, manchmal aber auch Stunden, Tage oder Wochen, bis die gewünschte Reaktion vom Körper umgesetzt werden kann: Die endokrinen Drüsen geben ihren produzierten Botenstoff ins Blut ab. Dort zirkuliert das Hormon, bis es in der Zielzelle an dem für genau dieses Hormon passenden Rezeptor andockt. Hormone und Rezeptoren funktionieren mithilfe des Schlüssel-Schloss-Prinzips (S. 18). Dies bedeutet, dass sich ein Hormon nur an einen Rezeptor mit einer bestimmten Form binden kann, nicht aber an den Rezeptor eines anderen Hormons.

Manche Botschaften bedürfen allerdings schnellerer Informationswege, die dann über das **Nervensystem** ablaufen: Einerseits gibt dieses über die Nervenzellen binnen Bruchteilen einer Sekunde Signale an das Zielorgan weiter, andererseits erreichen Informationen im vegetativen Nervensystem innerhalb von Sekunden bis zu wenigen Minuten das Erfolgsorgan. Die Übermittlung über Nervenzellen erfolgt mithilfe elektrischer Impulse und – zum Großteil – über durch den elektrischen Impuls ausgelöste Neurotransmitterausschüttungen.

Neurotransmitter bilden eine Schnittstelle zwischen dem Hormon- und dem Nervensystem. Manche Neurotransmitter sind gleichzeitig als Hormone klassifiziert. Hier wären z. B. Adrenalin, Noradrenalin und Histamin zu nennen. Sie können sowohl als Neurotransmitter eine Nervenzellerregung auslösen als auch als Hormon ein Zielorgan stimulieren.

Während das Nervensystem schnell verfügbare Informationen steuert, ist das Hormonsystem eher für längerfristige Prozesse zuständig. Das Nerven- und das Hormonsystem beeinflussen sich einerseits gegenseitig und ergänzen sich andererseits. Das neuroendokrine System oder Hypothalamus-Hypophysen-System stellt die Schnittstelle beider Systeme dar.

1.1.1 Signalübertragung von Zelle zu Zelle

Um von einer Zelle zur anderen Signale zu übermitteln, sind verschiedene Schritte erforderlich:

a) Signalentstehung: Sekretion des Botenstoffs und Transport zur Zielzelle
b) Signalaufnahme: Bindung des Botenstoffs an den Rezeptor
c) Signalkaskade: Umwandlung des zunächst außerhalb der Zelle befindlichen (extrazellulären) Signals in ein Signal innerhalb der Zelle (intrazelluläres Signal), z. B. durch sekundäre Botenstoffe (sog. „Second Messenger")
d) Signalverarbeitung: Wirkung in der Zielzelle wie Proteinaktivierung, Genexpression u. a.

Es gibt 4 verschiedene Wege der Signalübertragung, die sich darin unterscheiden, wie weit der Weg bis zur Zielzelle ist:

- Endokrine Sekretion: Das Hormon gelangt über den Blutstrom zu seiner Zielzelle (z. B. Schilddrüsenhormone).
- Neuro(endo)krine Sekretion: Das Hormon (Neurohormon) wird aus einer Nervenzelle freigesetzt (z. B. Releasing-Hormone aus dem Hypothalamus).
- Parakrine Sekretion: Ein Botenstoff diffundiert von der sezernierenden zu einer benachbarten Zelle (z. B. Somatostatin).
- Autokrine Sekretion: Der Botenstoff wirkt direkt am Produktionsort auf die sezernierende Zelle selbst oder auf Nachbarzellen des gleichen Typs (z. B. Histamine, Leukotriene, Prostaglandine, Interleukine).

Praxistipp
Die Hormonkonzentrationen bewegen sich im Blut und im Speichel im Mikrogramm- bis Pikogrammbereich.

1.1.2 Einteilung der Hormone

Hormone können anhand ihres Entstehungsorts, ihrer chemischen Struktur und ihrer biochemischen Eigenschaften eingeteilt werden.

Einteilung anhand des Entstehungsorts

Je nach ihrem Entstehungsort werden Hormone in glanduläre und aglanduläre Hormone eingeteilt, die verschiedene chemische Strukturen aufweisen. Zytokine (S. 18), deren generelle Zuordnung zu den Hormonen durchaus kritisch diskutiert wird, sind kleine Polypeptide, während andere Hormone unterschiedlichen chemischen Gruppen (S. 15) angehören.

Glanduläre Hormone. Diese werden von den endokrinen Drüsen (lat. „glandulae") gebildet. Hierzu gehören folgende (**Abb. 1.1**):

- Hypophysenvorderlappen (Adenohypophyse) → u. a. Adrenokortikotropes Hormon (ACTH), Luteinisierendes Hormon (LH), Follikel-stimulierendes Hormon (FSH), Prolaktin, Somatotropin/Somatotropes Hormon (STH), Thyroidea-stimulierendes Hormon (TSH)
- Schilddrüse (Glandula thyroidea) → Schilddrüsenhormone

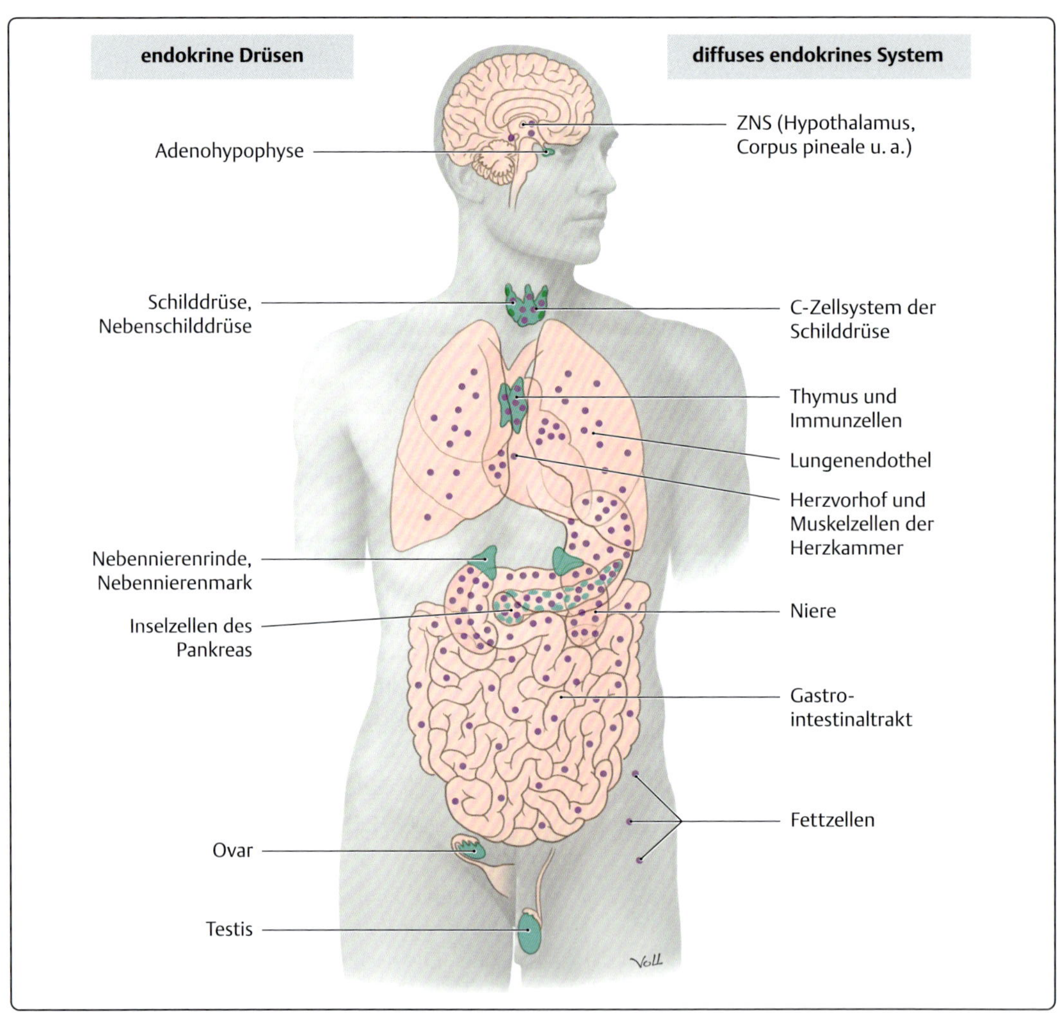

Abb. 1.1 Endokrines System. Das endokrine System umfasst sowohl die endokrinen Drüsen (links) wie auch einzelne Zellen oder kleine Gruppen von Zellen, die ebenfalls Hormone freisetzen (rechts). Hierbei handelt es sich um diffuse endokrine Zellen, die sich in vielen Organen des Körpers, sowie natürlich in den endokrinen Drüsen, befinden. ZNS = Zentralnervensystem. (Quelle: Schünke M, Schulte E, Schumacher U, Voll M, Wesker K, Hrsg. Prometheus LernAtlas – Innere Organe. Illustrationen von M. Voll und K. Wesker. 4. Aufl. Stuttgart: Thieme; 2015)

- Nebenschilddrüse (Glandula parathyroidea) → Parathormon
- Nebennieren (Glandulae suprarenales):
  - Nebennierenrinde → Aldosteron, Kortisol, Dehydroepiandrosteron (DHEA)
  - Nebennierenmark → Adrenalin, Noradrenalin
- Langerhans-Inseln der Bauchspeicheldrüse (Pankreas) → Insulin, Glukagon, Somatostatin
- Keimdrüsen:
  - Eierstöcke (Ovarien) → Östrogene, Progesteron
  - Hoden (Testikel) → Testosteron

Aglanduläre Hormone. Ihre Bildung erfolgt in endokrinen Zellen oder Zellgruppen, die nicht in einer endokrinen Drüse liegen müssen. Folgende Organe bzw. Gewebe können mithilfe dafür spezialisierter Zellen Hormone bilden und ausschütten (**Abb. 1.1**):

- Hypothalamus → Antidiuretisches Hormon (ADH), Oxytocin, Releasing- und Inhibiting-Hormone, Somatostatin
- Zirbeldrüse (Epiphyse, Corpus pineale, Epiphysis cerebri, Glandula pinealis) → Melatonin
- C-Zellen der Schilddrüse → Kalzitonin
- Thymus (bildet sich in der Pubertät zurück) → z. B. Thymopoetin, Thymosin
- Herz → Atriales Natriuretisches Peptid (ANP), Brain Natriuretic Peptide (BNP)
- Lunge (Endothelzellen) → Angiotensin-Converting-Enzym (ACE)
- Leber → z. B. Angiotensin, Pregnenolon, Angiotensinogen
- Niere → Renin, Erythropoetin
- Gastrointestinaltrakt/Magen-Darm-Trakt → z. B. Gastrin, Sekretin, Somatostatin, Leptin
- Fettgewebe → z. B. Ghrelin, Leptin

Zu den aglandulären Hormonen gehören auch die Gewebshormone (S. 17).

Einteilung anhand der chemischen Struktur

Hormone werden anhand ihrer chemischen Struktur folgenden Gruppen zugeordnet:

Peptidhormone/Proteohormone. Diese Hormongruppe sind Hormone, die aus verschiedenen Aminosäuren bestehen. Sie sind hydrophil und aus Sicht eines Biochemikers eigentlich Peptide. Bedeutende Peptidhormone sind STH, LH, FSH, Insulin (senkt den Blutzuckerspiegel), Glukagon (regt die Steigerung des Blutzuckerspiegels an), ANP aus den Herzvorhöfen (stimuliert als Gegenspieler des Renin-Angiotensin-Aldosteron-Systems [RAAS] die Flüssigkeitsausscheidung und senkt den Blutdruck), Somatostatin und Gastrin.

Ein Peptidhormon besteht aus weniger als 100 Aminosäuren; bei mehr als 100 Aminosäuren wird es auch als Proteohormon bezeichnet, wobei eine derartige Differenzierung aus chemischer Sicht nicht notwendig erscheint.

Aminosäurederivate. Aufgeführt sind die wichtigsten Gruppen:

Vom Tyrosin abstammende Hormone. Dies sind Hormone, die aus **L-Tyrosin** gebildet werden. Aus Jodid und L-Tyrosin entstehen in der Schilddrüse die Hormone Thyroxin (T_4) und Trijodthyronin (T_3; **Abb. 3.9**). Aus L-Tyrosin wird außerdem Dopamin gebildet. Da aus Dopamin im Nebennierenmark Noradrenalin und in der Folge, ebenfalls im Nebennierenmark, Adrenalin synthetisiert wird, zählen auch Adrenalin und Noradrenalin zu den vom Tyrosin abstammenden Hormonen (**Abb. 3.11**).

Katecholamine. Dies sind Hormone, die aus **biogenen Aminen** bestehen und gleichzeitig der Gruppe der Hormone und der Neurotransmitter angehören. Dazu gehören Adrenalin, Noradrenalin und Dopamin.

Steroidhormone. Diese Hormone werden aus **Cholesterin** gebildet und sind lipophil. Steroidhormone binden sich an spezielle Transporteiweiße und können dadurch im Blut transportiert werden. Zu nennen sind die Gestagene (Progesteron), die Androgene (DHEA, Testosteron, Dihydrotestosteron [DHT]), die Östrogene (Östradiol, Östriol, Östron), die Glukokortikoide (Kortisol, Kortison), das Kortikosteron sowie die Mineralokortikoide (Aldosteron).

Die Abfolge der **Biosynthesewege der Steroidhormone** (Steroidhormonkaskade) ist unabänderlich, da für die verschiedenen Synthesewege

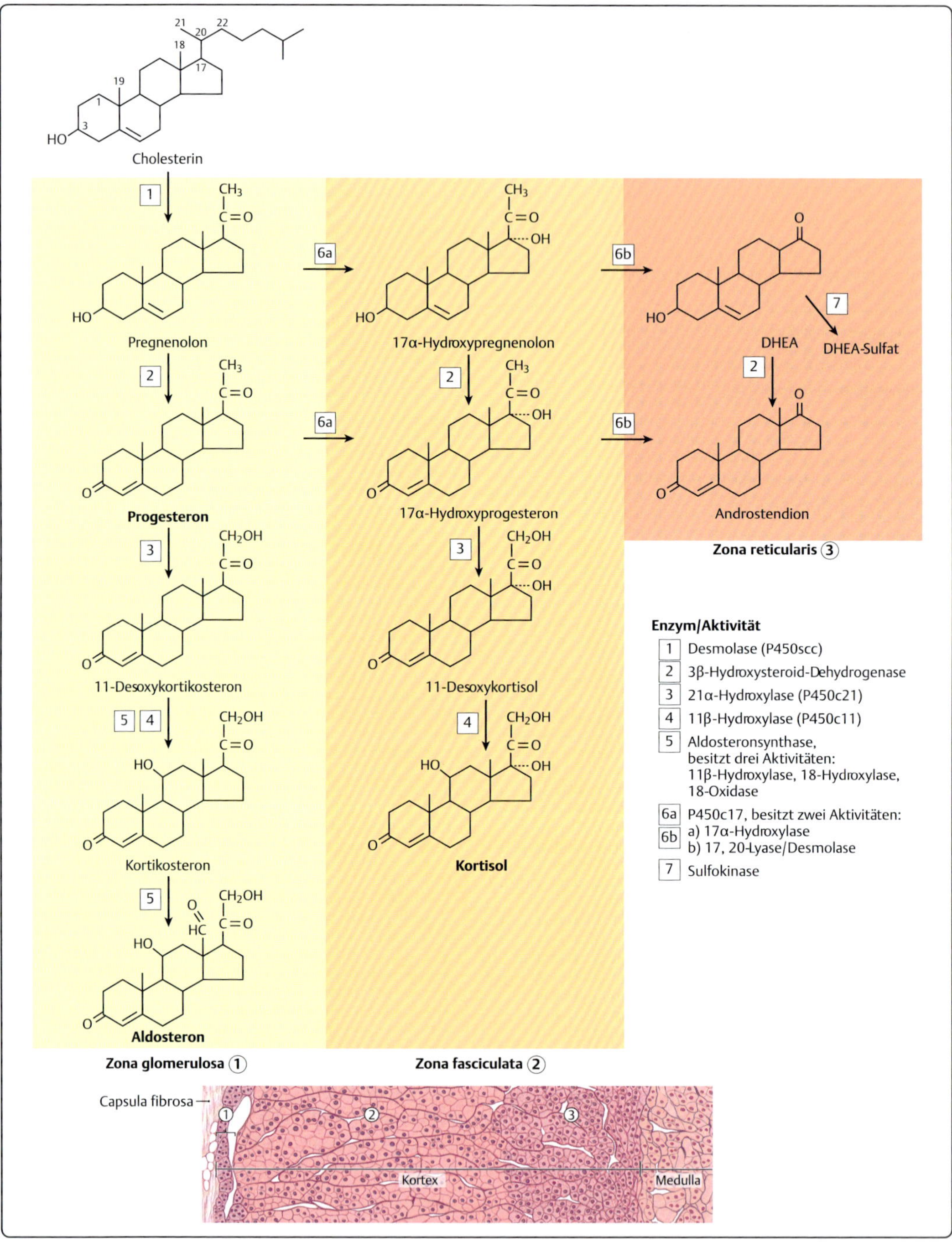

Abb. 1.2 Übersicht über die wichtigsten Biosynthesewege der Steroidhormone in der Nebennierenrinde (histologische Teilabbildung aus: Aumüller et al. Duale Reihe Anatomie. Thieme; 2014). Die Nebenniere ist der Hauptsyntheseort für Kortison, DHEA (= Dehydroepiandrosteron) und Aldosteron. (Quelle: Behrends J, Bischofberger J, Deutzmann R, Ehmke H, Frings S, Grissmer S, Hoth M, Kurtz A, Leipziger J et al., Hrsg. Duale Reihe Physiologie. 4. Aufl. Stuttgart: Thieme; 2021)

bestimmte Enzyme und/oder Voraussetzungen notwendig sind (**Abb. 1.2**). So kann der Körper z. B. aus Pregnenolon nicht geradewegs Aldosteron herstellen, da keiner der Zwischenschritte übersprungen werden kann.

Neurosteroidhormone. Diese sind aufgrund ihres Aufbaus keine eigene Klasse im eigentlichen Sinne, sondern werden – neben dem Hauptbildungsort – im Gehirn aus **Cholesterin** gebildet. Hierzu zählen Pregnenolon, DHEA, Progesteron, Testosteron und Östradiol, außerdem die Metaboliten Pregnenolon-S, DHEA-S, Allopregnanolon (Metabolit von Progesteron). Sie alle beeinflussen das Denk- und das Lernvermögen sowie die Stimmung und sind im Gehirn auch dann noch nachweisbar, wenn Nebennieren, Hoden oder Eierstöcke vollständig entfernt wurden. Dies lässt darauf schließen, dass das Gehirn diese Hormone in geringen Mengen selbst produziert.

Einteilung anhand biochemischer Eigenschaften

Die biochemischen Eigenschaften der Hormone und hormonähnlichen Substanzen und insbesondere ihre (Nicht-)Wasserlöslichkeit tragen maßgeblich dazu bei, wie die Sekretion ins Blut, der Transport zu Zielorgan/-zelle, die Wirkung und der Abbau erfolgen. Unterschieden werden hydrophile („wasser-") und lipophile („fettliebende") Hormone:

- **Hydrophile Hormone** sind wasserlöslich. Zu diesen gehören die Peptid-/Proteohormone und die meisten Aminosäurederivate (außer den Schilddrüsenhormonen).
- **Lipophile Hormone** sind hingegen nicht wasserlöslich. Diese Gruppe umfasst als Abkömmlinge des Cholesterins die Steroidhormone, aber auch die Schilddrüsenhormone.

Auch bezüglich der Hormonsynthese und der -speicherung gibt es grundlegende Unterschiede: Hydrophile Hormone können auf Vorrat in Vesikeln gespeichert und bei Bedarf in die Blutbahn abgegeben werden, wo sie eine sehr viel kürzere Halbwertszeit aufweisen als Steroidhormone. Demgegenüber werden die Steroidhormone bei Bedarf direkt gebildet.

1.1.3 Gewebshormone (Mediatoren)

Gewebshormone nehmen unter den Hormonen eine Sonderstellung ein, da sie nicht endokrin, sondern parakrin von Zellen in verschiedensten Geweben sezerniert werden. Das heißt, dass sie nicht ins Blut abgegeben werden, sondern ihre Wirkung überwiegend direkt und lokal im umliegenden Gewebe entfalten. Die Gewebshormone umfassen verschiedene Substanzklassen:

- biogene Amine: z. B. Histamin, Serotonin
- Eikosanoide (Arachidonsäurederivate): z. B. Leukotriene, Prostaglandine, Thromboxan A2
- Gase: z. B. Stickstoffmonoxid (NO)
- Polypeptide: z. B. Kinine (Bradykinin, Neurokinin), Zytokine (Wachstumsfaktoren, Interferone, Interleukine)

Wichtige Gewebshormone sind u. a. folgende:

- **Erythropoetin** (EPO) gehört als hämatopoetischer (blutbildender) Wachstumsfaktor zu den Zytokinen und wird in den Nieren (S. 42) gebildet. Bekannt ist es durch seine Verwendung in der Therapie einer Anämie und als Dopingmittel im Leistungssport, da es die Bildung roter Blutkörperchen anregt.
- **Gastrin** ist ein Peptidhormon im Magen-Darm-Trakt (S. 45) und beeinflusst u. a. die Produktion von Magensäure.
- **Histamin** (S. 88) gehört zu den biogenen Aminen und ist als Gewebshormon und Neurotransmitter u. a. beteiligt an allergischen Reaktionen, am Immunsystem, im Magen-Darm-Trakt an der Regulation der Magensäureproduktion sowie im Zentralnervensystem (ZNS) an der Steuerung des Schlaf-Wach-Rhythmus und der Appetitkontrolle.
- **Insulinähnliche Wachstumsfaktoren** (Insulin-Like Growth Factor = IGF) sind ebenfalls Zytokine und werden in der Leber und im Fettgewebe synthetisiert:

- IGF-1 ist allgemein an der Steuerung des Zellwachstums, insbesondere der Osteoblasten, beteiligt. IGF-1 und das von der Hypophyse ausgeschüttete Wachstums- und Reparaturhormon Somatotropin (STH) oder (Human) Growth Hormone (GH/HGH) verstärken gemeinsam den Vitamin-D_3-Metabolismus.
- IGF-2 ist v. a. während der embryonalen Entwicklung an der Wachstumsregulation beteiligt, außerdem regt es ähnlich wie Insulin den Körper an, Glukose in die Zellen aufzunehmen. IGF-2 wirkt unterstützend für die Hormone LH und FSH und dadurch stimulierend auf die Follikelbildung. Nach dem Eisprung regt es die Progesteronbildung an. Es scheint ebenfalls die Gedächtnisleistung zu verbessern.

- **Prostaglandine** (S. 91) sind eine Gruppe von Hormonen, die zu den Eikosanoiden gehören. Sie kommen fast überall im Körper vor und spielen u. a. als Schmerzmediator und als Mediatoren für die Wirkung von Hormonen eine Rolle.
- **Renin** wird in den Nieren (S. 42) gebildet und ist Teil des RAAS (S. 25). Es ist damit wesentlich an der Blutdruckregulation beteiligt. Hierzu wandelt Renin das von der Leber synthetisierte inaktive Angiotensinogen in das aktive Angiotensin I um. Aufgrund der nachfolgenden Kaskade steigt der Blutdruck an.
- **Sekretin** ist wie Gastrin ein Peptidhormon im Magen-Darm-Trakt (S. 45) und u. a. dessen Gegenspieler, unterbindet also die Bildung von Magensäure.
- Zu den **Zytokinen** gehören außerdem Interferone, Interleukine, koloniestimulierende Faktoren, Tumornekrosefaktoren und Chemokine. Als Mediatoren des Immunsystems werden sie u. a. von natürlichen Killerzellen (NK-Zellen), Makrophagen sowie B- und T-Lymphozyten gebildet. Sie regulieren darüber hinaus als allgemeine und hämatopoetische Wachstumsfaktoren die Proliferation und die Differenzierung von Körperzellen.

1.1.4 Freie und gebundene Hormone

Im Blut liegen die Hormone in 3 verschiedenen Stadien vor:

1. als ungebundene, vom Körper direkt nutzbare Hormone: Sie werden auch als unkonjugierte, **freie** oder bioaktive **Hormone** bezeichnet. Nur diese Form kann sich an Rezeptoren binden. Von der Gesamtmasse der Hormone nimmt diese Form mit weniger als 5 % den kleinsten Anteil ein.
2. als an Speichereiweiße gebundenen Hormone: Auf diesem Weg kann der Körper die Hormone speichern und über den Blutkreislauf transportieren. Deshalb werden Hormone in dieser Form auch Speicher- oder **Transporthormone** (S. 100) genannt. Sie sind durch ihre Bindung inaktiv, da sie sich nicht an den Rezeptoren andocken können, solange sie an das Eiweiß gebunden sind.
3. als von der Leber bereits zum Abbau umgebaute, hydrophile Form: Dies sind die Hormone, die über den Harn oder den Stuhlgang ausgeschieden werden (**konjugierte Hormone**).

Praxistipp

Die Differenzierung zwischen freien, Transport- oder konjugierten Hormonen ist wichtig für den Nachweis von Hormonen in Blut, Speichel, Urin und Stuhl.

1.1.5 Bindung der Hormone an Rezeptoren

Für die informationsvermittelnde Wirkung muss sich ein Hormon an einen Rezeptor in der Zielzelle binden. Sowohl das Hormon als auch der Rezeptor haben ohne den anderen Part keine Wirkungsmöglichkeit. Erst durch die eingegangene Verbindung mittels des **Schlüssel-Schloss-Prinzips** von Hormonmolekül und Rezeptor wird die Information an das Gewebe weitergegeben. Manche Hormone lösen in Abhängigkeit von der Art des Gewebes am Rezeptor unterschiedliche Wirkungen aus. Beispielsweise sorgt Progesteron an den Rezeptoren des Uterus dafür, dass eine Schwangerschaft erhalten wird, während es im Gehirn die Gedächtnisleistung verbessert.

Hormonrezeptortypen

Da die verschiedenen Hormone unterschiedlich schnell ihre Wirkung entfalten können und müssen, gibt es verschiedene Rezeptorsysteme, die entweder eine sehr schnelle Wirkreaktion ermöglichen oder zum Aufbau eines konstanten Hormonspiegels beitragen können.

So benötigt z. B. die durch Erythropoetin angeregte Bildung von Erythrozyten etwa 3–4 Tage. Diese lange Zeitdauer bis zum Wirkeintritt würde in einer Kampf- oder Fluchtsituation, die auf der Wirkung von Adrenalin beruht, im schlimmsten Fall tödlich enden – hier muss es sehr schnell gehen. Adrenalin entfaltet seine Wirkung deshalb im Nanosekundenbereich. Für die zügig benötigten Reaktionen gibt es spezielle Rezeptoren in den Zellmembranen, die **Ionenkanal-** und die **G-Protein-gekoppelte Rezeptoren** (**Abb. 3.13**).

Deutlich mehr Zeit benötigt der intrazelluläre **Kernrezeptor**. Dieser ist ein Transkriptionsfaktor, der sich erst mithilfe eines Liganden (zumeist sind dies Hormone) an die Desoxyribonukleinsäure (DNA) im Zellkern binden kann und die Transkription eines oder mehrerer Gene steuert, um z. B. ein bestimmtes Protein zu produzieren oder dessen Produktion zu unterdrücken. Dazu werden die Hormone durch die äußere Zellmembran passiv in die Zelle und den Zellkern geschleust. Zu den Kernrezeptoren gehören die Rezeptoren der Steroidhormone, der Schilddrüsenhormone und der Retinoide. Retinoide sind chemische Substanzen, die z. B. dem Vitamin A ähneln. Aktiviert werden die Rezeptoren durch spezifische lipophile Hormonmoleküle.

Anpassung der Rezeptoren – Up- und Down-Regulation

Die Zellen sind in der Lage, sich an das Angebot von Hormonen und an die tatsächliche Nachfrage anzupassen, indem sie die Anzahl der Rezeptoren verändern: Liegt ein im Verhältnis zum Bedarf zu hoher Hormonspiegel vor, wird die Rezeptoranzahl verringert. Dies wird als **Down-Regulation** bezeichnet. Sie setzt immer dann ein, wenn ein Überangebot des Hormons besteht. Dies kann bei unphysiologisch hohen Hormonsubstituierungen der Fall sein, jedoch auch, wenn eine Drüse plötzlich verstärkt nicht benötigte Hormone ausschüttet. Besteht hingegen ein hoher Bedarf für das Hormon, während die Hormonsekretion zu gering ist, erfolgt die **Up-Regulation**, und die Zelle baut Rezeptoren auf.

Die Up- und die Down-Regulation können grundsätzlich immer wieder vorgenommen werden. Sind die Rezeptoren jedoch vollständig abgebaut, ist es möglich, dass keine weitere Up-Regulation mehr eintritt. Weder das genaue Prinzip der Up- und Down-Regulation der Rezeptoren in den Zellen noch die Ursache für das dauerhafte Einstellen der Up-Regulation mancher Zellen ist bislang bekannt.

Klinisches Beispiel

Diabetes Typ 2

Der zugrunde liegende Mechanismus der Up- und Down-Regulation lässt sich gut anhand des Typ-2-Diabetes aufzeigen. Dieser ist – neben genetischen Faktoren – häufig auf eine langjährige überhöhte Zufuhr hochkalorischer Nahrung bei gleichzeitig geringem Verbrauch durch Bewegungsmangel zurückzuführen. Wegen der hohen Nahrungszufuhr muss die Bauchspeicheldrüse zur Regulation des Blutzuckerspiegels fortwährend sehr viel Insulin produzieren. Entwickelt sich in der Folge eine sog. „Insulinresistenz“, sprechen die Körperzellen zunehmend weniger stark auf Insulin an.

Dauerhaft hohe Insulinspiegel im Blut führen dazu, dass sich durch Down-Regulation die Anzahl der Insulinrezeptoren auf den Zellen verringert, wodurch weniger Glukose in die Zellen transportiert werden kann – die Glukose zirkuliert somit weiter im Blut. Der erhöhte Blutzuckerspiegel wiederum führt dazu, dass von der Bauchspeicheldrüse vermehrt Insulin gebildet wird. Um eine blutzuckersenkende Wirkung zu erzielen, wird also eine immer größere Insulinmenge erforderlich.

Da der Körper anfangs noch dazu in der Lage ist, ausreichende Mengen an Insulin zu produzieren, liegt zunächst ein relativer Insulinmangel vor. Erschöpft sich nun im Laufe der Zeit die Kapazität insulinproduzierender Zellen, entsteht ein absoluter Insulinmangel. Damit hat sich ein insulinpflichtiger Diabetes mellitus vom Typ 2 entwickelt.
Um diesen Prozess umzukehren, also eine Up-Regulation der Insulinrezeptoren zu bewirken, ist es entscheidend, die Ursache anzugehen. Der Blutzuckerspiegel im Blut muss durch eine geeignete Nahrungsauswahl und ausreichende Bewegung deutlich gesenkt und eventuell vorhandenes Übergewicht kontinuierlich abgebaut werden. Eine eingehende Ernährungsberatung und Betreuung durch eine Diabetologen sind hierbei zumeist unabdingbar.

Fehlende Hormone können bzw. müssen bei einem Mangel substituiert werden. Dadurch können die Symptome abklingen, da mithilfe des zugeführten Hormons ein rudimentäres Gleichgewicht hergestellt werden kann – der Patient gilt als „eingestellt“. Ist der Patient allerdings nicht optimal, sondern in der Dosierung zu hoch eingestellt, können die vor Beginn der Hormonzufuhr bestehenden Probleme und Symptome erneut auftreten. Häufig wird daraufhin die externe Hormonzufuhr angehoben, auf die der Körper mit einer erneuten Down-Regulation reagiert. Dies ist der Beginn eines Circulus vitiosus, den es unbedingt zu vermeiden bzw. zu durchbrechen gilt!

Besonderheiten bestimmter Rezeptoren

Bei Frauen verändern sich die Östrogen- und Progesteronrezeptoren in Abhängigkeit vom Menstruationszyklus (S. 26) und passen sich je nach Zykluszeitpunkt an die speziellen Erfordernisse an. Am Anfang des Zyklus stellen die Zellen des Endometriums viele Rezeptoren für Östrogene bereit, um den Eisprung herum für das Progesteron. Während der fruchtbaren Jahre gibt es im Gebärmutterhals mehr Rezeptoren für Progesteron als für Östrogene, nach den Wechseljahren verhält es sich andersherum.

Für das Östradiol stehen verschiedene Östrogenrezeptortypen bereit: Während der Östrogenrezeptor-α (ERα) eher für unerwünschte Wachstumsvorgänge, wie sie beispielsweise beim karzinogenen Geschehen vorkommen, verantwortlich ist, zeigt die Bindung von Östradiol an den Östrogenrezeptor-β (ERβ) eher positive Effekte [19] [56] [60]. An welchen Rezeptor sich ein Östradiolmolekül bindet, ist therapeutisch allerdings nicht beeinflussbar. Bei Östradiolsubstitutionen sollte man sich deshalb dieser beiden Rezeptortypen bewusst sein, da – je nachdem, an welchen Rezeptortyp sich das substituierte Östradiol bindet – unterschiedliche Wirkeffekte zu erwarten sind.

1.2 Hormonelle Steuerung

Doch woher weiß der Körper, wie viel er von einem bestimmten Hormon ausschütten muss? Und wann dies erforderlich ist? Kann er jeden Tag, zu jeder Uhrzeit genau die gleiche Menge an Hormonen freisetzen, damit alles in geordneten Bahnen ablaufen kann? Das könnte der Körper möglicherweise dann tun, wenn wir ohne Rhythmen lebten: Wenn wir keinem Schlaf-Wach-Rhythmus unterlägen, konstant die immer gleiche Nahrung aufnähmen und die Frauen gleichbleibend (un)fruchtbar wären. Wir dürften uns weder ärgern noch unter Zeitdruck leiden und uns auch nicht bewegen oder gar anstrengende Sportarten ausüben – oder müssten dies umgekehrt ohne Unterlass tun.

Da ein solcher Alltag mit dem Leben nicht vereinbar wäre, wird deutlich, dass sich die hormonelle Steuerung immerzu sowohl an den äußeren Begebenheiten als auch an den (teils geschlechts-) spezifischen Abläufen orientieren muss: Die Frau ist schwanger? Dann bitte keinen Eisprung mehr. Es besteht Lebensgefahr? Bitte so schnell wie möglich viel Adrenalin bereitstellen, damit eine Überlebenschance besteht. Es ist dunkel und der Tag war lang? Nun darf uns Melatonin einen erholsamen Schlaf bescheren.

Das übergeordnete Zentrum für die Koordination der Hormonbildung und -ausschüttung ist das Hypothalamus-Hypophysen-System, das gleichzeitig über den Hypothalamus die Schnittstelle zwischen dem Nerven- und dem Hormonsystem darstellt. Daneben gibt es weitere daran gekoppelte Achsen bzw. Regelkreise, die im Folgenden kurz vorgestellt werden.

1.2.1 Hypothalamus-Hypophysen-Achse

Die Hypothalamus-Hypophysen-Achse bzw. das **hypothalamisch-hypophysäre System** reguliert die Bildung fast aller Hormone im Körper. Informationen aus übergeordneten Gehirnzentren und aus der Körperperipherie gelangen zum Hypothalamus, der als Kontrollstation dafür Sorge zu tragen hat, dass angemessen auf diese Informationen reagiert wird, indem zum richtigen Zeitpunkt die richtige Menge an Hormonen bereitgestellt wird. Die Steuerung der Hormonfreisetzung erfolgt dabei in 4 Stufen (**Abb. 1.3**):

1. Der Hypothalamus sendet **Releasing-Hormone** an die Hypophyse, die (wie der Name Releasing-Hormone vermuten lässt) eine Freisetzung anderer Hormone bewirken.
2. Gelangen die Releasing-Hormone in die Hypophyse, werden entsprechende Hormone freigesetzt. Diese werden als **glandotrope Hormone** bezeichnet und entfalten ihre Wirkung an endokrinen Drüsen.
3. Treffen die glandotropen Hormone an den endokrinen Drüsen ein, setzen diese wiederum **effektorische Hormone** frei, die die Funktion des Zielorgans bzw. der Zielzelle beeinflussen.
4. Effektorische Hormone wirken an bestimmten **Zielorganen bzw. -zellen** und passen ihre Funktion dergestalt an, dass die vom Hypothalamus initiierte Wirkung erzielt wird.

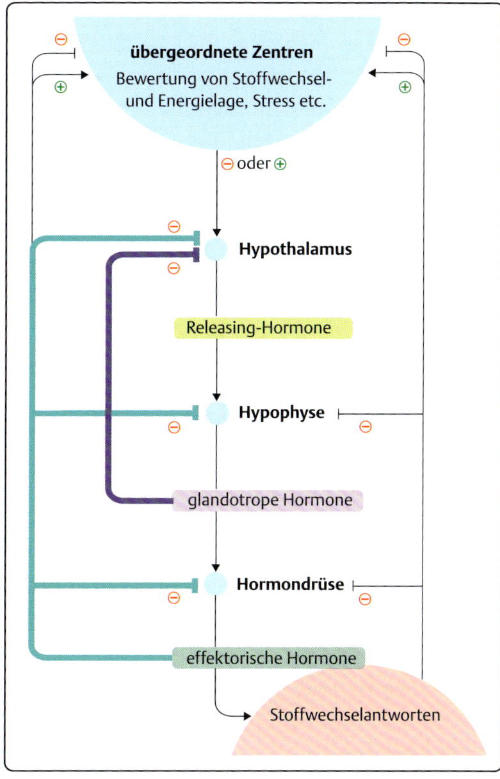

Abb. 1.3 Aufbau des hypothalamisch-hypophysären Systems. Übergeordnete Gehirnzentren erhalten die Information, dass ein Mangel eines Hormons im Körper besteht. Dies ist das Signal für den Hypothalamus, Releasing-Hormone freizusetzen. Daraufhin schüttet die Hypophyse glandotrope Hormone aus, die über das Blut zur endokrinen Drüse gelangen. In der Drüse werden effektorische Hormone freigesetzt, die wiederum über das Blut zum Zielorgan gelangen, mit der Folge, dass dort die gewünschte Hormonwirkung eintritt. Minuszeichen: Hemmung (durch negative Rückkopplung); Pluszeichen: Anregung. (Quelle: I care Anatomie, Physiologie. 2., aktualisierte Auflage. Stuttgart: Thieme; 2020. doi:10.1055/b-006-163254, nach: Endspurt Vorklinik Physiologie 2. Thieme 2017)

Auf den ersten Blick scheint es, als ob das Hypothalamus-Hypophysen-System linear funktionieren würden: Hypothalamus → Hypophyse → Zieldrüse oder Zielgewebe → Zielaktion. Ist die Zielaktion ausgeführt (z. B. der Eisprung) ist der Ablauf zunächst beendet. Zum Teil ist das auch korrekt, es gibt aber weitere Steuerungsmechanismen.

Die Kommunikation von der Zielzelle/-drüse zu Hypothalamus und Hypophyse wird als Rückkopplungssystem oder **negative Rückkopplung** bezeichnet. Das heißt, sobald ausreichende Hormonmengen freigesetzt wurden, wird die Hormonproduktion gehemmt (negative Rückkopplung). Eine negative Rückkopplung kann über effektorische, über glanduläre Hormone und auch über die Stoffwechselprodukte der Zielorgane/-zellen erfolgen (**Abb. 1.3**):

- Effektorische Hormone können ihre eigene Ausschüttung aus der Hormondrüse, die Ausschüttung der glandotropen Hormone aus der Hypophyse und die Ausschüttung der Releasing-Hormone aus dem Hypothalamus hemmen.
- Glandotrope Hormone verursachen eine negative Rückkopplung am Hypothalamus.
- Die durch die Hormonwirkung entstandenen Stoffwechselprodukte können ebenfalls über eine negative Rückkopplung die Hormonfreisetzung hemmen.

Um diese diffizilen Aufgaben meistern zu können, gibt es im Körper unzählige **Rezeptoren**, die Rückmeldung geben, ob bestimmte Hormonspiegel bzw. -konzentrationen ausreichend sind oder nicht:

- Sind viele Rezeptoren besetzt, ist das Hormon in ausreichender Menge vorhanden; die Ausschüttung des zugehörigen Releasing-Hormons des Hypothalamus sowie die der stimulierenden Hormone der Hypophyse wird gebremst.
- Sind zu wenige Rezeptoren besetzt, schütten Hypothalamus und Hypophyse vermehrt ihre Releasing- und Steuerhormone aus, um die Konzentration des Zielhormons zu steigern.

Merke

Das Wissen um das System der Hormonsteuerung und die Rückkopplung sind für die Arbeit und die Therapie mit dem Hormondrüsensystem essenziell.

Zu den wenigen Hormonen, die nicht über das hypothalamisch-hypophysäre System gesteuert werden, gehören ADH und Oxytocin. Diese werden zwar im Hypothalamus gebildet und weiter in den Hypophysenhinterlappen transportiert und dort freigesetzt, die Hypophyse (S. 37) ist aber nur Speicher- und Freisetzungsort, nicht das endogene Organ.

Weitere, unabhängig vom hypothalamisch-hypophysären System arbeitende endogene Drüsen sind z. B. die Nebenschilddrüsen und die Inselzellen der Bauchspeicheldrüse.

1.2.2 Hypothalamus-Hypophysen-Schilddrüsen-Achse

Der Mechanismus der negativen Rückkopplung lässt sich anschaulich anhand der Hypothalamus-Hypophysen-Schilddrüsen-Achse aufzeigen.

Die Hypophyse schüttet das Steuerhormon Thyreotropin (TSH) aus, das in der Schilddrüse die Sekretion von Thyroxin (T_4) und Trijodthyronin (T_3) anregt. T_4 und T_3 hemmen ihrerseits über negative Rückkopplung die Produktion und Ausschüttung von TSH. Auf diese Weise stellt sich ein Gleichgewicht der Schilddrüsenhormone im Blut ein. Maßgeblich ist hierbei die Konzentration von freiem T_4 (fT_4) im Blut.

Außerdem bestimmen der Spiegel des Thyreotropin-Releasing-Hormons (TRH) und des Somatostatins die Produktion und die Ausschüttung von TSH. Beide werden vom Hypothalamus produziert und ausgeschüttet. Der Hypothalamus gibt als übergeordnetes Zentrum den Sollwert der Schilddrüsenhormone im Blut vor und misst fortwährend den Istwert. Eine Anpassung des Istwerts an den Sollwert erfolgt über die angepasste Produktion von TRH.

Klinisches Beispiel

Hypo-/Hyperthyreose

Diesen Ablauf macht man sich bei der Feststellung einer Hypo- oder Hyperthyreose zunutze, indem im ersten Schritt der TSH-Wert im Blut erfasst wird. TSH ist der Taktgeber der Schilddrüse: Gibt es zu wenige Schilddrüsenhormone (T_4, T_3), regen Hypothalamus und Hypophyse die Schilddrüse zu einer erhöhten Sezernierungsrate an. Ist der Anstieg der Schilddrüsenhormone zu gering, erhöht sich die TSH-Ausschüttung weiter, bis sie ein ausreichendes Niveau erreicht hat. Ist die richtige Konzentration

von T_4/T_3 erreicht, wird die TSH-Produktion wieder heruntergefahren.
Bleibt der Spiegel der Zielhormone, hier von T_4 und T_3, jedoch zu hoch, wird die Ausschüttung der Releasing- und der Steuerhormone immer weiter abgesenkt, um den Hormonspiegel zu regulieren. Bei einer Schilddrüsenüberfunktion (Hyperthyreose) sind also die T_4-/T_3-Spiegel zu hoch, der TSH-Wert jedoch sehr niedrig.
Bei einer Schilddrüsenunterfunktion (Hypothyreose) verhält es sich umgekehrt. Durch eine pathologische Veränderung der Schilddrüse werden weniger Schilddrüsenhormone gebildet, sodass ein Mangel vorliegt und als Reaktion darauf vermehrt TSH ausgeschüttet wird. Damit sind die T_4- und die T_3-Spiegel normal oder erniedrigt, der TSH-Wert jedoch hoch bis sehr hoch.
Darüber hinaus gibt es noch die seltenere Form von TSH-unabhängigen Hypo- oder Hyperthyreosen, bei der die Erhebung des TSH-Werts keinen abschließenden Befund zulässt. Hierauf wird im Kapitel zur Schilddrüse (S. 38) näher eingegangen.

Neben diesem Hauptregelkreis existieren weitere Rückkoppelungsschleifen, z. B. der Brokken-Wiersinga-Prummel-Regelkreis, ein Ultrashort-Feedback-Mechanismus, durch den TSH direkt die eigene Ausschüttung beeinflusst, sowie Long-Feedback-Mechanismen der Schilddrüsenhormone auf die TRH-Freisetzung und Regelkreise, durch die die Plasmaproteinbindung von T_4 und T_3 unterbunden wird.

1.2.3 Hypothalamus-Hypophysen-Nebennierenrinden-Achse

Stressachse/-system

Die Stressachse ist ein geflügeltes Wort, wenn es um das Hormonsystem oder Erkrankungen wie Burn-out geht. Allerdings ist die Stressantwort beileibe keine Erfindung der Neuzeit. Vielmehr ist sie seit Jahrtausenden für alle Säugetiere elementarer Faktor des Überlebenserfolgs in einer gefährlichen und immerzu potenziell lebensbedrohlichen Welt.

Mitwirkende sind der Hypothalamus, die Hypophyse, der N. sympathicus, die Nebenniere (Mark und Rinde), die Nieren und das Herz. Gemeinsam sorgen sie dafür, dass man beispielsweise ein Raubtier (wie früher den Säbelzahntiger) entweder erfolgreich bekämpfen oder ihm entkommen kann. Jeder Stress und jede potenzielle Gefahr entsprechen für den Körper nach wie vor wie dem menschenfressenden Säbelzahntiger – selbst wenn das vermeintliche Raubtier eigentlich der cholerische Chef, die Scheidung, die Höhenangst oder ein Autounfall ist. Unsere Körper können die Bedrohungsarten nicht unterscheiden. Für die **Überlebensreaktion** wäre dies auch nicht zielführend – eine zu lange Bewertungsphase der aktuellen Situation könnte den raschen Tod zur Folge haben.

Der **Ablauf bei Erregung der Stressachse** erfolgt in mehreren Schritten (**Abb. 1.4**):

1. Der Säbelzahntiger taucht auf/ein Stressor wirkt auf den Körper/man befindet sich in einer Notlage, z. B. einem Unfall.
2. Dadurch werden der Hypothalamus und der Locus coeruleus (ein Bereich im Hinterhirn) stimuliert.
3. Dies führt zur Aktivierung folgender Mechanismen, die parallel in Gang gesetzt werden:
   - Der Hypothalamus schüttet Kortikotropin-Releasing-Hormon (CRH) aus.
   - Der Hypothalamus stimuliert das Nebennierenmark.
   - Der Locus coeruleus regt die Noradrenalinfreisetzung an, was ebenfalls auf den Hypothalamus anregend wirkt.
4. Im nächsten Schritt läuft Folgendes gleichzeitig ab:
   - Der Locus coeruleus wird durch CRH weiter stimuliert.
   - Das Nebennierenmark sezerniert Adrenalin und Noradrenalin (synchron zur Adrenalinausschüttung werden bereits Endorphine freigesetzt).
   - Die Hypophyse schüttet Adrenokortikotropes Hormon (ACTH) aus.

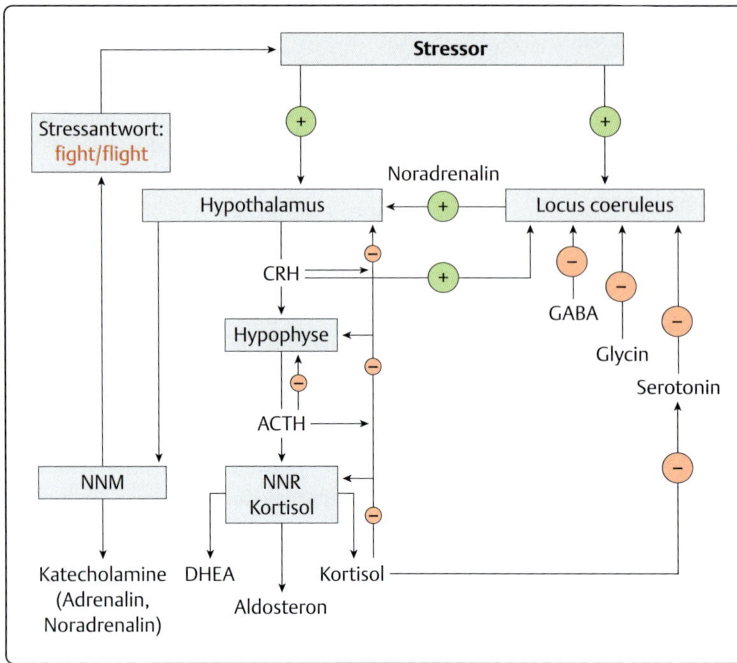

Abb. 1.4 Ablauf bei Erregung der Stressachse. Minuszeichen: Hemmung; Pluszeichen: Anregung. ACTH = Adrenokortikotropes Hormon, CRH = Kortikotropin-Releasing-Hormon, DHEA = Dehydroepiandrosteron, GABA = γ-Aminobuttersäure, NNM = Nebennierenmark, NNR = Nebennierenrinde.

5. Der letzte Schritt umfasst folgende parallel ablaufende Mechanismen:
   - Die Nebennierenrinde schüttet Kortisol, DHEA und Aldosteron aus.
   - Der Körper reagiert auf den Stressor, indem er kämpft oder flieht – die Fight-or-Flight-Reaktion ist im Gange.

Die Effekte des Stresssystems sind alle darauf ausgelegt, die **körperlichen Ressourcen** bestmöglich zu nutzen und die Situation so unbeschadet wie möglich zu überstehen. Zu den Reaktionen aus der Stressachse gehören deswegen die Verbesserung der Durchblutung und der Sauerstoffversorgung, die Engstellung von Gefäßen in den Extremitäten als Schutz vor dem Verbluten, die Erhöhung der Atem- und der Herzfrequenz, die Bereitstellung von Energie aus den körpereigenen Energiereserven für eine gute Muskelversorgung, die Erweiterung der Pupillen, damit genügend Lichteinfall ein gutes Erkennen des Gegners oder Fluchtwegs ermöglicht, sowie die Einstellung von Verdauungs- und Ausscheidungsvorgängen. Zuweilen ist während einer solchen Stressantwort auch das Gegenteil von Darm- und Harnverhalt der Fall: Manche Lebewesen koten oder nässen sich vor Angst ein. Hier scheint der Körper zur Strategie der Ballastreduktion zu greifen. Warum dies so gegensätzlich sein kann, ist noch ungeklärt.

Im Einzelnen geschehen bei einer aktivierten Stressachse folgende **Anpassungen des Körpers**:

- Engstellung der Venen
- Vasokonstriktion der Arterien
- Vasodilatation der Herzgefäße
- Erhöhung des systolischen und des diastolischen Blutdrucks, Aktivierung des RAAS
- Weitstellung der muskulären Blutgefäße
- Zusammenziehen der Gefäße in der Haut
- Stimulation der Schweißdrüsen
- Erhöhung der Glukagonsezernierung des Pankreas, Anpassung der Insulinsynthese
- verstärkte Lipolyse zur Energiebereitstellung
- Erweiterung der Bronchien
- Steigerung von Atemtiefe und -frequenz
- Kontraktionen der glatten Muskulatur, z. B. beim Schließmuskel der Harnblase
- Hemmung der Darmperistaltik, Darmverhalt
- Weitung der Pupillen

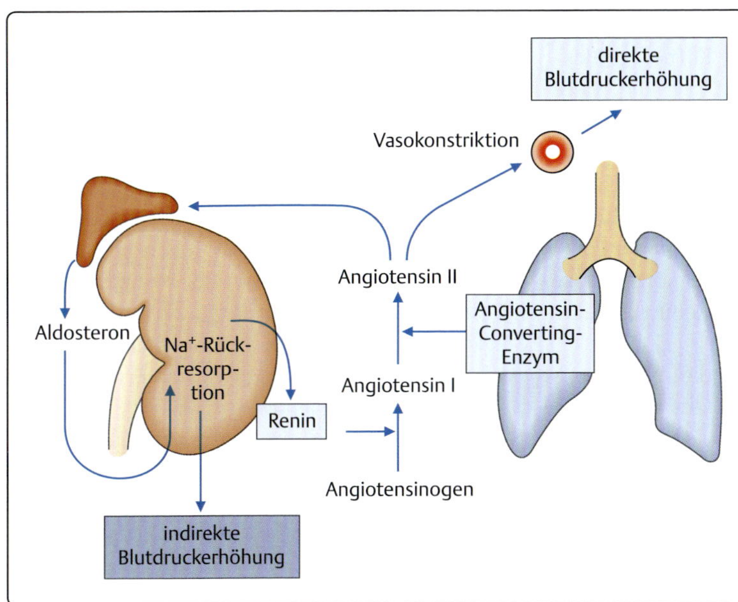

Abb. 1.5 Schematische Darstellung des Renin-Angiotensin-Aldosteron-Systems (RAAS). ACE = Angiotensin-Converting-Enzym. (Quelle: Hoyer J, Luft F. Renin-Angiotensin-System. In: Alscher M, Böhler J, Kuhlmann U, Kunzendorf U, Luft F, Hrsg. Nephrologie. 6., vollständig überarbeitete und erweiterte Auflage. Stuttgart: Thieme; 2015. doi:10.1055/b-003-124668)

Dies wird so lange aufrechterhalten, wie die Situation andauert. Ist man dem Stressor entkommen oder hat ihn erfolgreich bekämpft, wirken die Hormone Serotonin, γ-Aminobuttersäure (GABA) und der Neurotransmitter Glycin, der die muskuläre Anspannung reduziert, hemmend auf den Locus coeruleus (**Abb. 1.4**). Dadurch normalisieren sich die Körperfunktionen wieder, der Körper kommt zur Ruhe.

Chronischem Stress ausgesetzt zu sein, löst dauerhaft erhöhte Kortisolwerte aus, die nicht mehr normalisiert oder reguliert werden können. Dadurch entstehen – entsprechend der stressbedingten Körperreaktionen – Folgeerkrankungen wie Hypertonie, Burn-out, Verdauungsstörungen, Infektanfälligkeit und entzündliche Prozesse. Daneben werden auch andere Hormonausschüttungen von dauerhaft erhöhten Kortisolwerten gestört. Zum einen wird die Ausschüttung von Noradrenalin, Adrenalin und Dopamin immer wieder angeregt. Zum anderen werden der Insulinspiegel gesenkt und die Wirkung von Melatonin herabgesetzt, gleichzeitig wird die Melatoninausschüttung angeregt. Darüber hinaus verlagert sich das Bestreben des Körpers weg von den Fortpflanzungsrhythmen hin zum Überlebensprogramm.

Renin-Angiotensin-Aldosteron-System (RAAS)

Das RAAS stellt einen Regelkreis dar, über den der **Volumenhaushalt des Körpers** gesteuert wird. Außerdem steuert es den **Blutdruck**. Zur Regulation des Blutdrucks müssen beständig die Istwerte und (körperlichen) Anforderungen überprüft werden. Dies geschieht durch Messungen im juxtaglomerulären Apparat der Niere. Bei zu geringem Blutdruck wird zunächst aufgrund der verminderten Durchblutung der Nierenarterien durch die Niere **Renin** ausgeschüttet. Renin aktiviert das von der Leber sezernierte Angiotensinogen, indem es von Renin zu Angiotensin I umgewandelt wird. Das Angiotensin-Converting-Enzym (ACE) aus der Lunge wiederum wandelt Angiotensin I zu Angiotensin II um (**Abb. 1.5**).

Angiotensin II bewirkt eine Verengung der Gefäße und regt außerdem die Sekretion von Aldosteron aus der Nebenniere und von Antidiuretischem Hormon (ADH) aus dem Hypothalamus (S. 34) an. Aldosteron regt seinerseits den Körper an, Kalium auszuscheiden und gleichzeitig Natrium zu binden, um den osmotischen Druck zu erhöhen und die Flüssigkeit im Körper zurückzuhalten. ADH bzw. Vasopressin regt die Niere zur Wasserrückresorption an. Dieses Zusammenspiel bewirkt, dass man Durst bekommt und Appetit auf Salz (Elektrolyte) empfindet, sich die Blutgefäße verengen und die Wasserausscheidung durch die Niere gehemmt wird. In der Folge steigt der Blutdruck an. Sobald der angestrebte Blutdruck erreicht ist, wird die Reninausschüttung in der Niere wieder reduziert.

Die **Gegenspieler des RAAS** sind die vom Herz (S. 40) ausgeschütteten Hormone Atriales Natriuretisches Peptid (ANP) und B-Typ Natriuretisches Peptid (Brain Natriuretic Peptide = BNP). Diese stimulieren die Flüssigkeitsausscheidung und senken dadurch den Blutdruck.

Einfluss auf das RAAS nimmt auch eine aktivierte Stressachse (S. 23).

1.2.4 Hypothalamus-Hypophysen-Gonaden-Achse

Frauen haben Zyklen, Männer auch. Bei Frauen verlaufen diese allerdings deutlich komplizierter und offensichtlicher als bei Männern. Prinzipiell schwanken jedoch auch bei Männern die Hormone zyklisch.

Weiblicher Zyklus

Der komplexe Ablauf des weiblichen Zyklus ist unglaublich spannend. Dieser muss fein abgestimmt sein, damit alle Hormone zur rechten Zeit ausgeschüttet werden, um eine Empfängnis zu ermöglichen.

Geschlechtsreife

Erstmalig tritt die **Menarche** bei Mädchen auf, wenn sie ungefähr 35 kg wiegen, da dann für gewöhnlich das für das Hormonsystem richtige Verhältnis zwischen Fett- und Muskelgewebe erreicht ist. Häufig ist dies irgendwann zwischen dem 11. und 14. Lebensjahr der Fall. In den Jahren davor, etwa ab dem 9. Lebensjahr, beginnt die Hypophyse bereits mit der FSH-Synthese, wodurch die Östrogenbildung angeregt wird. Dadurch wachsen und reifen die weiblichen Geschlechtsorgane und die Brüste.

Die erste Regelblutung ist ein wichtiger Zeitpunkt für die Mädchen, markiert sie doch den Übergang vom Kind zur Frau. Zu Beginn ist der Zyklus zumeist noch unrhythmisch, doch bald schon pendelt er sich auf eine in etwa gleichbleibende Länge von 22 bis 35 Tagen ein, bei den meisten Frauen sind es etwa 26–29 Tage, am häufigsten beträgt die Zykluslänge 27 Tage. Wird die Zyklusbildung weder gestört noch unterbrochen, ist die Zyklusregulation etwa mit Erreichen des 18. Lebensjahrs vollendet.

Ab diesem Zeitpunkt haben sich die Hormondrüsen spätestens aufeinander eingespielt, der Zyklus ist für die Frau bekannt und planbar. Er weicht ab sofort nur selten mehr als plus/minus 1–2 Tage von seinem gewohnten Rhythmus ab.

Menstruationszyklus

Die **Steuerung des Zyklus** erfolgt über den Hypothalamus und die Hypophyse. Der Hypothalamus sezerniert Gonadotropin-Releasing-Hormon (GnRH), dadurch schüttet die Hypophyse zunächst FSH, später auch LH aus (**Abb. 3.5**). Der Follikel reift im Ovar (FSH) und springt schließlich (LH). Die Ovarien bilden zudem Östrogene (Östradiol), Progesteron und Testosteron. Durch negative Rückkopplung wird die GnRH-Freisetzung gehemmt, sobald genügend hohe Östradiol-, Progesteron- und Testosteronspiegel vorliegen (**Abb. 1.6**).

Zykluslänge. Der erste Tag des Zyklus ist per Definition der erste Tag der Regelblutung – und zwar gleichgültig, wie lange eine Blutungsphase anhält oder der gesamte Zyklus dauert. Tag 1 markiert außerdem den Beginn der Follikelphase, in der durch die FSH-Stimulation die Eizellen im Ovar zur Reifung animiert werden. In dieser Phase spielt Progesteron nur eine untergeordnete Rolle. Die Konzentration von Östradiol steigt zunächst langsam an und sorgt für den Aufbau der Gebärmutterschleimhaut. Kurz vor dem Eisprung steigt die Östradiolkonzentration stark an. Dies bedingt die LH-Sezernierung, die den Eisprung schlussendlich auslöst.

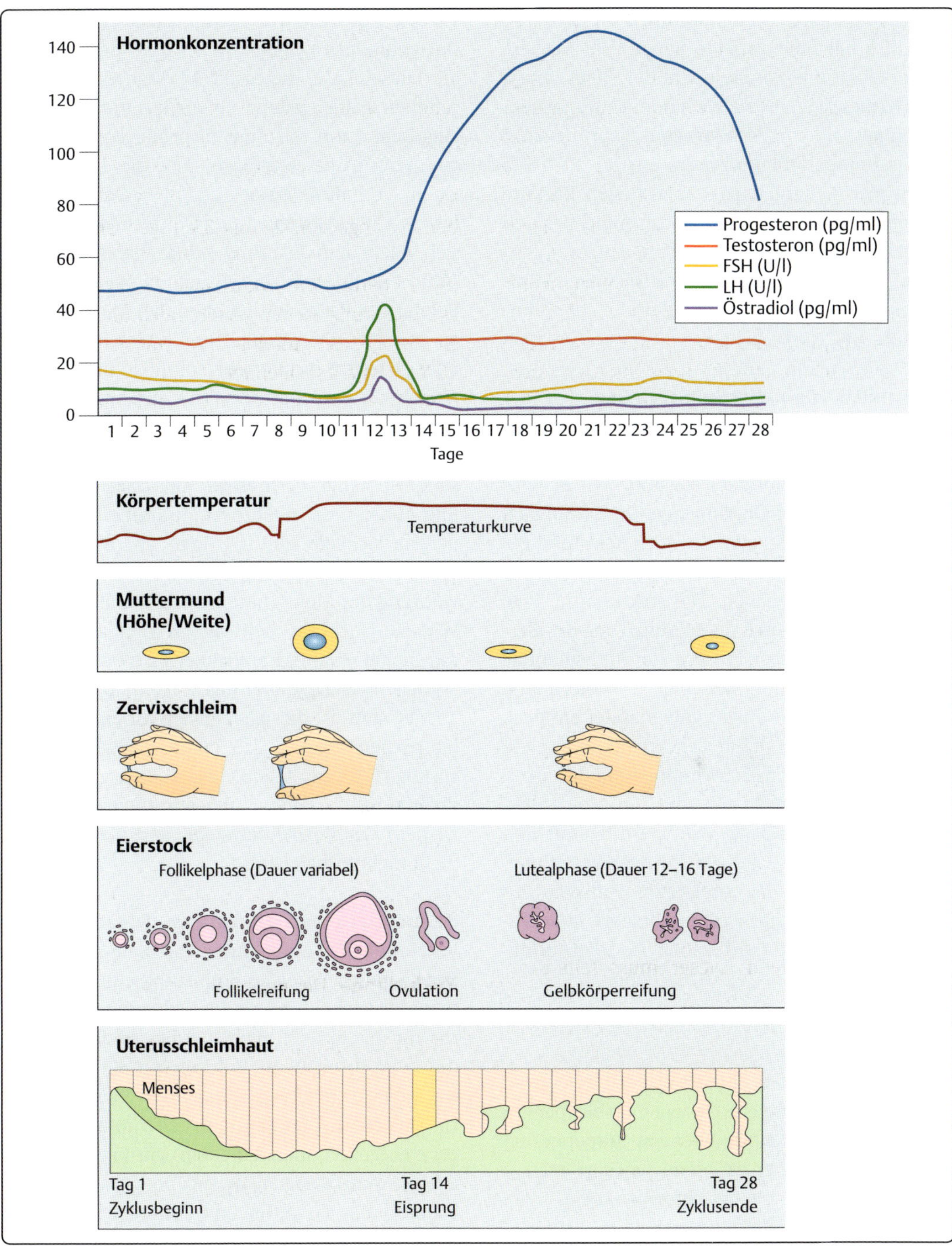

Abb. 1.6 Menstruationszyklus der Frau mit dem Verlauf der Hormonkonzentrationen, der Körpertemperatur, der Lage (Höhe) und Weite des Muttermunds, der Beschaffenheit des Zervixschleims, der Eizellreifung in den Eierstöcken und dem Auf- und Abbau der Uterusschleimhaut.

Erste Zyklushälfte (Follikelphase). Die erste Zyklushälfte hat eine variable Länge. Die Körperkerntemperatur (Basaltemperatur) liegt etwa 0,3–1 °C niedriger, als sie nach dem Eisprung sein wird. Innerhalb von 24 h vor dem Eisprung sinkt die Basaltemperatur kurzzeitig um bis zu 0,5 °C ab, um anschließend wieder anzusteigen. Bis kurz vor dem Eisprung liegt der Muttermund tief und ist fest geschlossen. Er ist mit dem sauberen Finger gut tastbar und fühlt sich wie die Nasenspitze an. Der Zervixschleim ist cremig und nicht spinnbar (**Abb. 1.6**).

Zyklusmitte (Ovulationsphase). Kurz vor der Ovulation (Eisprung) wandert der Muttermund (Portio) nach oben in Richtung Uterus. Er wird schwer tastbar und öffnet sich (**Abb. 1.6**). Er wird weich, etwa wie das Ohrläppchen. Die Öffnung ist tastbar – rund bei Frauen, die noch kein Kind geboren haben, schlitzförmig bei Frauen, die bereits ein Kind geboren haben. Die fruchtbaren Tage werden ebenfalls durch die Veränderung des Zervixschleims erkennbar. Er wird klar und spinnbar, d. h., wenn man ihn zwischen 2 Fingern erst drückt und dann die Finger voneinander entfernt, entsteht ein Faden. Dieser Zervixschleim erleichtert den Spermien das Schwimmen und das Erreichen ihres Ziels, der Eizelle, die 3–4 Monate gereift ist (in etwa so lang, wie Spermien zur Reifung benötigen), ehe sie zum Springen bereit war.

Der Gelbkörper des geplatzten Follikels, aus dem das Ei gesprungen ist, produziert nun Progesteron, das Gelbkörperhormon. Ab sofort dominiert Progesteron das Zyklusgeschehen.

> **Merke**
>
> Pro Eisprung entsteht ein Gelbkörper. Das Ovar ist in der Lage, diese entstandenen Gelbkörper zu sammeln, die dann im Alter vom Körper genutzt werden können. Während der Einnahme hormoneller Kontrazeptiva entstehen keine Gelbkörper, da der Eisprung unterdrückt wird, somit werden diese nicht für das Alter gespeichert.

Zweite Zyklushälfte (Lutealphase). Nach der stattgefundenen Ovulation wechselt der Zyklus in die Lutealphase, die exakt 14 Tage andauert, in seltenen Fällen jedoch ebenfalls unterschiedlich lang sein kann. Ab dem Eisprung befindet sich eine Frau in der Hochlage, d. h., die Temperatur ist im Verhältnis zu der ersten Zyklushälfte um 0,3 bis 1 °C angestiegen. Der Muttermund schließt sich nach dem Eisprung wieder und wird fest (**Abb. 1.6**). Bei manchen Frauen bleibt er bis zum Beginn der Regelblutung oben, bei anderen sinkt er langsam wieder ab. Der Zervixschleim wird wieder fester, nicht mehr spinnbar und cremig. Manchmal wird der Zervixschleim vor der Periode jedoch ein weiteres Mal spinnbar. Dies ist kein Zeichen für eine weitere fruchtbare Phase, sondern hängt vermutlich mit dem Untergang und Abbau des Gelbkörpers zusammen. Die Temperaturhochlage hält 14 Tage an. Bei machen Frauen sinkt die Temperatur vor, bei anderen während der Menstruation zurück in die Tieflage. Hält die Hochlage mehr als 18 Tage an, ist Frau mit hoher Wahrscheinlichkeit schwanger. Fand zwischen 2 Regelblutungen kein Temperaturanstieg statt, ist dies ein Zeichen für einen anovulatorischen Zyklus, also einen Zyklus ohne Eisprung. Die einsetzende Regelblutung erfolgt in diesem Fall zu einem unbestimmten Zeitpunkt, zu dem der Körper feststellt, dass der Eisprung nicht mehr erfolgen wird.

Befruchtung und Einnistung (Nidation). Eine Verkürzung der Lutealphase von mehr als 2 Tagen kann eine erfolgreiche Einnistung eines befruchteten Eis verhindern, da die Bedingungen im Uterus für das Ei noch nicht perfekt sind. Nachdem das Ei gesprungen ist, wird es von den Flimmerhärchen des Eileiters behutsam in Richtung Uterus befördert. Die Spermien schwimmen der Eizelle entgegen, sodass die Befruchtung bereits im Eileiter stattfindet. Während der gesamten Zeit wandert das Ei weiter und kommt etwa 5 Tage nach dem Eisprung in der Gebärmutter an, wo Progesteron für die Auflockerung der Gebärmutterschleimhaut gesorgt und humanes Choriongonadotropin (hCG) bereits die Nidation (Einnistung des befruchteten Eis) vorbereitet haben. Findet die Eizelle eine ihr behagliche Stelle, nistet sie sich ein. Dies kann auch noch einmal etwa 3 Tage in Anspruch nehmen. Eine erfolgreich befruchtete Eizelle nistet sich also etwa 8 Tage nach dem Eisprung ein.

Generell signalisieren der hohe Progesteronspiegel und die abgefallenen FSH- und LH-Konzentrationen in der 2. Zyklushälfte dem Hypothalamus, dass kein weiterer Eisprung in diesem Zyklus stattfinden muss. In einer Schwangerschaft steigt die Östradiolkonzentration ebenfalls wieder an. Dadurch wird die Freisetzung der Hormone FSH und LH über negative Rückkopplung nicht mehr stimuliert, sodass keine weiteren Eizellreifungen und -sprünge stattfinden.

Ob eine Schwangerschaft eingetreten ist oder nicht, erkennt der Körper am (ausbleibenden) Anstieg des Hormons hCG.

Info

Ein Urinschwangerschaftstest misst das im Urin enthaltene hCG. Frühtests können eine eingetretene Schwangerschaft bereits ab 25 IU/l kenntlich machen.
Das Peptidhormon hCG wird während der Schwangerschaft von der Plazenta gebildet. Die Freisetzung beginnt bereits etwa 5 Tage nach der Befruchtung, um die Einnistung der befruchteten Eizelle vorzubereiten.
Nach erfolgter Nidation verbindet sich die Eizelle mithilfe von hCG mit dem Uterus. Ab sofort steigt die hCG-Konzentration kontinuierlich an und stimuliert dabei die Progesteronsynthese. In der 3. Schwangerschaftswoche (SSW) liegt die hCG-Konzentration bei etwa 50 IU/l, in der 4. SSW bei ca. 400 IU/l. Ab sofort verdoppelt sich die hCG-Konzentration bis zur 8. SSW jeden 2. Tag. Anschließend verdoppelt sich der Wert nur noch etwa alle 3,5 Tage. Zwischen der 10. und 12. SSW werden die Höchstwerte der hCG-Konzentration erreicht. Anschließend sinkt der hCG-Spiegel wieder, bleibt jedoch bis nach der Geburt erhöht.

Regelblutung (Menses). Ist keine Schwangerschaft eingetreten, muss die aufgebaute Uterusschleimhaut abgestoßen und ausgeschieden werden. Durch die fehlende hCG-Freisetzung fällt der Progesteronspiegel ab (**Abb. 1.6**). Dadurch werden vermehrt Prostaglandine ausgeschüttet. Sie verursachen Mikroentzündungen in der Gebärmutter, wodurch das Gewebe abstirbt und der Körper zur Schleimhautabstoßung animiert wird. Gleichzeitig wird mit den Prostaglandinen Oxytocin ausgeschüttet. Dadurch wird die Uterusmuskulatur zu Kontraktionen angeregt, sodass Blut und Gewebe ausgeschieden werden können. Die reguläre Blutungsdauer beträgt etwa 3–6 Tage. Pro Tag werden 30–60 ml Blut ausgeschieden, was der Menge von ca. 2–5 gefüllten Esslöffeln entspricht.

Auch Leptin (S. 48) scheint eine entscheidende Rolle für den Zyklus und die weibliche Fertilität zu spielen, wie in Studien festgestellt wurde [21] [49] [58]. Bei Adipositas wird durch hohe Leptinspiegel aufgrund einer Hemmung des ovariellen Metabolismus der Eisprung nicht ausgelöst. Bei Magersucht oder sehr durchtrainierten Frauen besteht hingegen eine zu geringe Leptinkonzentration im Blut. Dies hat zur Folge, dass die Steuerhormone GnRH, FSH und LH verringert ausgeschüttet werden – ein Eisprung erfolgt ebenfalls nicht.

Männlicher Zyklus

Wie bei den Mädchen beginnt die Geschlechtsreife der Jungen zunächst völlig unbemerkt ab einem Alter von ca. 9 Jahren. Zu diesem Zeitpunkt beginnt der Hypothalamus, GnRH zu sezernieren. Daraufhin schüttet die Hypophyse FSH und LH (beim Mann auch interstitielles zellstimulierendes Hormon [= ICSH] genannt) aus. LH führt zur Produktion von Testosteron in den Leydig-Zellen des Hodens, FSH stimuliert die Produktion von Inhibin in den Sertoli-Zellen des Hodens (**Abb. 1.7**). Durch negative Rückkopplung werden wiederum die Ausschüttung von GnRH, FSH sowie LH reguliert.

In den Hoden bilden sich die ersten Spermien (**Spermarche**), die zu reifen beginnen. Gleichzeitig wird die Testosteronsynthese stimuliert

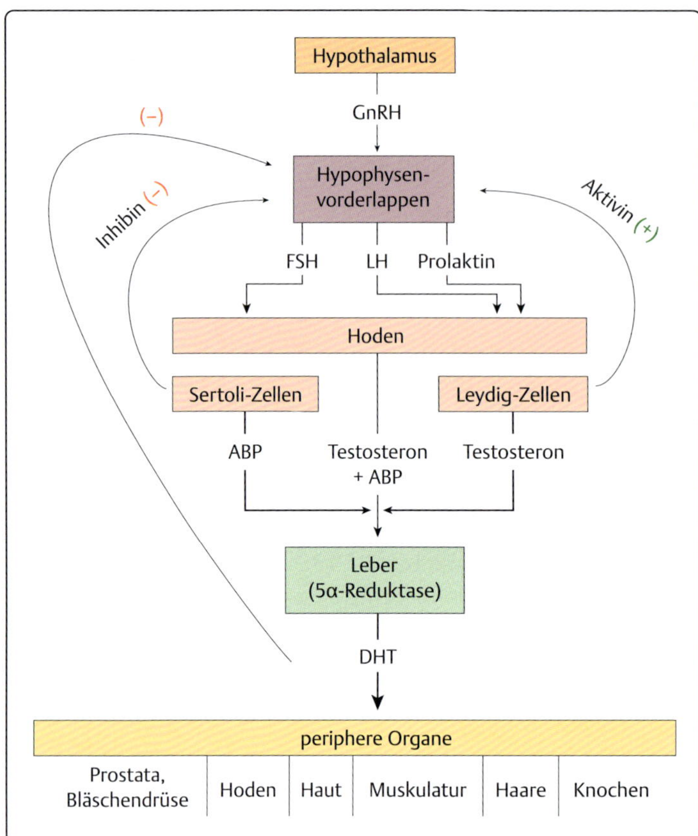

Abb. 1.7 Vereinfachtes Schema der Hypothalamus-Hypophysen-Hoden-Achse. FSH hat auf Hodenzellen unterschiedliche Wirkungen: In den Sertoli-Zellen fördert es die Bildung von ABP und Inhibin, in den Tubuli seminiferi (Hodenkanälchen) die Spermatogenese und in den Leydig-Zellen die Produktion von Testosteron (direkte glandotrope Wirkung) sowie die Expression von LH-Rezeptoren (indirekte glandotrope Wirkung). ABP = Androgen-bindendes Protein, FSH = Follikelstimulierendes Hormon, GnRH = Gonadotropin-Releasing-Hormon, LH = Luteinisierendes Hormon (oder ICSH = interstitielles zellstimulierendes Hormon). (Quelle: Krause W, Weidner W, Sperling H, Diemer T, Hrsg. Andrologie. 4. Aufl. Stuttgart: Thieme; 2011)

(**Abb. 1.7**). Durch den Anstieg von Testosteron und DHT beginnt die körperliche Veränderung zum Mann: Die Körperbehaarung im Achsel- und Schambereich nimmt zu. Später folgen Bartwachstum, Brustbehaarung und vermehrte Körperbehaarung. Durch die hormonellen Veränderungen entwickelt sich ein stärkerer Körpergeruch, die Schweißdrüsen sind aktiver.

Die steigenden Testosteron- und DHT-Spiegel regen außerdem das Wachstum von Hoden, Nebenhoden, Samenleiter, Bläschendrüse und Prostata an. Erst im Anschluss beginnt das verstärkte Körperwachstum des Jungen. Die Hoden wachsen innerhalb der Pubertät zunächst weiter. Auch der Adamsapfel wächst und formt sich. Der Stimmbruch beginnt schwankend, bis die Stimme zwischen dem 13. und 17. Lebensjahr tief bleibt. Auch Akne kann in dieser Zeit verstärkt auftreten. Sie sollte bis zum 21. Lebensjahr überwunden sein – also etwa zu dem Zeitpunkt, wenn der männliche Körper sein Längenwachstum beendet. Bis dahin hat sich der typisch männliche Körperbau entwickelt.

1.3 Übersicht über die Regelkreise der direkten hormonellen Beziehungen

Der Übersicht über die Regelkreise und die Wirkungen der Hormone aufeinander (**Abb. 1.8**) sind sowohl obige Ausführungen sowie die folgenden Beschreibungen der Hormondrüsen und hormonbildenden Organe, Gewebe und Zellen (S. 34) als auch die Funktionen der Hormone, die in ausführlichen Steckbriefen (S. 51) beschrieben werden, zugrunde gelegt. Diese Zusammenhänge sind für ein vertieftes Verständnis des Hormonsystems und seiner Regelkreise elementar und Basis für die Therapie hormoneller Dysbalancen (S. 112).

Abb. 1.8 Das Hormonsystem im Überblick: Regelkreise der direkten hormonellen Beziehungen. ACE = Angiotensin-Converting-Enzym, ACTH = Adrenokortikotropes Hormon, ADH = Antidiuretisches Hormon, ANP = Atriales Natriuretisches Peptid, BNP = Brain Natriuretic Peptid, CRH = Kortikotropin-Releasing-Hormon, DHEA = Dehydroepiandrosteron, FSH = Follikelstimulierendes Hormon, GnRH = Gonadotropin-Releasing-Hormon, GH = Growth Hormone, GHRH/GRH/SRH = Growth-Hormone-Releasing-Hormon bzw. Somatotropin-Releasing-Hormon oder Somatoliberin, H = Hormon bzw. Hormone, LH = Luteinisierendes Hormon, MSH = Melanozyten-stimulierende Hormon, NNM = Nebennierenmark, PRH = Prolaktin-Releasing-Hormon, PRL = Prolaktin, PTH = Parathormon, STH = Somatotropes Hormon/Somatotropin, TRH = Thyreotropin-Releasing-Hormon, TSH = Thyreoidea-stimulierendes Hormon, ZNS = Zentralnervensystem.

Abbildung siehe folgende Seite ▸

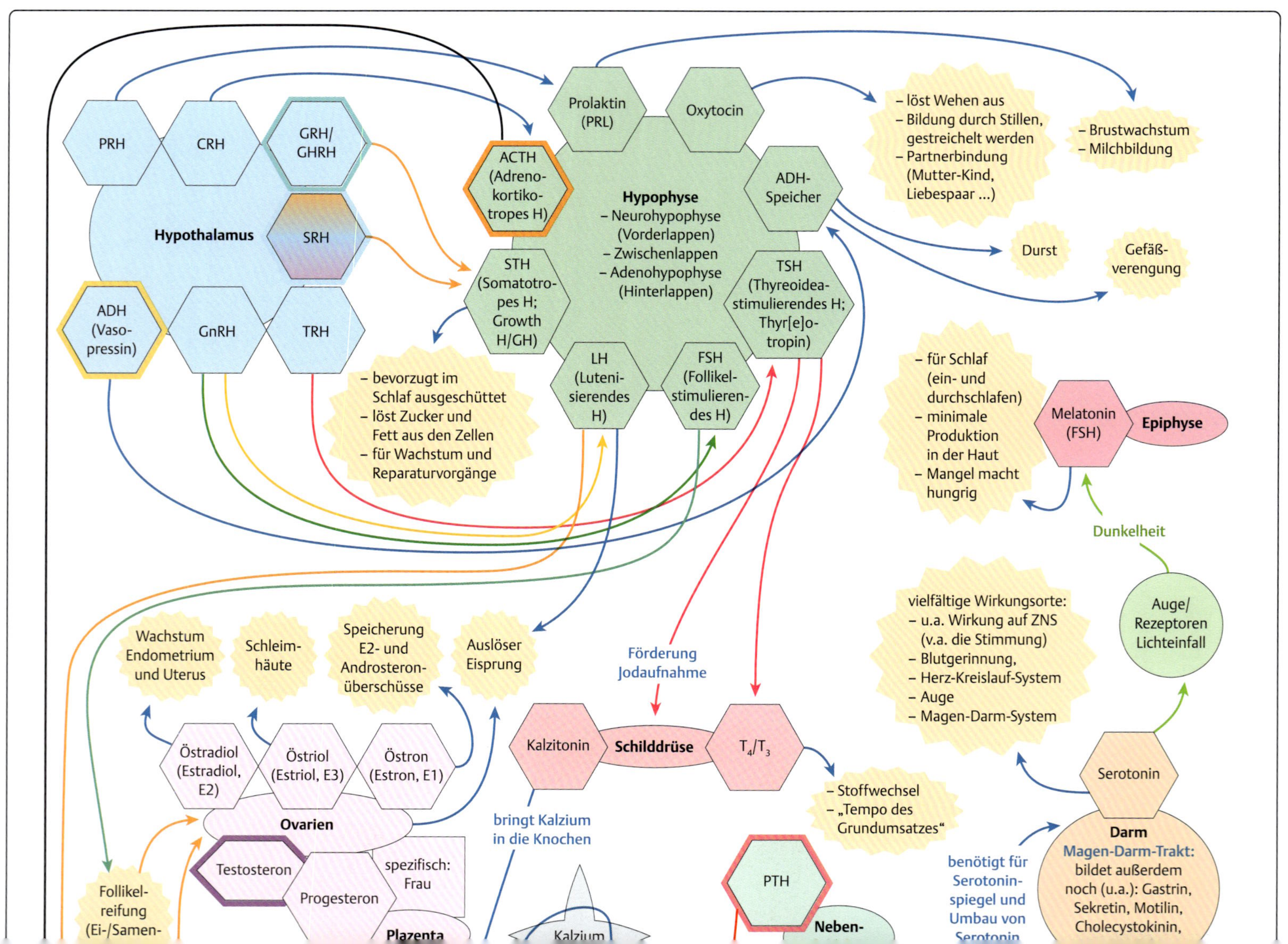
PRH
CRH
GRH/
GHRH
Hypothalamus
SRH
ADH
(Vaso-
pressin)
GnRH
TRH
ACTH
(Adreno-
kortiko-
tropes H)
Prolaktin
(PRL)
Oxytocin
Hypophyse
– Neurohypophyse
(Vorderlappen)
– Zwischenlappen
– Adenohypophyse
(Hinterlappen)
ADH-
Speicher
STH
(Somatotro-
pes H;
Growth
H/GH)
TSH
(Thyreoidea-
stimulierendes H;
Thyr[e]o-
tropin)
LH
(Luteni-
sierendes
H)
FSH
(Follikel-
stimulieren-
des H)
– löst Wehen aus
– Bildung durch Stillen,
gestreichelt werden
– Partnerbindung
(Mutter-Kind,
Liebespaar ...)
– Brustwachstum
– Milchbildung
Durst
Gefäß-
verengung
– bevorzugt im
Schlaf ausgeschüttet
– löst Zucker und
Fett aus den Zellen
– für Wachstum und
Reparaturvorgänge
– für Schlaf
(ein- und
durchschlafen)
– minimale
Produktion
in der Haut
– Mangel macht
hungrig
Melatonin
(FSH)
Epiphyse
Dunkelheit
vielfältige Wirkungsorte:
– u.a. Wirkung auf ZNS
(v.a. die Stimmung)
– Blutgerinnung,
– Herz-Kreislauf-System
– Auge
– Magen-Darm-System
Auge/
Rezeptoren
Lichteinfall
Wachstum
Endometrium
und Uterus
Schleim-
häute
Speicherung
E2- und
Androsteron-
überschüsse
Auslöser
Eisprung
Förderung
Jodaufnahme
Östradiol
(Estradiol,
E2)
Östriol
(Estriol, E3)
Östron
(Estron, E1)
Ovarien
Kalzitonin
Schilddrüse
T_4/T_3
– Stoffwechsel
– „Tempo des
Grundumsatzes"
Serotonin
bringt Kalzium
in die Knochen
Testosteron
spezifisch:
Frau
Progesteron
Plazenta
Follikel-
reifung
(Ei-/Samen-
PTH
Neben-
benötigt für
Serotonin-
spiegel und
Umbau von
Darm
Magen-Darm-Trakt:
bildet außerdem
noch (u.a.): Gastrin,
Sekretin, Motilin,
Cholecystokinin,

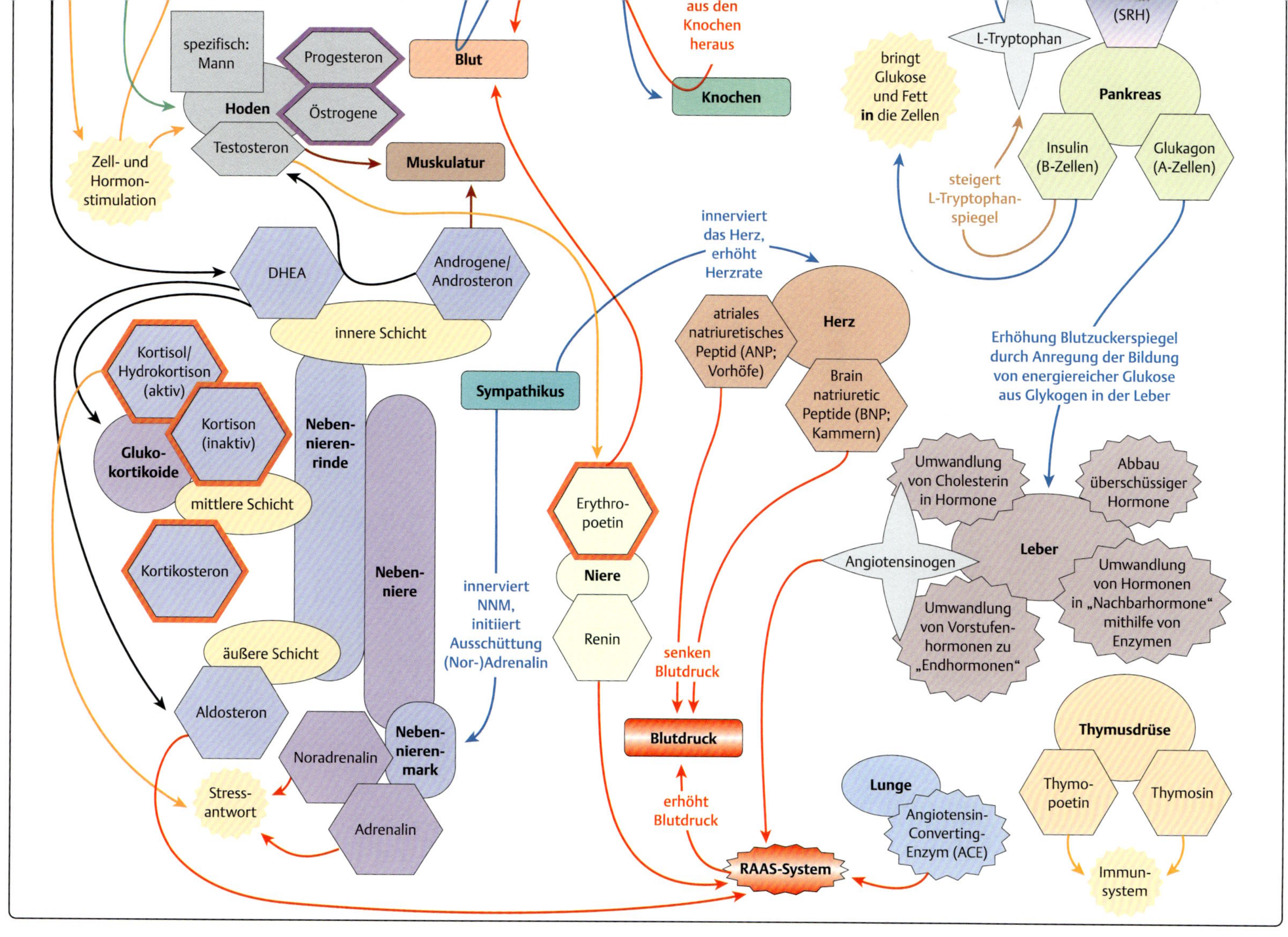
spezifisch: Mann
Hoden
Progesteron
Östrogene
Testosteron
Zell- und Hormon-stimulation
Blut
Muskulatur
aus den Knochen heraus
Knochen
DHEA
Androgene/ Androsteron
innere Schicht
Kortisol/ Hydrokortison (aktiv)
Kortison (inaktiv)
Gluko-kortikoide
mittlere Schicht
Kortikosteron
Neben-nieren-rinde
Neben-niere
äußere Schicht
Aldosteron
Noradrenalin
Neben-nieren-mark
Adrenalin
Stress-antwort
Sympathikus
innerviert NNM, initiiert Ausschüttung (Nor-)Adrenalin
Erythro-poetin
Niere
Renin
innerviert das Herz, erhöht Herzrate
atriales natriuretisches Peptid (ANP; Vorhöfe)
Herz
Brain natriuretic Peptide (BNP; Kammern)
senken Blutdruck
Blutdruck
erhöht Blutdruck
RAAS-System
(SRH)
L-Tryptophan
Pankreas
bringt Glukose und Fett in die Zellen
Insulin (B-Zellen)
Glukagon (A-Zellen)
steigert L-Tryptophan-spiegel
Erhöhung Blutzuckerspiegel durch Anregung der Bildung von energiereicher Glukose aus Glykogen in der Leber
Umwandlung von Cholesterin in Hormone
Abbau überschüssiger Hormone
Angiotensinogen
Leber
Umwandlung von Hormonen in „Nachbarhormone" mithilfe von Enzymen
Umwandlung von Vorstufen-hormonen zu „Endhormonen"
Thymusdrüse
Thymo-poetin
Thymosin
Immun-system
Lunge
Angiotensin-Converting-Enzym (ACE)

2 Hormondrüsen und hormonbildende Organe, Gewebe und Zellen

In diesem Kapitel geht es um die Lage und Beschreibung der Hormondrüsen und hormonbildenden Organe, Gewebe und Zellen (**Abb. 1.1**). Ebenfalls vorgestellt werden die Interaktion zwischen den einzelnen Hormondrüsen und die Wirkungen der von ihnen gebildeten, freigesetzten bzw. gespeicherten Hormonen (**Abb. 2.1**).

Da die wichtigen Funktionen und Aktivitäten der einzelnen Drüsen von der Art der produzierten und ausgeschütteten Hormone abhängt, fällt die Beschreibung der Drüsen selbst eher kurz aus, insbesondere weil im Kapitel „Hormonsteckbriefe“ (S. 51) genaue Erläuterungen zum jeweiligen Hormon zu finden sind. Bitte lesen Sie zum genaueren Verständnis im Anschluss an die Eigenschaften der Drüsen die Funktion der produzierten Hormone nach. Erst dadurch entsteht ein Gesamtbild, durch das das Hormondrüsensystem und die Hormone in der Tiefe verständlich werden.

2.1 Hypothalamus

Der Hypothalamus ist eine Hormondrüse mit Sitz im Gehirn. Der Hypothalamus liegt im Diencephalon (Zwischenhirn) unterhalb des Thalamus und oberhalb der Hypophyse (**Abb. 2.3**). Ohne den Hypothalamus wäre der Körper nicht lebensfähig, da durch ihn wichtige Körperfunktionen gesteuert werden. Dies sind u. a. der Blutdruck, die Atmung, zirkadiane Rhythmen wie der Zyklus oder der Schlaf-Wach-Rhythmus, die Körpertemperatur, die Fortpflanzung (Fruchtbarkeit) und Libido sowie das Durst- und Hungergefühl.

Der Hypothalamus misst als Schaltzentrale der hormonellen Steuerung beständig die vorliegenden Istwerte der Hormone aller Hormondrüsen, und passt aufgrund dieser Ergebnisse unverzüglich die eigene Hormonausschüttung an.

Die Produktion von Hormonen im Hypothalamus erfolgt in unterschiedlichen Kerngebieten: zum einen in kleinzelligen Kerngebieten, die mit dem Hypophysenvorderlappen in Verbindung stehen, zum anderen in den großzelligen Kerngebieten, die mit dem Hypophysenhinterlappen in Verbindung stehen (**Abb. 2.2**).

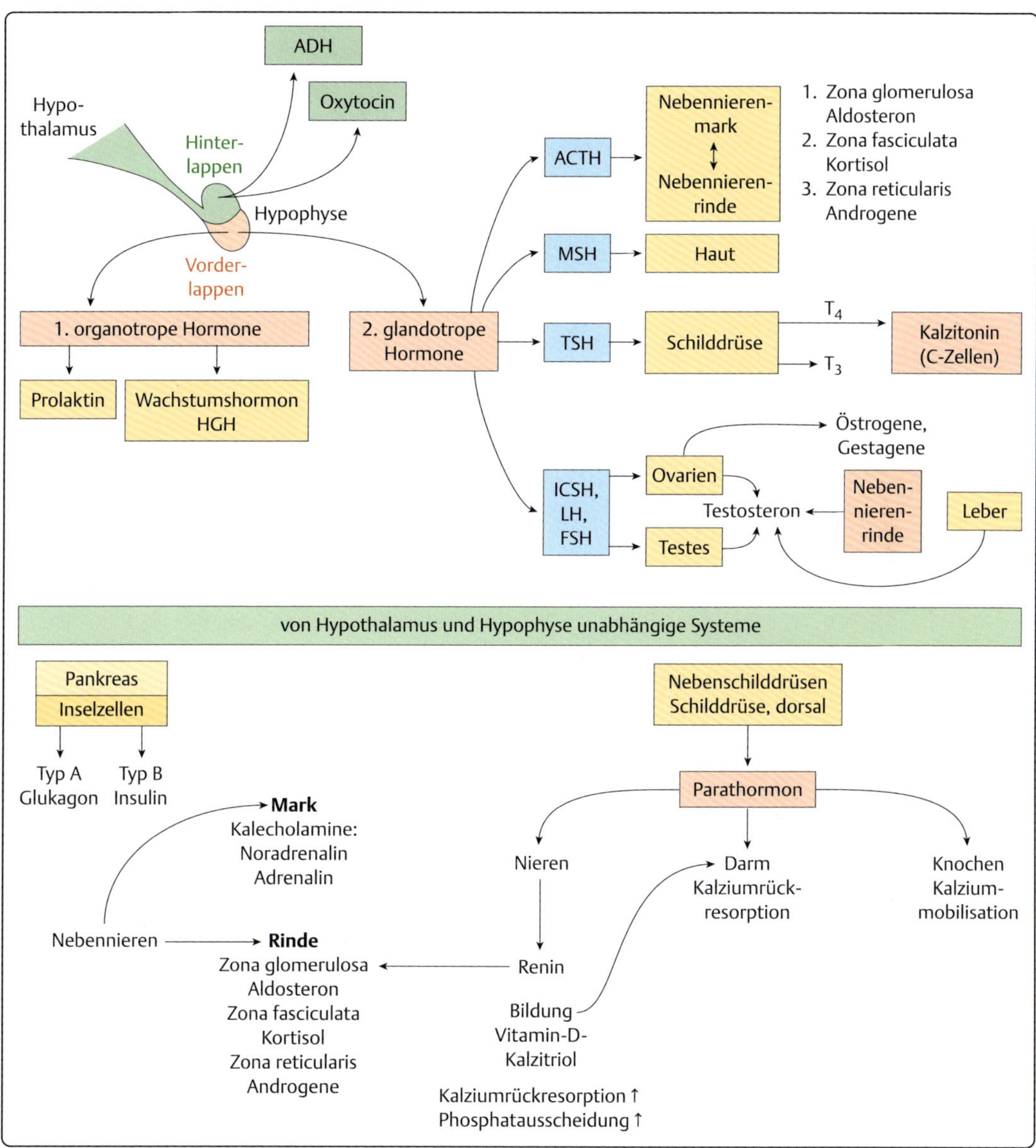

Abb. 2.1 Vereinfachte Darstellung des Hormonsystems: endokrine Drüsen, Gewebe und Zellen mit den von ihnen gebildeten, freigesetzten bzw. gespeicherten Hormonen und ihren Wirkungen. ACTH = Adrenokortikotropes Hormon, ADH = Antidiuretisches Hormon, FSH = Follikel-stimulierendes Hormon, HGH = Human Growth Hormone, ICSH = interstitielles zellstimulierendes Hormon (Mann) bzw. LH = Luteinisierendes Hormon (Frau/Mann), MSH = Melanozyten-stimulierendes Hormon, TSH = Thyreoidea-stimulierendes Hormon.

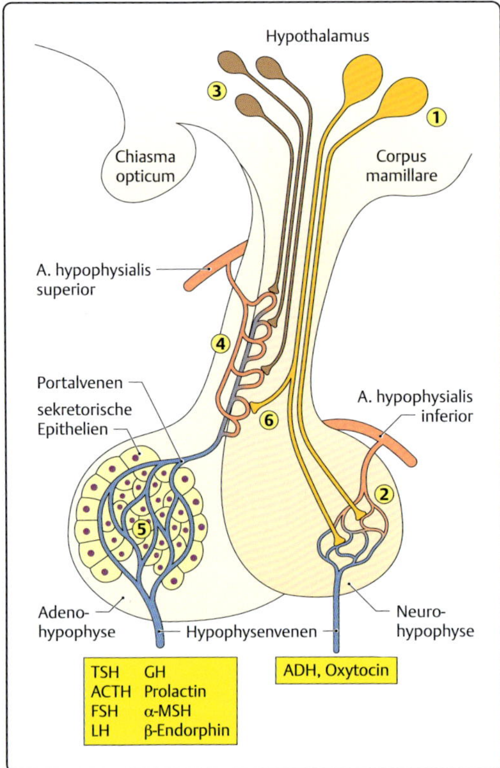

Abb. 2.2 Funktioneller Aufbau der Hypophyse. Die großzelligen neuroendokrinen Kerngebiete des Hypothalamus ① sind Produktionsort der Peptidhormone ADH und Oxytocin, die nachfolgend durch axonalen Transport zur Neurohypophyse gelangen und dort ins Blut sezerniert werden ②. In den kleinzelligen Kerngebieten des Hypothalamus ③ werden Releasing- und Inhibiting-Hormone produziert, die über ein spezielles Pfortadersystem ④ zur Adenohypophyse gelangen. Dort regulieren sie die Freisetzung ⑤ der glandotropen Hormone ACTH, TSH, FSH und LH sowie der nicht glandotropen Hormone GH, Prolaktin, α-MSH und β-Endorphin. ⑥ ADH kann zudem direkt aus den großzelligen Neuronen über das hypophysäre Pfortadersystem in die Adenohypophyse gelangen und dort die Sekretion von ACTH stimulieren. ACTH = Adrenokortikotropes Hormon, ADH = Antidiuretisches Hormon, FSH = Follikel-stimulierendes Hormon, GH = Growth Hormone/Somatotropin, LH = Luteinisierendes Hormon, MSH = Melanozyten-stimulierendes Hormon, TSH = Thyreoidea-stimulierendes Hormon. (Quelle: Klöcker N. Organisation des hypothalamisch-hypophysären Systems. In: Gekle M, Wischmeyer E, Gründer S, Petersen M, Schwab A, Markwardt F, Klöcker N, Pape H, Baumann R et al., Hrsg. Taschenlehrbuch Physiologie. 2., überarbeitete Auflage. Stuttgart: Thieme; 2015. doi:10.1055/b-003-124633)

Releasing-Hormone. Die kleinzellige Kernregion des Hypothalamus sezerniert folgende 4 Releasing-Hormone (engl. „release" = freisetzen), die am Hypophysenvorderlappen die Freisetzung weiterer Hormone bewirken:

- Growth-Hormone-Releasing-Hormon (GHRH)/Somatoliberin → Somatotropin- bzw. STH-/(H) GH-Freisetzung (S. 59)
- Gonadotropin-Releasing-Hormon (GnRH)/Gonadoliberin → LH- (S. 57) und FSH-Freisetzung (S. 56), Bestandteil der Hypothalamus-Hypophysen-Gonaden-Achse (S. 26)
- Kortikotropin-Releasing-Hormon (CRH)/Kortikoliberin → ACTH-Freisetzung (S. 55), Bestandteil der Stressachse (S. 23)
- Thyreotropin-Releasing-Hormon (TRH)/Thyreoliberin → TSH- (S. 61) und Prolaktinfreisetzung (S. 58), Bestandteil der Hypothalamus-Hypophysen-Schilddrüsen-Achse (S. 22)

Der Vollständigkeit halber sei an dieser Stelle auch das hypothetische Prolaktin-Releasing-Hormon (PRH)/Prolaktoliberin genannt, obwohl seine Existenz bislang nicht nachgewiesen werden konnte. Als verantwortlich für die Anregung der Prolaktinausschüttung wurde bisher insbesondere TRH identifiziert.

Release-Inhibiting-Hormone bzw. Inhibiting-Hormone. Außerdem sezerniert der Hypothalamus 2 Release-Inhibiting-Hormone bzw. Inhibiting-Hormone (engl. „inhibite" = hemmen), die ebenfalls am Hypophysenvorderlappen wirken und die die Ausschüttung anderer Hormone dämpfen:

- Somatostatin (S. 53) → u. a. Hemmung der TSH- (S. 61) und STH- bzw. (H)GH-Freisetzung (S. 59)
- Dopamin/Prolaktin-Release-Inhibiting-Hormon (PIH)/Prolaktostatin → Hemmung der Prolaktinfreisetzung (S. 58); sowohl Hormon wie auch Neurotransmitter (S. 95)

Weitere Hormone des Hypothalamus. Die großzellige Kernregion des Hypothalamus produziert folgende Hormone, die in den Hypophysenhinterlappen transportiert, dort gespeichert und bei Bedarf freigesetzt werden:

- Antidiuretisches Hormon (ADH)/Adiuretin/Vasopressin → steigert u. a. die Wasserrückresorption in der Niere
- Oxytocin (S. 51) → wichtig während der Schwangerschaft und der Stillzeit, aber auch für die Bildung von z. B. zwischenmenschlichen Bindungen; interagiert nicht mit einer weiteren Hormondrüse, sondern wirkt als effektorisches Hormon direkt auf verschiedene Gewebe

Adiuretin (ADH) ist Bestandteil des RAAS (S. 25) und wird ausgeschüttet, wenn der Wassergehalt des Körpers bzw. der Blutdruck sinkt, der Östrogenspiegel hoch ist oder anhaltende Übelkeit mit Erbrechen besteht. Es regt u. a. die Niere zur Wasserrückresorption an, indem es die Zellen im distalen Tubulus öffnet, und löst Durst aus. Bei hohen ADH-Spiegeln entstehen Vasokonstriktionen im Bauchraum und in der Haut.

2.2 Hypophyse

Die Hypophyse ist eine Hormondrüse, die ebenfalls im Gehirn liegt, und zwar unterhalb des Hypothalamus im Diencephalon (Zwischenhirn), auf Augenhöhe in der Mitte des Kopfes.

Die 4 Teile der Hirnanhangdrüse, wie die Hypophyse auch genannt wird, sind der Vorderlappen (Adenohypophyse), der Hinterlappen (Neurohypophyse), der Zwischenlappen (Pars intermedia, die Verbindung zwischen Vorder- und Hinterlappen) und der Hypophysenstiel, der die Verbindung zum Diencephalon darstellt. Diese 4 Anteile erfüllen verschiedene Aufgaben und produzieren bzw. speichern unterschiedliche Hormone und Neurotransmitter (**Abb. 2.2**).

In ihrer Gesamtheit ist die Hypophyse als die „Dirigentin des Hormonorchesters" zu betrachten. Sie folgt mit spezifischen Hormonausschüttungen den Messwerten des Hypothalamus sowie teilweise auch den eigenen Messwerten, die sie beispielsweise bei den Schilddrüsenhormonen parallel zum Hypothalamus erhebt.

Die Hypophyse schüttet Steuerhormone (S. 21) aus, die über das Blut an die Hormondrüsen weitergegeben werden, um dort spezifische Reaktionen auszulösen. Jedes der Steuerhormone hat ein spezifisches Ziel, an dem es seine Wirkung entfaltet.

Die verschiedenen Zellen in den unterschiedlichen Bereichen der Hypophyse sind auf die Produktion jeweils einer Hormonart spezialisiert (**Abb. 2.2**): Im **Hypophysenvorderlappen** werden glandotrope Hormone, die eine Wirkung auf eine andere Hormondrüse haben, und nicht glandotrope Hormone, die direkt auf die Zielzelle wirken, sezerniert. Zur erstgenannten Gruppe gehören die Hormone ACTH, TSH, FSH und LH; zur zweiten Gruppe zählen Somatotropin (STH), Prolaktin und das im **Zwischenlappen** gebildete Melanozyten-stimulierende Hormon (MSH). Die Hormone der Adenohypophyse (S. 55) werden in den jeweiligen Steckbriefen vorgestellt.

Das im Zwischenlappen freigesetzte **Melanozyten-stimulierende Hormon** (MSH) ist ein Peptidhormon, das die Melanozyten in der Haut dazu stimuliert, Pigmente zu bilden. Darüber hinaus dämpft MSH Fieberreaktionen. Ein MSH-Mangel führt zu Heißhungerattacken. Außerdem stimuliert MSH die Libido.

Über den Hypophysenstiel ist der **Hypophysenhinterlappen** direkt mit dem Hypothalamus verbunden. In der Neurohypophyse finden sich somit überwiegend Nervenfasern, die dem Hypothalamus entspringen. Der Hypophysenhinterlappen speichert überdies die vom Hypothalamus produzierten Hormone Oxytocin und ADH. Sie werden von dort bei Bedarf in den Blutkreislauf abgegeben.

Info

Da es insbesondere für die Hormone des Hypothalamus eine Vielzahl von Bezeichnungen gibt, folgender Hinweis: Eine Abkürzung mit einem „R" für „Releasing" deutet immer auf die Ausschüttung eines stimulierenden Hormons des Hypothalamus hin, das die Adenohypophyse zur Freisetzung bestimmter Hormone anregen soll. Die Bezeichnungen der von der Adenohypophyse sezernierten Hormone enthalten hingegen zumeist das Wort „Stimulating" oder „stimulierend", abgekürzt mit „S", oder haben gänzlich andere Namen.

2.3 Epiphyse

Die auch als Corpus pineale, Glandula pinealis oder Epiphysis cerebri bezeichnete Zirbeldrüse (Epiphyse) sitzt im Gehirn und ist der Hauptakteur bei der Regulation des Schlaf-Wach-Rhythmus. Sie befindet sich auf der Rückseite des Diencephalon im Epithalamus (**Abb. 2.3**).

Ursprünglich war die Epiphyse nicht nur ein endokrines Organ, sondern auch ein Sinnesorgan mit Fotorezeptoren. Dieses Scheitel- oder Parietalauge saß mittig und nach oben ausgerichtet auf dem Scheitelbein (Os parietale). Aufgrund der Lichtempfindlichkeit und der Wahrnehmung von Helligkeitsunterschieden konnte der Schlaf-Wach-Rhythmus reguliert werden. Bei Fischen, Reptilien, Amphibien und einigen Vogelarten ist dies immer noch so. Bei uns Menschen und anderen Säugetieren verhindert hingegen die Stärke der Schädelknochen einen direkten Lichteinfall.

Die Ausschüttung des schlaffördernden Epiphysenhormons Melatonin (S. 61) ist jedoch weiterhin lichtabhängig. Über die Augen einfallendes oder fehlendes Licht wird indirekt über verschiedene Nerven an die Epiphysis cerebri gemeldet. Dies gilt zumeist auch für blinde Menschen. Bei dämmrigem Licht oder elektrischer Beleuchtung mit einer Beleuchtungsstärke von unter 300 Lux beginnt die Melatoninausschüttung, in der Dunkelheit fördert und erhält Melatonin durch diesen Wirkeffekt den Schlaf.

Auch der Sympathikus innerviert die Epiphyse. Bei aktivierter Stressachse wird vermehrt Melatonin ausgeschüttet.

Für spirituelle Menschen ist die Zirbeldrüse nach wie vor das sog. „dritte Auge“ und der Sitz der Spiritualität.

2.4 Schilddrüse

Die Schilddrüse (Glandula thyroidea) befindet sich an der Vorderseite des Halses, vor der Luftröhre und unterhalb des Kehlkopfs. Da sie die Form eines Schmetterlings aufweist, wird sie zuweilen auch als Schmetterlingsdrüse bezeichnet.

Die Schilddrüse ist essenziell für die Steuerung des körperlichen Energieumsatzes und die Geschwindigkeit der Stoffwechselvorgänge. Hierzu zählen beispielsweise die Verdauung, die Einlagerung von Nährstoffen wie Fett in das Gewebe, die Libido, der Grad der Wachheit, die Fortpflanzung (Fruchtbarkeit) sowie das Zell- und Haarwachstum.

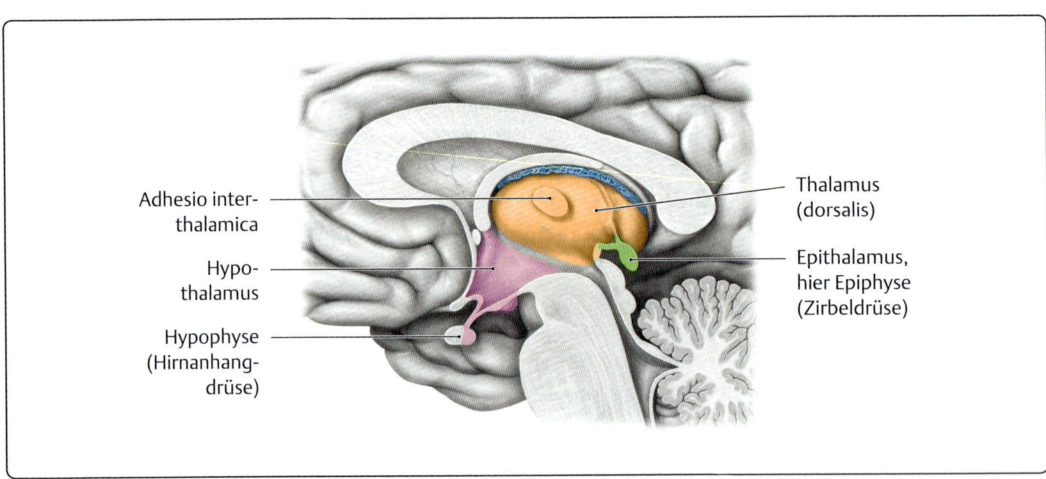

Abb. 2.3 Diencephalon (Zwischenhirn): Lage des Hypothalamus, der Hypophyse und der Epiphysis cerebri. Mediansagittalschnitt durch das Gehirn, Sicht von links auf die rechte Hirnhälfte. Eine kleine Kerngruppe – der Epithalamus – liegt ganz weit okzipital hinter und auf dem Thalamus. Zum Epithalamus gehört die Zirbeldrüse (Glandula pinealis). Beide dienen der Erfassung der Tag-Nacht-Rhythmik. (Quelle: Schünke M, Schulte E, Schumacher U, Voll M, Wesker K, Hrsg. Prometheus LernAtlas – Kopf, Hals und Neuroanatomie. Illustrationen von M. Voll und K. Wesker. 5. Aufl. Stuttgart: Thieme; 2018)

Die Glandula thyroidea, wie die Schilddrüse fachsprachlich genannt wird, speichert Jod in ihren Zellen. Sie filtert es derart effektiv aus dem Blut heraus, dass sie nach nur einer einzelnen Jodgabe aus ihrem Vorrat für ca. 90 Tage die Hormone **L-Thyroxin** (T_4) und **Trijodthyronin** (T_3) produzieren könnte. Die Bildung von T_4 und T_3 erfolgt in den Thyreozyten.

Wer sich schon immer gefragt hat, weshalb die Zählung der Schilddrüsenhormone ausgerechnet bei der Drei beginnt, dem sei gesagt – sie beginnt bei Eins. Die Schilddrüsenhormone **Monojodthyrosin** (T_1) und **Dijodthyrosin** (T_2) sind Vorläufer der deutlich prominenteren Hormone T_4 und T_3 (S. 64).

C-Zellen. Außerdem bildet die Schilddrüse in ihren C-Zellen das Hormon Kalzitonin (S. 67). Dieses Hormon ist wichtig für den Kalziumhaushalt des Körpers, da Kalzitonin die Speicherung von Kalzium in den Knochen anregt.

Aufgrund der Tatsache, dass die Schilddrüse an sehr vielen Stoffwechselvorgängen beteiligt ist, zieht eine Erkrankung der Schilddrüse zumeist erhebliche Probleme nach sich, die sich sehr nachteilig auf den Körper und die Psyche auswirken können. Die bekanntesten Schilddrüsenerkrankungen sind die Hypothyreose (S. 252), die Hyperthyreose (S. 248) und Morbus Hashimoto (S. 256), eine Autoimmunerkrankung der Schilddrüse.

2.5 Nebenschilddrüse

Die Nebenschilddrüse (Glandula parathyroidea) ist kein Teil der Schilddrüse. Ihren Namen erhielt sie lediglich aufgrund ihrer Lage neben und hinter der Schilddrüse. Allerdings können sich die 4 Epithelkörperchen der Nebenschilddrüse auch an ungewöhnlichen, anderen Stellen befinden. Ihre exakte Lage kann aufgrund der Wanderung während der embryonalen Entwicklung stark variieren. Bisweilen gibt es nur 3, selten bis zu 6 Epithelkörperchen. Jedes ist in etwa so groß wie eine Linse.

Die Glandula parathyroidea sezerniert einzig das Parathormon (S. 67). Dieses ist essenziell für die Kalziumhomöostase: Es löst Kalzium aus den Knochen, um es dem Körper für verschiedene Aufgaben zur Verfügung zu stellen. Kalzium ist unentbehrlich für einen stabilen Herzrhythmus, die Blutgerinnung, Muskelkontraktionen, viele Enzymfunktionen und selbstverständlich die Bildung von Knochen und Zähnen.

Parathormon ist der Gegenspieler zu dem von der Schilddrüse produzierten Kalzitonin, das für die Einlagerung von Kalzium in den Knochen verantwortlich ist.

2.6 Thymus

Der Thymus liegt im oberen Mediastinum (ventro)kranial des Herzens, mittig hinter dem oberen Drittel des Brustbeins (**Abb. 2.4**). Die Funktion der Thymusdrüse des Erwachsenen ist umstritten, da sie sich ab der Pubertät zurückbildet. Je älter der Mensch wird, desto weiter schreitet die Umwandlung der Drüse in Fettgewebe voran.

Die maßgebliche Aufgabe der Thymusdrüse besteht darin, die vom Knochenmark produzierten Thymozyten aus dem Blut aufzunehmen und mithilfe des Hormons **Thymopoetin** zu T-Lymphozyten umzuwandeln. Anschließend werden sie auf die Erkennung von körperfremden Antigenen geprägt (Ausreifung und Differenzierung). Die T-Lymphozyten stellen einen wichtigen Anteil des erworbenen Immunsystems dar. Nachdem die Ausreifung der T-Lymphozyten abgeschlossen ist, werden die entstandenen T-Lymphozyten immer wieder in der Milz und in den Lymphknoten kopiert. Auch die Elimination von T-Lymphozyten findet im Thymus statt. Die Thymusdrüse hat im Erwachsenenalter vermutlich keinen Anteil mehr an diesen Abläufen.

Thymosin ist ein weiteres Hormon, das von der Thymusdrüse sezerniert wird. Die Wirkung von Thymosin konnte bisher nicht vollumfänglich geklärt werden. Als gesicherte Erkenntnis gilt jedoch, dass Thymosin die Bildung der T-Lymphozyten anregt. Auch werden die lymphatischen Organe von Thymosin zu Wachstum und Regene-

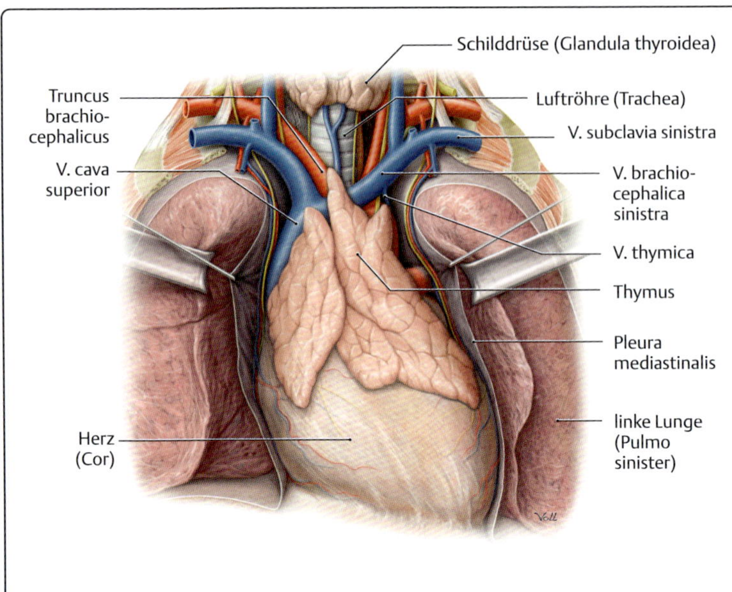

Abb. 2.4 Lage des Thymus im oberen, vorderen Mediastinum. Sicht von ventral in das obere Mediastinum eines 2-jährigen Kindes. Der in diesem Alter noch kräftig entwickelte Thymus liegt dem Herzbeutel ventral zumeist direkt auf. Bei einem kleinen Kind kann der Thymus nach kranial in den Halsbereich bis fast an die Schilddrüse reichen. Während seiner größten Ausdehnung (allgemein in der Pubertät) erreicht der Thymus eine maximale Masse von ca. 30 g. (Quelle: Schünke M, Schulte E, Schumacher U, Voll M, Wesker K, Hrsg. Prometheus LernAtlas – Kopf, Hals und Neuroanatomie. Illustrationen von M. Voll und K. Wesker. 5. Aufl. Stuttgart: Thieme; 2018)

ration angeregt. Leider kann die immunstimulierende Wirkung nach einer Organtransplantation die Abstoßung körperfremder Organe auslösen, sodass die Thymosinausschüttung medikamentös unterdrückt werden muss. Hingegen scheint es wahrscheinlich, dass ein physiologischer Thymosinspiegel Autoimmunerkrankungen verhindern oder lindern kann [4] [35] [42] [90].

2.7 Herz

Das Herz ist keine Hormondrüse. Es ist vielmehr ein Hohlorgan oder ein Hohlmuskel, der das Blut aufgrund regelmäßiger Kontraktionen durch den Körper pumpt und dadurch die Blutversorgung der Organe sicherstellt.

Dennoch kann das Herz, wenn es über seine Rezeptoren zu starke Dehnungsreize misst, blutdrucksenkende Hormone ausschütten. Das von den Herzvorhöfen sezernierte **Atriale Natriuretische Peptid** (ANP) und das von den Muskelzellen der Herzkammern synthetisierte **Brain Natriuretic Peptide** (BNP) sind Gegenspieler des RAAS (S. 25) und bewirken in der Niere eine erhöhte Flüssigkeits- und Natriumausscheidung. Dadurch senken ANP und BNP den Blutdruck.

2.8 Lunge

Die Lunge nimmt die eingeatmete Luft auf und führt den darin enthaltenen Sauerstoff über etwa 300 Mio. Alveolen (Lungenbläschen) dem Blut zu, während sie gleichzeitig das im Blut enthaltene Kohlendioxid herausfiltert und über die Ausatemluft abgibt.

In den Endothelzellen der Lunge, die die Innenseite der Blutgefäße auskleiden (**Abb. 2.5**), wird das **Angiotensin-Converting-Enzym** (ACE) gebildet. ACE ist wichtig für die Funktionalität des blutdrucksteuernden RAAS (S. 25), da nur ACE Angiotensin I zu der wirksamen Form Angiotensin II spalten kann. Erst Angiotensin II wirkt gefäßverengend und erhöht dadurch den Blutdruck.

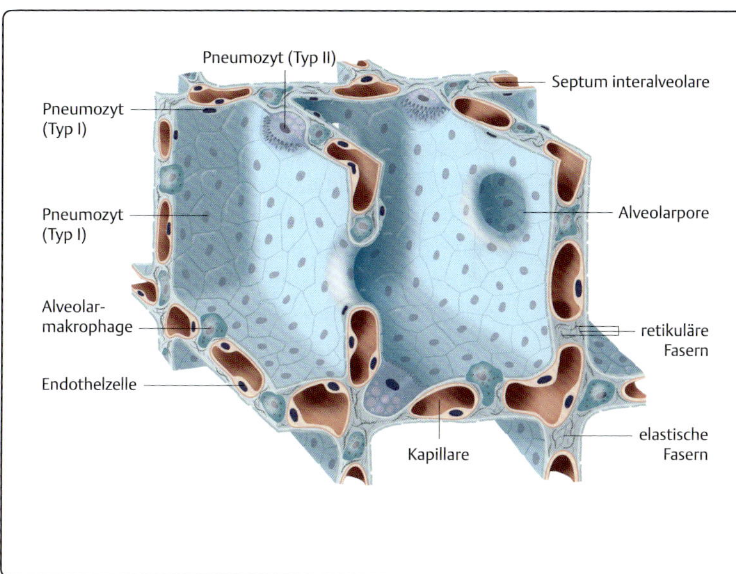

Abb. 2.5 Wandaufbau der Lungenalveolen. Das Angiotensin-Converting-Enzym (ACE) wird in den Endothelzellen der Lunge gebildet. (Quelle: Schmitz F. Respiratorischer Abschnitt. In: Aumüller G, Aust G, Conrad A, Engele J, Kirsch J, Maio G, Mayerhofer A, Mense S, Reißig D et al., Hrsg. Duale Reihe Anatomie. 4., aktualisierte Auflage. Stuttgart: Thieme; 2017. doi:10.1055/b-005-143674 aus Schünke M, Schulte E, Schumacher U, Voll M, Wesker K, Hrsg. Prometheus LernAtlas – Innere Organe. Illustrationen von M. Voll und K. Wesker. 5. Aufl. Stuttgart: Thieme; 2018. doi:10.1055/b-006-149645)

2.9 Leber

Die Leber ist Verdauungsdrüse und zentrales Stoffwechselorgan (**Abb. 2.6**) zugleich. Sie filtert Giftstoffe aus dem Blut und führt sie über die Gallenflüssigkeit dem Darm zur Ausscheidung zu, verwertet aufgenommene Nährstoffe und ist nicht zuletzt aufgrund der Bildung von Gerinnungsfaktoren unersetzlich.

An der Funktionalität des Hormonstoffwechsels ist sie ebenfalls maßgeblich beteiligt, auch wenn

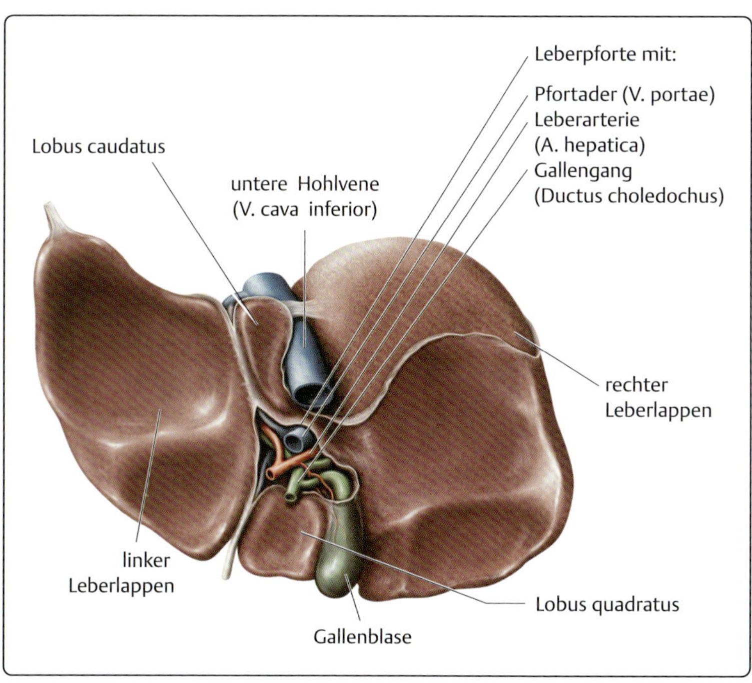

Abb. 2.6 Aufbau der Leber. Unterseite mit rechtem und linkem Leberlappen, den beiden kleineren Leberlappen (Lobus quadratus und Lobus caudatus) und der Leberpforte. (Quelle: Schünke M, Schulte E, Schumacher U, Voll M, Wesker K, Hrsg. Prometheus LernAtlas – Innere Organe. Illustrationen von M. Voll und K. Wesker. 5. Aufl. Stuttgart: Thieme; 2018)

sie keine Hormondrüse ist. So stellt sie nicht nur Enzyme her, die der Körper zur Produktion von Hormonen benötigt, sondern bildet auch einen Großteil des nötigen **Cholesterins**, aus dem Pregnenolon synthetisiert wird. Darüber hinaus wandelt die Leber selbst Cholesterin in Pregnenolon (S. 76) um.

Angiotensinogen, das Protein, das die Vorstufe von Angiotensin I darstellt und somit am RAAS (S. 25) beteiligt ist, wird ebenfalls in der Leber gebildet. Überdies werden die lipophilen Steroidhormone (S. 15) durch einen speziellen Lebermetabolismus in hydrophile Steroidhormonmetaboliten umgewandelt, sodass die Überschüsse über den Harn und den Stuhl ausgeschieden werden können.

Praxistipp

Die Steroidhormone werden aus Cholesterin synthetisiert. Nimmt Ihr Patient Statine, d. h. Cholesterinsenker ein, kann dies die Hormonsynthese beeinträchtigen. Generell gilt: Ist zu wenig vom Ausgangsprodukt Cholesterin vorhanden, sinken zwangsläufig die Konzentrationen der daraus entstehenden Hormone. Dies geschieht z. B., wenn generell zu wenig Cholesterin gebildet wird, aber auch bei einer Überdosierung von Statinen.
Die Unterstützung der Leber ist aufgrund der weitreichenden Beteiligung am Hormonsystem in der Therapie unabdingbar!

2.10 Nieren

Die Nieren sind paarig angelegt und befinden sich dorsal innerhalb des Bauchfells, direkt unterhalb des Zwerchfells, links und rechts der Wirbelsäule zwischen dem 12. thorakalen und dem 3. lumbalen Wirbelkörper. Die linke Niere ist physiologisch minimal höher positioniert als die rechte Niere (**Abb. 2.7**).

Gemeinsam dienen sie in erster Linie der Regulation des Wasser- und Salzhaushalts im Körper, der Filterung von Giftstoffen und harnpflichtigen Substanzen aus dem Blut sowie deren Ausscheidung über den Harn. Zur Erfüllung dieser Aufgaben bilden die Nieren Renin und Erythropoetin (S. 17).

Das Enzym **Renin** ist an der Blutdruckregulation beteiligt und gehört zum RAAS (S. 25). Außerdem aktiviert sie das von der Leber gespeicherte Prohormon Vitamin D_3 (Kalziferol). Die aktivierte Form ist Kalzitriol, das bedeutsam für ein gesundes Knochenwachstum und eine gute Funktionsweise des Immunsystems ist.

Erythropoetin, kurz EPO, wirkt insbesondere auf die Stammzellen des Knochenmarks und sorgt dafür, dass aus den Knochenmarkzellen Erythrozyten (rote Blutkörperchen) gebildet werden. Die EPO-Sezernierung erfolgt ins Blut, über das es an seinen Wirkungsort transportiert wird. Besonders aktiv ist EPO nach starkem Blutverlust oder bei anhaltendem Sauerstoffmangel. Deshalb führt der geringere Sauerstoffgehalt in großen Höhen zu einer Anpassungsreaktion an den verminderten Sauerstoffpartialdruck, indem durch die höhere Anzahl an Erythrozyten mehr Sauerstoffmoleküle im Blut gebunden und alle Regionen des Körpers darüber wieder ausreichend mit Sauerstoff versorgt werden können. Bergsteiger, die besonders hohe Berge wie den Mount Everest erklimmen möchten, müssen in Lagern an tiefer gelegenen Stellen des Weges pausieren, bis diese Anpassungsreaktion erfolgt ist. Dies dauert in der Regel etwa 3–4 Tage.

Gebildet wird EPO hauptsächlich in den Nieren, zu einem kleinen Anteil erfolgt die Synthese jedoch auch in der Leber und – nachrangig – ebenfalls in der Milz, dem Uterus, den Hoden und dem Gehirn.

Info

Auch in anderen somatischen Zellen ist Erythropoetin nachweisbar. In diesen scheint es an Wachstumsvorgängen beteiligt zu sein. Im Gehirn führt der Einsatz von EPO im Tierversuch zu einer kognitiven Verbesserung [22] [23].

In der Medizin wird EPO v. a. zur Behandlung von Blutarmut, insbesondere bei Dialysepatientinnen und Dialysepatienten, eingesetzt.

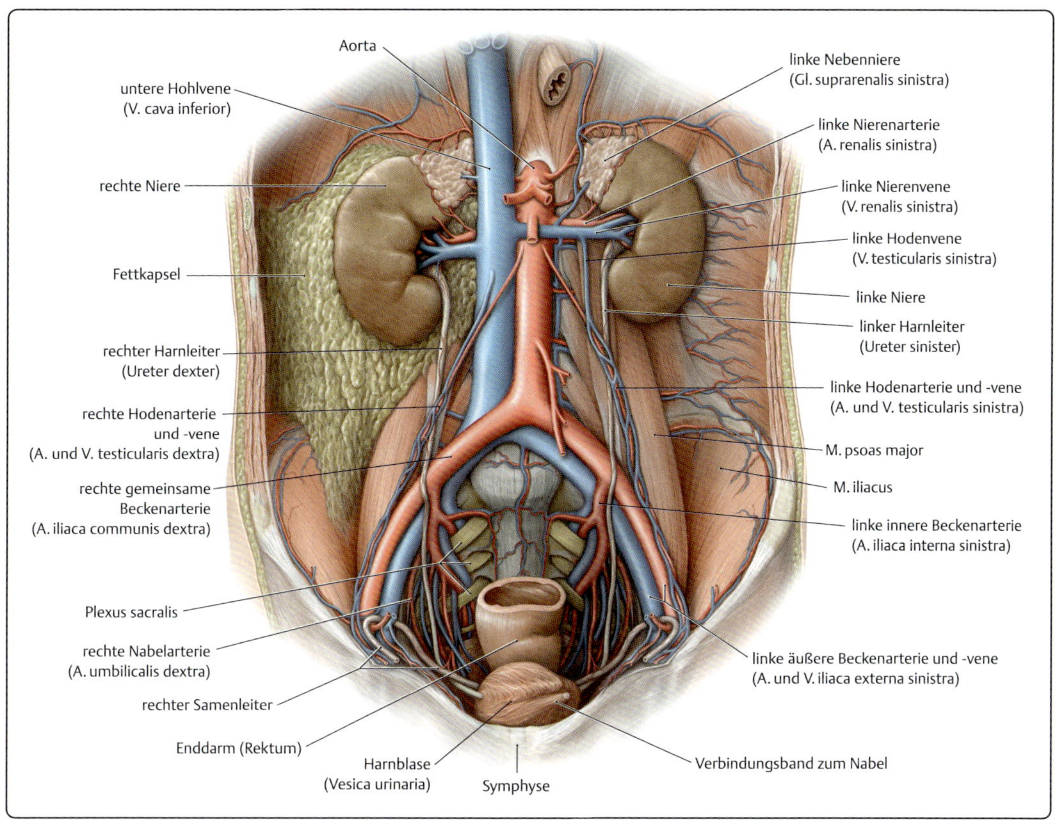

Abb. 2.7 Lage der Nieren, Nebennieren und ableitenden Harnwege (hier beim Mann). Entfernt wurden die übrigen Organe und das Zwerchfell sowie bei der linken Niere das Lager aus Fett und Bindegewebe, das die Nieren schützt. Die Nebennieren sitzen auf den oberen Nierenpolen. (Quelle: Schünke M, Schulte E, Schumacher U, Voll M, Wesker K, Hrsg. Prometheus LernAtlas – Innere Organe. Illustrationen von M. Voll und K. Wesker. 5. Aufl. Stuttgart: Thieme; 2018)

2.11 Nebennieren

Die Nebennieren (Glandulae suprarenales) sind keine Teile der Nieren, ihren Namen haben sie aufgrund der Verortung auf den Nieren erhalten. Wie kleine Mützen scheinen die Nebennieren auf den Nieren zu sitzen (**Abb. 2.7**).

Die beiden Nebennieren (**Abb. 2.8**) wiegen jeweils 5–15 g und sind, insbesondere im Verhältnis zu ihren vielfältigen Aufgaben, überraschend klein. Gerade einmal ca. 4 × 3 × 1,5–2 cm betragen ihre Ausmaße. In jeder der beiden Nebennieren liegt im Inneren das Mark, außen herum die Nebennierenrinde (**Abb. 2.8a**). Die Rinde wird noch einmal in 3 Zonen unterteilt. Jede der Regionen übernimmt andere Aufgaben und produziert unterschiedliche Hormone (**Abb. 2.8b**).

Nebennierenmark. Das Nebennierenmark ist sozusagen der Kern der Nebennieren und ein sympathisches Paraganglion. Das bedeutet, dass das Nebennierenmark vom Sympathikus innerviert wird. Bei einer erforderlichen Reaktion auf eine potenzielle Gefahr wird das Nebennierenmark durch die Reizweiterleitung vom Gehirn direkt über den Sympathikus zur Ausschüttung von **Adrenalin** angeregt, gleichzeitig kontrahieren die Gefäße in der Nebennierenrinde. Das Nebennierenmark synthetisiert aus der Aminosäure L-Tyrosin in erster Linie Adrenalin und nur aus etwa einem Fünftel der vorhandenen L-Tyrosin-Menge **Noradrenalin**.

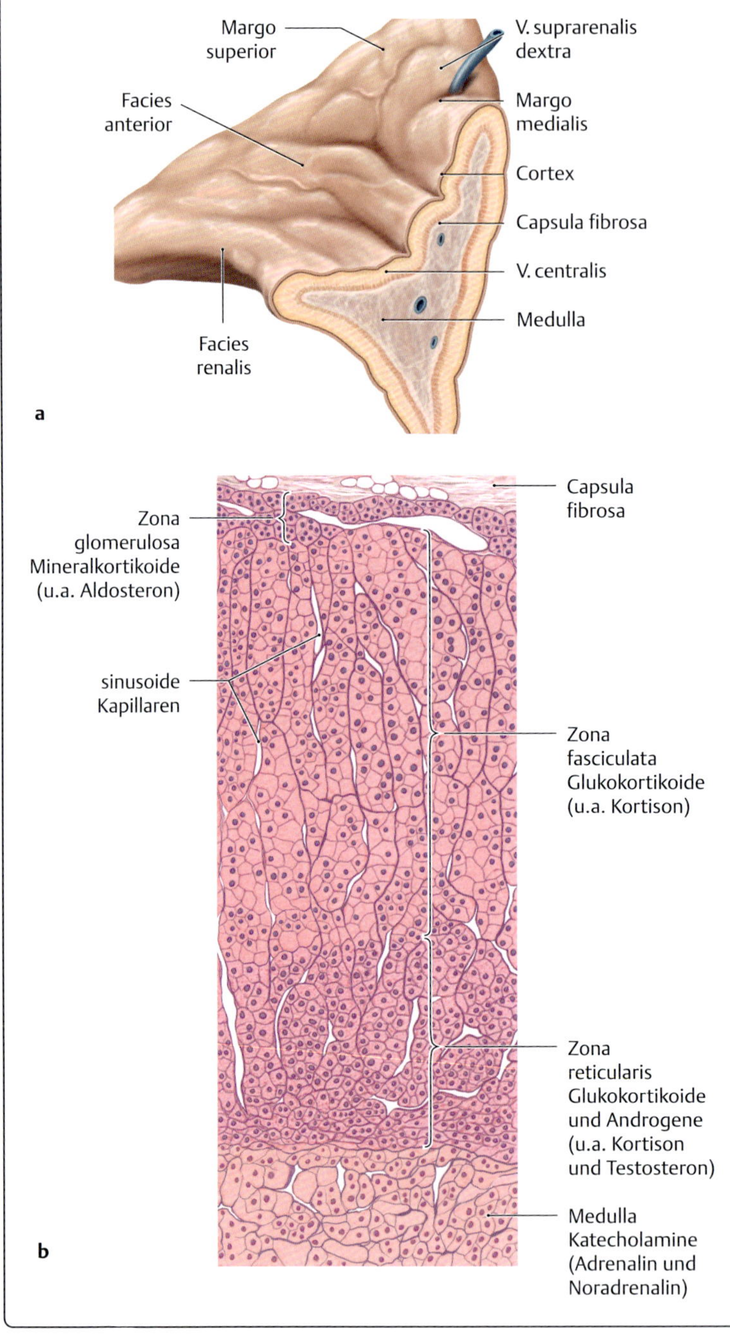

Abb. 2.8 Feinbau der Nebennieren.

a Rechte Nebenniere, angeschnitten. Die Nebenniere gliedert sich in Mark (Medulla) und Rinde (Cortex). (Quelle: Schünke M, Schulte E, Schumacher U, Voll M, Wesker K, Hrsg. Prometheus LernAtlas – Innere Organe. Illustrationen von M. Voll und K. Wesker. 5. Aufl. Stuttgart: Thieme; 2018)

b Histologie der Nebennierenrinde. (Quelle: Schünke M, Schulte E, Schumacher U, Voll M, Wesker K, Hrsg. Prometheus LernAtlas – Innere Organe. Illustrationen von M. Voll und K. Wesker. 5. Aufl. Stuttgart: Thieme; 2018)

Nebennierenrinde und ihre Schichten. Die 3 Schichten der Nebennierenrinde heißen (von innen nach außen) Zona reticularis, Zona fasciculata und Zona glomerulosa. An die Zona glomerulosa schließt sich eine die Nebennierenrinde umschließende Kapsel (Capsula fiborosa) an (**Abb. 2.8b**).

Zona reticularis. Diese an das Nebennierenmark anschließende innere Zone der Nebennierenrinde bildet die Androgene **Testosteron** und **Androsteron**, in kleinen Mengen auch **Östrogene**. Daneben bildet die Zona reticularis auch das Hormon **Dehydroepiandrosteron** (DHEA).

Zona fasciculata. Der mittlere und größte Bereich der Nebennierenrinde synthetisiert die Glukokortikoide **Kortison**, **Kortisol** und **Kortikosteron**.

Zona glomerulosa. Die äußerste Schicht der Nebennierenrinde sezerniert Mineralokortikoide, insbesondere **Aldosteron**. In geringen Mengen synthetisiert sie **Progesteron**.

2.12 Bauchspeicheldrüse (Pankreas)

Die Bauchspeicheldrüse (Pankreas) liegt eingebettet zwischen dem Magen, der Leber, dem ersten Dünndarmabschnitt (Duodenum) und der Milz (**Abb. 2.9**). Sie ist für die Verstoffwechselung der Nahrung mitverantwortlich, indem sie mit dem Pankreassaft wichtige Verdauungsenzyme über einen eigenen Ausführungsgang in den Dünndarm ausschüttet. Dadurch wird der saure Speisebrei neutralisiert, Eiweiße, Fette und Kohlenhydrate werden aufgespalten.

Darüber hinaus bildet das Pankreas 5 verschiedene Hormone, wobei ihm die Bildung von Insulin ein Alleinstellungsmerkmal verleiht. Durch die Insulinsynthese ist die Bauchspeicheldrüse das einzige Organ im Körper, das den Blutzuckerspiegel zu senken vermag.

Das Pankreas sezerniert gleichzeitig einen Gegenspieler zum Insulin, das **Glukagon**. Glukagon hebt den Blutzuckerspiegel an, indem es die Glykogenese (Abbauvorgang von gespeicherter Glukose in der Leber) anregt.

Ferner produziert das Pankreas das **pankreatische Hormon** (pankreatisches Polypeptid), das bei eiweißreicher Nahrung sezerniert wird. Es löst ein Sättigungsgefühl aus, regt die Magensäurebildung an und hemmt die Ausschüttung des Pankreassafts.

Das Hormon Somatostatin (S. 53) wird vornehmlich vom Hypothalamus und dem Darm gebildet, jedoch in geringen Mengen auch während des Verdauungsvorgangs von der Bauchspeicheldrüse.

Das letzte noch zu nennende Hormon der Bauchspeicheldrüse ist **Ghrelin** (als Abkürzung für „**g**rowth **h**ormone **rel**ease **in**ducing"). Ghrelin steigert – offenbar verstärkt in Schlafmangelphasen – den Appetit und fördert die Speicherung der Fette, wodurch man leicht an Körpergewicht zulegt. Gleichzeitig ist es der Gegenspieler zu Leptin (S. 48).

2.13 Magen-Darm-Trakt

Der **Magen** ist ein Hohlorgan, schließt sich an den Schlund an, liegt im linken Oberbauch (**Abb. 2.9**) und nimmt die Nahrung auf, die wir herunterschlucken. Der Magen produziert täglich etwa 4–5 l Magensäure, die der Verdauung der Nahrungsbestandteile dient. Außerdem produziert der Magen den sog. „Intrinsic Factor", der später das Vitamin B_{12} aktiviert, damit es aufgenommen werden kann. Vom Magen aus wird die anverdaute Nahrung portionsweise in den Darm abgegeben.

Der **Darm** ist ein muskulöser Schlauch, der sich in verschiedene Abschnitte unterteilt (**Abb. 2.9**). Jeder dieser Abschnitte übernimmt eine eigene Aufgabe, für die der Darm mit verschiedenen Bakterienstämmen besiedelt ist. Durch muskuläre Anspannung und Entspannung in den verschiedenen Darmabschnitten wird die Nahrung weitertransportiert. Dies nennt man Peristaltik.

Zunächst befindet sich die Nahrung im **Dünndarm**. Dieser Teil ist ungefähr 5–6 m lang und wird selbst noch einmal in 3 verschiedene Abschnitte unterteilt: das Duodenum (Zwölffingerdarm), das Jejunum (Leerdarm) und das Ileum (Krummdarm). Generell wird der Nahrung im Dünndarm etwa 80 % des Wassers entzogen, außerdem werden hier die Nährstoffe aus dem Nahrungsbrei gelöst und über die Darmwand in den Körperkreislauf überführt.

Das **Duodenum** ist der 1. Abschnitt, der durch einen starken Muskel, den Pylorus, vom Magen getrennt ist. Das Duodenum ist etwa 12 Finger

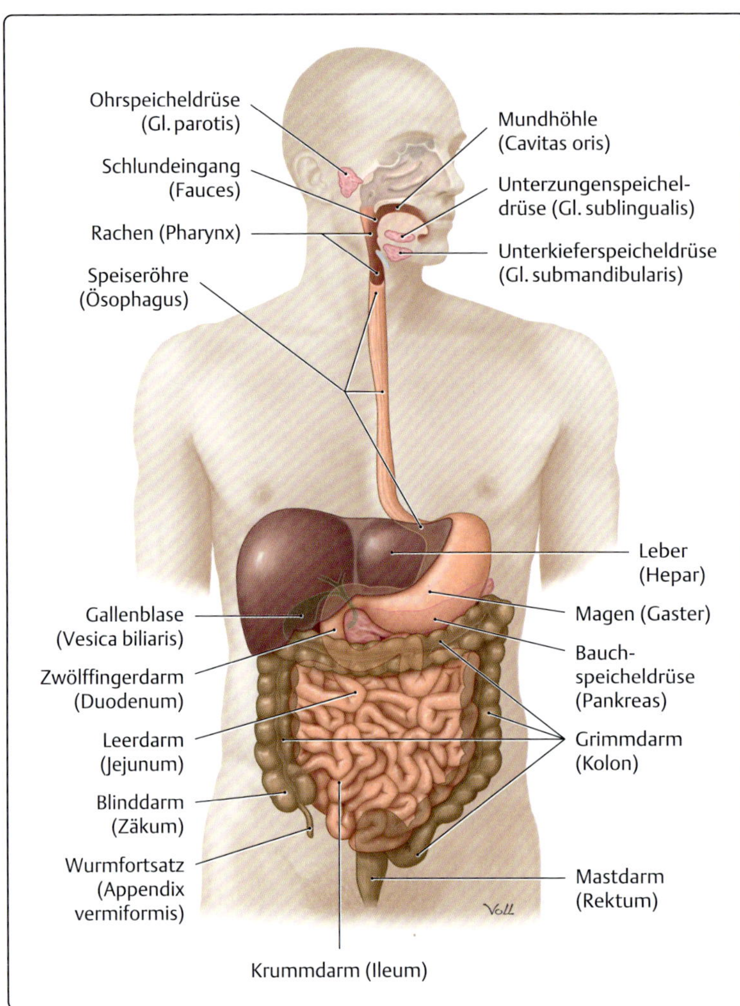

Abb. 2.9 Lage von Magen, Dünndarm, Dickdarm und Drüsen im Abdomen (Leber mit Gallenblase und Bauchspeicheldrüse). (Quelle: Schünke M, Schulte E, Schumacher U, Voll M, Wesker K, Hrsg. Prometheus LernAtlas – Innere Organe. Illustrationen von M. Voll und K. Wesker. 5. Aufl. Stuttgart: Thieme; 2018)

breit (das sind etwa 25–30 cm). Er ist C-förmig und umläuft das Pankreas. In das Duodenum werden die Säfte der Galle und des Pankreas eingeleitet, um den aus dem Magen kommenden stark sauren Brei wieder zu alkalisieren. Dazu schüttet das Duodenum Sekretin und Cholezystokinin aus, um die Ausschüttung von Gallen- und Pankreasflüssigkeit anzuregen. Im Duodenum werden Monoglyzeride, Aminosäuren und Disaccharide (Zweifachzucker wie Rohrzucker), die Vitamine A und E sowie Folsäure aufgenommen.

Das Duodenum geht in Höhe des 2. Lendenwirbels nicht scharf abgegrenzt in das 2–2,5 m lange **Jejunum** über. Da das Jejunum bei Verstorbenen zumeist leer ist, lautet die deutsche Bezeichnung „Leerdarm". Hier wird der Darmschleim produziert und ausgeschüttet, um die Darmwand zu schützen. Außerdem werden hier die Nahrungsbestandteile wie Kalzium, Folat, die Vitamine A, C, D, E, K, B_1, B_2, B_6 und Folsäure sowie Aminosäuren, Elektrolyte, Fettsäuren und Monosaccharide (einfache Kohlenhydrate, die nur aus einem Baustein bestehen und als schneller Energielieferant aufgenommen werden können, z. B. Frucht- oder Traubenzucker) aufgeschlossen und über die Darmwand in den Körper abgegeben.

Das Jejunum geht wiederum ohne scharfe Abgrenzung in den ca. 3 m langen 3. Dünndarmabschnitt, das **Ileum**, über. Er ist mit Peyer-Plaques durchsetzt, die die mit der Nahrung aufgenommenen Keime und Bakterien abtöten sollen. Im Ileum werden zudem die Gallensäuren und die in der Nahrung enthaltene Flüssigkeit weitestgehend rückresorbiert. Zudem werden im Ileum das wichtige Vitamin B_{12} sowie die Vitamine C, D, K und B_2 in den Körperkreislauf überführt.

Schließlich geht der Dünndarm in den **Dickdarm** (Kolon oder Grimmdarm) über. Am Übergang sitzt der Blinddarm mit dem Wurmfortsatz (Appendix). Der Blinddarm ist beim Menschen stark zurückgebildet und hat v. a. eine wichtige Funktion für das Immunsystem. Dünn- und Dickdarm sind durch die sog. „Ileozäkalklappe" voneinander getrennt.

Info

Bei Pferden umfasst der Blinddarm beispielsweise ein Volumen von etwa 30 l und dient als Gärkammer, um bislang unverdaute Pflanzenanteile zu zersetzen.

Der Dickdarm ist etwa 1 m lang und umläuft den Dünndarm zunächst aufsteigend vom rechten Unterbauch zum rechten Oberbauch (Colon ascendens), dann quer unter dem Zwerchfell entlang nach links (Colon transversum), vom linken Oberbauch absteigend zum linken Unterbauch (Colon descendens) und geht dann über das Sigma in den Mastdarm (Rektum) über, an den sich der After anschließt (**Abb. 2.9**). Der Dickdarm resorbiert die restliche Flüssigkeit aus dem Nahrungsbrei, mischt dem Stuhl für eine gute Gleitfähigkeit Schleim bei und transportiert den so entstandenen Stuhl bis zum Ausgang, dem After. Der Dickdarm dient somit auch der Kotspeicherung.

Magen, Darm und die anderen Verdauungsorgane sind fein aufeinander abgestimmt, um die Lebensmittel möglichst optimal aufzunehmen, zu verwerten und darüber hinaus zu erkennen, was nicht mehr benötigt wird und daher auszuscheiden ist. In jedem der Darmabschnitte haben sich Abermillionen Bakterien und Pilzen angesiedelt, die auf bestimmte Aufgaben spezialisiert sind, um so viel Energie und Nährstoffe wie möglich aus dem Speisebrei herauszufiltern.

Sind Magen und Darm lediglich dazu da, die verzehrte Nahrung aufzuspalten, zu verwerten und die Reste wieder auszuscheiden? Weit gefehlt. Der Bauch verfügt quasi über ein eigenes Gehirn, das **Bauchhirn**, das aus bis zu 200 Mio. Nervenzellen besteht. Es kommuniziert mit dem Gehirn im Kopf und hat seinen Sitz im Darm. Kopfgehirn und Bauchhirn nutzen überdies die gleichen Botenstoffe, beispielsweise Serotonin und Dopamin.

Info

Der Volksmund weiß es schon lange: Wer verliebt ist, hat Schmetterlinge im Bauch. Wenn uns etwas quält, liegt es uns schwer im Magen. Wer eine schlechte Nachricht bekommt, muss sie erst einmal verdauen. Und wer eine wichtige Entscheidung zu treffen hat, hört hoffentlich auf seinen Bauch.
Inwieweit das **Bauchhirn** für solcherlei Dinge tatsächlich verantwortlich ist, muss noch nachgewiesen werden. Forscher vermuten, dass das Bauchhirn Emotionen dauerhaft abspeichert und für zukünftige ähnliche Situationen bereithält. Dies dürfte unsere Reaktionen auf Ereignisse sowie unsere Entscheidungen beeinflussen.
Bekannt ist, dass Bauch und Kopf miteinander über die Darm-Hirn-Achse kommunizieren und dabei deutlich mehr Informationen weitergeben, als lediglich bestehenden Hunger, eine sich anbahnende Lebensmittelvergiftung oder bestehende Schmerzen kundzutun. Welche Informationen exakt weitergegeben werden und inwieweit sich die beiden Gehirne gegenseitig beeinflussen, wird weiterhin erforscht. Bei diesen Forschungen wird u. a. die wechselseitige Krankheitsentstehung von z. B. Parkinson, Alzheimer oder Depressionen untersucht [68] [69] [79].
In meiner Praxis zeigen die Laborbefunde, dass Menschen mit Depressionen, Burn-out oder chronischem Erschöpfungssyndrom sehr häufig unter Darmdysbiosen oder anderen Darmerkrankungen bzw. -problemen leiden. Zudem ist auffallend, dass diese Menschen etwa 1–3 Tage nach dem Genuss von für sie unverträglichen Lebensmitteln eher an einem Stimmungstief leiden.

Damit die Verdauung geregelt abläuft, werden in Magen und Darm folgende Hormone ausgeschüttet: Gastrin, Sekretin, Somatostatin und Leptin.

Gastrin wird im Magen und im Dünndarmabschnitt Duodenum gebildet. Es wirkt auf die glatte Muskulatur des Magens und regt die Produktion von Pepsinogen (inaktive Vorstufe zum eiweißspaltenden Enzym Pepsin), Histamin (S. 88) und Salzsäure an. Zudem regt es das Pankreas zur Sezernierung von Glukagon (regt Steigerung des Blutzuckerspiegels an), Insulin (senkt Blutzuckerspiegel) und Somatostatin (S. 53) an.

Sekretin bremst die Bildung der Magensäure, während es zugleich das Pankreas zur Sekretausschüttung anregt. Synthetisiert wird Sekretin in den Dünndarmsektionen Duodenum und Jejunum. Sobald der pH-Wert des den Magen verlassenden Speisebreis unterhalb von 4,5 liegt, wird Sekretin sezerniert, um eine fortschreitende, zu starke Versäuerung des Speisebreis zu verhindern.

Das Hormon **Somatostatin** wird vornehmlich vom Hypothalamus und dem Darm gebildet sowie in geringen Mengen auch während des Verdauungsvorgangs von der Bauchspeicheldrüse. Die Aufgaben des Hormons Somatostatin (S. 53) sind dem Hormonsteckbrief zu entnehmen.

Zum Schluss ist noch **Leptin** als ein Hormon des Magen-Darm-Trakts zu nennen. Es wird in geringen Mengen von der Magenschleimhaut sezerniert, hauptsächlich jedoch von den Adipozyten (Fettzellen) in Bauch, Beinen und Po, wie die folgenden Ausführungen zeigen.

2.14 Fettgewebe in Bauch, Beinen und Po

Jeder Mensch hat die Veranlagung zu Fettgewebe, wenngleich sie bei Männern und Frauen unterschiedliche Verteilungsmuster aufweisen. Bei Frauen lagern sich die Fettzellen insbesondere im Unterhautfettgewebe von Gesäß und Oberschenkeln an, während sich bei Männern die Fettzellen eher am Bauch, innerhalb des Bauchfells (intraperitoneal) befinden. Genetisch bedingt können beide Geschlechter auch die Fettanlagerung des anderen Geschlechts ausbilden.

Vornehmlich ist das Fettgewebe als Energiespeicher und -lieferant sowie Thermoregulator bekannt; dabei ist das Fettgewebe auch ein endokrines Organ – und zwar das Größte des Körpers [83]! Über verschiedene Mechanismen nimmt es Einfluss auf Insulin, Blutgerinnung, Stoffwechsel, Inflammationsgeschehen, Herzgesundheit und Blutdruck. Derzeit sind etwa 100 Substanzen bekannt, die das Fettgewebe absondert, wenngleich man bei einigen von ihnen noch nicht genau weiß, wie sie wirken.

Von dem vornehmlich von den Fettzellen (Adipozyten) und in geringen Mengen auch von der Magenschleimhaut gebildeten Hormon **Leptin** hat man zwischenzeitlich genauere Erkenntnisse erlangt: Leptin ist der direkte Gegenspieler zu dem vom Pankreas sezernierten appetitsteigernden Hormon Ghrelin (S. 45). Leptin kann die Blut-Hirn-Schranke überwinden, wobei dem Körper bei einer Ausschüttung des Hormons signalisiert wird, dass genügend Reserven vorhanden sind und derzeit keine weitere Nahrungsaufnahme vonnöten ist.

Leptin ist aufgrund dieses Mechanismus an der Erzeugung des Sättigungsgefühls beteiligt und damit für die Körpergewichtskontrolle bedeutsam. Allerdings wirken hohe Leptinspiegel bei sehr adipösen Personen nicht mehr appetitzügelnd, sodass eine Anwendung von Leptin zur gezielten Gewichtsreduktion nicht zielführend ist.

Mit zunehmendem Lebensalter der Frau scheint der appetitzügelnde Leptinspiegel generell zu sinken [57]. Eine Beteiligung von Leptin an Entzündungsprozessen scheint ebenfalls möglich zu sein, allerdings ist Leptin bislang noch nicht vollumfänglich erforscht.

Forscher fanden allerdings heraus, dass sich die Leptinkonzentration im Blut bei Frauen zyklusabhängig verändert. Noch kurz vor dem Eisprung war der Leptinspiegel niedriger als in der Lutealphase. Es wird überdies vermutet, dass das Leptin regulierend auf den LH-Spiegel wirken könnte [55]. So konnten auch im Uterus Rezeptoren für Leptin nachgewiesen werden. Ein Zusammenhang zwischen Leptin und einer erfolgreichen Einnistung eines befruchteten Eis wird als sehr wahrscheinlich angenommen. Diese relativ neuen Erkenntnisse verdeutlichen die Abhängigkeit zwischen dem Körpergewicht und der Fertilität der Frau, wie das bereits zum Menstruationszyklus (S. 26) ausgeführt wurde.

Daneben stört ein unausgewogenes Schlafverhalten die Leptinausschüttung: Wer zu wenig schläft, ist möglicherweise auch aufgrund einer zu geringen Ausschüttung von Leptin aus den Adipozyten hungriger.

Aufgrund des in den Adipozyten vorliegenden Enzyms Aromatase (S. 102) wird Östradiol (S. 79) im endokrinen Fettgewebe an Bauch und Hüfte, bei Frauen auch am Oberschenkel gebildet und gespeichert. Verstärkt wird dieser Vorgang bei einem Mangel an Testosteron (S. 86).

2.15 Gonaden und Plazenta

Der Sammelbegriff „Gonaden" bezeichnet die Geschlechts- bzw. Keimdrüsen (Ovarien, Testikel), in denen die geschlechtsspezifischen Fortpflanzungszellen (Eizellen, Spermien) gebildet werden.

Während der embryonalen Phase im Mutterleib bilden sich die geschlechtsspezifischen Organe des Kindes inklusive der Gonaden aus. Bei den Jungen entstehen im Hodensack die Hoden (Testikel) und die Nebenhoden (Epididymis). Der daraus abführende Samenleiter (Ductus deferens) mündet gemeinsam mit dem Ausführungsgang der Bläschendrüse (Vesicula seminalis) in die Harnröhre (Urethra). Diese führt durch den Penis zur Spitze, der Eichel (Glans penis). Je nachdem, ob die Schwellkörper gerade mit Blut gefüllt sind oder nicht, kann der Mann entweder urinieren oder ejakulieren.

Bei den Mädchen entwickeln sich die Eierstöcke (Ovarien), die Gebärmutter (Uterus), der Gebärmutterhals (Zervix), der Muttermund (Portio vaginalis), die Scheide (Vagina) und der äußere Genitalbereich (Vulva, Schamlippen). Ab der Geschlechtsreife wird die Gebärmutterschleimhaut (Endometrium) zyklisch aufgebaut und, sofern keine erfolgreiche Befruchtung stattgefunden hat, während des Menstruationszyklus (S. 26) abgestoßen. Nistet sich jedoch ein befruchtetes Ei im Uterus ein, beginnt der Körper die Plazenta zu bilden.

2.15.1 Hoden (Testikel)

Die Hoden sind beim Mann paarig angelegt. Während der Schwangerschaft entwickeln sie sich bei männlichen Föten im unteren Bauchraum und wandern gegen Ende der Schwangerschaft nach unten in den Hodensack. Diese Verlagerung ist für eine zukünftige Fertilität wichtig, da für eine optimale Spermienentwicklung und -reifung eine Temperatur von etwa 2 °C unterhalb der Körpertemperatur notwendig ist.

Die Bildung der Spermien übernehmen die sog. „Sertoli-Zellen" im Hoden. Der Prozess der Spermienreifung (**Spermatogenese**) dauert knapp 2,5 Monate. Anschließend werden sie zu den Nebenhoden transportiert und dort gespeichert. Während eines Orgasmus werden die reifen Spermien in die Samenflüssigkeit abgegeben und mit dem Ejakulat ausgestoßen.

In den Leydig-Zellen der Hoden wird Testosteron (S. 86) produziert und in den Blutkreislauf abgegeben. Die Östrogene (S. 79) werden zu etwa 20 % ebenfalls in den Leydig-Zellen, die übrigen 80 % mithilfe des Enzyms Aromatase, das Testosteron zu Östradiol umwandelt, gebildet.

Außerdem bilden die Hoden das Hormon Androstendion (S. 84), ein Prohormon des Testosterons.

2.15.2 Eierstöcke (Ovarien)

Die Ovarien sind paarig im Becken der Frau angelegt. Sie sitzen links und rechts schräg oberhalb des Uterus. In ihnen reifen jeweils mehrere Eizellen heran. Zum Eisprung werden für gewöhnlich eine einzige, manchmal 2 und selten bis zu 5 ausgereifte Eizelle(n) in den Eileiter abgegeben, wobei sich die Eierstöcke bei der Freisetzung der reifen, springenden Eizelle häufig abwechseln. Das Ei wandert dann aufgrund der Mikrobewegungen der Eileiter und der darin enthaltenen Flimmerhärchen in den Uterus.

Der Gelbkörper (Corpus luteum), der den Follikel des gesprungenen Eis umgab und nährte, zerfällt nun. Dieses gelblich gefärbte Corpus luteum produziert ab dem Eisprung insbesondere steigende Mengen an **Progesteron**, das sog. „Gelbkörperhormon".

Die Ovarien bilden zudem Östrogene (S. 79) und – in sehr geringen Mengen – auch Testosteron (S. 86). Androstendion (S. 84), ein Prohormon zu Testosteron, wird ebenfalls teilweise in den Eierstöcken gebildet.

Info

Die bisherige Annahme, am Tag der Geburt sei bereits die **Anzahl der Follikel** in den Ovarien festgelegt, scheint überholt zu sein. Anstelle der limitierten Möglichkeit der Eizellreifung, an deren Ende das Follikelreservoir erschöpft und die Frau unfruchtbar ist, gibt es neuen Erkenntnissen zufolge in den Rinden der Ovarien Stammzellen, aus denen der Körper durchaus neue Eizellen bilden kann [17] [44] [80] [91]. Dieses Wissen könnte in der Zukunft sowohl für die Reproduktionsmedizin als auch bei der Therapie von menopausalen Beschwerden und Folgeerscheinungen eine wichtige Rolle spielen.

2.15.3 Plazenta in der Schwangerschaft

Während die Eizelle den Eileiter zur Gebärmutter durchwandert, schwimmen ihr die Spermien entgegen und umschwärmen sie. Einige Spermien müssen die Eizelle finden und mit ihr in Kontakt treten, ehe die Eizelle zumeist eines der Spermien, gelegentlich mehrere auswählt und sich mit diesem/diesen verbindet. Die befruchtete Eizelle wandert weiter in den Uterus, um sich an passender Stelle einzunisten, indem sie sich in die Gebärmutterwand bohrt. Dort wird später die Verbindung zum mütterlichen Blutkreislauf geschlossen werden.

Das **humane Choriongonadotropin** (hCG) bereitet bereits nach dem Eisprung die Gebärmutterschleimhaut auf eine mögliche Einnistung vor. Ist diese erfolgt, steigt der hCG-Spiegel täglich an und verhindert damit einerseits einen Abfall der Hormone zum Zyklusende, andererseits die Abstoßung der aufgebauten Gebärmutterschleimhaut. In den ersten Schwangerschaftswochen verdoppelt sich der hCG-Wert täglich. Ab etwa der 10. SSW sinkt der hCG-Wert wieder. In der 20. SSW liegt die hCG-Konzentration in etwa wieder bei den Werten einer nicht schwangeren Frau.

Ab der Einnistung erhöhen sich die Konzentrationen des von den Ovarien ausgeschütteten **Progesterons** und der **Östrogene**. Verläuft alles regelgerecht, wird die Schwangerschaft bestehen bleiben und die Konzentrationen der Östrogene und des Progesterons werden weiter ansteigen. Bis zum Ende des 3. oder 4. Monats schüttet der Gelbkörper weiterhin Progesteron aus; parallel dazu übernimmt das Gewebe der Plazenta vermehrt die Progesteronproduktion. Ab etwa dem Ende des 4. Monats kann die Plazenta die Schwangerschaft dadurch selbst erhalten.

3 Hormonsteckbriefe

Die in den Hormonsteckbriefen vorgestellten Hormone umfassen überwiegend glandotrope und effektorische Hormone, die von den verschiedenen Hormondrüsen und hormonbildenden Organen, Geweben und Zellen synthetisiert und/oder freigesetzt werden. Sie sind damit sowohl Bestandteil übergeordneter Regelkreise (S. 20) wie auch Auslöser von Stoffwechselantworten der Zielorgane.

Zum Teil können die hier beschriebenen Hormone direkt oder über ihre Metaboliten in Blut, Speichel oder Urin bestimmt und entsprechend für die Hormondiagnostik (S. 136) herangezogen werden. Zusätzlich sind Hormone, die Vor- und/oder Zwischenstufen darstellen, beschrieben. Erst die Kenntnis beider Formen ermöglicht ein vertieftes Verständnis der Hormone, ihrer Funktionen und möglicher hormoneller Störungen.

3.1 Hormone des Hypothalamus

Zu den Hormonen des Hypothalamus gehören neben Thyreoliberin (S. 54) noch weitere Releasing-Hormone, deren Funktionen bereits im Kapitel zum Hypothalamus (S. 34) besprochen wurden. Das Hormon Oxytocin (S. 51) wird ebenso wie ADH (S. 37) im Hypothalamus gebildet und dann im Hypophysenhinterlappen gespeichert und bei Bedarf dort freigesetzt. Somatostatin (S. 53) gehört wie Dopamin zu den hemmenden Hormonen, wobei das nicht allein vom Hypothalamus sezernierte Dopamin (S. 95) zu den Neurotransmittern vorgestellt wird.

3.1.1 Oxytocin

Name, Hormonart und Bildungsort

Das Peptidhormon Oxytocin (**Abb. 3.1**) wird im Hypothalamus gebildet und direkt an die Hypophyse abgegeben. Der Hypophysenhinterlappen speichert das Oxytocin, um es bei Bedarf in den Blutkreislauf abzugeben.

Oxytocin zählt gleichzeitig zu den Neurotransmittern (S. 92).

Wirkung und Verstoffwechselung

Oxytocin interagiert nicht mit einer weiteren Hormondrüse, sondern wirkt direkt auf verschiedene Gewebe. Oxytocinrezeptoren befinden sich in Gehirn, Thymusdrüse, Herz, Nieren, Pankreas, den Geschlechtsorganen und den Myoepithelzellen der Milchdrüsen. Die Regulation der Freisetzung erfolgt nicht nur über das Gehirn, sondern auch über das Rückenmark [25].

Die Menstruationsblutung wird aufgrund der Kombination von abfallenden Progesteronkonzentrationen sowie ausgeschütteten Prostaglan-

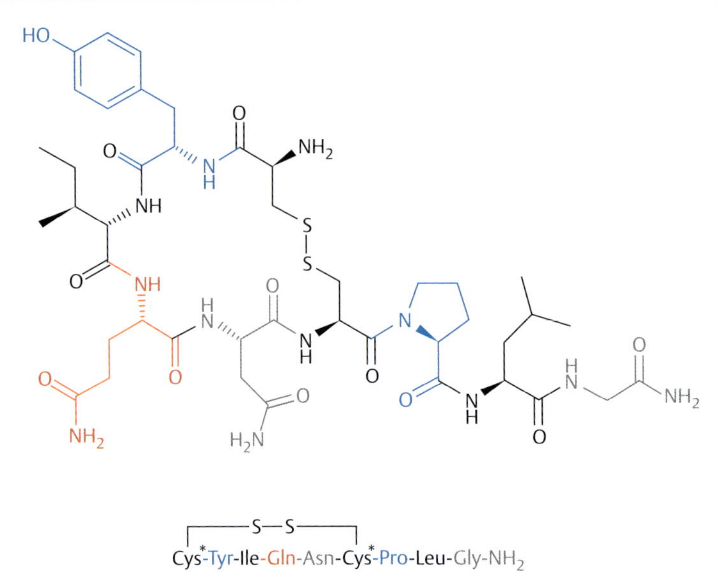

Abb. 3.1 Strukturformel von Oxytocin. Oxytocin besteht aus 9 Aminosäuren mit der Sequenz: Cystein (Cys) – Tyrosin (Tyr) – Isoleucin (Ile) – Glutamin (Gln) – Asparagin (Asn) – Cystein (Cys) – Prolin (Pro) – Leucin (Leu) – Glycin (Gly).

dinen und nachfolgend freigesetztem Oxytocin ausgelöst.

Oxytocin ist ebenfalls entscheidend an der Wehentätigkeit und der Austreibungsphase bei der Geburt beteiligt: Rutscht das Kind am Ende der Schwangerschaft mit dem Kopf in Richtung Geburtskanal, steigt bereits aufgrund des Dehnungsreizes die Oxytocinausschüttung an. Die glatte Uterusmuskulatur wird durch vor Ort wirkende Prostaglandine und den steigenden Oxytocinspiegel zur Kontraktion angeregt, wobei die Prostaglandine ebenfalls eine Oxytocinsezernierung fördern. Die Wehen setzen ein.

Ist das Baby geboren und wird an die mütterliche Brust angelegt, bewirkt der Saugimpuls des Säuglings weitere Oxytocinausschüttungen. Dadurch wird der Milchejektionsreflex ausgelöst und die gebildete Milch aus den Milchdrüsen heraus über die Brustwarze an das Kind abgegeben. Selbst das Weinen des (eigenen) Babys kann bei einer stillenden Mutter eine Oxytocinausschüttung mit einhergehendem Milchejektionsreflex auslösen.

Oxytocin fördert die elterliche Fürsorge. Es wirkt dadurch ergänzend zu Prolaktin (S.58). Doch es ist auch ein wichtiges Bindungshormon – nicht nur zwischen Mutter und Kind, sondern zwischen allen Menschen, die einander liebevoll anfassen und streicheln. Es fördert die Paarbindung, unterstützt soziales Bindungsverhalten positiv und erhöht die Empathiefähigkeit.

Oxytocin wirkt lustfördernd und -steigernd. Während des Orgasmus wird kurzzeitig verstärkt Oxytocin ausgeschüttet.

Überdies wirkt Oxytocin schmerzstillend, beruhigend und ausgleichend.

Diagnostik/Testung

Oxytocin hat eine sehr geringe Halbwertszeit. Es wird innerhalb von maximal 20 Min. abgebaut. Insofern können zwar Blutwerte erhoben werden; sie dürften jedoch nicht übermäßig aussagekräftig sein.

Sonstiges Wissenswertes

- Streicheln zwischen den Schulterblättern bewirkt eine Oxytocinausschüttung.
- Saugen an den Brustwarzen beschleunigt den Geburtsvorgang.
- Ein geringer Oxytocinspiegel im 3. Schwangerschaftsdrittel steigert die Wahrscheinlichkeit einer postpartalen Depression [78].

- Sind die Wehen während der Geburt zu schwach, steigert verabreichtes pharmazeutisches Oxytocin die Wehentätigkeit („Wehentropf"). Aufgrund der hohen Abbaugeschwindigkeit muss Oxytocin kontinuierlich verabreicht werden, um den Wirkeffekt aufrechtzuerhalten. Prostaglandine sollten nicht zeitgleich verabreicht werden, da diese die kontrahierende Wirkung des Oxytocins massiv verstärken würden. Die Verabreichung von Prostaglandinen zur Geburtseinleitung ist (noch?) gängige Praxis.
- Wird während des Geburtsvorgangs Oxytocin substituiert, könnte sich das negativ auf das Bonding von Mutter und Kind auswirken [12]. Auch sind Schwierigkeiten beim Stillen und anhaltendes, nicht zu beruhigendes Weinen des Säuglings mögliche Folgen. Beides wird jedoch noch erforscht.

3.1.2 Somatostatin

Name, Hormonart und Bildungsort

Das Peptidhormon Somatostatin (**Abb. 3.2**) heißt ebenfalls Growth-Hormone-Inhibiting-Hormon (GHIH) oder Somatotropin-Inhibiting-Hormon (SIH). Es zählt zu den inhibitorischen (hemmenden) Hormonen des Hypothalamus. Gebildet wird es im Hypothalamus, von den D-Zellen des Pankreas während der Verdauung sowie von Magen und Darm und in Nervenenden.

Wirkung und Verstoffwechselung

Somatostatin inhibiert als eine Art „Universalbremse" eine Vielzahl von Hormonen und Körpervorgängen. Es wirkt hemmend auf die Hormone TRH und TSH, Kortisol, Insulin, Glukagon, Gastrin, Pepsin und das Wachstumshormon Somatotropin. Außerdem nimmt es Einfluss auf die Verdauung, indem es die Sekretion der Magensäure, die exokrine Sekretion von Pankreasenzymen sowie die Peristaltik des Magens und der oberen Darmabschnitte bremst. Da Somatostatin ebenfalls den Blutdruck senkt, hilft es – therapeu-

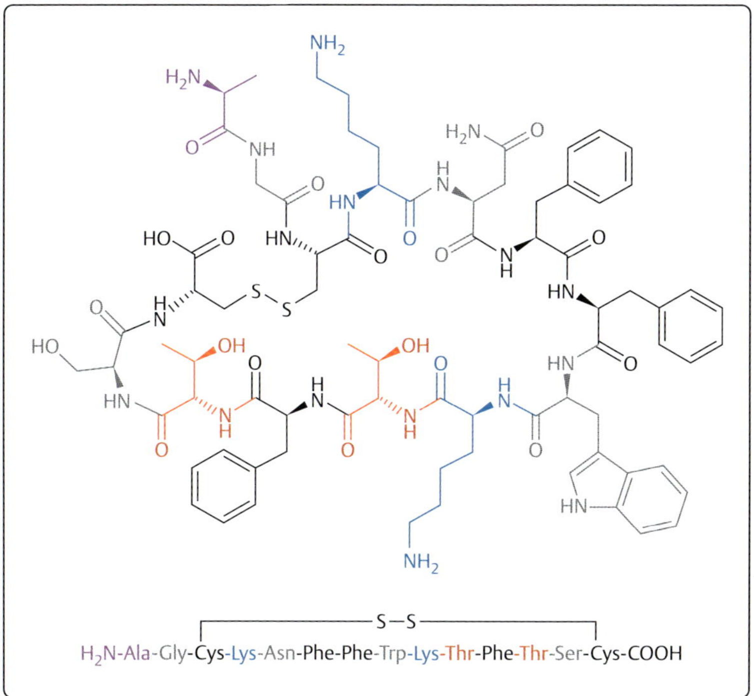

Abb. 3.2 Strukturformel von Somatostatin. Somatostatin besteht aus 15 Aminosäuren mit der Sequenz: Alanin (Ala) – Glycin (Gly) – Cystein (Cys) – Lysin (Lys) – Asparagin (Asn) – Phenylalanin (Phe) – Phenylalanin (Phe) – Tryptophan (Trp) – Lysin (Lys) – Threonin (Thr) – Phenylalanin (Phe) – Threonin (Thr) – Serin (Ser) – Cystein (Cys).

tisch genutzt – gegen Magenblutungen und bei Ösophagusvarizen. Somatostatin nimmt ferner an Vorgängen der Zellproliferation und Apoptose teil.

Die Stimulation der Somatostatinsekretion wird v. a. durch Histamin und zyklisches Adenosinmonophosphat (cAMP), einem Second Messenger des Nervensystems, bewirkt.

3.1.3 Thyreotropin-Releasing-Hormon (TRH)

Name, Hormonart und Bildungsort

Das Proteohormon TRH (**Abb. 3.3**) wird vom Hypothalamus sezerniert. Andere gängige Bezeichnungen sind Thyreoliberin und Protirelin. Es wird aus Pro-Thyreoliberin (218 Aminosäuren) prozessiert.

Im ZNS wirkt TRH als Neurotransmitter.

Wirkung und Verstoffwechselung

Obwohl Thyreoliberin den Wortstamm „Thyreo-" beinhaltet, wird es nur zu einem geringen Teil vom negativen Feedbackmechanismus der Schilddrüsenhormonspiegel T_4 und T_3 (S. 64) beeinflusst. Die Bildung und Sezernierung des TRH wird hauptsächlich von Körpervorgängen und noradrenergen Effekten bestimmt, beispielsweise durch Schmerzreize oder ein Absinken der Körpertemperatur.

Thyreoliberin nimmt u. a. direkten Einfluss auf die Schmerzunterdrückung, aber auch die Rhythmisierung der Schlaf-Wach-Zyklen, die Hemmung von Appetit und Durst sowie die Regulation der Körpertemperatur. Kühlt der Körper ab, stimuliert der Hypothalamus den Sympathikus, während zusätzlich vermehrt TRH sezerniert wird. Durch die erhöhte TRH-Freisetzung wird die Hypophyse zur gesteigerten TSH-Sekretion angeregt, durch die Anregung der Schilddrüsenaktivität steigt wiederum die Temperatur an.

Indirekt ist TRH beispielsweise an der Stimulation der Magensäureproduktion, der Peristaltik, der Insulinsezernierung, des Blutdrucks und der Herzfrequenz beteiligt.

Dabei unterliegt die TRH-Ausschüttung zirkadianen Rhythmen. Gegen Mitternacht wird die maximale Sezernierungsrate erreicht, am späten Nachmittag die geringste.

TRH wird über das hypothalamische-hypophysäre Pfortadersystem zur Hypophyse transportiert. Dort regt es die Ausschüttung von TSH (S. 61) und Prolaktin (S. 58) an.

Antagonistisch wirken die Östrogene, die Glukokortikoide, Dopamin und GABA auf TRH. Möglicherweise haben auch Zytokine, Somatostatin und Serotonin einen hemmenden Effekt auf die Thyreoliberinsynthese.

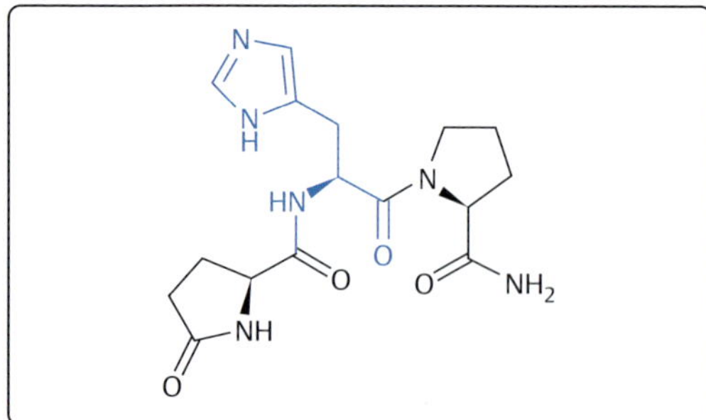

Abb. 3.3 Strukturformel von Thyreotropin-Releasing-Hormon (TRH)/Thyreoliberin. TRH besteht aus 3 Aminosäuren mit der Sequenz: Pyridin (Pyr) – Histidin (His) – Prolin (Pro).

Diagnostik/Testung

TRH entfaltet vorwiegend im Gehirn seine Wirkung und kann die Blut-Hirn-Schranke nicht passieren. Dadurch sind im Blut nur sehr geringe Konzentrationen nachweisbar. Ein TRH-Nachweis im Blut ist daher nicht sinnvoll.

Klinisches Beispiel

Hypophyseninsuffizienz/-tumoren

Bei einem Verdacht auf eine Hypophyseninsuffizienz oder auch auf tumoröse Geschehen kann die TRH-Aktivität überprüft werden. Dazu wird zunächst der TSH-Wert im Blutserum bestimmt, danach TRH intravenös verabreicht und dann erneut der TSH-Wert validiert. Aus der Höhe des TSH-Anstiegs lässt sich die Hypophysenaktivität ableiten.

Diese Testung wird jedoch ausschließlich durch Fachärzte und in begründeten Verdachtsfällen durchgeführt.

3.2 Hormone der Adenohypophyse

Die Hormone der Hypophyse werden im Hypophysenvorder- (Adenohypophyse) und -zwischenlappen gebildet, im Hypophysenhinterlappen werden hingegen die Hormone des Hypothalamus, Oxytocin (S. 51) und ADH (S. 37), gespeichert und bei Bedarf freigesetzt. Zu den Hormonen der Adenohypophyse gehören ACTH (S. 55), FSH (S. 56), LH (S. 57), Prolaktin (S. 58), Somatotropin (S. 59) und TSH (S. 61).

3.2.1 Adrenokortikotropes Hormon (ACTH)

Name, Hormonart und Bildungsort

Das Peptidhormon ACTH heißt auch Kortikotropin. Es besteht aus 39 Aminosäuren und wird in der Adenohypophyse gebildet.

Wirkung und Verstoffwechselung

Die ACTH-Ausschüttung wird durch das CRH (S. 34) des Hypothalamus angeregt (**Abb. 1.4**). ACTH stimuliert die Nebennierenrinde zur Ausschüttung von Kortisol, Aldosteron und DHEA. Gemeinsam mit LH und FSH ist ACTH für die Pregnenolonsynthese verantwortlich.

Der zirkadiane Kortisolrhythmus (S. 73) wird indirekt (über die ACTH-Ausschüttung) durch die zirkadiane Rhythmik des CRH gesteuert. So wie Kortisol erreichen CRH und ACTH morgens Höchst- und abends bzw. nachts Tiefstwerte (**Abb. 8.1**). Die ACTH-Synthese unterliegt indirekt dem Mechanismus der negativen Rückkopplung durch Kortisol. Ansteigende Kortisolspiegel hemmen die Ausschüttung von CRH und folglich von ACTH (**Abb. 1.4**).

Die ACTH-Freisetzung steigt bei Disstress oder Kälte an, wodurch nachfolgend die Kortisol- und DHEA-Spiegel ansteigen, damit der Körper auf die Stressoren reagieren kann. Auch der Neurotransmitter Glutamat erhöht die ACTH-Synthese (**Abb. 3.4**). Des Weiteren entstehen hohe ACTH-Werte durch eine primäre Nebennierenrindeninsuffizienz, bei der die Nebennierenrinde selbst geschädigt ist.

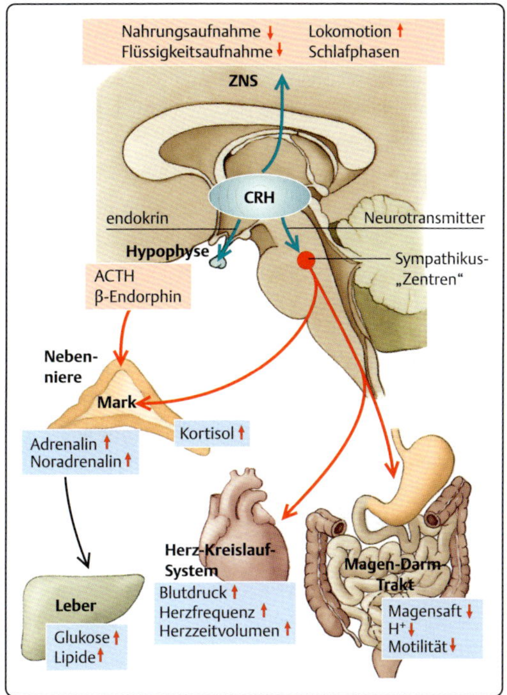

Abb. 3.4 Wirkungen von CRH und ACTH. CRH bewirkt als Releasing-Hormon die Ausschüttung von ACTH und ist gleichzeitig Neurotransmitter im ZNS sowie an der Steuerung sympathischer Zentren beteiligt. ACTH und CRH steuern damit viele Reaktionen des Organismus auf Stress. ACTH = Adrenokortikotropes Hormon, CRH = Kortikotropin-Releasing-Hormon, ZNS = Zentralnervensystem. (Quelle: Paschke R. Endokrines System. In: Pape H, Kurtz A, Silbernagl S, Hrsg. Physiologie. 9., vollständig überarbeitete Auflage. Stuttgart: Thieme; 2019. doi:10.1055/b-006-163285)

Ein Mangel an ACTH bei hypophysärer Erkrankung oder nach abruptem Absetzen einer Kortikoidtherapie führt hingegen zur sekundären Nebennierenrindeninsuffizienz und mit der Zeit durch den Abbau kortikotroper (die Nebennierenrinde stimulierender) Zellen zu einer Nebennierenrindenatrophie. Entsprechend sind der ACTH- und der Kortisolspiegel erniedrigt.

Bei jeder ACTH-Stimulierung werden gleichzeitig mit dem ACTH auch β-Endorphine und – in recht geringen Mengen – **Melanin** ausgeschüttet, wobei die Melaninfreisetzung lediglich aufgrund der Ähnlichkeit von ACTH zum Melanozyten-stimulierenden Hormon (MSH) ausgelöst wird. Durch die Melaninsynthese wird die Haut pigmentiert.

Klinisches Beispiel

Morbus Addison

Die Verquickung der ACTH-Ausschüttung und der Stimulation der Melaninsynthese wird insbesondere bei dem Krankheitsbild des Morbus Addison, dem primären Hypoaldosteronismus, deutlich. Morbus Addison entsteht im Rahmen einer Nebennierenrindenerkrankung, in deren Verlauf die Nebennierenrinde vollständig zerstört wird. In der Folge wird vermehrt ACTH ausgeschüttet, um die Nebennierenhormonsynthese anzuregen. Durch die bereits bestehende Zerstörung der Nebenniere ist deren Stimulation jedoch nur noch in sehr geringem Umfang möglich. Dadurch wird immer mehr ACTH sezerniert – mit der Folge, dass der Patient zwar schwer krank ist, durch die gleichzeitig erfolgende Melaninsynthese jedoch eine gesunde Hautbräune entwickelt und deshalb kerngesund wirkt.

Diagnostik/Testung

Der ACTH-Wert kann im Blut bestimmt werden. Dazu kann man entweder das Blut in Ethylendiamintetraazetat (EDTA), das die Blutgerinnung verhindert, per Kurier zum Labor bringen lassen oder das Blutplasma tiefgefroren versenden.

3.2.2 Follikel-stimulierendes Hormon (FSH)

Name, Hormonart und Bildungsort

Das FSH, auch Follitropin genannt, ist ein von der Adenohypophyse gebildetes Peptidhormon, das zur Gruppe der Sexualhormone zählt. FSH besteht aus 2 Untereinheiten: der α-Untereinheit aus 92 Aminosäuren und der β-Untereinheit aus 111 Aminosäuren. Die α-Untereinheit ist identisch mit der der Hormone LH, TSH und hCG. Über die β-Untereinheit bindet sich FSH an die FSH-Rezeptoren in den Gonaden. Bei der Frau sind dies die Granulosazellen der Ovarialfollikel in den Ovarien, beim Mann die Sertoli-Zellen in den Hoden.

Wirkung und Verstoffwechselung

FSH wirkt ausschließlich auf die Gonaden und regt gemeinsam mit LH und ACTH die Pregnenolonsynthese an.

Die Ausschüttung von FSH in der Adenohypophyse wird durch den Hypothalamus über eine pulsatile (nicht kontinuierliche) Freisetzung des Gonadotropin-Releasing-Hormons (GnRH) angeregt (**Abb. 3.5**). Sie ist nachts am höchsten und sinkt im Tagesverlauf (**Abb. 8.1**).

Bei Frauen wirkt FSH auf die Ovarialfollikel, stimuliert in der ersten Zyklushälfte die Follikelreifung (Eizellreifung) und bewirkt eine Steigerung der Östradiolbildung; kurz vor dem Eisprung steigt der Östradiolspiegel steil an (**Abb. 1.6**). Hohe Östradiolkonzentrationen wiederum hemmen durch negative Rückkopplung die GnRH-Bildung und damit die FSH-Freisetzung. Bei einem FSH-Mangel oder einer Östradioldominanz wird keine Eizellreifung angeregt. Dies führt zu unregelmäßigen, verlängerten Zyklen und unerfülltem Kinderwunsch.

Bei Männern fördert FSH die Spermienbildung, wobei eine negative Rückkopplung durch das in den Sertoli-Zellen gebildete Inhibin auf die Adenohypophyse erfolgt, die die FSH-Freisetzung hemmt (**Abb. 1.7**). Auch bei Männern sinkt die Fertilität durch einen FSH-Mangel, da die Hoden nicht mehr zur Spermatogenese angeregt werden.

FSH und LH sind ein unzertrennliches Team: FSH ist für den ersten Teil, die Eizellreifung oder die Spermienbildung, zuständig, LH setzt die Arbeit fort und sorgt für den Eisprung bzw. die Spermienreifung.

Diagnostik/Testung

Der FSH-Wert wird im Blutserum erhoben. Notwendig ist die Überprüfung der FSH-Synthese bei unerfülltem Kinderwunsch (Mann und Frau), polyzystischem Ovarialsyndrom (PCO-Syndrom), Gynäkomastie, Menstruations- und Zyklusanomalien. Zur Bestimmung des menopausalen Fortschritts wird der FSH-Wert ebenfalls erhoben.

Bei Frauen in der Menopause und bei Männern (altersunabhängig) kann der FSH-Wert zu jedem Zeitpunkt erhoben werden. Ansonsten muss der

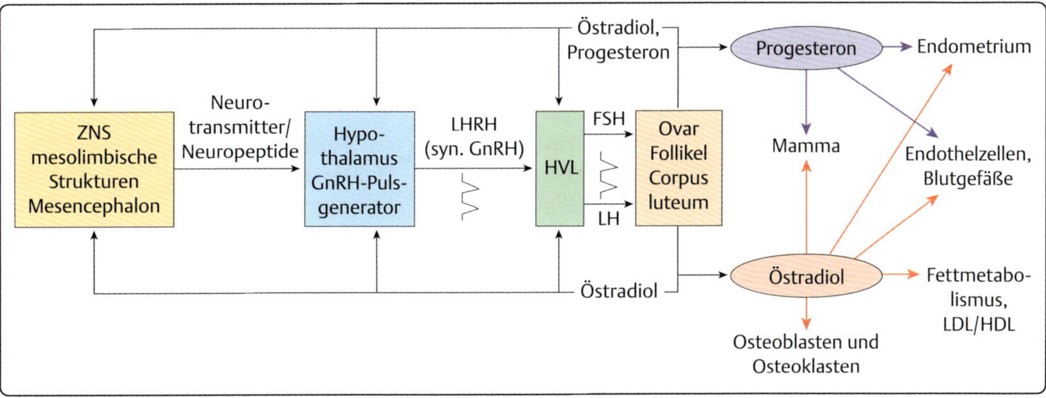

Abb. 3.5 Vereinfachtes Schema der Hypothalamus-Hypophysen-Ovar-Achse. Die Aktivität des sog. „GnRH-Pulsgenerators" wird durch Neuronen im und außerhalb des Hypothalamus gesteuert. GnRH wird pulsatil an die Hypophyse weitergeleitet, sodass auch die LH- und die FSH-Sekretion pulsatil erfolgt. Durch die LH- und die FSH-Ausschüttung reifen die Follikel, die Östradiol, nach der Ovulation auch Progesteron sezernieren. Beide Steroidhormone nehmen Einfluss auf den Hypophysenvorderlappen (HVL), den Hypothalamus und weitere Strukturen des ZNS. Hierdurch wird der GnRH-Pulsgenerator gesteuert. Darüber hinaus erfüllen die gonadalen Steroide auch außerhalb des neuroendokrinen Regelkreises wichtige Funktionen: Östradiol reguliert die Osteoblasten- und Osteoklastentätigkeit und damit den Knochenauf- und -abbau, beeinflusst die Funktion der Endothelzellen in Blutgefäßen sowie den Fettstoffwechsel und das Wachstum des Brustdrüsengewebes. Progesteron ist entscheidend an der Vorbereitung des Endometriums für eine möglicherweise eintretende Schwangerschaft beteiligt, entsprechende Wirkungen entfaltet es auf die Organe. FSH = Follikel-stimulierendes Hormon, GnRH = Gonadotropin-Releasing-Hormon, HDL = „high-density lipoprotein", HVL = Hypophysenvorderlappen, LDL = „low-density lipoprotein", LH = Luteinisierendes Hormon, LHRH = Luteinisierendes-Hormon-Releasing-Hormon.

Testzeitpunkt anhand dessen, was in Erfahrung gebracht werden soll, festgelegt werden. Finden bei einer Frau keine nachweisbaren Eisprünge statt oder reifen deutlich zu viele Eizellen gleichzeitig heran, sollte der FSH-Wert in der 1. Zyklushälfte bestimmt werden. Bei allen anderen Indikationen ist die Erhebung der FSH-Konzentration in der 2. Zyklushälfte sinnvoll.

3.2.3 Luteinisierendes Hormon (LH)

Name, Hormonart und Bildungsort

Das Peptidhormon LH wird in der Adenohypophyse gebildet und heißt außerdem Lutropin, bei Männern wird es auch als interstitielles zellstimulierendes Hormon (ICSH) bezeichnet.

LH besteht aus 2 Untereinheiten: der α-Untereinheit aus 92 Aminosäuren und der β-Untereinheit aus 121 Aminosäuren. Die α-Untereinheit ist identisch mit der der Hormone FSH, TSH und hCG. Über die β-Untereinheit bindet sich LH an die LH-Rezeptoren in den Gonaden. Bei der Frau sind dies hauptsächlich die Thekazellen in den Ovarien, beim Mann die Leydig-Zellen in den Hoden.

Wirkung und Verstoffwechselung

Durch das vom Hypothalamus gebildete Gonadotropin-Releasing-Hormon (GnRH) wird die Ausschüttung von LH in der Adenohypophyse angeregt (**Abb. 3.5**, **Abb. 8.1**). LH wirkt auf die Gonaden von Mann und Frau und regt gemeinsam mit ACTH und FSH die Pregnenolonsynthese an. Zudem stimulieren steigende Östradiolspiegel bei der Frau die LH-Freisetzung, beim Mann sorgt auch sexuelle Erregung für einen Anstieg von LH und Testosteron. Beim Mann fördert LH die Spermienreifung und die Testosteronsynthese (**Abb. 1.7**).

Bei der Frau löst LH gemeinsam mit einem raschen und steilen Östradiolanstieg den Eisprung aus. Nach dem Eisprung fällt die LH-Konzentration schnell wieder ab (**Abb. 1.6**). LH stimuliert indirekt selbst die Östradiolsynthese, indem es in den Ovarien die Testosteronfreisetzung anregt; Testosteron wiederum wird durch das Enzym Aromatase zu Östradiol umgewandelt, sodass der Östradiolspiegel ansteigt (**Abb. 3.14**). Durch den Eisprung wird der Gelbkörper (Corpus luteum) freigesetzt, die Progesteronsynthese steigt und signalisiert dem Körper, dass kein weiterer Eisprung erfolgen muss. Progesteron wirkt somit als Antagonist von LH. Hohe Progesteronspiegel, etwa während der Schwangerschaft, hemmen die LH-Synthese.

Bei einem LH-Mangel wird der Eisprung nicht angeregt, die bereits gebildeten Spermien reifen nicht aus. Ohne befruchtungsfähiges Ei oder ausgereifte Spermien ist keine Schwangerschaft möglich. Ausbleibende Eisprünge führen zu verlängerten und/oder unregelmäßigen Zyklen.

Doch selbst wenn LH ausreichend zur Verfügung steht – ohne FSH kann es seine Wirkung nicht entfalten. Ohne die Vorbereitung von FSH (Eizellreifung, Spermienbildung) kann es keine Wirkreaktion (Eisprung, Spermienreifung) auf die LH-Sezernierung geben.

Diagnostik/Testung

LH wird wie FSH im Blutserum gemessen. Sinnvoll ist die LH-Bestimmung bei unerfülltem Kinderwunsch (Mann und Frau), PCO-Syndrom, Gynäkomastie, Hirsutismus, Menstruations- und Zyklusanomalien. Auch zur Bestimmung des menopausalen Fortschritts wird der LH-Wert erhoben.

Für den Laien gibt es in jeder Drogerie käuflich erwerbbare **Ovulationstests**, mit denen anhand der LH-Konzentration der Zeitpunkt des Eisprungs bestimmt werden kann. Der Teststreifen wird in den Mittelstrahlurin gehalten, und das Testergebnis ist nach kurzer Zeit ablesbar. Auf dem Teststreifen befinden sich LH-Antikörper, die auf den Kontakt mit LH im Urin reagieren. Diese Tests sollten bei einer Kinderwunschplanung um den wahrscheinlichen Ovulationszeitpunkt herum morgens und abends durchgeführt werden, da der LH-Anstieg mithilfe des Ovulationstests oft nur innerhalb eines 12-stündigen Zeitfensters nachzuweisen ist.

Sonstiges Wissenswertes

Der Name des Hormons leitet sich vom Aussehen des gesprungenen Follikels ab. Das lateinische Wort „luteus" bedeutet „gelb" oder „gelb gefärbt". Sobald die Luteinisierung, also die Gelbkörperbildung stattgefunden hat, ist der geplatzte, leere Follikel von einem gelben Körper umgeben, von dem das Gelbkörperhormon (Progesteron) synthetisiert wird.

3.2.4 Prolaktin

Name, Hormonart und Bildungsort

Prolaktin (PRL) wird in der Adenohypophyse gebildet und freigesetzt (**Abb. 8.1**). Das Proteohormon besteht aus 198 Aminosäuren. Weitere Namen sind laktotropes Hormon (LTH) und Laktotropin.

Wirkung und Verstoffwechselung

Prolaktin wird vermehrt in der Schwangerschaft und Stillzeit gebildet und ist für das Wachstum der Brustdrüsen und für die Milchproduktion zuständig. Die Freisetzung von Prolaktin wird einerseits durch die Ausschüttung der Hypothalamushormone Thyreotropin-Releasing-Hormon (TRH) und Prolaktin-Releasing-Hormon (PRH) ausgelöst. Andererseits wirkt auch das Saugen des Babys an der Brustwarze stimulierend auf die Prolaktinausschüttung.

Prolaktin hemmt indirekt die Ovulation, indem es Kisspeptin hemmt und die Dopaminbildung anregt. Kisspeptin aktiviert im Hypothalamus die Freisetzung des Gonadotropin-Releasing-Hormons (GnRH). GnRH bewirkt wiederum die Freisetzung von LH und FSH aus der Adenohypophyse, sodass die Produktion beider Hormone bei erhöhtem Prolaktinspiegel geringer ausfällt. Daneben regt Prolaktin die Dopaminausschüttung an, das seinerseits sowohl die GnRH- wie auch die Prolaktinausschüttung hemmt (**Abb. 3.6**).

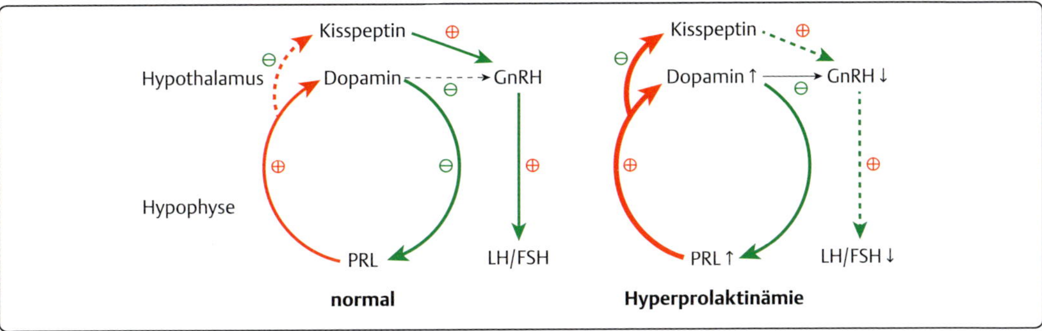

Abb. 3.6 Wechselwirkung zwischen der Prolaktin- und der Gonadotropinausschüttung. Links sind die normalen Verhältnisse dargestellt, rechts die Verhältnisse bei erhöhtem Prolaktinspiegel (Hyperprolaktinämie). Physiologische Ursachen eines erhöhten Prolaktinspiegels: Stimulation der Brustwarzen (beim Stillen), Schwangerschaft und Stress; pathologische Ursachen: Tumore der Adenohypophyse (Prolaktinom, Thyreotropinom), Medikamentenwirkungen (z. B. Neuroleptika, Dopaminantagonisten), Hypothyreose (durch den TRH-Anstieg). FSH = Follikel-stimulierendes Hormon, GnRH = Gonadotropin-Releasing-Hormon, LH = Luteinisierendes Hormon, PRL = Prolaktin, TRH = Thyreoidea-Releasing-Hormon. (Quelle: Schopohl J, Strasburger C, Reincke M. Gonadotropine. In: Blum H, Müller-Wieland D, Hrsg. Klinische Pathophysiologie. 11., unveränderte Auflage. Thieme; 2020. doi:10.1055/b-004-132250)

Dies erklärt die vermeintliche verhütende Wirkung während der Stillzeit – je häufiger das Baby gestillt wird, desto höher ist der Prolaktinspiegel und desto wahrscheinlicher ist es, dass Eisprünge ausbleiben. Da der Spiegel jedoch schwankt und zudem ungeklärt ist, ab welcher Hormonkonzentration eine verhütende Wirkung besteht, scheidet Prolaktin als sicheres Verhütungsmittel aus.

Auch bei Männern sinkt bei hohen Prolaktinspiegel die LH-Sezernierung. Dadurch verringern sich die Testosteronbildung und die Spermatogenese.

Prolaktin kann auch ohne eine vorliegende Schwangerschaft oder Stillzeit ansteigen, da Stress ebenfalls stimulierend auf die Prolaktinsynthese wirkt. Bei unerfülltem Kinderwunsch lohnt sich die Bestimmung des Prolaktinspiegels – bei Frauen und Männern!

Prolaktin hat überdies einen stimulierenden Effekt auf das männliche und weibliche Immunsystem. Prolaktin fördert des Weiteren die elterliche Fürsorge. Es wirkt dadurch ergänzend zu Oxytocin (S. 51).

Unter anderem bei einer Hypothyreose, dem Vorliegen eines prolaktinbildenden Tumors der Adenohypophyse (Prolaktinom) sowie während der Einnahme von Neuroleptika, Dopaminantagonisten, hormonellen Kontrazeptiva oder manchen Antidepressiva steigt der Prolaktinspiegel an (**Abb. 3.6**).

Diagnostik/Testung

Prolaktin wird im Blutserum bestimmt.

3.2.5 Somatotropin

Name, Hormonart und Bildungsort

Für das in der Adenohypophyse gebildete Somatotropin gibt es eine ganze Reihe weiterer gebräuchlicher Bezeichnungen und Abkürzungen: Somatotropes Hormon (STH), Human Growth Hormone (HGH), Growth Hormone (GH) oder Wachstumshormon (WH).

Das Proteohormon Somatotropin besteht aus 191 Aminosäuren.

Wirkung und Verstoffwechselung

Growth-Hormone-Releasing-Hormon (GHRH/GRH) ist ebenfalls unter den Bezeichnungen Growth-Hormone-Releasing-Faktor (GRF), Somatotropin-Releasing-Hormon bzw. -Faktor (SRH/SRF) und Somatoliberin bekannt. Die Somatotropinfreisetzung wird vom Hypothalamus durch die Sezernierung von GHRH ausgelöst (**Abb. 3.7**). Doch auch Sport, Traumata, Disstress, Hypoglykämie, Sepsis, Glutamat oder hohe Aminosäurespiegel im Serum stimulieren die Somatotropinausschüttung. Das Freisetzungsmaximum erfolgt in den nächtlichen Tiefschlafphasen.

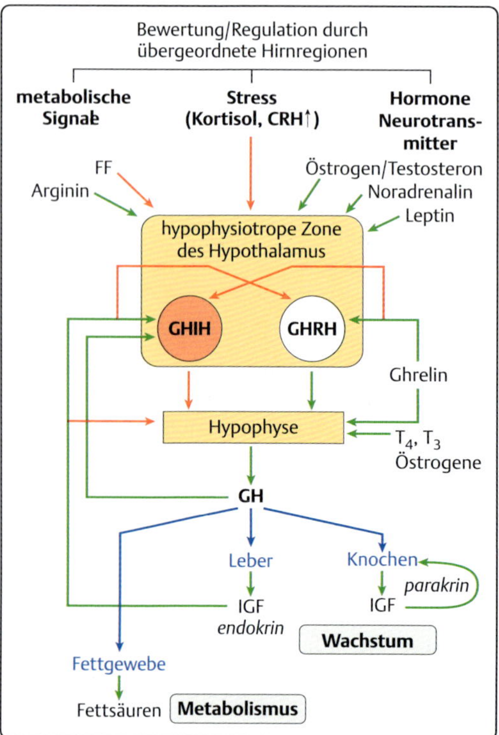

Abb. 3.7 Regulation der Sekretion von Somatotropin/Wachstumshormon – rote Pfeile: inhibierend, grüne Pfeile: aktivierend. CRH = Kortikotropin-Releasing-Hormon, FF = freie Fettsäuren, GH = Wachstumshormon/Somatotropin, GHIH = Growth-Hormone-Inhibiting-Hormon/Somatostatin, GHRH = Growth-Hormone-Releasing-Hormon/Somatoliberin, IGF = Insulin-Like Growth Factor. (Quelle: Behrends J, Bischofberger J, Deutzmann R, Ehmke H, Frings S, Grissmer S, Hoth M, Kurtz A, Leipziger J et al., Hrsg. Duale Reihe Physiologie. 4. Aufl. Stuttgart: Thieme; 2021)

Gemeinsam mit den Schilddrüsenhormonen T_4 und T_3 regt Somatotropin das Wachstum von Organen, Knochen und Muskulatur an (**Abb. 3.7**). In der Leber induziert Somatotropin Wachstumsfaktoren wie das IGF-1, das auf die Chondroblasten (Vorläuferzellen der Knorpel) wachstumsfördernd wirkt. Somatotropin fördert die Wundheilung, die Regeneration der Haut und aller Zellen im Körper.

Bis zum Lebensende fördert Somatotropin das Wachstum der Zellen. Besonders in der Nacht stößt Somatotropin Reparaturvorgänge in den Zellen an. Gleichzeitig regt es in Form von Glukoneogenese und Lipolyse die Energiebereitstellung für diese Reparatur- und Wachstumsvorgänge an (**Abb. 3.7**).

Darüber hinaus senkt Somatoliberin den Aminosäurenserumspiegel, indem es die Aufnahme der Aminosäuren in die Zellen stimuliert und dabei die Proteinsynthese anregt.

Somatotropin hemmt durch negative Rückkopplung Somatostatin und ist ein Antagonist von Insulin (Hemmung der Glukoseaufnahme und Förderung der Glukoneogenese). Die Ausschüttung von Somatotropin wird außerdem durch hohe Glukoseserumspiegel und erhöhte Kortisolwerte über negative Feedbackmechanismen gehemmt. Das ist ein Grund, weshalb beim Diabetiker Reparaturvorgänge von Haut und Körperzellen eher mangelhaft ablaufen.

Auf die Psyche wirkt sich Somatotropin stabilisierend aus. Zudem fördert es die Gedächtnisleistung.

Somatotropinmangel/-überschuss. Ein Somatotropinmangel im Kindesalter führt zu Minderwuchs. Bei einem dauerhaften Somatotropinüberschuss kommt es in der Kindheit zu verstärktem Wachstum (Gigantismus) bzw. nach der Pubertät zu Akromegalie.

Diagnostik/Testung

Der Somatotropin-Spiegel wird im Blutserum erhoben. Da Stress und Sport die Ausschüttung erhöhen, sollten vor und während der Blutentnahme jegliche Aufregung und Anstrengung vermieden werden. Außerdem muss der zyklische Ausschüttungsverlauf berücksichtigt werden.

Sonstiges Wissenswertes

- Die Sezernierung von Somatotropin beginnt ungefähr ab dem 25. Lebensjahr zu sinken. Im Laufe des Lebens fällt die Syntheseleistung stetig ab. Ab etwa dem 30. bis 40. Lebensjahr ist bei vielen Menschen der Somatotropinspiegel auf etwa die Hälfte des vorher normalen Spiegels gesunken. Dieser Zeitpunkt markiert den Eintritt in die Somatopause (S. 123). Die vermehrte Entstehung von Fettpölsterchen am Bauch hängt mit der sinkenden Somatotropinfreisetzung zusammen.
- Interessanterweise gibt es Senioren mit sehr guten Somatotropinwerten. Der Somatotropinabfall erfolgt offenbar nicht zwingend bei jedem Menschen.

- Es gibt Hinweise darauf, dass die Rückbildung der Thymusdrüse von hohen Somatotropinwerten verlangsamt wird [71]. Dies hat einen positiven Effekt auf das Immunsystem.
- Somatotropin wurde und wird sowohl als Dopingmittel als auch als Anti-Aging-Produkt eingesetzt. Die Substitution unphysiologischer Somatotropinmengen könnte jedoch das karzinogene Risiko erhöhen. Dazu gibt es noch keine einheitlichen oder eindeutigen Forschungsergebnisse [15] [53].
- Die Sezernierung von Somatotropin kann über den Stoffwechsel beeinflusst werden:
  - Isst man abends wenige Kohlenhydrate und Fette und geht mit einem zeitlichen Abstand zum Abendessen von mindestens 3 h ins Bett, kann über den Blutzuckerabfall eine Ausschüttung von Somatotropin angeregt werden.
  - Intensive Sporteinheiten lösen eine Somatotropinsezernierung aus.
  - Der Abbau von chronischem Stress verhilft zu erhöhten Somatotropinspiegeln.
  - Die Einnahme der Aminosäuren L-Arginin, L-Tryptophan und L-Lysin unterstützt die Somatotropinsynthese.
  - Die Regulation der Steroidhormone scheint einen positiven Effekt auf den Somatotropinspiegel zu haben.

3.2.6 Thyroidea-stimulierendes Hormon (TSH)/Thyreotropin

Name, Hormonart und Bildungsort

Das Thyroidea-stimulierende Hormon (TSH) regt, wie der Name bereits vermuten lässt, die Schilddrüse zum Wachstum an und stimuliert ihre Hormonsynthese. Gebildet wird das Peptidhormon in der Adenohypophyse. Es besteht aus 92 Aminosäuren.

Wirkung und Verstoffwechselung

Das Thyreotropin wird aufgrund der Stimulation durch TRH (S. 54) sezerniert. Anschließend steuert TSH in erster Linie die Schilddrüsenhormonausschüttung. Werden mehr T_4-/T_3-Schilddrüsenhormone benötigt, wird vermehrt TSH freigesetzt, bis die T_4-/T_3-Spiegel wieder im richtigen Bereich sind. Sobald eine genügend hohe T_4-/T_3-Konzentration vorliegt, wird die TSH-Synthese aufgrund der negativen Rückkopplung gehemmt. Hemmende Wirkungen auf die TSH-Ausschüttung haben außerdem Somatostatin, Dopamin und hCG.

Die Symptome eines TSH-Mangels oder -Überschusses leiten sich von den TSH-Wirkungen auf die Schilddrüse ab.

TSH-Mangel. Bei einer zu geringen TSH-Sezernierung durch eine Hypophysenvorderlappeninsuffizienz wird die Schilddrüse ungenügend zur Jodspeicherung angeregt. Dadurch verkümmert sie im Laufe der Zeit. Symptomatisch entsteht eine Hypothyreose (S. 114).

TSH-Überschuss. Setzt die Hypophyse, beispielsweise durch ein Hypophysenadenom, zu viel TSH frei, wird die Schilddrüse übererregt. Es entsteht eine sekundäre Hyperthyreose (S. 114).

Diagnostik/Testung

Der TSH-Wert wird im Blutserum erhoben. Dieser Testwert alleine ist jedoch für eine Ursachenfindung selten ausreichend. Es sollten unbedingt gleichzeitig die Schilddrüsenwerte T_4 und T_3 sowie deren freie Anteile (fT_4 und fT_3) bestimmt werden.

3.3 Hormon der Epiphyse

Die Epiphyse schüttet ausschließlich das schlaffördernde Hormon Melatonin aus. Dies erfolgt in Abhängigkeit von der Lichtstärke, sodass Melatonin u. a. Taktgeber des Schlaf-Wach-Rhythmus ist.

3.3.1 Melatonin

Name, Hormonart und Bildungsort

Das Peptidhormon Melatonin wird in der Epiphyse (S. 38) und – in sehr geringen Mengen – in der Haut gebildet. Melatonin wird auch als Schlafhormon bezeichnet, da es für einen gesunden Schlaf entscheidend ist.

Zunächst entsteht aus L-Tryptophan mit Folsäure und Vitamin B_6 das 5-Hydroxytrypthophan (5-HTP). Daraus wird mit erneuter Unterstützung durch Vitamin B_6 das Serotonin gebildet. Aus Serotonin wiederum wird mithilfe der Vitamine B_6 und B_{12} Melatonin synthetisiert (**Abb. 3.8**).

Wirkung und Verstoffwechselung

In der Hauptsache ist Melatonin notwendig, um ein- und durchschlafen zu können. Neben der Beteiligung am Tag-Nacht-Rhythmus aktiviert Melatonin außerdem das Immunsystem. Dies erfolgt durch die Stimulierung über melatoninspezifische Rezeptoren auf NK-Zellen, Makrophagen und T-Helferzellen. Ferner hemmt Melatonin die Aktivität der Zytokine (S. 18). Nicht zuletzt synchronisiert Melatonin die Ausschüttung der Steuerhormone der Adenohypophyse (FSH, LH, ACTH und TSH).

Abhängig ist die epiphysäre Melatoninsyntheseaktivität insbesondere von Licht und Dunkelheit. Je weniger Lichteinfall besteht, desto mehr Melatonin wird ausgeschüttet. Die Ausschüttung erfolgt im Nachtverlauf zyklisch: Sobald Licht mit einer Stärke von weniger als etwa 300–500 Lux in die Augen fällt, beginnt die Ausschüttung. Circa um 1.00 Uhr nachts ist der Höchststand erreicht. Danach fällt der Melatoninspiegel langsam ab. Gegen 4.00 Uhr (jeweils Winterzeit) erfolgt ein weiterer, kleinerer Melatoninanstieg, damit das Durchschlafen gesichert ist. Ab etwa dem 60. Le-

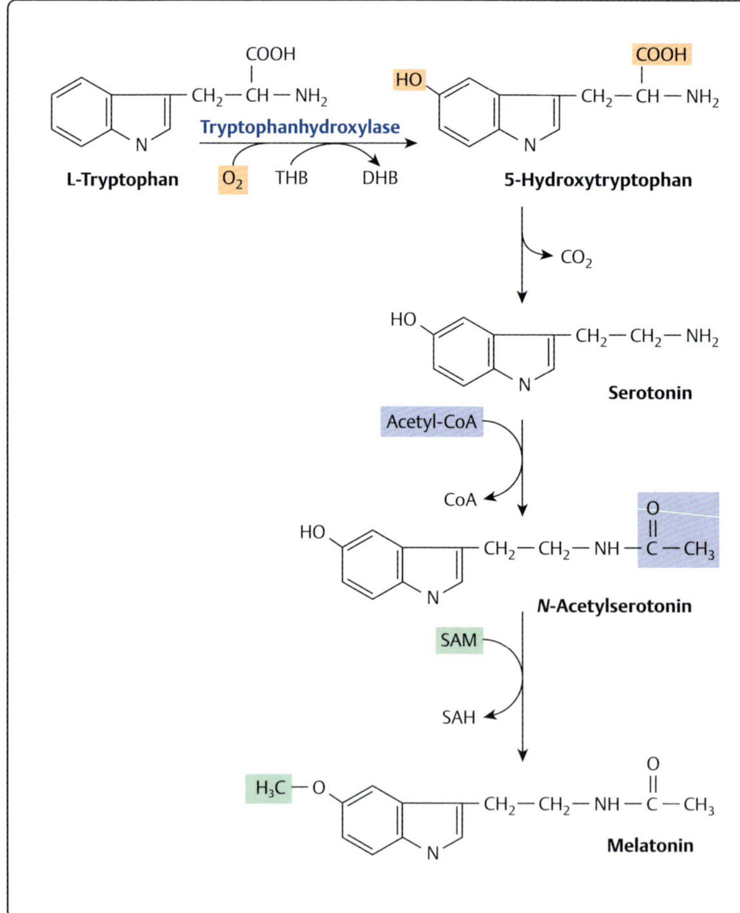

Abb. 3.8 Synthese von Serotonin und Melatonin. DHB = Dihydrobiopterin, SAH = S-Adenosylhomocystein, SAM = S-Adenosylmethionin, THB = Tetrahydrobiopterin. (Quelle: Böhles H. Neurotransmitter. In: Böhles H, Hrsg. Stoffwechselerkrankungen im Kindes- und Jugendalter. 1. Auflage. Stuttgart: Thieme; 2016. doi:10.1055/b-004-129990)

bensjahr fällt die Melatoninausschüttung häufig um etwa 50% geringer aus als bei jungen Menschen.

> **Info**
> Eine Vorstellung davon, wie viel Lux (lat. für Licht) wann vorhanden ist, vermittelt diese Liste:
> - etwa 100 000 Lux – Sommersonnentag
> - 1000–5000 Lux – bewölkter Wintertag
> - 400–500 Lux – Innenraumbeleuchtung*
> - 10 000 Lux – Tageslichtlampen*
> - ab 200 Lux – Tageslichtwecker*
> - 0,3 Lux – klare Vollmondnacht
> - 0,001 Lux – klare Neumondnacht
>
> * Bei Innenraumbeleuchtungen gelangt oft nur ein Viertel oder Fünftel der tatsächlichen Lichtstärke ins Auge, da das Licht streut. Nur direkt am Leuchtmittel ist die Lichtstärke so hoch, wie auf dem Leuchtmittel angegeben.
> Möchte man mit seiner Innenraumbeleuchtung einen wach machenden Effekt bewirken, sind die sog. „Tageslichtlampen“ zu bevorzugen. Deren Leuchtmittel erzielen deutlich höhere Lux-Werte als gewöhnliche Leuchtmittel. Erhältlich sind Tageslichtlampen ab 2500 Lux. Für einen modulierenden Effekt auf Wachheit, Stimmung und Antrieb sollten jedoch etwa 10 000 Lux eingesetzt werden.
> Ein besonders angenehmes Aufwachen bieten Tageslichtwecker. Mit langsam ansteigender Lichtintensität wird die Melatoninausschüttung bereits durch das Licht des Weckers gehemmt, obwohl die Sonne noch nicht aufgegangen ist.

Morgens flacht der Melatoninspiegel weiter ab, der Kortisolspiegel steigt an und löst die sog. „Kortisolaufwachreaktion“ (S. 74) aus. Kortisol hebt die verbliebene Melatoninwirkung auf. Die weitere Melatoninausschüttung wird durch die steigende Lichtstärke der aufgehenden Sonne gehemmt. Ab etwa 5000 Lux wird der Mensch aktiv. Das erklärt, weshalb man an manchen Tagen einfach nicht richtig wach wird, insbesondere wenn es draußen den ganzen Tag grau und trist ist und man sich in Innenräumen aufhält, deren Beleuchtung eine Intensität von 5000 Lux nicht überschreitet.

Übrigens: Je höher der Blauanteil des Lichts ist, desto wacher wird man, denn das Auge reagiert insbesondere auf die blauen Schwingungsanteile des Lichts. Fernseher und andere Displays mit hohem Blauanteil können den Schlaf stören.

Stress ist ein weiterer Faktor für die Melatoninausschüttung. Der Sympathikus regt die Epiphyse zur Melatoninsezernierung an. Dies geschieht auch am helllichten Tag. Die gestresste Person wird müde. Gleichzeitig werden dadurch die Funktion der Gonaden und die Libido bei Frauen und Männern reduziert. Immerhin dürfte die Hemmung des Immunsystems durch die bei Stress erhöhten Kortisolspiegel zu einem gewissen Grad durch die durch Melatonin indizierte Aktivierung des Immunsystems ausgeglichen werden. Grundsätzlich wirken Melatonin und Kortisol antagonistisch aufeinander.

Melatoninmangel. Liegt bei einem Patienten ein Melatoninmangel vor, wird er unter Ein- und/ oder Durchschlafstörungen leiden. Verbreitet bestehen Schwierigkeiten, überhaupt einschlafen zu können. Die Patientinnen und Patienten berichten davon, dass sie teilweise stundenlang wach liegen. Dies geschieht auch, wenn sie nachts aufwachen. An erneutes Einschlafen ist oft nicht zu denken. Des Weiteren ist gehäuft ein verfrühtes Erwachen gegen 4.00 Uhr morgens (Winterzeit) festzustellen, da die 2. Melatoninausschüttung ausbleibt.

Häufig klagen die Patientinnen und Patienten bei unerkanntem Melatoninmangel über nicht nachvollziehbare Heißhungerattacken. Nächtliches Sodbrennen kann ebenfalls ein Mangelsymptom sein, dasselbe gilt allerdings auch bei tagsüber auftretendem Sodbrennen [64] [86].

Im Alter sinkt die Melatoninkonzentration physiologisch ab. Bei Frauen macht sich der sinkende Melatoninspiegel zumeist ab den Wechseljahren bemerkbar.

Diagnostik/Testung

Melatonin kann sowohl im Blutserum als auch im Speichel gemessen werden. Im Urin ist das Abbauprodukt Melatoninsulfat nachweisbar.

Bei Schlafstörungen sollte die Abnahme von Blut oder Speichel um 2.00 Uhr nachts (Winterzeit) erfolgen. Eine gleichzeitige Erhebung der Kortisolwerte ist sinnvoll.

Sonstiges Wissenswertes

- Die Wirkung therapeutisch genutzten Melatonins setzt spätestens 2 h nach der Einnahme ein. Viele Patientinnen und Patienten berichten, dass der Wirkeintritt jedoch in deutlich kürzerer Zeit erfolgt.
- Bei Schlafstörungen aufgrund eines Melatoninmangels hilft oft bereits die Substitution der Vorstufen L-Tryptophan oder 5-HTP, um das Melatonindepot aufzufüllen und zu einem guten Schlaf zu finden.
- Winterdepressionen sind häufig eine Folge von kontinuierlicher Melatoninsynthese aufgrund des anhaltend zu geringen Lichteinfalls, z. B. weil die Tage kurz/dunkel und die Innenraumbeleuchtung nicht hell genug ist. Mit dem Einsatz von Tageslichtlampen kann hier bereits eine deutliche Verbesserung erzielt werden.
- Die Substitution von Melatonin könnte Wechselwirkungen mit Gerinnungshemmern, Antiepileptika und Antidepressiva aus der Klasse der Serotonin-Wiederaufnahmehemmer haben. Nimmt Ihr Patient eines dieser Mittel, sollte auf die Gabe von Melatonin verzichtet werden. Bei einer Nebennierenschwäche mit niedrigen Kortisolspiegeln sollte ebenfalls auf eine Melatoninsubstitution verzichtet werden.
- Handystrahlungen, z. B. durch ein neben dem Bett liegendes Mobiltelefon, könnten die Melatoninsynthese stören [3].
- Melatonin findet sich nicht nur bei Menschen und Tieren, sondern auch bei Pflanzen.

3.4 Hormone der Schilddrüse und Nebenschilddrüse

In der Schilddrüse werden die Schilddrüsenhormone L-Thyroxin (T_4), Trijodthyronin (T_3), Dijodthyrosin (T_2), Monojodthyrosin (T_1) sowie Kalzitonin (S. 67) gebildet. Die Nebenschilddrüse stellt zwar ein eigenes funktionelles Organ dar, wird aber aufgrund der räumlichen Nähe zur Schilddrüse ebenfalls in diesem Kapitel besprochen. Die Nebenschilddrüse bildet das Parathormon (S. 67).

3.4.1 L-Thyroxin (T_4), Trijodthyronin (T_3), Dijodthyrosin (T_2), Monojodthyrosin (T_1)

Name, Hormonart und Bildungsort

In der Schilddrüse werden neben Kalzitonin (S. 67) 4 weitere Hormone gebildet, die voneinander abhängig sind. Es sind die 4 T's: T_1 oder MIT (Monojodthyrosin), T_2 oder DIT (Dijodthyrosin), T_3 (Trijodthyronin) und T_4 (Tetrajodthyronin bzw. [L-]Thyroxin). Prominent sind T_3 und T_4, die anderen beiden sind weniger geläufig, dabei sind sie wichtig für die Bildung von L-Thyroxin und Trijodthyronin.

Diese Schilddrüsenhormone gehören zur Gruppe der vom Tyrosin abstammenden Hormone (S. 15). Das bedeutet, dass die Schilddrüsenhormone aus der Vorstufe L-Tyrosin gebildet werden. Für die Schilddrüsenhormonsynthese ist außerdem Jod wichtig (**Abb. 3.9**), neben weiteren Kofaktoren wie Eisen, Vitamin D, Selen und ω-3-Fettsäuren.

Wirkung und Verstoffwechselung

Die Zusammenhänge der 4 T's versteht man am besten, wenn man den Syntheseweg nachvollziehen kann. Dieser verläuft – vereinfacht dargestellt – wie folgt (**Abb. 3.9**):

1. Das aus dem Blut aufgenommene Jod wird in das Speichereiweiß Thyreoglobulin eingelagert. Dazu ist das Enzym Thyreoperoxidase (TPO) notwendig. TPO baut Jod in die Tyrosin-

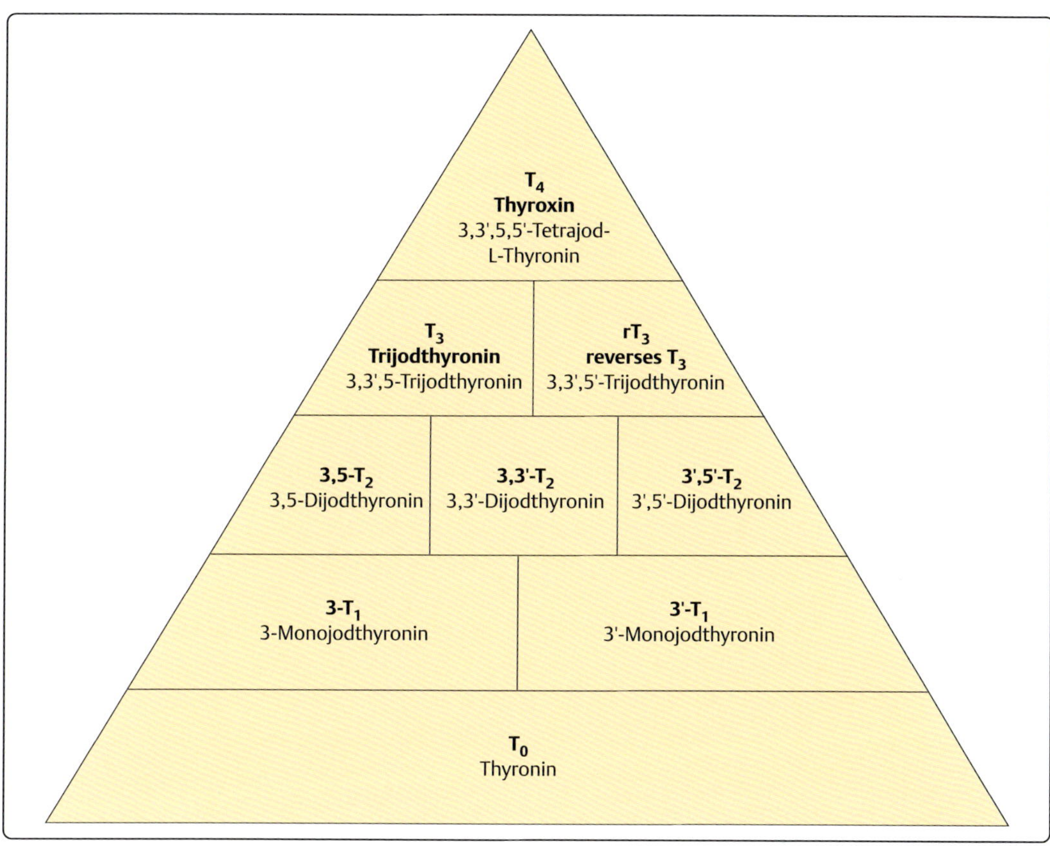

Abb. 3.9 Biosynthese der Schilddrüsenhormone. Der Einbau von Jod in L-Tyrosin und die Verbindung von 2 jodierten Tyrosinresten führt zum Thyroxin (T_4), das zum wirksamen T_3 umgewandelt wird. Der Wechsel der T_3-Jodierung von Position 3 an Position 3' wird durch spezifische Dejodasen inaktiviert T_3 (reverses oder rT_3).

reste ein. Dies nennt man **Jodisation**. Liegt im Körper ein Eisenmangel vor, ist die TPO-Aktivität eingeschränkt.

2. An das erhaltene Thyronin (T_0) wird ein einzelnes Jodatom gebunden. Daraus entstehen 2 Varianten des 3-Monojodthyronins (MIT/T_1/3-T_1). T_1 wird an das Thyroxin-bindende Globulin (TBG) gebunden und in der Schilddrüse gespeichert.
3. Den entstandenen T_1-Versionen wird ein weiteres Jodatom zugeführt. Daraus erhält man 3 verschiedene Formen des Dijodtyrosins (DIT/T_2). Alle 3 werden ebenfalls an TBG gebunden und gespeichert.
4. Aus einem T_1- und einem T_2-Molekül entstehen, u. a. mithilfe von TPO, die Hormone T_3 und reverses T_3 (rT_3), wobei T_3 die aktive Form und rT_3 die inaktive Form ist.
5. Aus 2 T_2-Molekülen wird, wiederum mittels TPO, ein T_4-Molekül hergestellt. Thyroxin enthält 4 Jodatome. Es wird ebenfalls an TBG gebunden.

Thyroxin (T_4) ist in erster Linie die Transportform der Schilddrüsenhormone. Es wird an das Blut abgegeben und ist zu 99,9 % v. a. an TBG und zu einem kleinen Anteil auch an Albumin gebunden. Die freie und für den Körper nutzbare Form fT_4 zirkuliert zu 0,1 % im Blut. T_4 wirkt in den Zielzellen jedoch nicht sofort, sondern muss vor Ort erst zu T_3 dejodiert werden. Dejodieren bedeutet, dass ein Jodatom vom T_4 abgespalten werden muss, um in der Zielzelle wirken zu können, ein T_4- Molekül muss also zunächst in ein T_3-Molekül rückgewandelt werden. Insgesamt wirkt T_4 dadurch deutlich langsamer und schwächer an den Hormonrezeptoren als T_3.

Trijodthyronin (T_3) liegt in der Schilddrüse und im Blut in deutlich geringeren Konzentrationen vor als T_4. Im Verhältnis bildet die Schilddrüse über 90 % T_4. Als T_3 verbleiben nur die restlichen, maximal 10 %. Selbst von diesem geringen Gesamtanteil der Schilddrüsenhormone ist T_3 hauptsächlich an TBG (sowie in geringen Mengen an Albumin) gebunden. Dennoch ist der Anteil des fT_3 größer als der von fT_4. Der überwiegende Anteil des genutzten T_3 entsteht aus der Dejodierung von T_4. Dies geschieht mithilfe von Selen in der Peripherie. Schilddrüsenhormonrezeptoren haben eine mehr als 10-fach höhere Bindungsaffinität für T_3 als für T_4. Dadurch wirkt T_3 rascher und stärker.

Reverses Trijodthyronin (rT_3) kann zwar die T_3-Rezeptoren besetzen, ist in den Zielzellen jedoch nicht wirksam, da die Verteilung der Jodatome anders angelegt ist als im T_3-Molekül (**Abb. 3.9**). Hauptsächlich entsteht rT_3 bei der Dejodierung von T_4 zu T_3 als Abfallprodukt, um überschüssiges T_4 der Ausscheidung über die Leber zuführen zu können. Ein Überangebot an rT_3 kann zu den Symptomen einer Hypothyreose (S. 114) führen.

Die Schilddrüse ist maßgeblich beteiligt an der Steuerung des körperlichen Grundenergieumsatzes und an der Regulierung der Geschwindigkeit vieler Stoffwechselvorgänge, wie folgende Auflistung zeigt:

- Regulation der Körpertemperatur, inklusive Schweißbildung, Hitze- und Kälteempfindung, und die Entwicklung von Fieber zur Krankheitsbekämpfung
- körperliches Wachstum und körperliche Entwicklung
- Blutdruck
- Herzfrequenz
- Verdauung und Peristaltik
- Kohlehydratstoffwechsel
- Einlagerung von Nährstoffen wie Fett in das Gewebe
- Regulation des Körpergewichts
- Blutzuckerspiegel
- Libido
- Grad der Wachheit
- Fortpflanzung (Fruchtbarkeit)
- Zell- und Haarwachstum

Die Schilddrüse bestimmt die Geschwindigkeit dieser Vorgänge, weshalb – vereinfacht formuliert – die hyperthyreote Schilddrüse alles beschleunigt und die hypothyreote Schilddrüse alles bremst.

Stimuliert wird die T_4-/T_3-Ausschüttung durch TSH (S. 61). Die Östrogene, Progesteron und die Nebennierenaktivität haben einen indirekten Einfluss auf die Schilddrüsenhormonsynthese. Einige vermeintliche Schilddrüsenunterfunktionen sind eigentlich eine unerkannte Nebennierenschwäche oder ein Progesteronmangel!

Weiterführende Informationen finden Sie in den Kapiteln zu den Schilddrüsendysbalancen (S. 113) und den Schilddrüsenerkrankungen (S. 248).

Diagnostik/Testung

Aufgrund der langen Halbwertszeit von T_4 im Plasma von 7 Tagen gibt es keine größeren Schwankungen des Hormonspiegels. Eine Diagnostik sollte dennoch morgens nüchtern im Blutplasma erhoben werden. Ein einzelner erhobener Wert, in Kombination mit TSH und T_3, lässt relativ zuverlässige Rückschlüsse auf die Schilddrüsenaktivität zu. Ein exaktes Gesamtbild ergibt sich erst mit der gleichzeitigen Erhebung der freien Anteile fT_4 und fT_3.

In der Schwangerschaft steigt der Anteil an TBG physiologisch an. Um den Mangel der nun mehr gebundenen Schilddrüsenmoleküle auszugleichen, steigt gleichzeitig auch der fT_4-Spiegel. Um die gegebene Situation korrekt interpretieren zu können, reicht weder die alleinige Erhebung des TSH- noch die des T_4-Werts. Erst die gemeinsame Überprüfung von TSH, T_4, fT_4 und ggf. des Speichereiweißes TBG erlaubt Rückschlüsse auf eine möglicherweise bestehende Hyperthyreose während der Schwangerschaft.

Sonstiges Wissenswertes

- Die Schilddrüse synthetisiert täglich etwa 7 µg T_4.
- Nach oraler Einnahme kommen etwa 10 % des substituierten L-Thyroxins im Blutkreislauf an. Pharmazeutisches L-Thyroxin wird in µg substituiert. Von 75 µg substituiertem L-Thyroxin gelangen z. B. etwa 7,5 µg in das Blut und über dieses zu den Zielzellen. Dies entspricht in etwa dem Wert der eigenen Hormonsynthese.
- Hohe Kortisolspiegel, z. B. während stressreicher Phasen, erhöhen den körperlichen Grundumsatz. Um dem entgegenzusteuern, wird die Schilddrüsenaktivität gedrosselt und weniger Schilddrüsenhormone werden gebildet.
- Eine Schilddrüsenunterfunktion führt zu einem hohen Kortisolspiegel, da der Körper den Grundumsatz auf eine andere Art ansteigen lassen muss.
- Eine Schilddrüsenschwäche kann durch Jod- und/oder Selenmangel ausgelöst werden.
- Die Schilddrüsenhormone weisen eine Wechselwirkung mit Insulin auf.
- Wärmeintoleranz kann ein Zeichen einer Hyperthyreose sein.
- Die Empfindlichkeit der Zellen gegenüber Adrenalin, Kortisol und Östrogenen wird durch L-Thyroxin (T_4) gesteigert.
- Die bekannte Schilddrüsenerkrankung **Struma** (oder auch Kropf) entsteht aufgrund eines jahrelangen Jodmangels. Durch den Jodmangel wird sich die Schilddrüse zunächst zwar verkleinern, nachfolgend jedoch vermehrt IGF freisetzen, das wachstumsfördernd auf das Gewebe wirkt und zu einer Vermehrung der Schilddrüsenfollikel führt. Mit Jod gefüllte Thyreozyten sezernieren daraufhin wachstumshemmenden Transformierenden Wachstumsfaktor (TGF), um ein unkontrolliertes Wachstum zu verhindern. Der Grad der Strumaausprägung wird in verschiedene Stufen eingeteilt, die einer Bewertung der Tast- und der Sichtbarkeit der Kropfausbildung entsprechen. Die Strumaerkrankung wird nachfolgend nicht näher besprochen, da sie gewöhnlich keine Folge von Hormonstörungen ist, sondern das Ergebnis von Jodmangel, Schilddrüsenentzündungen oder Schilddrüsenkarzinomen. Sehr selten ist die Autoimmunerkrankung Morbus Basedow, eine Immunhyperthyreose, ursächlich.
- Aus einer Strumaform, der Struma diffusa, können sich im Laufe der Zeit durch Wachstumsvorgänge Zysten und sog. „kalte Knoten" bilden. Hierbei handelt es sich um eine Knotenstruma oder eine Struma nodosa. Die **kalten Knoten** sind Narbengewebe, in denen keine oder kaum noch Hormone gebildet werden können. Das Vorliegen kalter Knoten kann ausschließlich im Szintigramm nachgewiesen werden. Die mangelnde Aktivität des vernarbten Bindegewebes stellt sich im Szintigrammbild blau dar, daher die Namensgebung.
- **Heiße Knoten** entstehen aus fehlgeleiteten Zellteilungsprozessen und Wachstumsinformationen. Sie produzieren weiterhin Schilddrüsenhormone und nutzen dazu das vorliegende Jod. Die Problematik der heißen Knoten liegt darin, dass Rückkopplungsmechanismen in diesen Zellen nicht greifen. Heiße Knoten produzieren ihre Hormone völlig autark in ihrem eigenen Takt. Da sich die Zellen der heißen Knoten ebenfalls ausbreiten, nehmen die heißen Knoten mit steigendem Lebensalter zu. Ihren Namen erhielten die heißen Knoten übrigens ebenfalls aufgrund der Färbung in den Szintigrammaufnahmen. Heiße Knoten sind sehr aktiv und werden deshalb rot dargestellt.

3.4.2 Parathormon (PTH)

Name, Hormonart und Bildungsort

Das Parathormon wird in der Nebenschilddrüse gebildet. Es gehört zu der Gruppe der Peptidhormone und wird auch als Nebenschilddrüsenhormon oder Parathyrin bezeichnet. Parathormon besteht aus 84 verschiedenen Aminosäuren.

Wirkung und Verstoffwechselung

Sobald der Blutkalziumspiegel absinkt, löst das Parathormon Kalzium aus den Knochen und dem Dünndarm, um den Kalziumspiegel im Blut konstant zu halten (**Abb. 3.10**). Parathormon induziert außerdem in der Niere die Umwandlung von Vitamin D in seine wirksame Form Kalzitriol.

> **Merke**
> Beim Vitamin D handelt es sich weniger um ein Vitamin als vielmehr ein Hormon. Es wird auch Kalziferol genannt. Kalziferol ist wichtig für die Regelung des Kalzium-Phosphat-Haushalts, es unterstützt das Immunsystem und fördert die Knochenzellreifung.

Auf den Knochenstoffwechsel hat Parathormon eine indirekte Wirkung: Über die Aktivierung der Osteoblasten werden indirekt die Osteoklasten stimuliert. Dadurch kommt es zum Knochenabbau.

Parathormon verhindert über die Vitamin-D-Aktivierung die Kalziumausscheidung aus dem distalen Tubulus der Niere und hemmt die Rückresorption von Phosphat in der Niere. Wenn eine ausreichend hohe Parathormonkonzentration im Blut vorliegt, wird Phosphat durch den distalen Tubulus in den Urin abgegeben; Kalzium hingegen im Körper zurückgehalten (**Abb. 3.10**).

Die Ausschüttung des Parathormons wird über den negativen Rückkopplungsmechanismus des Blutkalziumspiegels gehemmt. Sobald das Serumkalzium über den benötigten Wert hinaus angestiegen ist, wird die Parathormonsezernierung gehemmt (**Abb. 3.10**).

Darüber hinaus fördert Parathormon Entzündungen.

Antagonist des Parathormons ist das Schilddrüsenhormon **Kalzitonin**. Vereinfacht ausgedrückt holt Parathormon Kalzium aus den Knochen, Kalzitonin bringt es wieder zurück.

Die körperlichen Symptome eines Parathormonmangels oder -überschusses leiten sich von der Kalziumwirkung im Körper ab.

Parathormonmangel. Bei einem Parathormonmangel oder einem Hypoparathyreoidismus zählen Krampfneigung der Gesichts- und Skelettmuskulatur bis hin zur Pfötchenstellung der Hände, Parästhesien (Sensibilitätsausfälle), trockene und rissige Haut, Kopfschmerzen sowie Herz- und Kreislaufprobleme zu den zu beobachtenden Symptomen. Spätfolgen können Demenz und Katarakt (grauer Star) sein. Bei Kindern können Entwicklungsstörungen vorliegen.

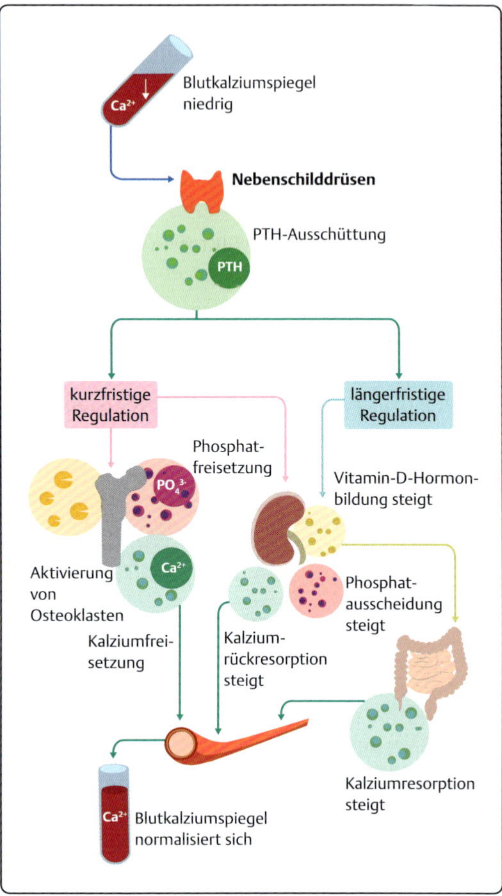

Abb. 3.10 Wirkung von Parathormon. Parathormon (PTH) ist der Gegenspieler des Kalzitonins. Es wird freigesetzt, wenn der Kalziumspiegel im Blut sinkt, und führt zum Abbau von Knochensubstanz. Dabei werden Kalzium (Ca^{2+}) und Phosphat ($PO_4{}^{3-}$) frei. Phosphat wird unter PTH-Einfluss verstärkt mit dem Urin ausgeschieden, Kalzium dagegen wird rückresorbiert: Der Kalziumspiegel im Blut steigt. Außerdem fördert PTH in der Niere die Bildung des Vitamin-D-Hormons (Kalzitriol, Vitamin D_3), das die Aufnahme von Kalzium im Darm fördert. (Quelle: Hormone der Nebenschilddrüsen. I care Anatomie, Physiologie. 2., aktualisierte Auflage. Stuttgart: Thieme; 2020. doi:10.1055/b-006-163254)

Parathormonüberschuss. Bei einem Parathormonüberschuss wird vermehrt Kalzium in das Blut abgegeben, wodurch die Niere mehr Phosphat ausscheidet. Durst und Harndrang können steigen. Weitere Symptome können Muskel-, Gelenk- und Kopfschmerzen, Obstipation, Übelkeit, Erbrechen, Nierensteine, Nierenschäden, depressive Verstimmungen bis hin zur Depression, Konzentrationsstörungen, Müdigkeit, Antriebsschwäche und Vergesslichkeit sein. Beim Hyperparathyreoidismus besteht zusätzlich das Risiko der Osteoporose.

Diagnostik/Testung

Zur Diagnose werden im Blutserum die Kalzium- und Phosphatwerte bestimmt. Die Phosphatkonzentration steigt bei einem Kalziummangel an.

Außerdem wird der Wert des Parathormons im Blut bestimmt. Die Probe muss zeitnah ins Labor geschickt werden, da dieses Hormon instabil ist.

> **Praxistipp**
>
> Parathormon bleibt bei einer Temperatur von 4 °C etwa 24 h erhalten. Bei höheren Temperaturen oder nach 24 h beginnt der zügige Zerfall, wodurch das Messergebnis verfälscht wird. Deshalb sollte man die Blutprobe entweder bis zum Versand an das Labor im Kühlschrank bei maximal 4 °C lagern oder das Serum extrahieren und einfrieren. Im gefrorenen Zustand bleibt der Hormonwert stabil.

Sonstiges Wissenswertes

- Die Einnahme von Kortikosteroiden senkt aufgrund der hemmenden Wirkung von Kortikosteroiden auf den Vitamin-D- und Kalziumspiegel die Parathormonkonzentration.
- Bei intakter Nebenschilddrüse steigt der Parathormonspiegel bei einem Kalziummangel an, sodass dem Körper genügend Kalzium zur Verfügung steht.

3.5 Hormone der Nebennieren

Im Nebennierenmark werden Adrenalin und Noradrenalin (S. 69) gebildet. In der Nebennierenrinde werden in der äußersten Schicht (Zona glomerulosa) das Mineralokortikoid Aldosteron (S. 72), in der mittleren Schicht (Zona fasciculata) die Glukokortikoide Kortison, Kortisol und Kortikosteron (S. 73) und in der inneren Schicht (Zona reticularis) – neben den Androgenen Testosteron (S. 86) und Androsteron – das Hormon DHEA (S. 75) gebildet. Auch Pregnenolon (S. 76), die Vorstufe aller Steroidhormone, wird u. a. in der Nebennierenrinde gebildet.

3.5.1 Adrenalin und Noradrenalin

Name, Hormonart und Bildungsort

Adrenalin und Noradrenalin sind Hormone aus der Gruppe der Katecholamine. Gleichzeitig zählen sowohl Adrenalin als auch Noradrenalin zu den Neurotransmittern. Ob es nun als Hormon oder Neurotransmitter gewertet wird, ist vom Bildungsort abhängig. Als Neurotransmitter finden sie sich in den adrenergen Nervenzellen des ZNS, das Hormon wird im Nebennierenmark gebildet (**Abb. 2.8b**).

Adrenalin und Noradrenalin werden im Nebennierenmark wie folgt gebildet: Die Aminosäure Phenylalanin wird mithilfe von u. a. Folsäure und Magnesium zur Aminosäure Tyrosin umgebaut. Der nächste Schritt ist der Umbau zu L-Dopa. Dafür sind Kalzium und Folsäure erforderlich. L-Dopa wird unter Zuhilfenahme des Vitamins B_6 zu Dopamin. Vitamin C, Kupfer und Eisen werden benötigt, um Dopamin zu Noradrenalin umzubauen. Im letzten Schritt wirken Folsäure, Vitamin B_6 und Vitamin B_{12} an der Synthese von Noradrenalin zu Adrenalin mit (**Abb. 3.11**).

Wirkung und Verstoffwechselung

Adrenalin und Noradrenalin werden in Not- oder massiven Stresssituationen ausgeschüttet, um das Überleben zu sichern. Es sind die Hormone, auf denen die Fight-or-Flight-Reaktion (S. 23) basiert. Die Ausschüttung erfolgt aufgrund einer Aktivierung des Sympathikus, der das Nebennierenmark innerviert und dort die Adrenalinsezernierung auslöst. Jede der nun folgenden Reaktionen ist ausschließlich auf das Überleben einer existenziell bedrohlichen Situation wie Kampf, Angriff oder Flucht ausgerichtet.

Adrenalin und Noradrenalin ähneln sich zwar in Bezug auf ihren Aufbau (**Abb. 3.11**), aufgrund

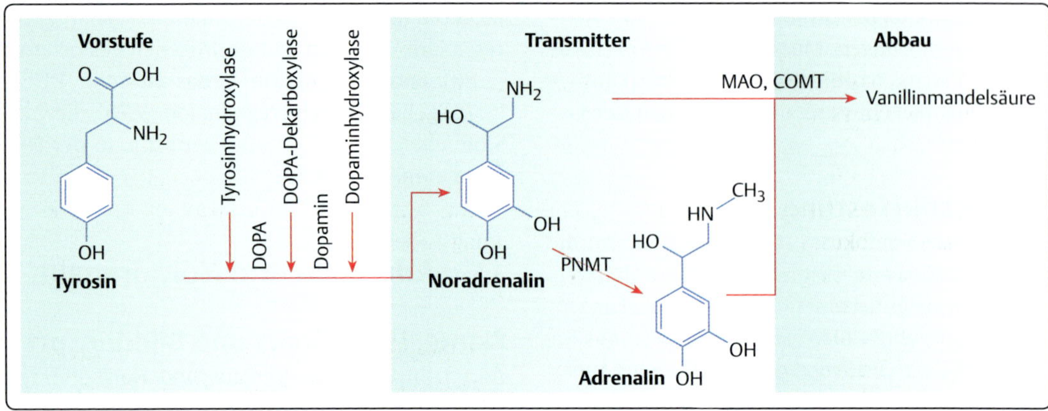

Abb. 3.11 Biosynthese und Abbau der Katecholamine Adrenalin und Noradrenalin. COMT = Katechol-O-Methyltransferase, MAO = Monoaminooxidase, PNMT = Phenylethanolamin-N-Methyltransferase. (Quelle: Herdegen T, Böhm R, Culman J, Gohlke P, Luippold G, Wätzig V, Hrsg. Kurzlehrbuch Pharmakologie und Toxikologie. 3. Aufl. Stuttgart: Thieme; 2013)

ihrer etwas unterschiedlichen Molekülstruktur interagieren sie jedoch teilweise mit verschiedenen Rezeptoren und lösen somit unterschiedliche Wirkungen aus. An α- und β1-Rezeptoren binden sich Adrenalin und Noradrenalin jeweils als Hormon und Neurotransmitter; an die β2-Rezeptoren bindet sich jedoch ausschließlich das im Nebennierenmark erzeugte Adrenalin:

- Wirkung von Adrenalin und Noradrenalin an den **α-Rezeptoren**:
  - Engstellung der Venen
  - Vasokonstriktion der Arterien
  - Erhöhung des systolischen und des diastolischen Blutdrucks
  - Zusammenziehen der Gefäße in der Haut
  - Stimulation der Schweißdrüsen
  - Verminderung der Insulinsekretion
  - Erhöhung der Glukagonsezernierung des Pankreas
  - Kontraktionen der glatten Muskulatur (z. B. erfolgt dadurch der Verschluss des Harnblasenschließmuskels)
- Wirkung von Adrenalin und Noradrenalin an den **β1-Rezeptoren**:
  - Engstellung der Venen
  - Verengung der Arterien
  - Erhöhung des systolischen und diastolischen Blutdrucks
  - verstärkte Lipolyse zur Energiebereitstellung
  - Aktivierung des RAAS
- Wirkung von Adrenalin (aus dem Nebennierenmark) an den **β2-Rezeptoren**:
  - Weitstellung der muskulären Blutgefäße
  - Vasodilatation der Herzgefäße
  - Erweiterung der Bronchien
  - Erhöhung der Insulinsekretion

Der Sympathikus wirkt parallel zu Adrenalin und Noradrenalin und steuert seinerseits folgende Reaktionen:

- Steigerung der Atemtiefe und -frequenz über das Atemzentrum in der Medulla oblongata
- Weitung der Pupillen
- Hemmung der Darmperistaltik, es kommt zum Darmverhalt

Die Leber wird von Adrenalin und Noradrenalin zur Glykogenolyse angeregt, wodurch dem Körper schnell Energie zur Verfügung steht. Adrenalin ist überdies an einer verstärkten Blutgerinnung beteiligt.

Adrenalin wird nach der Sezernierung nicht weiter verstoffwechselt, sondern binnen 3 Min. abgebaut. Die Enzyme Monoaminoxidase (MAO) und Katechol-O-Methyltransferase (COMT) bauen sowohl Adrenalin wie auch Noradrenalin zu im Urin nachweisbarer Vanillinmandelsäure ab (**Abb. 3.11**).

Adrenalin und Noradrenalin wirken selbst nicht direkt auf die Psyche. Wie erklären sich also der Adrenalinkick und die Bereitschaft, für diesen zuweilen ziemlich verrückte Dinge zu tun? Zum einen befindet sich der Körper aufgrund der körperlichen Vorgänge in einer hohen Reflexbereitschaft. Während der Adrenalinausschüttung fühlt man sich absolut fokussiert auf die eine Sache, die die Adrenalinausschüttung verursacht hat. Zum anderen entsteht das Gefühl, in diesem Moment wirklich zu leben, man ist euphorisch – spätestens nach dem Ereignis. Vermutlich liegt das daran, dass zeitgleich mit dem Adrenalin auch Endorphine (S. 100) ausgeschüttet werden. Außerdem kann sich das Gefühl für und der Bezug zum eigenen Körper nach einer einschneidenden oder sehr aufregenden Situation verändern, was sich wiederum sehr positiv auf die Psyche auswirken kann.

! Cave

Sind die Noradrenalin- und Adrenalinwerte dauerhaft zu hoch, muss die Bildung eines Phäochromozytoms (Tumor des Nebennierenmarks) abgeklärt werden.

Adrenalin- und Noradrenalinüberschuss. Die Symptome einer dauerhaften Erhöhung leiten sich von den Wirkungen der Hormone Adrenalin und Noradrenalin ab. Insbesondere sind Folgende zu nennen:

- Herzrasen (Tachykardie und Palpitationen)
- Herzrhythmusstörungen
- Hypertonie (anfallsweise oder chronisch)
- Kopfschmerzen
- Gewichtsverlust
- Unruhe
- Schlaflosigkeit
- Schweißausbrüche
- steigender Blutzuckerspiegel
- Magenschleimhautentzündungen
- Magengeschwüre (Ulcus ventriculi)

Adrenalin- und Noradrenalinmangel. Werden Noradrenalin- und Adrenalin in ungenügendem Ausmaß sezerniert, klagen die Betroffenen über folgende Symptome:

- Müdigkeit
- Leistungsschwäche
- Konzentrationsschwierigkeiten
- nachlassende Vitalität

Der chronische Mangel an Adrenalin steht im Verdacht, Mitauslöser einer späteren Krebserkrankung zu sein [62].

Info

Adrenalin wird in der Notfallmedizin bei einem Herzstillstand, nach einem Herzinfarkt und beim anaphylaktischen Schock eingesetzt. Zur Behandlung von Asthma bronchiale ist Adrenalin nicht mehr zugelassen, allerdings nach wie vor als begleitende Therapie bei akutem Pseudokrupp. Zur schnellen Blutstillung kann es aufgrund der gefäßverengenden Wirkung ebenfalls lokal angewendet werden.
Die medizinische Anwendung von Noradrenalin erfolgt ebenfalls bei verschiedenen Formen des Schocks (anaphylaktisch, septisch, kardiogen) sowie bei einem starken Blutdruckabfall.
Beide Medikamente dürfen nach der Einnahme von Viagra nicht verabreicht werden, da sowohl Viagra als auch Adrenalin und Noradrenalin die Gefäße des Herzens erweitern. Die Kombination von Viagra und Adrenalin könnte zu einem massiven Blutdruckabfall und sogar zum Tod führen.

Diagnostik/Testung

Zur Bestimmung der Adrenalinkonzentration ist es sinnvoll, EDTA-Plasma zu verwenden. Aufgrund der hohen Reaktivität und der geringen Halbwertszeit muss der Patient vor der Blutabnahme 30 Min. liegen. Dann steht er schnell auf, wodurch die Adrenalinausschüttung ansteigt. Jetzt wird die Kanüle gelegt und Blut abgenommen. Der Patient ruht weitere 30 Min. mit fixierter Kanüle, und es wird ein noch einmal Blut abgenommen.

Außerdem kann man Adrenalin und Noradrenalin im 2. Morgenurin oder im 24-h-Sammelurin bestimmen. Dies ist bei Verdacht auf einen Hormonmangel oder auf eine Nebennierenschwäche zu bevorzugen.

Sonstiges Wissenswertes

- Die Empfindlichkeit der Zellen gegenüber Adrenalin wird durch das Schilddrüsenhormon T_4 gesteigert.
- Ein hoher Blutzuckerspiegel und Adrenalin wirken wechselseitig aufeinander. Adrenalin löst nicht nur die Erhöhung des Blutzuckerspiegels aus. Ein hoher Blutzuckerspiegel verursacht auch eine Adrenalinausschüttung!
- Adrenalin ist das erste Hormon, das entdeckt wurde.

3.5.2 Aldosteron

Name, Hormonart und Bildungsort

Das Steroidhormon Aldosteron wird aus Progesteron in der Zona glomerulosa, der äußeren Schicht der Nebennierenrinde, gebildet (**Abb. 1.2**). Aldosteron zählt zu den Mineralokortikoiden.

Wirkung und Verstoffwechselung

Aldosteron wird auch als Salzhormon bezeichnet, da es die Niere stimuliert, Salze zu binden und somit Wasser zurückzuhalten, anstatt es auszuscheiden (**Abb. 1.5**). Damit wirkt es blutdruck- und blutvolumensteigernd. Aldosteron ist ein wesentlicher Bestandteil des blutdruckregulierenden Systems RAAS (S. 25). Die Aldosteronsezernierung erfolgt als Folge eines zu niedrigen Blutdrucks oder -volumens sowie aufgrund einer ACTH-Ausschüttung (**Abb. 3.4**).

Giert eine Person übermäßig nach Salz, sollten unbedingt der Aldosteronwert erhoben sowie eine Nebennierenschwäche ausgeschlossen werden. Obwohl Salzmangel hinweisend für einen Aldosteronmangel ist, wirkt Natrium gleichzeitig als Aldosteronantagonist. Liegen hohe Natriumspiegel vor, besteht keine Veranlassung zur Aldosteronausschüttung, da der Salzgehalt für die Blutdruckregulation ausreicht.

Merke

Typisches Symptom für eine Nebennierenschwäche oder einen Aldosteronmangel ist Salzhunger!

Aldosteronmangel. Symptome eines Aldosteronmangels (Hypoaldosteronismus) sind

- niedriger Blutdruck,
- Salzhunger,
- Hyponatriämie,
- Hyperkaliämie,
- Azidose.

Cave

Eine Addison-Krise durch Zerstörung der Nebennierenrinde (Morbus Addison) ist akut lebensbedrohlich! Die betroffene Person muss dringend und umgehend notärztlich versorgt und hospitalisiert werden.

Aldosteronüberschuss. Bei einem Aldosteronüberschuss, dem Hyperaldosteronismus, liegt folgende Trias vor:

- Bluthochdruck
- Hypokaliämie
- Alkalose

Diagnostik/Testung

Aldosteron kann sowohl im gefrorenen EDTA-Plasma als auch im Urin nachgewiesen werden. Die Laborbestimmung über den Urin erfolgt entweder über eine einmalige Urinprobe oder über einen 24-h-Sammelurin. Der 24-h-Sammelurin hat den Vorteil, dass er am besten widerspiegelt, wie die durchschnittliche Aldosteronausschüttung ausfällt.

Bei der Erhebung von Laborwerten muss differenzialdiagnostisch ein Progesteronmangel abgeklärt werden.

3.5.3 Kortison, Kortisol, Kortikosteron

Name, Hormonart und Bildungsort

Gerade bei den Steroidhormonen Kortison, Kortisol und Kortikosteron kommt es häufig zu Verwechselungen, und zwar nicht nur in Bezug auf die Verwendung der Namen. In der Gruppe der Glukokortikoide gibt es

- Kortison: inaktive Form des Kortisols (**Abb. 3.12**),
- Kortisol oder auch Hydrokortison: aktive Form (**Abb. 3.12**),
- Kortikosteron: Prohormon für Aldosteron,
- Medizinprodukte: Kortikoide oder Glukokortikoide, z. B. Prednisolon.

Kortison, Kortisol und Kortikosteron werden in der mittleren Schicht der Nebennierenrinde, der Zona fasciculata, synthetisiert (**Abb. 1.2**).

Die Medizinprodukte werden substituiert und sind für gewöhnlich in ihrer Wirkweise mit der des Kortisols vergleichbar. An dieser Stelle werden daher die synthetischen Kortisolprodukte nicht vertieft behandelt.

Die Vorstufe für alle 3 Glukokortikoide ist Progesteron. Kortikosteron wird über den Zwischenschritt 11-Desoxykortikosteron aus Progesteron synthetisiert. Aus Progesteron wird 17α-Hydroxyprogesteron gebildet, daraus wiederum wird 11-Desoxykortisol synthetisiert (**Abb. 1.2**). Aus diesem produziert die Nebennierenrinde die inaktive Form Kortison, bei Bedarf wird es in die aktive Form Kortisol umgewandelt (**Abb. 3.12**). Der Körper benötigt Magnesium, um Kortisol herstellen zu können.

Wirkung und Verstoffwechselung

Während Kortison und Kortisol für die Stressantwort eine herausragende Rolle spielen, ist Kortikosteron als Prohormon für Aldosteron (S. 72) wichtig. Außerdem bewirkt die Kortikosteronausschüttung die Speicherung von Glukose in den Zellen. Kortisol wirkt in dieser Hinsicht antagonistisch zu Kortikosteron, da Kortisol schnell verfügbare Energie in Form von Glukose und Proteinen bereitstellt.

Die Ausschüttung von Kortisol wird zum einen durch die CRH-Ausschüttung des Hypothalamus angeregt, woraufhin die Adenohypophyse ACTH sezerniert und der Kortisolspiegel ansteigt (**Abb. 1.4**, **Abb. 3.4**). Zum anderen bewirken äußere Stressimpulse eine Sympathikusaktivierung, an die eine Adrenalinausschüttung gekoppelt ist: Durch die ausgelösten Stressimpulse erhöht sich der Kortisolspiegel.

Innerhalb der normalen zirkadianen Tagesrhythmik steigt die Kortisolkonzentration ab dem Morgen bis zum Mittag steil an und flacht über den weiteren Tag und in der Nacht ab (**Abb. 12.1a**). Kortison wird v. a. in der 2. Nachthälfte produziert.

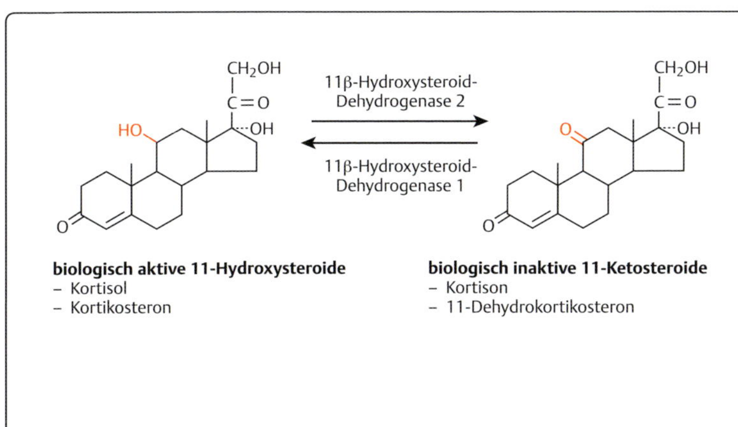

Abb. 3.12 Interkonvertierung der Glukokortikoide Kortisol und Kortison. (Quelle: Deutzmann R. Interkonvertierung von Kortisol und Kortison. In: Behrends J, Bischofberger J, Deutzmann R et al., Hrsg. Duale Reihe Physiologie. 4., unveränderte Auflage. Stuttgart: Thieme; 2021. doi:10.1055/b000000462; nach Rassow J, Hauser K, Netzker R, Deutzmann R, Hrsg. Duale Reihe Biochemie. 4. Auflage. Stuttgart: Thieme; 2016. doi:10.1055/b-002-85529)

Der hohe morgendliche Spiegel ist für die **Kortisolaufwachreaktion** (engl. „cortisol awakening response") erforderlich und steht quasi als „Tagesdosis" zur Verfügung. Die Kortisolaufwachreaktion ist wegen der antagonistischen Wirkung auf Melatonin (S. 61) maßgeblich am morgendlichen Aufwachen beteiligt. Hohe Kortisolkonzentrationen, beispielsweise während einer anhaltenden Stressphase, verdrängen die zum Durchschlafen notwendige Melatoninwirkung. Die Praxis zeigt, dass zu geringe nächtliche Kortisolspiegel ebenfalls ein Durchschlafen verhindern können. Die Patientinnen und Patienten berichten, dass sie in diesen Fällen nachts mit Herzrasen aufwachen.

Überdies wirkt Kortisol antagonistisch auf Insulin, DHEA, T_4/T_3 und STH.

Weitere bedeutende Funktionen von Kortisol sind Folgende:

- **körperliche Wirkung:**
  - Stresshormon
  - Stressantwort: Energiebereitstellung für Kampf oder Flucht
  - erneute Aktivierung von Noradrenalin, Adrenalin, Dopamin
  - Stressresistenz und -toleranz
  - Beteiligung an der Steuerung des Schlaf-Wach-Rhythmus
  - Aktivierung von Stoffwechselvorgängen und Darmtätigkeit bis hin zu Durchfällen (ggf. will der Körper in lebensbedrohlichen Situationen Ballast reduzieren; dies ist allerdings noch nicht vollständig erforscht)
  - Förderung der Glukoneogenese in Leber, Nieren und Muskulatur zur Bereitstellung von Energie aus gespeicherten Kohlenhydraten und Proteinen
  - Hemmung der Glukoseaufnahme in Speichergewebe (dadurch wirkt Kortisol als Antagonist zu Insulin)
  - Entzündungshemmung
  - Schmerzhemmung
  - Gefäßregulation (kleine Gefäße ziehen sich zusammen, große werden erweitert)
  - Erhöhung Herz- und Atemfrequenz
  - Erweiterung der Bronchien
  - den Blutdruck aktivierend
  - Hemmung des Immunsystems
  - Hemmung der NK-Zellen (aus der Gruppe der Lymphozyten)
  - Anregung der Osteoblasten und Osteoklasten, also des Knochenauf- und -abbaus
  - Förderung des Abbaus von Fettgewebe (Lipolyse zur Bereitstellung von Energiereserven)
  - Erhöhung des Energieumsatzes
  - Erhöhung der Körpertemperatur
- **psychische Wirkung:**
  - Steigerung der Aufmerksamkeit
  - „Wachmacher"

Gehemmt wird die Kortisolausschüttung durch negative Rückkopplung: Kortisol besetzt die Glukokortikoidrezeptoren von Hypothalamus und Hypophyse, wodurch die Ausschüttung von CRH und ACTH gehemmt wird (**Abb. 1.4**).

Diagnostik/Testung

Die Erhebung von Kortisolwerten kann im Blutserum, im Speichel und im Urin (24-h-Sammelurin) erfolgen.

Die Messung im Urin ist v. a. dann geeignet, wenn es um eine generelle Einschätzung der Kortisolsynthese geht. Diese ist zudem kostengünstig. Für einen ersten Eindruck kann der über den 24-h-Sammelurin erhaltene Mittelwert der Kortisolkonzentration durchaus ausreichen.

Da die Kortisolkonzentration im Tages- und Nachtverlauf erheblich schwankt, ist die Erhebung eines Tages- oder Nachtprofils in den meisten Fällen jedoch weitaus aussagekräftiger. Hierfür werden die Kortisolwerte im Speichel bestimmt, die Entnahme erfolgt mehrmals über einen bestimmten Zeitraum. Anhand einer Kurve kann genau nachvollzogen werden, zu welcher Tages- oder Nachtzeit die Kortisolsynthese zu stark oder zu gering ausfällt. Bestimmte Krankheitsbilder, wie z. B. das chronische Erschöpfungssyndrom (S. 229), lassen sich anhand des typischen Kurvenverlaufs der Kortisolwerte identifizieren, und ermöglichen zudem die Differenzierung zwischen verschiedenen Erkrankungen, z. B. zwischen einer Depression (S. 276) und einem Burn-out (S. 220).

Die Bestimmung im Blut ist insofern problematisch, als ein einzelner Wert niemals Aufschluss über die Art der Erkrankung oder die Kortisolsyntheseleistung der Nebennieren geben kann. Möglicherweise kann die Nebenniere aufgrund des nachts produzierten Kortisols morgens eine adäquate Hormonmenge ausschütten, im Tagesverlauf erschöpft sich das Depot jedoch zu schnell. Würde man ausschließlich morgens einen Wert erheben, kann die Kortisolsynthese fälschlicherweise als ausreichend beurteilt werden. Insofern scheidet meiner Ansicht nach die Erhebung von Kortisolwerten anhand des Bluts aus, denn in der Praxis wird sich kaum ein Patient mehrfach am Tag Blut abnehmen lassen wollen.

Wenn Sie Kortisol messen, sollten Sie den Antagonisten DHEA ebenfalls prüfen lassen. Dieser gibt auch Aufschluss über die Nebennierenaktivität.

Zudem sollte die Entnahme – wenn man mit der Messung keine besonderen/anderen Ziele verfolgt – grundsätzlich im Ruhezustand erfolgen. Sport, körperliche Aktivität oder Stress (auch positiver!) vor der Probenentnahme können Veränderungen der Kortisolwerte nach sich ziehen.

Sonstiges Wissenswertes

- Kortisol wird mittels der inaktiven Vorstufe Kortison auf Vorrat produziert, damit in lebensbedrohlichen oder stressigen Situationen schnell die notwendige Menge zur Verfügung steht.
- Die Rhythmik der Kortisolkurve bleibt bei einem gesunden Menschen ein Leben lang bestehen und sollte immer morgens ansteigen und über den Tag hinweg abflachen.
- Synthetisch hergestelltes Kortison entspricht in seinem molekularen Aufbau eigentlich Kortisol, ist jedoch deutlich wirkungsstärker als das körpereigene Kortisol. Um Verwechslungen zu vermeiden, wird es für gewöhnlich als Kortikoid oder Glukokortikoid bezeichnet.
- Bei niedrigen Kortisolspiegeln hilft ein Mittagsschlaf. Nach dieser Erholungsphase steigt der Kortisolspiegel nachweislich an.
- Die Nebennierenrinde produziert an einem durchschnittlichen, relativ stressfreien Tag etwa 30–50 mg Kortisol. In Stresssituationen kann die Ausschüttung auf bis zu 500 mg/Tag ansteigen.
- Sowohl Disstress, der als unangenehm empfundene Stress, als auch der Eustress, der positive Stress wie große Freude, lösen die gleichen Stressantwortmuster im Körper aus.

3.5.4 Dehydroepiandrosteron (DHEA)

Name, Hormonart und Bildungsort

DHEA wird v. a. in der Nebennierenrinde (Zona reticularis) aus Pregnenolon gebildet. In geringen Mengen synthetisieren auch die Gliazellen des Gehirns sowie bei Männern die Hoden bzw. bei Frauen die Ovarien DHEA. Das Steroidhormon DHEA ist ein Androgen.

Aus dem Prohormon Pregnenolon entsteht mithilfe des Enzyms P450c17 (17α-Hydroxylase/17,20-Lyase/Desmolase) zunächst in der Zona fasciculata 17α-Hydroxypregnenolon und nachfolgend in der Zona reticularis DHEA (**Abb. 1.2**).

Wirkung und Verstoffwechselung

Die Ausschüttung von DHEA wird von der Adenohypophyse mithilfe des Hormons ACTH (**Abb. 3.4**) angeregt und bewirkt Folgendes:

- **körperliche Wirkungen:**
  - Stressresistenz (als Gegenspieler zu Kortisol)
  - Harmonisierung der Stoffwechselabläufe
  - Unterstützung des Fettgewebeabbaus (u. a. durch Lipolyse)
  - Erhaltung des optimalen Körpergewichts
  - LDL-Cholesterin ↓, HDL-Cholesterin ↑
  - Stärkung der Immunabwehr, Anregung der T-Helferzellen (v. a. TH1-Antwort)
  - Schutz vor Herz- und Gefäßerkrankungen
  - Gefäßerweiterung
  - Durchblutungssteigerung
  - Förderung des Muskelaufbaus
  - Verbesserung der Insulinempfindlichkeit am Rezeptor
  - Aktivierung der Schilddrüsenhormone
  - Anregung zur Bildung von Sexualhormonen
  - Entzündungshemmung

- **psychische Wirkung:**
  - Stresstoleranz
  - Verbesserung der Konzentrationsfähigkeit
  - Verbesserung der Denkfähigkeit
  - Stimmungsaufhellung

DHEA wirkt antagonistisch zu Kortisol. Lange Phasen mit hohen Kortisolspiegeln lassen die DHEA-Konzentration ebenfalls ansteigen.

DHEA ist nicht nur selbst im Körper wirksam, sondern ebenfalls Vorläufer für die Hormone Androstendion, Testosteron, DHT und die Östrogene (Östradiol, Östriol, Östron).

Diagnostik/Testung

Laborwerte zu DHEA können im Blut und im Speichel erhoben werden. Werte für das DHEA-Sulfat (DHEA-S), der Speicherform des DHEA, können tageszeitunabhängig im Blut erhoben werden. Die Bestimmung von DHEA im Speichel erfolgt morgens oder als Tagesprofil.

Die Testung von DHEA im Speichel ist aus meiner Sicht nützlicher als die Erhebung seiner Speicherform DHEA-S, da diese in der Leber mithilfe von Sulfokinase aus DHEA (**Abb. 1.2**) hergestellt wird (Sulfatierung) und die Syntheserate der Nebennierenrinde nicht zwangsläufig mit der Stoffwechselleistung der Leber korreliert. Außerdem haben DHEA und DHEA-S unterschiedliche Halbwertszeiten. Sie liegt bei DHEA zwischen 1 und 3 h, während die Halbwertszeit von DHEA-S 10–20 h beträgt. Insofern ist ein Rückschluss vom DHEA-S- auf den DHEA-Wert nur bedingt möglich.

Generell ist eine gemeinsame Erstellung des Tagesprofils von DHEA und seinem Gegenspieler Kortisol empfehlenswert. Die Werte des Tagesprofils lassen erste Rückschlüsse auf den Grad der Aktivität und Syntheseleistung der Nebenniere zu.

Sonstiges Wissenswertes

- Ab dem 25. Lebensjahr fällt der DHEA-Spiegel von Jahr zu Jahr ab.
- DHEA gilt als das „Jungbrunnenhormon“. Angeblich soll man am DHEA-Spiegel den Fortschritt von Alterungsprozessen ablesen können. Da die Ausschüttung von DHEA jedoch an mehr Variablen als lediglich die Alterung gekoppelt ist, ist dieses Vorgehen eher fragwürdig.
- Von diesem Hormon sind 4 % ungebunden verfügbar, 88 % an Albumine und 8 % an Sexualhormon-bindendes Globulin (SHBG) gebunden.
- Bei akutem, für den Körper noch regulierbarem Stress steigt neben dem Kortisolspiegel auch der DHEA-Spiegel an, um als Stresshemmer einen überschießenden Kortisolausstoß zu dämpfen.
- Die DHEA-Ausschüttung steigt nach frisch vorgenommenen Tätowierungen für einen längeren Zeitraum (mehrere Monate) an.

3.5.5 Pregnenolon

Name, Hormonart und Bildungsort

Pregnenolon wird auch „Großmutterhormon“ genannt, weil es die Vorstufe zu Progesteron und DHEA bildet. Somit ist es das Prohormon für alle Steroidhormone (**Abb. 1.2**).

Pregnenolon wird in den Mitochondrien aus Cholesterol (Cholesterin) und dem Enzym Cholesterin-Monooxygenase bzw. Cholesterindesmolase (P450scc) gebildet (**Abb. 1.2**). Pregnenolon findet man hauptsächlich in der Nebennierenrinde, beim Mann in den Leydig-Zellen des Hodens, bei der Frau in den Thekazellen des Ovars, dem Corpus luteum und der Plazenta. In deutlich geringerer Konzentration kommt es auch in Gehirn, Leber, Haut und in der Netzhaut der Augen vor.

> **Info**
>
> Mitochondrien sind die Kraftwerke der Körperzellen. Sie versorgen die Zelle mit Energie, indem sie über die Atmungskette bzw. den Zitratzyklus Adenosintriphosphat (ATP) produzieren. Wie die Vorgänge im Detail ablaufen, ist an dieser Stelle unerheblich. Wichtig zu wissen ist, dass alle Vorgänge des Stoffwechsels im Zusammenhang mit den Mitochondrien stehen. Sämtliche Nährstoffe, die man zu sich nimmt, werden entweder direkt für eine bestimmte Funktion genutzt oder über den Zitratzyklus der Atmungskette zugeführt und dann zu Energie umgewandelt. Durch den Oxidationsvorgang entsteht zudem Wärme, die der Körper für seinen Temperaturerhalt benötigt. Insbesondere Glukose und Fettsäuren werden durch die Mitochondrien in Energie umgewandelt. Daneben findet auch der 1. Syntheseschritt der Steroidhormone, der Umbau von Cholesterin zu Pregnenolon, in den Mitochondrien statt. Für die Aufrechterhaltung des Mitochondrienstoffwechsels sind bestimmte Mikronährstoffe wie Eisen, Selen, Zink, Magnesium, Kalium, Mangan, Vitamin C, Vitamin B_6, Vitamin B_{12} erforderlich. Eine Mangelversorgung, Belastungen durch Medikamente, Stress und Umweltgifte können ebenso wie Entzündungen und chronische Infekte die Mitochondrientätigkeit einschränken.

Wirkung und Verstoffwechselung

Damit Cholesterin durch das Enzym Cholesterindesmolase (P450scc) zu dem Prohormon Pregnenolon umgewandelt werden kann (**Abb. 3.13**, **Abb. 1.2**), sind die Ausschüttung der Hormone ACTH, LH und FSH aus der Adenohypophyse sowie ein genügend hoher Spiegel des Gewebshormons Angiotensin II (S. 25)nötig [13].

Ist beispielsweise bei Frauen in der Schwangerschaft durch die gesteigerte Progesteronsynthese aufgrund der negativen Rückkopplung die LH-/FSH-Ausschüttung vermindert, wird in den Ovarien weniger Cholesterin zu Pregnenolon umgewandelt.

Pro Tag werden ungefähr 40 mg dieses Vorstufenhormons synthetisiert. Bei Bedarf können jedoch – sofern genügend Cholesterin zur Verfügung steht – deutlich höhere Werte erreicht werden, z. B. bei Stress, um ausreichend Kortisol zur Verfügung zu stellen. Die Pregnenolonkurve zeigt einen morgendlichen starken Anstieg und erreicht mittags schließlich den Höchststand, um anschließend kontinuierlich abzufallen, bis am Abend Tiefstwerte erreicht werden.

Einen Gegenspieler im herkömmlichen Sinne hat Pregnenolon als Hormonvorstufe nicht. Interessant ist jedoch, dass Pregnenolon am GABA-A-Rezeptor antriebssteigernd wirkt und wach macht, während GABA an demselben Rezeptor eine beruhigende Wirkung entfaltet.

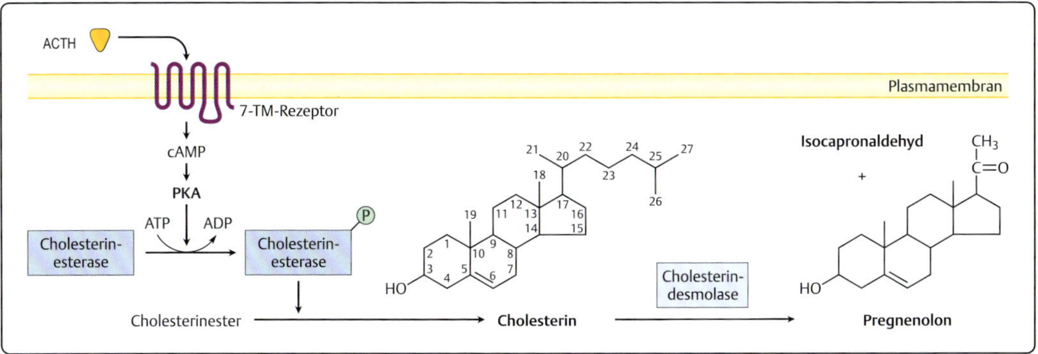

Abb. 3.13 Bildung von Pregnenolon aus Cholesterin. Hier ist der G-Protein-gekoppelte ACTH-Rezeptor gezeigt (Kortisolbiosynthese), in den Gonaden erfolgt die Aktivierung der Cholesterinesterase durch G-Protein-gekoppelte FSH- oder LH-Rezeptoren. ACTH = Adrenokortikotropes Hormon, ADP = Adenosindiphosphat, ATP = Adenosintriphosphat, cAMP = zyklisches Adenosinmonophosphat, PKA = Proteinkinase A. (Quelle: Deutzmann R. Allgemeiner Überblick über die Biosynthese der Steroidhormone. In: Rassow J, Hauser K, Deutzmann R, et al., Hrsg. Duale Reihe Biochemie. 4. Auflage. Stuttgart: Thieme; 2016. doi:10.1055/b-003-129341)

Insgesamt sind die Wirkungen von Pregnenolon recht vielfältig, wie folgende Auflistung zeigt:

- **körperliche Ebene:**
  - Stärkung des Myelinmantels der Nervenzellen
  - Vergrößerung des Sprachvermögen
  - Erhöhung des Sehvermögens
  - Förderung der Libido
  - Faltenminderung
  - Entzündungshemmung
  - Schmerzstillung
  - bei Kindern: Unterstützung des Wachstums
  - Vorläufer von DHEA und Progesteron und deren Folgehormonen (**Abb. 1.2**)
- **psychische Ebene:**
  - Verbesserung der allgemeinen Befindlichkeit
  - Verbesserung mentaler Funktionen, der Aufmerksamkeit und der Konzentrationsfähigkeit
  - Unterstützung der Kreativität (Flexibilität im Denkprozess)
  - Unterstützung des Wunsches, zu lernen und neue Dinge auszuprobieren
  - Erhöhung von psychischer Energie und Stressresistenz
  - Stärkung des seelischen Wohlbefindens und des Selbstwertgefühls, gilt als angstlösend

Ein Pregnenolonmangel geht einher mit vermehrter Müdigkeit, verringerter Lern- und Merkfähigkeit oder auch mit Schmerzen in Gelenken und Muskeln. Dadurch, dass Pregnenolon die Vorstufe für die Steroidhormone ist, können möglicherweise die Mangelsymptome der aus Pregnenolon synthetisierten Hormone im Vordergrund stehen.

Diagnostik/Testung

Die Werte von Pregnenolon können im Blutserum erhoben werden. Am besten ist es, die Testung morgens durchzuführen, da das Pregnenolon dann besonders hohe Werte aufweist.

Der Metabolit Pregnenolon-S kann ebenfalls nur im Blutserum getestet werden, weist im Tagesverlauf jedoch einen stabilen Wert auf. Pregnenolon-S sollte u. a. erhoben werden bei Verdacht auf Schizophrenie, chronisches Erschöpfungssyndrom, Alzheimer-Krankheit, Stress, Rheuma, Depressionen, Wachstumsstörungen, Tinnitus oder Drehschwindel in Ruhe.

Sonstiges Wissenswertes

- Der Pregnenolonspiegel ist im Gehirn deutlich höher als im Blut.
- Die Pregnenolonkonzentration sinkt im Laufe des Lebens kontinuierlich ab. Deshalb wird sie von manchen Experten als Alterungsmaßstab herangezogen.
- Geringe Pregnenolonkonzentrationen zeigen sich u. a. bei Nervenverletzungen und Erkrankungen wie chronischem Erschöpfungssyndrom, Morbus Parkinson, Morbus Addison und Multipler Sklerose. Forschungen zeigen, dass eine Erhöhung des Pregnenolonspiegels positive Effekte auf das Nervensystem haben kann, da die NMDA-Rezeptoren (NMDA = N-Methyl-D-Aspartat) bei geringer Pregnenolonkonzentration vermindert aktiviert werden [1] [65]. Die NMDA-Rezeptoren spielen eine wichtige Rolle beim Lernen, beim Merken und bei der Gedächtnisleistung im Allgemeinen. Die Anzahl der NMDA-Rezeptoren sinkt im Verlauf des Lebens, wodurch die kognitive Leistung und die Aufnahmefähigkeit im Alter nachlässt.
- Syntheseprobleme können sowohl bei der Einnahme von Cholesterinsenkern als auch bei der Verhütung durch hormonelle Kontrazeptiva entstehen: Bei der Einnahme von Cholesterinsenkern stehen nicht genügend Moleküle für die Steroidsynthese zur Verfügung; künstliche Hormone unterdrücken (über die negative Rückkopplung) einen Anstieg von LH und FSH, woraufhin auch der Pregnenolonspiegel nicht ansteigt. Die aus dem Pregnenolon synthetisierten Hormone wie Kortisol oder Testosteron können aufgrund des verringerten Angebots an Pregnenolon selbst keine physiologischen Spiegel mehr erreichen.

! Cave

Bei bestehender Epilepsie darf kein Pregnenolon von außen zugeführt werden, da durch die Stimulation des NMDA-Rezeptors die Krampfneigung begünstigt und ein Krampfanfall ausgelöst werden kann! Der Metabolit Pregnenolon-S senkt durch die Hemmung des GABA-A-Rezeptors die Krampfschwelle und kann bei Überdosierung ebenfalls epileptische Krampfanfälle auslösen!

- Weitere Kontraindikationen einer Pregnenolonsubstitution sind Hyperkortisolismus oder maligne Prozesse. Dies gilt insbesondere dann, wenn das Tumorwachstum eine Abhängigkeit zu Hormonen aufweist, z. B. beim Mamma-, Prostata- oder Endometriumkarzinom.

3.6 Hormone der Gonaden

Von den Gonaden (Ovarien und Hoden) sowie – in geringen Mengen – in den Nebennieren und dem Fettgewebe werden die effektorischen Sexualhormone gebildet.

Bei der Frau werden in den äußeren Zellschichten (Thekazellen) der Follikel v. a. Androgene wie Androstendion (S. 84) und Testosteron (S. 86) gebildet, die mithilfe des Enzyms Aromatase in den inneren Zellschichten (Granulosazellen) zu Östrogenen (S. 79) umgewandelt werden (**Abb. 3.14**). In den Granulosazellen wird außerdem Inhibin synthetisiert. Im Gelbkörper werden Östrogene und das Gestagen Progesteron (S. 83) gebildet.

Beim Mann erfolgt die Bildung der Sexualhormone in den Hoden, genauer in den Leydig-Zellen, in denen v. a. Androgene wie Androstendion, Dihydrotestosteron (S. 85) und Testosteron, aber auch geringe Mengen Östrogene gebildet werden. In den Sertoli-Zellen erfolgt die Bildung von Inhibin (**Abb. 1.7**).

3.6.1 Östrogene

Die Östrogene sind eine Hormongruppe, die aus Östradiol, Östriol und Östron besteht. Die 3 Östrogene haben unterschiedliche Wirkungen, Aufgaben und Eigenschaften. Grundlegend unterscheidet sich die Bindungsaffinität der Östrogenrezeptoren für Östradiol und Östriol und damit ihre biologische Wirksamkeit: Östradiol bindet sich leichter an den Rezeptor als Östriol, dafür liegt Östriol in deutlich höheren Konzentrationen im Körper vor als Östradiol.

Östron, auch Estron oder E1 bzw. Ö1 genannt, wird nachfolgend nicht eingehender besprochen, da ihm vornehmlich eine Speicherfunktion zukommt. Es wird aus Androstendion gebildet, dient aber v. a. als Speicher für Östradiol (Ö2). Zur Speicherung wird Östradiol zu Östron umgebaut (**Abb. 3.14**).

Östradiol

Name, Hormonart und Bildungsort

Östradiol und Estradiol sind Synonyme, abgekürzt als Ö2 oder E2. Die Nummer 2 wurde für dieses Steroidhormon aufgrund der Position nach dem Androstendion in der Hormonkaskade vergeben (**Abb. 1.2**).

Östradiol wird aus Testosteron oder aus dem Speicheröstrogen Östron (Ö1) gebildet (**Abb. 3.14**). Dies erfolgt bei Frauen vornehmlich

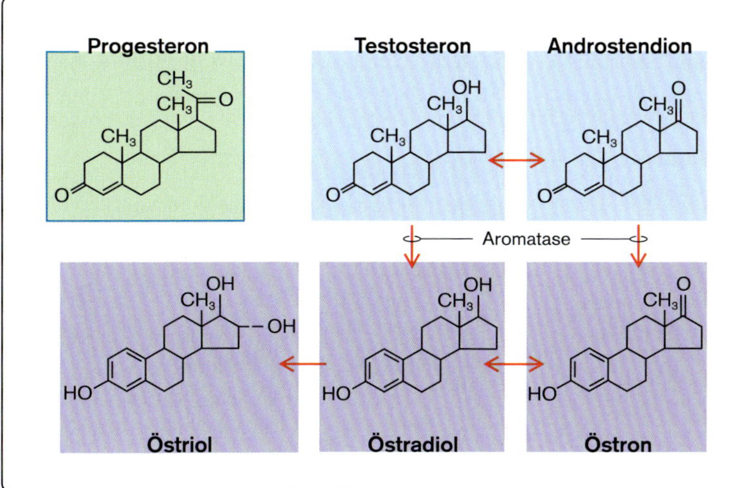

Abb. 3.14 Strukturformeln der wichtigsten Sexualhormone. Die Androgene, hauptsächlich das Androstendion, werden mithilfe des Enzyms Aromatase in Östrogene umgewandelt. Dabei entstehen zunächst Östradiol und zudem geringe Mengen Östron. Östradiol kann zu dem biologisch weniger wirksamen Östriol umgewandelt werden. (Quelle: Kämmerer U, Garnier Y, Singer D. Luteal-follikuläre Übergangsphase (Menstruation). In: Pape H, Kurtz A, Silbernagl S, Hrsg. Physiologie. 9., vollständig überarbeitete Auflage. Stuttgart: Thieme; 2019. doi:10.1055/b-006-163285)

in den Follikeln der Ovarien sowie während einer Schwangerschaft in der Plazenta. Bei Männern werden etwa 20 % des Östradiols in den Leydig-Zellen der Hoden gebildet und weitere 80 % in anderen Körpergeweben. Die Umwandlung von Testosteron zu Östradiol erfolgt sowohl bei Männern als auch Frauen durch das Enzym Aromatase im endokrinen Fettgewebe an Bauch und Hüfte, bei Frauen zusätzlich in den Adipozyten der Oberschenkel. Hierzu wird Magnesium benötigt. Östradiol wird zudem in geringen Mengen in der Nebennierenrinde produziert.

Praxistipp
Die Vitamine D und K sind Antiöstrogene. Physiologische Spiegel dieser beiden Vitamine können die Entstehungswahrscheinlichkeit einer Östradioldominanz (S. 117) verringern.

Wirkung und Verstoffwechselung

Damit Östradiol den Eisprung auslösen kann, regen die Hypophysenhormone FSH und LH in der ersten Zyklushälfte die Östradiolsynthese an (**Abb. 3.5**). Kurz vor dem Eisprung steigt die Östradiolkonzentration steil an, um nach dem Eisprung deutlich abzufallen (**Abb. 1.6**). Gleichzeitig stimuliert Östradiol die Bildung von Progesteronrezeptoren. Trotzdem wirkt Östradiol antagonistisch zu Progesteron.

Darüber hinaus hat Östradiol vielfältige Wirkeffekte:

- **körperliche Wirkung:**
  - weiblich geschlechtsprägend
  - Beteiligung an Follikelreifung und Eisprung
  - Förderung der Produktion von Fibrinogen und Gerinnungsfaktoren in der Leber, dadurch gerinnungsfördernde Wirkung
  - Minderung der Knochenabbaurate [81]

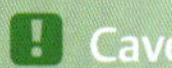

Cave
Bei einer Östradioldominanz steigt aufgrund der gerinnungsfördernden Wirkung von Östradiol die Gefahr von Infarkten, Schlaganfällen, Thrombosen und Fehlgeburten!

- Senkung des LDL-Spiegels, Steigerung des HDL-Spiegels, Hemmung der Cholesterinaufnahme in arteriellen Gefäßwänden [38]
- Steigerung der Histaminausschüttung
- Reduzierung der Aktivität des Enzyms Diaminoxidase (DAO), das Histamin abbaut
- Hemmung des Enzyms Monoaminoxidase (MAO), das Tyramin, Noradrenalin, Serotonin und Dopamin abbaut
- Erhöhung der Aktivität von Serotonin, Noradrenalin und GABA
- Förderung der Fetteinlagerung in Gesäß und Oberschenkeln zur Energiespeicherung
- Steuerung der LH-Ausschüttung über Rückkopplungsmechanismen
- kurz vor dem Eisprung Verflüssigung des Zervixschleims zur Verbesserung der Schwimmfähigkeit der Spermien (der Zervixschleim wird spinnbar) durch die Östradiolhochlage
- Anregung des Gehirns
- Erweiterung der Blutgefäße, somit Verbesserung der Durchblutung
- Einlagerung von Wasser im Gewebe
- **psychische Wirkung:**
  - Verbesserung des Wohlbefindens, sofern keine Depression vorliegt
  - Steigerung der Merkfähigkeit

Entfaltet Östradiol seine Wirkung nicht selbst an den Rezeptoren kann es zu Östriol (Ö3) synthetisiert werden. Bei Überschuss wird Östradiol in die Speicherform Östron (Ö1) umgebaut.

Diagnostik/Testung

Östradiolwerte können sowohl im Blut als auch im Speichel erhoben werden.

Praxistipp
Die Symptome der Östradioldominanz (S. 117) können den Symptomen eines Östradiolmangels (S. 119) gleichen. Daher ist eine fundierte Labordiagnostik vor Therapiebeginn und einer eventuellen Substitution des Hormons für eine Differenzialdiagnose unabdingbar.

Sonstiges Wissenswertes

- Östradiol weist eine Wechselwirkung mit der Schilddrüse auf: Eine Östrogendominanz bewirkt eine verminderte Verwertung der Hormone T_4/T_3 in den Zielzellen.
- Östradiol hat eine Wechselwirkung mit Histamin, da es die Histaminausschüttung steigert und gleichzeitig das Enzym DAO bremst. Folge ist beispielsweise eine hormonell- und histaminbedingte Form der Migräne.
- Von diesem Hormon sind 1 % ungebunden verfügbar, 30 % sind an Albumine und 69 % an SHBG gebunden.
- Östradiol ist biologisch wirksamer als Östriol und bindet leichter an den Rezeptor.
- Da Östradiol ebenfalls in der Nebennierenrinde synthetisiert wird und diese morgens am aktivsten ist, kann in dieser Phase die höchste Konzentration an Östradiol und Kortisol gemessen werden. Im Tagesverlauf nimmt die Produktionsrate in der Nebenniere physiologisch ab, wodurch sich der Östradiolmangel abends am stärksten zeigt.
- Hohe Östradiolspiegel regen den Hypothalamus zur Ausschüttung von ADH an.

Östriol

Name, Hormonart und Bildungsort

Östriol bzw. Estriol wird aufgrund seiner Position nach dem Androstendion in der Hormonkaskade (**Abb. 1.2**) mit Ö3 bzw. E3 bezeichnet. Östriol ist ein Steroidhormon, das im endokrinen Fettgewebe (Bauch, Beine, Po) gebildet wird, jedoch hauptsächlich der Metabolit aus Östradiol und Östron ist (**Abb. 3.14**).

Wirkung und Verstoffwechselung

Östriol ist als „Schleimhauthormon" zuständig für die Befeuchtung der Schleimhäute, unabhängig davon, wo sich diese im Körper befinden. Ob in den Augen, der Scheide, den Gelenken, der Darmschleimhaut, der Gebärmutter – überall sorgt Östriol dafür, dass die Schleimhäute nicht zu trocken werden. Außerdem stimuliert Östriol den Wachstum des Uterus während der Schwangerschaft.

Die Mangelsymptome leiten sich aus der Wirkweise dieses Hormons ab: Ist eine Schleimhaut zu trocken, kann sie ihre Aufgabe nicht mehr erfüllen. Symptome sind also trockene Augen, Gelenkschmerzen, unerfüllter Kinderwunsch wegen zu trockener Gebärmutterschleimhaut, Augenentzündungen, Blasenentzündungen, Schmerzen beim Sex etc.

Eine weitere Metabolisierung von Östriol gibt es eigentlich nicht. Möglich scheint eine Rückverstoffwechslung von Östriol zu Östradiol zu sein, außerhalb des Labors ist dieses Phänomen jedoch weder bekannt noch erforscht.

Diagnostik/Testung

Die Erhebung von Östriolwerten kann sowohl im Blut als auch im Speichel erfolgen.

Sonstiges Wissenswertes

- Östriol liegt im Körper in 4-mal höherer Konzentration vor als Östradiol.
- Bei Asthmatikern ist der Östriolspiegel häufig erniedrigt.
- Das Verhältnis von Östriol zu Östradiol sollte bei etwa 80 : 20 liegen.
- Um einen Mangel auszugleichen, kann die Aromataseaktivität (S. 102) ansteigen, was allerdings gleichzeitig mit einem erhöhten Risiko für die Entstehung von Mamma- oder Uteruskarzinomen einhergeht.
- Symptome eines Östriolüberschusses sind nicht bekannt.

Exkurs

Hormonersatztherapie – Östrogene und ihre Metaboliten

Die Hormonersatztherapie mit Östrogenen ist – zu Recht – in die Kritik geraten, da durch die Substitution von Östrogenen ein erhöhtes Tumorrisiko bestehen kann [16] [29].

Erhöhung des Krebsrisikos durch Hormonersatztherapien

Eine Ursache ist die Bindung von Östradiol an einen der beiden Östradiolrezeptoren, den ERα-Rezeptor (S. 20). Binden sich überproportional viele Östradiolmoleküle an diesen wachstumsfördernden Rezeptortyp, kann ein karzinogenes Geschehen beschleunigt werden.

Außerdem ist die Erhöhung des Tumorrisikos durch eine Östrogentherapie in den Abbauwegen der Östrogene begründet. Während der Abbau von Östron über 2-Hydroxyöstron (2OHE1) unproblematisch und sogar krebsprotektiv zu sein scheint, sind die Metabolisierungen über 4-Hydroxyöstron (4OHE1) oder 16α-Hydroxyöstron (16αOHE1) aufgrund der hohen Bindungsaffinität des Östrogenrezeptors an beide Hormone und aufgrund ihrer starken Östrogenwirkung als risikosteigernd einzuordnen. 16αOHE1 bindet sich irreversibel an den Rezeptor und muss vom Körper gemeinsam mit diesem abgebaut werden.

Das Verhältnis von 16αOHE1 zu 2OHE1 scheint ebenfalls eine Rolle zu spielen: Liegt weniger 2OHE1 als 16αOHE1 vor, ist das Risiko z. B. für ein Mammakarzinom erhöht; liegt hingegen mehr 2OHE1 als 16αOHE1 vor, fällt das Risiko für eine Krebserkrankung deutlich niedriger aus [54].

Während einer Therapie mit Östrogenen sollte entsprechend – am besten durch den verordnenden (Fach-)Arzt – auch eine Bestimmung der Östrogenmetaboliten durchgeführt werden. Dies gilt insbesondere dann, wenn Östrogene in unphysiologisch hohen Dosierungen (z. B. in der Menopause aufgrund instabiler Knochenstrukturen, Osteoporose) verabreicht werden sollen.

Das Bundesinstitut für Arzneimittel und Medizinprodukte (BfArM) empfiehlt den Einsatz von Arzneimitteln zur Hormonersatztherapie aufgrund des gesteigerten Krebsrisikos nur noch zur Behandlung ausgeprägter Wechseljahresbeschwerden. Dabei gilt, dass die Behandlung so kurz und so niedrig dosiert wie möglich durchgeführt und von regelmäßigen Screenings auf Brustkrebs durch den behandelnden Gynäkologen begleitet werden sollte [10].

Unterstützende Maßnahmen

Patientinnen und Patienten, die eine ärztlich verordnete Hormonersatztherapie erhalten, ist anzuraten, sich regelmäßig sportlich zu betätigen – dadurch kann der 16αOHE1-Spiegel gesenkt werden. Zudem unterstützen Mikronährstoffe und Antioxidanzien wie Eisen, die Vitamine C, B_2, B_3 oder Indol-3-Carbinol (I3C), das u. a. in verschiedenen Kohlsorten in hohen Konzentrationen vorliegt, die Metabolisierung von 4OHE1 in die wasserlösliche Form.

Hydrophile Steroidhormonmetaboliten werden sowohl biliär (über die Gallenflüssigkeit und den Darm) als auch renal (über die Niere) ausgeschieden. Insofern ist die Unterstützung von Nieren, Leber und Darm besonders wichtig: Ihre Patientinnen und Patienten sollten unbedingt täglich eine ausreichende Trinkmenge sowie Bitterstoffe zu sich nehmen. Gegebenenfalls sollte über einen Darmfloraaufbau nachgedacht werden. Grüntee und eine Ernährung mit hochwertigen ω-3-Fettsäuren, Vitamin D und Kalzium können die Metabolisierung zu 2OHE1 ebenfalls günstig beeinflussen.

3.6.2 Progesteron

Name, Hormonart und Bildungsort

Das Hormon Progesteron ist ein Steroidhormon (**Abb. 3.14**, **Abb. 1.2**), das gleichzeitig auch als Neurosteroidhormon klassifiziert wird. Dies liegt daran, dass Progesteron sowohl in den Gonaden als auch im Gehirn sezerniert wird. Während es im Gehirn und – in sehr geringen Mengen – in der inneren Schicht der Nebennierenrinde bei beiden Geschlechtern gebildet wird, haben sowohl Frauen als auch Männer spezialisierte Syntheseorte in den Gonaden.

Frauen bilden Progesteron in ihren Eierstöcken, in der Schwangerschaft übernimmt zusätzlich die Plazenta diese Funktion. Der ebenfalls gängige Name „Gelbkörperhormon" leitet sich vom Aussehen des geplatzten Follikels nach dem Eisprung ab: Der leere Follikel ist von gelbem Gewebe umgeben, in dem Progesteron synthetisiert wird. Mit dem Anstieg des Progesteronspiegels nach dem Eisprung erfolgt ebenfalls ein Anstieg der Körpertemperatur um 0,3–0,5 °C, teilweise bis zu 1 °C. Diese Hochlage hält ca. 14 Tage an.

Bei Männern werden geringe Mengen Progesteron in den Leydig-Zellen der Hoden gebildet.

Progesteron wird mithilfe des Enzyms 3β-Hydroxysteroid-Dehydrogenase aus Pregnenolon metabolisiert (**Abb. 1.2**). Für diesen Vorgang werden außerdem Magnesium und Vitamin E benötigt.

Wirkung und Verstoffwechselung

Aus Progesteron werden die Hormone Kortisol, Aldosteron und die Östrogene sowie über verschiedene Stufen Androstendion, Testosteron und DHT gebildet (**Abb. 1.2**, **Abb. 3.14**). Gleichzeitig drosselt Progesteron als Antagonist die Wirkung von Insulin, Kortisol, Aldosteron und Östrogenen.

Progesteron hat, wie man schon an seinen Antagonisten erkennen kann, ein sehr umfangreiches Wirkspektrum:

- **körperliche Wirkung:**
  - neuroprotektive Wirkung
  - bessere Konzentrationsfähigkeit
  - Verbesserung des REM-Schlafs (REM = „rapid eye movement")
  - Anstieg der Körpertemperatur (um ca. 0,3–0,5 °C) nach dem Eisprung
  - Förderung der Schilddrüsentätigkeit
  - Unterstützung der Stoffwechseltätigkeit
  - Hemmung des Aufbaus neuer Östradiolrezeptoren, wodurch LH-Bildung und -Ausschüttung aufgrund der ausbleibenden Östrogenstimulation gebremst wird
  - Anregung von 17β-Hydroxysteroid-Dehydrogenase (Enzym), durch die Östradiol zu Östriol umgewandelt wird
  - Verschlechterung die Empfindlichkeit der Insulinrezeptoren
  - Immunmodulation und Entzündungshemmung
  - Immunsuppression während der Schwangerschaft
  - Differenzierung des alveolären Brustdrüsengewebes
  - bei längerer Exposition/unphysiologisch hohen Dosierungen Zellproliferation des Mammagewebes
  - proliferationshemmende Wirkung am Endometrium
  - Knochenschutz
  - Schmerzlinderung
  - Umwandlung und Aufbau der Uterusschleimhaut, gleichzeitig Regulation des Bindegewebes und somit Schutz vor der Entstehung von Myomen oder Zysten
  - Abnahme des Muskeltonus der Gebärmuttermuskulatur
  - Erhalt der Schwangerschaft
  - Versorgung des Babys während der Schwangerschaft
  - Abbau von Fetten zur Energienutzung (Östradiol baut Fett in die Zellen ein)
  - Verlängerung der Lebensdauer von Hautzellen (demzufolge sorgt Progesteron für eine schöne Haut sowie starke und gesunde Nägel)
  - Anregung des Kopfhaarwachstums
  - Steigerung der Kollagenbildung (gegen Falten und Cellulite)
  - Schließung/Öffnung des Muttermunds
  - Abnahme von Menge und Spinnbarkeit des Zervixschleims

  - Erhöhung der Wasserausscheidung (v. a. als Gegenspieler zu Östradiol), Verminderung von Ödemen
  - Vasokonstriktion (Gefäßverengung) im arteriellen Schenkel des Kreislaufsystems
  - Schutz der Gallenblase
  - Prostataschutz
  - Verbesserung der Blasenfunktion (bei plötzlich steigendem Druck auf den Beckenboden wie beim Husten, Niesen oder Lachen schützt Progesteron vor Urinverlust aufgrund schwacher Blasenmuskulatur)
- **psychische Wirkung:**
  - stimmungsaufhellend
  - beruhigend, in hohen Konzentrationen auch denkverlangsamend
  - Erhöhung der Resilienz/Stressresistenz

Diagnostik/Testung

Die Testung des Progesteronwerts kann sowohl im Blut als auch im Speichel erfolgen.

Der Progesteronwert muss generell mit der Konzentration von Östradiol und Testosteron ins Verhältnis gesetzt werden, da ihm alleine nur eine bedingte Aussagekraft (S. 144) zukommt. Zudem sollten, je nach bestehenden Symptomen, ebenfalls die Kortisol- (S. 73) und DHEA-Konzentrationen (S. 75) als Tagesprofile erhoben werden.

Bei Frauen sollte die Testung außerdem unter Berücksichtigung des Zyklus erfolgen (**Abb. 1.6**):

- Um festzustellen, ob ein Eisprung stattfinden kann, muss das Verhältnis zwischen Progesteron, Östradiol und Testosteron in der 1. Zyklushälfte bestimmt werden.
- Um festzustellen, ob eine Östrogendominanz bzw. ein Progesteronmangel vorliegt, der z. B. zu Zyklusstörungen oder unerfülltem Kinderwunsch führen kann, muss in der 2. Zyklushälfte getestet werden.

Zu bevorzugen ist die Testung über den Speichel, da hier die freien und für den Körper nutzbaren Hormonmoleküle erfasst werden.

Sonstiges Wissenswertes

- Progesteronabbauende Enzyme befinden sich in fast allen Geweben des Körpers.
- Progesteron weist eine Wechselwirkung mit der Schilddrüse auf. Progesteron fördert die Schilddrüsenaktivität und verstärkt die Wirkung des Schilddrüsenhormons L-Thyroxin (T_4). Dies gilt sowohl für körpereigenes als auch für bioidentisches Progesteron oder T_4, das substituiert wird.
- Progesteron verschlechtert die Empfindlichkeit der Insulinrezeptoren. Der Blutzucker steigt bei einigen Frauen mit Diabetes kurz vor dem Eintritt der Regelblutung an – also dann, wenn auch der Progesteronspiegel sein Hoch erreicht. Dadurch erhöht sich der Insulinbedarf. Wie stark der Einfluss der Hormone auf den Blutzucker ausfällt, unterscheidet sich von Frau zu Frau.
- Progesteron gilt durch seine stimmungsaufhellende Wirkung als „natürliches Antidepressivum".
- Vitamin-E-Mangel führt zu niedrigen Progesteronspiegeln.

3.6.3 Androstendion

Name, Hormonart und Bildungsort

Androstendion ist ein Steroidhormon, das eine Zwischenstufe bei der Synthese von Progesteron oder DHEA zu Östron oder Testosteron darstellt (**Abb. 3.14**). Mithilfe des Enzyms 3β-Hydroxysteroid-Dehydrogenase wird aus DHEA Androstendion metabolisiert, außerdem wandelt das Enzym P450c17 (17α-Hydroxylase/17,20-Lyase/Desmolase) 17α-Hydroxyprogesteron zu Androstendion um (**Abb. 1.2**).

Androstendion gehört wie Testosteron oder DHT zu den Androgenen und ist Testosteron in Bezug auf seine Wirkweise und seinen molekularen Aufbau ähnlich. Gebildet wird es bis zum Eintritt der Pubertät in der innersten Schicht der Nebennierenrinde, der Zona reticularis, später verlagert sich die Synthese in die Gonaden. Bei Männern findet die gesamte Androstendionproduktion in den Hoden statt, bei Frauen teilen sich die Ovarien und die Zona reticularis diese Aufgabe.

Wirkung und Verstoffwechselung

Die Ausschüttung von Androstendion wird von ACTH (S. 55) induziert und unterliegt tagesrhythmischen Schwankungen. Morgens, wenn der ACTH-Spiegel am höchsten ist (**Abb. 8.1**), wird am meisten Androstendion gebildet.

Das Hormon LH steuert bei Frauen zyklisch die Androstendionsynthese: Je höher der LH-Spiegel ist, desto mehr Androstendion wird gebildet. Dies ist sinnvoll, da Androstendion nicht nur das Prohormon zu Testosteron ist, sondern ebenfalls die Vorstufe zu dem Östrogen Östron (Ö1). Kurz vor dem Eisprung muss die Östradiolkonzentration (Ö2) stark ansteigen. Dies kann nur gelingen, wenn für die Ö2-Synthese auf einen genügend hohen Spiegel der Prohormone zurückgegriffen werden kann (**Abb. 3.14**).

Welche Wirkung Androstendion selbst auf den Körper hat, ist bislang weitgehend unbekannt. Allerdings dürfte ein Androstendionüberschuss oder -mangel von den gleichzeitig bestehenden Überschuss- oder Mangelsymptomen der daraus gebildeten Hormone (Testosteron und Östrogene) abgeleitet werden können.

Diagnostik/Testung

Androstendion wird im Blutserum bestimmt.

Bei auffälligen, d. h. außerhalb des laborseitig angegebenen Referenzbereichs liegenden Werten sollten ebenfalls die Nebennierenhormone Kortisol und DHEA sowie die Sexualhormone Östradiol, Östron, Testosteron und Progesteron gemessen werden. Aus den Ergebnissen lässt sich ableiten, weshalb ein Androstendionüberschuss oder -mangel besteht, beispielsweise wenn ein gleichzeitiger Mangel an Progesteron festgestellt wird.

Die Erhebung des Androstendionwerts ist sinnvoll, wenn physiologische Progesteron- und DHEA-Spiegel, aber ein Mangel an Testosteron und Östrogenen vorliegen. Durch die Bestimmung von Androstendion kann möglicherweise geschlussfolgert werden, an welcher Stelle der Steroidhormonkaskade (**Abb. 1.2**) die Umwandlung von einem Hormon zum nächsten nur eingeschränkt vonstattengeht.

Sonstiges Wissenswertes

- Da Androstendion das Prohormon zu Testosteron ist, das den Muskelaufbau anregt, erfreut es sich als anaboles Steroid in der Bodybuilder-Szene großer Beliebtheit. Aufgrund der Nebenwirkungen (Senkung des HDL-Cholesterins bei gleichzeitiger Steigerung des LDL-Cholesterins, Impotenz, Arteriosklerose, Bluthochdruck, Erhöhung des Tumorrisikos für hormonabhängige Tumore, Prostatakarzinom) ist von einer Einnahme ohne medizinische Notwendigkeit jedoch unbedingt abzuraten.
- Das Internationale Olympische Komitee (IOC) hat dieses Hormon in die Dopingliste aufgenommen.

3.6.4 Dihydrotestosteron (DHT)

Name, Hormonart und Bildungsort

Das lipophile Steroidhormon (5α-)Dihydrotestosteron, kurz DHT, wird aus Testosteron gebildet (**Abb. 3.15**). Es ist das Endprodukt dieses Pfades der Steroidhormonkaskade (**Abb. 1.2**) und gehört zur Gruppe der Androgene.

Die Bildung von DHT erfolgt innerhalb von Zellen, indem zunächst das lipophile Testosteron in die Zielzelle eindringt. Durch das Enzym 5α-Reduktase wird Testosteron in DHT umgewandelt. Schließlich reagiert es mit dem Androgenrezeptor und dringt in den Zellkern vor, wo es seine Wirkung entfaltet.

Bei Männern bilden die Hoden DHT (**Abb. 1.7**). Bei Frauen ist DHT zwar nachweisbar, jedoch nur aufgrund der Umwandlung von Testosteron in Androstendion und umkehrt (**Abb. 3.14**).

Interessanterweise konnte das Enzym zur Umwandlung von Testosteron zu DHT, 5α-Reduktase, ebenfalls im Gehirn, der Haut, der Leber und den Nieren nachgewiesen werden. Welche Wirkung DHT dort entfaltet, ist allerdings noch nicht geklärt.

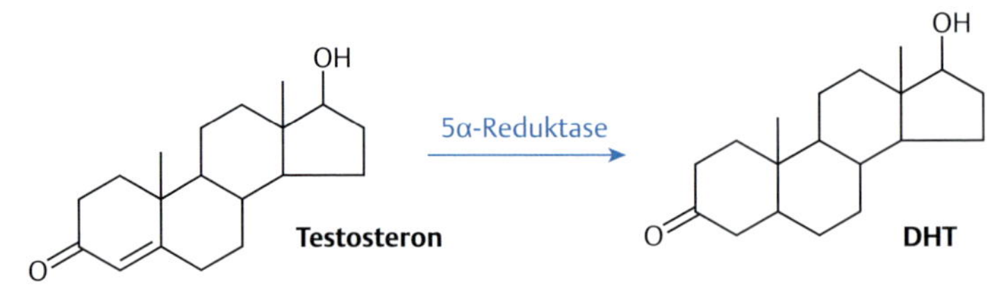

Abb. 3.15 Strukturformeln von Testosteron und DHT. DHT = Dihydrotestosteron. (Quelle: nach Deutzmann R. Biosynthese und Transport. In: Rassow J, Hauser K, Deutzmann R, et al., Hrsg. Duale Reihe Biochemie. 4. Auflage. Stuttgart: Thieme; 2016. doi:10.1055/b-003-129341)

Wirkung und Verstoffwechselung

DHT ähnelt in Bezug auf seine Wirkweise sehr dem Testosteron, allerdings weist der Androgenrezeptor eine deutlich höhere Bindungsaffinität für DHT als für Testosteron auf.

DHT ist stark männlich geschlechtsprägend und wirkt insbesondere auf die Prostata, die Talgdrüsen und die Behaarung. Tatsächlich scheinen sowohl die Glatzenbildung als auch die Entstehung von Akne eher mit hohen DHT-Spiegeln als mit hohen Testosteronwerten zu korrelieren [45].

Beim Mann trägt DHT zur Synthese der Sekrete von Prostata und Bläschendrüse bei.

DHT-Überschuss. Ein erhöhter DHT-Spiegel besteht beispielsweise bei den Krankheitsbildern

- Akne,
- PCO-Syndrom,
- Prostatahyperplasie,
- Haarausfall (Differenzialdiagnose: Nebenniere, Schilddrüse),
- Hirsutismus (vermännlichtes Haarwachstum bei der Frau, z. B. Bartwuchs),
- Prostata- oder Hodenkarzinom.

DHT-Mangel. Zu geringe Spiegel finden sich z. B. bei

- erektiler Dysfunktion,
- Hypogonadismus,
- Klinefelter-Syndrom,
- Leberzirrhose.

Diagnostik/Testung

Der DHT-Wert wird im Blutserum erhoben.

Sonstiges Wissenswertes

- 99 % des DHT sind an das Transporteiweiß SHBG gebunden.
- Anwendung findet DHT als anaboles Steroid in der Bodybuilder-Szene. Es wird zum schnelleren Muskelaufbau substituiert. Unphysiologisch hohe Spiegel bergen jedoch die Gefahr schwerer Nebenwirkungen (Herzerkrankung, Bluthochdruck, Hyperlipidämie, Impotenz, Gynäkomastie).

3.6.5 Testosteron

Name, Hormonart und Bildungsort

Testosteron ist ein Steroidhormon und zählt zur Gruppe der Androgene (**Abb. 3.14**). Testosteron wird überwiegend in den Gonaden gebildet. Bei Männern geschieht dies in den Leydig-Zellen der Hoden (**Abb. 1.7**), bei Frauen in den Ovarien. Die ovarielle Synthese von Testosteron findet auch postmenopausal noch statt. Etwa ein Zehntel der erforderlichen Syntheseleistung übernimmt die Zona reticularis, die innere Schicht der Nebennierenrinde (**Abb. 2.8b**).

Wirkung und Verstoffwechselung

Testosteron ist für die Muskel- und Herzgesundheit von Männern und Frauen essenziell! Die Testosteronsynthese wird durch regelmäßige Bewegung, insbesondere Ausdauersport, aber auch durch Kraftaufbau angeregt. Der gleiche Effekt wird durch regelmäßigen Sex erzielt. Wer möglicherweise aufgrund einer Krankheit noch nicht zu körperlichen Belastungen in der Lage ist, dem können tägliche Spaziergänge zu einem ausgeglichenen Testosteronspiegel verhelfen.

Je mehr Muskelmasse besteht, desto höher ist der Testosteronspiegel – sowohl bei Männern als auch Frauen! Der Verzehr von Hafer kann den muskulären Aufbau unterstützen. Mangan – das konzentriert im Hafer enthalten ist – unterstützt die Testosteronsynthese.

Gebildet wird Testosteron aus Androstendion (**Abb. 1.2**). Zur Bildung ist das Hormon Kalzitriol (Vitamin D) erforderlich. Aus Testosteron können sowohl DHT (S. 85) als auch Östradiol (S. 79) synthetisiert werden (**Abb. 3.14**).

Die Stärke der Testosteronwirkung hängt vom bestehenden, geschlechtsspezifisch physiologischen Hormonspiegel ab. Männer haben von Natur aus deutlich höhere Testosteronspiegel als Frauen. Die körperlichen männlichen Geschlechtsmerkmale sind u. a. auf den höheren Testosteronspiegel zurückzuführen.

- **körperliche Wirkung:**
  - Ausbildung männlicher Geschlechtsorgane
  - Entwicklung sekundärer männlicher Merkmale wie geschlechtstypische Körperbehaarung, Körperbau, Talgdrüsentätigkeit, Kehlkopfgröße, Stimmhöhe, Stimmbruch
  - Produktion gesunder Spermien
  - Muskelkraft und -wachstum
  - Herz(muskel)kraft, Herz- und Gefäßschutz
  - Knochenstabilität und -wachstum, da Testosteron die Osteoblasten stimuliert
  - Verbesserung der Lipolyse; ausgleichende Wirkung auf den Fettstoffwechsel (bei einem Testosteronspiegel innerhalb eines laborseitig ausgewiesenen Referenzbereichs sowie dem richtigen Verhältnis zwischen Testosteron und Östradiol besteht keine verstärkte Neigung zur Gewichtszunahme)
  - Verbesserung und Erhalt der Libido
  - Bildung von Erythrozyten
  - Kollagenbildung
  - Talgproduktion der Haut
  - antiinflammatorischer Effekt
  - Anregung der Bildung von T-Zellen
  - hemmender Effekt auf die Bildung von Zytokinen, Anhäufungen von T-Zellen im Hoden oder Ansammlungen von Makrophagen
- **psychische Wirkung:**
  - Wohlfühlhormon des Mannes
  - Leistungsfähigkeit
  - Motivation
  - Stressresistenz
  - evtl. Steigerung des Selbstbewusstseins

Diagnostik/Testung

Testosteronwerte können sowohl im Blut als auch im Speichel erhoben werden. Zu bevorzugen ist die Testung über den Speichel, da hier die freien und für den Körper nutzbaren Hormonmoleküle ausgewertet werden.

Testosteron ist auch für Frauen wichtig, deshalb sollte dieser Wert nicht nur bei Männern geprüft werden. Zudem sollte Testosteron mit Progesteron und Östradiol ins Verhältnis gesetzt werden, um die Folgen einer relativen Östradioldominanz (S. 117) bei möglicherweise physiologischem Testosteronspiegel zu erkennen.

Sonstiges Wissenswertes

- Dass hohe Testosteronspiegel Aggressionen begünstigen würden, wurde in Studien mehrfach widerlegt [14] [33].
- Studien mit Männern zeigten, dass sie fairere und geschicktere Verhandlungspartner sind, wenn ihr Testosteronspiegel im Normbereich liegt [24].
- Durch Abbau von ca. 5 kg Fett bei gleichzeitigem Aufbau von Muskulatur um 5 kg kann sich der Testosteronwert um bis zu 30 % erhöhen.
- Von diesem Hormon liegen 1 % ungebunden, 30 % gebunden an Albumine und 69 % gebunden an SHBG vor.
- Wie stark sich mangelnde Bewegung bei gleichzeitig hoher Stressbelastung auswirken kann, lässt sich u. a. anhand des Zusammenhangs von Kortisol und Testosteron aufzeigen: Hohe Kortisolspiegel wirken antagonistisch auf Testosteron, niedrige Testosteronspiegel können schlimmstenfalls zu einem Herzinfarkt führen [28].
- Bei Frauen wird postmenopausal in den Eierstöcken weiterhin Testosteron produziert. Dadurch ist auch in den nicht mehr fruchtbaren Jahren durch Aromatase eine Umwandlung von Testosteron zu Östradiol möglich.
- Bei einer Orchiektomie (Entnahme eines oder beider Hoden) muss zeitlebens Testosteron substituiert werden, da die von der Nebennierenrinde produzierte Menge nicht ausreicht. Ohne eine Testosteronsubstitution droht im Laufe des Lebens eine Nebennierenschwäche.

- Bewegung und Sport verhilft dem Körper zu einer verbesserten Testosteronsynthese – bei Mann und Frau.
- Niedrige Testosteronspiegel werden mit koronaren Erkrankungen wie Herzinfarkten in Zusammenhang gebracht [28] [40].
- Männer mit pathologisch niedrigen Testosteronspiegeln haben ein erhöhtes Risiko, Diabetes mellitus vom Typ 2 zu entwickeln [36].
- Bei transsexuellen Männern muss zeitlebens Testosteron substituiert werden, um das männliche Aussehen zu erhalten und die Rückbildung zum weiblichen Hormonsystem zu verhindern.

3.7 Gewebshormone

Zu den Gewebshormonen bzw. Mediatoren (S. 17) gehören u. a. Histamin und die Prostaglandine (S. 91). Sie sind beteiligt an allergischen und/oder entzündlichen Reaktionen.

3.7.1 Histamin

Name, Hormonart und Bildungsort

Histamin ist insbesondere im Kontext von Allergien bekannt. Dabei erfüllt Histamin als Gewebshormon und Neurotransmitter vielfältige Aufgaben und kommt geradezu ubiquitär in unserem Körper und unserer Nahrung vor. Bildungsorte von Histamin sind hauptsächlich folgende:

- Darm (Bakterien)
- Magenschleimhaut
- Endothel-, Epithel- und Mastzellen von Uterus und Ovarien
- Nervenzellen

Dort wird Histamin in spezialisierten Zellen, insbesondere Mastzellen, gebildet. In den Mastzellen wird Histamin an Heparin gebunden und in kleinen Vesikeln (in Zellen eingebettete Bläschen) gespeichert, um dem Gewebe bei Bedarf sofort Histamin zur Verfügung stellen zu können (**Abb. 3.16b**).

Gebildet wird Histamin aus der Aminosäure Histidin. Außerdem erfolgt die Zufuhr über histaminhaltige Lebensmittel (Fischeiweiß, Rotwein, Salami etc., **Tab. 12.4**), wobei Enzyme wie DAO dafür sorgen, dass das mit der Nahrung zugeführte Histamin weitestgehend im Darm abgebaut wird und nicht in den restlichen Körperkreislauf übertreten kann (**Abb. 3.16a**).

Wirkung und Verstoffwechselung

Histamin ist u. a. an allergischen Reaktionen und am Infektgeschehen, darüber hinaus jedoch auch an weiteren wichtigen Abläufen beteiligt, woraus seine Wirkungen resultieren:

- **körperliche Wirkung:**
  - Erweiterung der Blutgefäße (Vasodilatation) und damit einhergehende Hypotonie/Blutdruckschwankungen
  - Tachykardie
  - Entzündungsmediator bei Befall des Körpers mit Viren oder Bakterien sowie bei allergischen und pseudoallergischen Reaktionen (**Abb. 3.16b**)
  - Kontraktion der glatten Muskulatur u. a. in den Bronchien, dem Darm und dem Uterus
  - Anregung der Magensaftproduktion
  - Erhöhung der Permeabilität der kleinen Gefäße, Erweiterung der Gefäße des Gehirns (bei einer zu hohen Histaminaktivität können Kopfschmerzen bis hin zu Migräne entstehen)
  - Förderung der Prostaglandinsekretion
  - Ödembildung
  - Steigerung der Östradiolsynthese über den Histaminrezeptor H1 (um den Eisprung herum, d. h. in der Phase der höchsten Östradiolkonzentration, besteht eine erhöhte Histaminempfindlichkeit), gleichzeitig nur wenig Einfluss auf die Progesteronsynthese
  - Auslösen der Bildung von Aromatase (durch die Testosteron in Östradiol umgebaut wird) von durch Histamin aktivierten H1-Rezeptoren am Ovar
  - Beeinflussung der Eileiterbewegung, damit das gesprungene Follikel durch den Eileiter zum Uterus transportiert werden kann

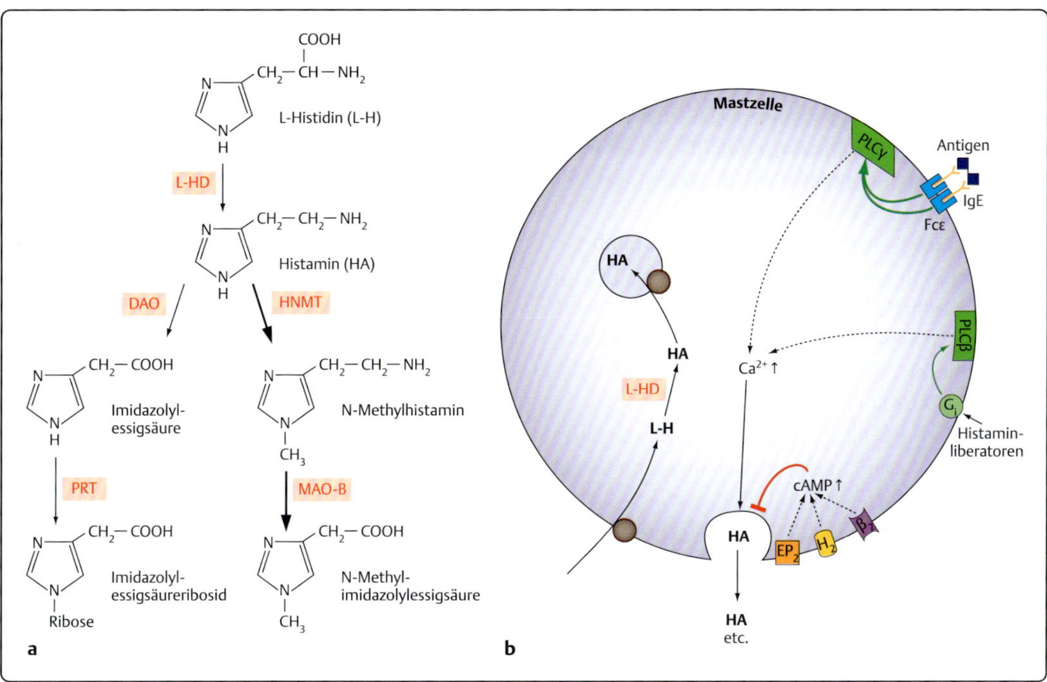

Abb. 3.16 Synthese, Speicherung, Abbau und Freisetzung von Histamin aus den Mastzellen.

a Synthese- und Abbauwege des Histamins (HA). DAO = Diaminoxidase, HNMT = Histamin-N-Methyltransferase, L-HD = L-Histidin-Decarboxylase, MAO-B = Monoaminoxidase Typ B, PRT = Phosphoribosyltransferase. (Quelle: Graefe K, Lutz W, Bönisch H, Hrsg. Duale Reihe Pharmakologie und Toxikologie. 2. Aufl. Stuttgart: Thieme; 2016)

b Speicherung von Histamin (HA) in Vesikeln und Histaminfreisetzung in einer Mastzelle. Die Freisetzung erfolgt entweder IgE-vermittelt (allergische oder anaphylaktische Sofortreaktion) oder durch Histaminliberatoren (pseudoallergische oder anaphylaktoide Reaktion). Die Stimulation von β2-Adrenozeptoren (β2), H2-Rezeptoren (H2) oder Prostaglandin-E2-Rezeptoren (EP2) schwächt die Histaminfreisetzung ab. cAMP = zyklisches Adenosinmonophosphat, Fcε = Rezeptor für das Fc-Fragment von Immunglobulin E (IgE), G_i = inhibitorisches G-Protein, L-H = L-Histidin, L-HD = L-Histidin-Decarboxylase, PLCβ = Phospholipase Cβ, PLCγ = Phospholipase Cγ. (Quelle: Graefe K, Lutz W, Bönisch H, Hrsg. Duale Reihe Pharmakologie und Toxikologie. 2. Aufl. Stuttgart: Thieme; 2016)

- **Einfluss als Neurotransmitter im Gehirn:**
  - Regulation des Schlaf-Wach-Rhythmus – anregende Wirkung (weckt auf, macht wach, hält wach)
  - neuroendokrine Regulation
  - Appetitsteuerung
- **psychische Wirkung:**
  - Steigerung der Lern- und Merkfähigkeit
  - Einfluss auf Emotionen

Histamin bindet an 4 verschiedene **Rezeptortypen** (**Abb. 3.16b**). An jedem dieser Typen löst es unterschiedliche Reaktionen aus:

- **H1-Rezeptor :**
  - Allergiereaktionen – Schwellung, Juckreiz, Schmerz
  - Urtikaria
  - Kontraktion großer Blutgefäße ≥ 80 µm
  - Erweiterung kleine Blutgefäße
  - gesteigerte Kapillarpermeabilität
  - Entzündungsmediator
  - Übertragungsstoff bei der Reaktion auf Verbrennungen
  - Kontraktion der glatten Muskulatur
  - Kontraktion der Bronchien
  - Erbrechen
  - Regulation des Schlaf-Wach-Rhythmus

- Regulation der Körpertemperatur
- stimmungsaufhellend
- Verringerung von Krämpfen
- Induktion der Adrenalinausschüttung
- Steigerung des Umbaus von Testosteron zu Östradiol durch die ovarielle Aromatase

• **H2-Rezeptor :**
- Anregung der Magensäureproduktion
- Beschleunigung der Darmperistaltik bis hin zu Durchfall
- Erweiterung der Blutgefäße
- Erhöhung der Herz(schlag)frequenz

• **H3-Rezeptor :**
- negative Rückkopplung zur Hemmung weiterer Histaminausschüttung, insbesondere in den Nervenzellen
- Regulation des Schlaf-Wach-Rhythmus
- Regulation der Ausschüttung anderer Neurotransmitter wie Noradrenalin, Serotonin und Azetylcholin – dadurch Beteiligung an der Regulation von Blutdruck, Körpertemperatur, Hunger- und Durstgefühl
- möglicher Einfluss auf die Erkrankungen Aufmerksamkeitsdefizitsyndrom (ADS) bzw. Aufmerksamkeitsdefizit-/Hyperaktivitätsstörung (ADHS), Morbus Parkinson und Schizophrenie [70]
- vermutlich Beteiligung an der Entstehung von neurologischen Schmerzen

• **H4-Rezeptor :**
- zielgerichtete Steuerung der T-Lymphozyten und Leukozyten – v. a. der eosinophilen Granulozyten und Monozyten – hin zur Körperstelle, an der Histamin ausgeschüttet wurde

Außerdem kann Histamin mithilfe aktiver Transportmechanismen in das Zellinnere transportiert werden. Darin scheint Histamin auf bestimmte Signalproteine zu wirken (Monoaminylierung) [76]. Auf diese Art vom Körper verwendetes Histamin kann durch Antihistaminika weder blockiert noch reduziert werden, da diese eine rezeptorblockierende Wirkung entfalten und nicht das Histamin selbst eliminieren.

Antagonisten von Histamin sind die Enzyme DAO, Histamin-N-Methyltransferase (HNMT) und Monoaminoxidase Typ B (MAO-B), durch die es abgebaut wird. DAO und HNMT bauen Histamin auf 2 unterschiedlichen Wegen ab, damit Histamin über die Niere ausgeschieden werden kann. Das Abbau- bzw. -zwischenprodukt ist in beiden Fällen eine Essigsäure: Durch DAO entsteht aus Histamin Imidazolylessigsäure, durch HNMT N-Methylimidazolyl-Essigsäure (**Abb. 3.16a**).

Liegt Histamin in zu hohen oder die abbauenden Enzyme in zu geringen Konzentrationen vor oder besteht eine Histaminintoleranz, können erhebliche Symptome in folgenden Bereichen entstehen:

• Atemwege
• Bewegungsapparat
• Haut
• Herz-Kreislauf-System
• Hormonhaushalt bei Mann und Frau
• Magen-Darm-Trakt
• Psyche

Nähere Informationen hierzu finden Sie im Kapitel zur Histaminintoleranz (S. 326).

Diagnostik/Testung

Verschiedene Testmethoden können zur Erfassung der Histaminkonzentration oder anderer in diesem Zusammenhang relevanter Werte herangezogen werden. Welche Methode man wählt, hängt vom benötigten Ergebnis ab:

1. Stuhldiagnostik:
   - Hohe Histaminkonzentrationen weisen auf eine Histaminintoleranz, eine Nahrungsallergie oder auf Krankheiten, die zu einem Anstieg der Histaminkonzentration führen, z. B. Morbus Crohn oder Zöliakie, hin.
   - Als mögliche Ursache von Symptomen, die durch eine hohe Histaminlast verursacht werden, kommen ebenfalls histaminbildende Darmbakterien infrage, die im Stuhl nachgewiesen werden können.
2. Urindiagnostik:
   - Über eine Bestimmung der Abbauprodukte aus dem Histaminmetabolismus (**Abb. 3.16a**) lässt sich die Aktivität der histaminabbauenden Enzyme erfassen.
   - Die Erhebung von Histamin im Urin ist eine sinnvolle Ergänzung zur Ermittlung der Adrenalin-, Noradrenalin- und Dopaminwerte, da Histamin ergänzend zu diesen wirkt.

   - Eine reine Bestimmung von Histaminkonzentrationen im Urin lässt allerdings keine Rückschlüsse darüber zu, ob der Patient an einer Histaminintoleranz leidet.
3. Blutdiagnostik:
   - Bestimmt werden kann im Blut die DAO-Aktivität. Allerdings ist dieser Test wenig aussagekräftig, da von den DAO-Blutwerten nicht auf die Enzyme des Darms rückgeschlossen werden kann.
   - Histaminintoleranzen können mit diesem Test für gewöhnlich nicht erkannt werden.
4. Provokationstest (in der Klinik/beim Facharzt):
   - Bei einem Provokationstest werden dem Betroffenen entweder histaminhaltige Flüssigkeiten oder Nahrungsmittel verabreicht. Die Gabe von histaminhaltigen Nahrungsmitteln geht zumeist mit weniger ausgeprägten Symptomen einher.
   - Die innerhalb der nächsten 4 h auftretenden Reaktionen werden protokolliert.
   - Daraus will man Erkenntnisse darüber gewinnen, ob bzw. wie stark eine Histaminintoleranz ausgeprägt ist und auf welche Lebensmittel der Patient besonders stark reagiert.

! Cave

Von einem Provokationstest rate ich Ihnen in aller Dringlichkeit ab, er wird nur der Vollständigkeit halber aufgeführt. Ein möglicher anaphylaktischer Schock kann lebensbedrohlich sein!

Sonstiges Wissenswertes

- Der Östradiolspiegel scheint Einfluss auf die Empfindlichkeit gegenüber Histamin zu nehmen: Je höher der Östradiolspiegel ist, desto stärker scheint auch der Histaminspiegel anzusteigen und desto ausgeprägter die Histaminwirkung zu sein.
- Unphysiologisch hohe Histaminkonzentrationen scheinen das Tumorwachstum zu beschleunigen [50].
- Bei einer Darmdysbiose mit Fäulnisflora und damit einhergehendem hohem Darm-pH-Wert liegen gleichzeitig oft hohe Histaminspiegel vor, die zu einer dysbiotisch bedingten Histaminintoleranz führen können.
- Weitere Aspekte sind den Ausführungen zur Histaminintoleranz (S. 326) zu entnehmen.

3.7.2 Prostaglandine

Name und Bildungsort

Prostaglandine sind Hormone, die in nahezu allen Geweben des Körpers vorkommen, wobei sie im Sperma eine überraschend hohe Konzentration aufweisen.

Wirkung und Verstoffwechselung

Prostaglandine sind lokal für die Schmerzübermittlung zuständig und erhöhen sowohl die Empfindlichkeit gegenüber als auch die Wahrnehmung von Schmerz. Sie sind außerdem an entzündlichen Prozessen und der Fieberentstehung beteiligt. Prostaglandine wirken insbesondere auf die glatte Muskulatur von u. a. Bronchien, Magen, Darm und Uterus. Dort lösen sie Kontraktionen aus.

Am Zyklusende der Frau steigt der Prostaglandinspiegel an. Im Uterus sorgen sie schließlich für Mikroentzündungen und damit für die Abstoßung der aufgebauten Gebärmutterschleimhaut und das Einsetzen der Menstruation. Beim Geburtsvorgang werden Wehen durch Prostaglandine verursacht, wobei gleichzeitig die Ausschüttung von Oxytocin angeregt wird.

Die Prostaglandinsynthese kann beispielsweise durch nichtsteroidale Antirheumatika (NSAR) wie Ibuprofen rasch gehemmt werden. Durch den Einsatz dieser Medikamente werden u. a. Entzündungen, Schmerzen und Fieber gesenkt.

4 Weitere Botenstoffe und Enzyme mit Bezug zum Hormonsystem

Neurotransmitter (schnelle Informationsübertragung) beeinflussen ebenso wie Transportproteine (Hormontransport/-reserve) und Enzyme (Hormonumbau) die Funktion des Hormonsystems.

4.1 Neurotransmitter

Wie bereits eingangs beschrieben benötigt die Weitergabe von Informationen über das Hormonsystem (S. 12), das seine Informationen über die Blutbahn übermittelt, wenigstens Minuten, teilweise jedoch auch längere Zeiträume. Neurotransmitter vermitteln ihre Informationen über das Nervensystem hingegen binnen Sekunden oder Minuten. Sie sind beispielsweise dafür verantwortlich, dass wir schnell reagieren und uns zielgerichtet bewegen können.

Informationsübertragung an Nervenzellen. Diese Informationsübertragung erfolgt über die Nervenbahnen mit ihren Nervenzellen (Neuronen). Die Nervenzellen bestehen aus einem Zellkörper, den Dendriten und dem Axon. Über die Dendriten erhält die Zelle Informationen, über das Axon werden die Reize in Richtung Synapse weitergeleitet (**Abb. 4.1a**). Die Synapse ist der Spalt zwischen 2 Neuronen, über den der elektrische Impuls an das nächste Neuron weitergegeben werden muss (**Abb. 4.1b**). Dabei treffen die elektrischen Informationen rhythmisch an der Zelle ein. Erst wenn der Impuls stark genug ist und die elektrische Ladung einen bestimmten Schwellenwert überschreitet, reicht das Neuron die Information über das Axon weiter. Die Höhe des Schwellenwerts ist abhängig sowohl von der Art der Nervenzelle als auch von der Information.

Manche Informationen sind von so großer Dringlichkeit, dass die Erregungsweiterleitung im Axon das beachtliche Tempo von sage und schreibe 432 km/h erreichen kann! Um eine schnelle Informationsweiterleitung zu ermöglichen, sind die Axone mit Myelinscheiden ummantelt [75]. Die Erregungsleitung erfolgt saltatorisch über die sog. „Ranvier-Schnürringe", in denen eine hohe Dichte von spannungsabhängigen Natriumkanälen, durch die die Aktionspotenziale ausgelöst werden (**Abb. 4.1a**), zu finden ist. Im ZNS ist generell eine schnelle Informationsweiterleitung erforderlich.

Hat der elektrische Impuls das Ende des Axons erreicht, muss der Reiz die Synapse überwinden, um die Information an den Dendriten des nächsten Neurons weiterzugeben (**Abb. 4.1b**). Hierzu dienen in den meisten Fällen Neurotransmitter (chemische Synapsen) – nur die wenigsten Neuronen können ohne diese miteinander kommunizieren, und zwar über sog. „Gap Junctions" (elektrische Synapsen).

Die **Neurotransmitter** (kurz Transmitter) sind also chemische Botenstoffe, die es ermöglichen, den etwa 20 nm (das entspricht 0,02 µm bzw.

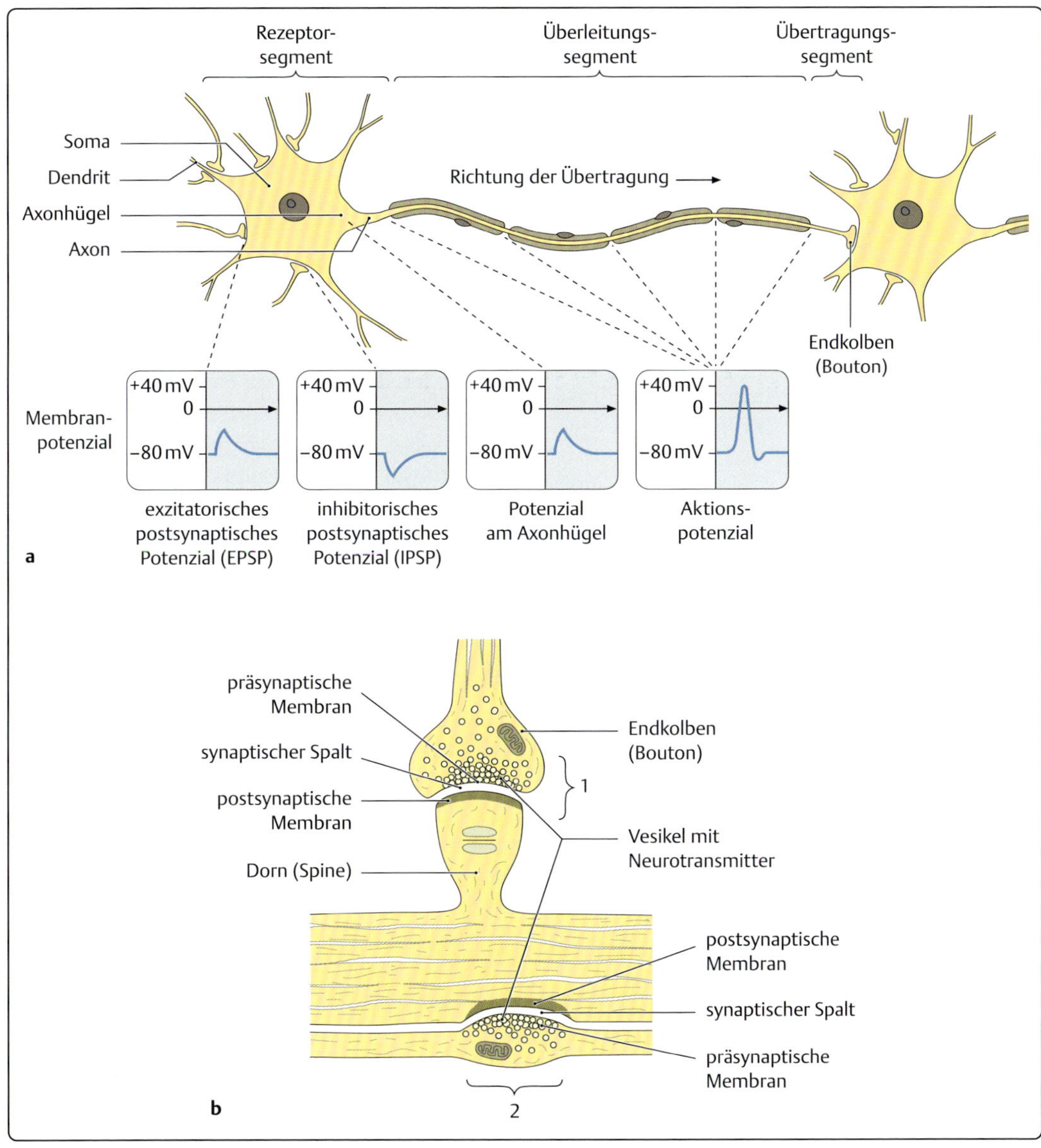

Abb. 4.1 Nervenzelle (Neuron) und Synapse.

a Die Nervenzelle als Informationsträger. Funktionell lassen sich 3 Teile unterscheiden: das Rezeptor- (Zellkörper und Dendriten), das Überleitungs- (Axon) und das Übertragungssegment (Synapse). (Quelle: Schünke M, Schulte E, Schumacher U, Voll M, Wesker K, Hrsg. Prometheus LernAtlas – Kopf, Hals und Neuroanatomie. Illustrationen von M. Voll und K. Wesker. 5. Aufl. Stuttgart: Thieme; 2018)

b Aufbau von Synapsen. Bei der Dornen- oder Spine-Synapse (1) kontaktiert der synaptische Endkolben (Bouton) eine spezialisierte Ausstülpung (Dorn oder Spine) des Zielneurons. Lagert sich das Axon einem Zielneuron an, so spricht man von einem Parallelkontakt oder Bouton en passage (2). (Quelle: Schünke M, Schulte E, Schumacher U, Voll M, Wesker K, Hrsg. Prometheus LernAtlas – Kopf, Hals und Neuroanatomie. Illustrationen von M. Voll und K. Wesker. 5. Aufl. Stuttgart: Thieme; 2018)

0,00002 mm) breiten Spalt zwischen dem Axon der einen Nervenzelle und dem Dendriten der anderen Nervenzelle zu überwinden. Ist der elektrische Schwellenwert am Ende des Axons erreicht, feuert das Axon die Ladung auf die Neurotransmitter. Diese werden aus den Vesikeln in den synaptischen Spalt freigesetzt und von den nächstliegenden Dendriten aufgenommen. Dadurch können Reize weitergegeben, verstärkt oder gehemmt werden.

Nachdem die Neurotransmitter ausgeschüttet und ihre Aufgabe der Reizweiterleitung erfüllt haben, inaktivieren spezifische Enzyme den Transmitter, sodass er abgebaut werden kann.

Neurotransmitterklassen. Neurotransmitter werden in verschiedene Klassen unterteilt. Zum einen gibt es die **Monoamine**, zu denen beispielsweise Adrenalin, Noradrenalin (S. 69), Dopamin, Serotonin, Melatonin (S. 61) und Histamin (S. 88) gehören. Zur Gruppe der **Neuropeptide** gehören u. a. Endorphine, Oxytocin (S. 51), Somatostatin (S. 53), Somatotropin (S. 59) und ADH.

Einige der genannten Neurotransmitter haben eigene Hormonsteckbriefe, da sie gleichzeitig als Hormone klassifiziert sind. Dies ist die Schnittstelle zwischen dem Hormon- und dem Nervensystem. Der Neurotransmitterstoffwechsel steht außerdem im Zusammenhang mit Progesteron (S. 83) und Östradiol (S. 79) und verändert sich zyklisch. Er hat nicht nur einen Einfluss auf das Hormondrüsensystem, sondern auch auf das vegetative Nervensystem, die Psyche und das ZNS.

Die Funktionen von Hormonen und Neurotransmittern greifen ineinander und beeinflussen sich gegenseitig. Äußere Reize, beispielsweise der Anblick eines Säbelzahntigers, werden über die Nervenbahnen und Neurotransmitter an das Gehirn weitergegeben. Dort wird entschieden, ob der Säbelzahntiger ein flauschiges Kätzchen oder doch eher furchterregend und gefährlich ist. Wurde er als gefährlich kategorisiert, wird der Neurotransmitter Adrenalin über den Sympathikus aktiviert, gleichzeitig werden über die Hypothalamus-Hypophysen-Nebennierenrinden-Achse die Stressachse (S. 23) und das RAAS (S. 25) aktiviert. Die notwendigen Hormone werden im Körper verteilt und unterstützen die Neurotransmitter.

Praxistipp
Bei einer chronischen Kortisolhochlage wird dem Hypothalamus immer wieder zurückgemeldet, dass die Gefahr noch nicht vorüber ist. Die Adrenalinausschüttung steigt dadurch immer wieder an und führt beispielsweise zu Tachykardie.

Es ist wichtig, neben den Hormonen auch die bedeutsamsten Neurotransmitter und deren Einfluss auf den Körper zu kennen. Hormone und Neurotransmitter modulieren sich gegenseitig und können den Körperstoffwechsel hemmen oder beschleunigen (**Abb. 4.2**):

- Das Prohormon Pregnenolon (S. 76) wirkt ausgleichend.
- Die Neurotransmitter Serotonin und GABA wirken hemmend.
- Kortisol (Hormon), Glutamat (Neurotransmitter), Dopamin, Histamin, Adrenalin und Noradrenalin (jeweils Hormone und Neurotransmitter) wirken beschleunigend.

Vorgestellt werden im Folgenden die wichtigsten Botenstoffe Dopamin (S. 95), GABA (S. 96), Glutamat (S. 97), Serotonin (S. 98) und die Endorphine (S. 98).

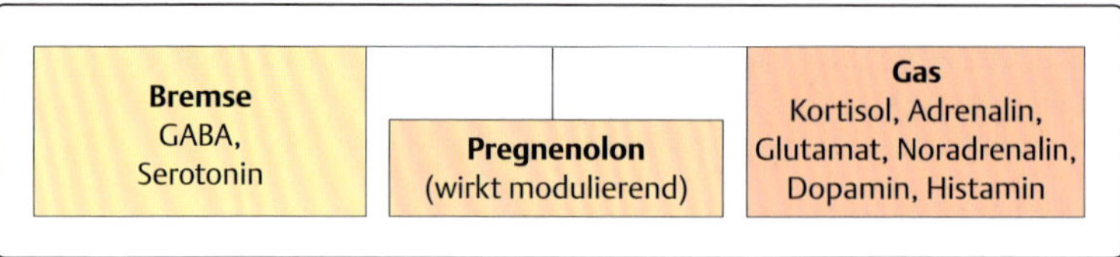

Abb. 4.2 Zusammenhang der Funktionen von Hormonen und Neurotransmittern. GABA = γ-Aminobuttersäure.

4.1.1 Dopamin

Name und Bildungsort

Dopamin ist sowohl ein Hormon als auch ein Neurotransmitter. Gebildet wird Dopamin insbesondere im Hypothalamus, im Nebennierenmark und im Nervensystem. Die Bildung von Dopamin erfolgt über den Zwischenschritt L-Dopa aus der Aminosäure L-Tyrosin (**Abb. 4.3**).

Wirkung und Verstoffwechselung

Zum einen ist Dopamin der Vorläufer zu Adrenalin und Noradrenalin (**Abb. 3.11**, **Abb. 4.3**), zum anderen entfaltet Dopamin eigene Wirkeffekte auf den Sympathikus und im Gehirn.

Im ZNS wirkt Dopamin antriebssteigernd, verhilft zu Lebensfreude und Mut. Das Konzentrations- und das Erinnerungsvermögen verbessern sich durch Dopamin genauso wie die körperliche Beweglichkeit und die feinmotorischen Fähigkeiten. Dopamin ist an der Vermittlung des Sättigungsgefühls beteiligt. Außerdem hemmt Dopamin die Prolaktinsynthese und damit die Milchbildung.

Auf den Sympathikus wirkt Dopamin verstärkend. Dadurch hat es einen indirekten, steigernden Einfluss auf den Blutdruck, die Herzfrequenz und die Schweißbildung.

Gegenspieler zu Dopamin sind GABA (S. 96) und Serotonin (S. 98). Kynurenin (Abbauprodukt aus der L-Tryptophansynthese) kann den Dopaminspiegel senken und wirkt somit ebenfalls antagonistisch.

Dopaminmangel. Die Symptome eines Dopaminmangels leiten sich aus der Dopaminfunktion ab:

- Melancholie bis hin zur Depression
- Ängste

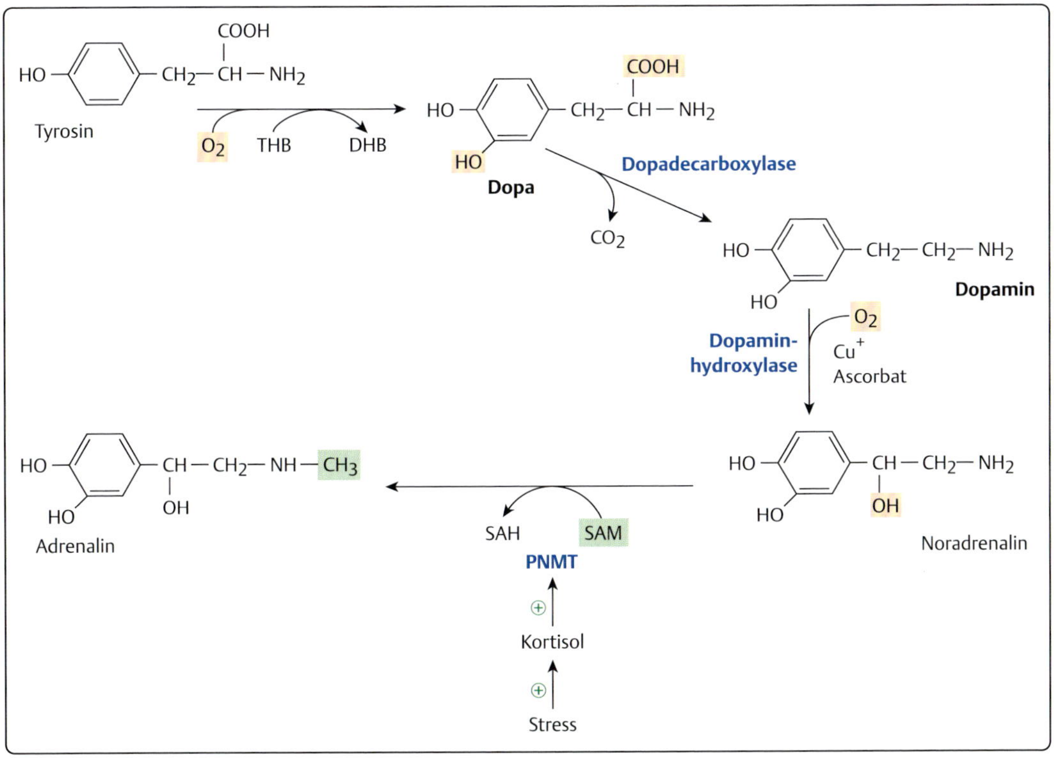

Abb. 4.3 Synthese von Dopamin. DHB = Dihydrobiopterin, SAH = S-Adenosylhomocystein, SAM = S-Adenosylmethionin, THB = Tetrahydrobiopterin. (Quelle: Böhles H. Neurotransmitter. In: Böhles H, Hrsg. Stoffwechselerkrankungen im Kindes- und Jugendalter. 1. Auflage. Stuttgart: Thieme; 2016. doi:10.1055/b-004-129990)

- Müdigkeit, Erschöpfung
- geringere Leistungsfähigkeit
- Gedächtnisstörungen, vermindertes Erinnerungsvermögen
- Denkprozessstörungen, da neu auftretende Gedanken den ersten Gedanken verdrängen (Gedankenstränge können nicht bis zum Ende durchdacht werden)
- ADS/ADHS
- Bewegungsstörungen, Muskelsteifheit
- Zittern bis hin zu einem Tremor
- Gang- und Standunsicherheiten
- Schluckstörungen

Ein Dopaminmangel kann beispielsweise aufgrund einer Mangelernährung oder unzureichender Zufuhr bzw. Synthese der Aminosäure L-Tryptophan entstehen. Auch eine Störung der Dopaminrezeptoren oder -spiegel durch Stress, Umwelteinflüsse oder Erkrankungen wie Morbus Parkinson können zu einem Mangelzustand führen.

Dopaminüberschuss. Dopaminüberschüsse sind ebenfalls möglich, mit folgenden Symptomen:

- Hypertonie
- Erhöhung der Herzfrequenz bis hin zu Tachykardie
- Kopfschmerzen
- unkontrollierbare, bewegungsunabhängige Schweißausbrüche
- Schwindel
- Psychosen/Schizophrenie
- Unruhe
- Schlafstörungen

Praxistipp

Dopamindysbalancen sind gut durch gesunde Ernährung, eine ausgewogene Work-Life-Balance, Stressabbau und Sport zu beeinflussen. Bei einem Dopaminmangel kann es ggf. sinnvoll sein, während eines überwachten Zeitraums zusätzlich zu der vorzunehmenden Lebensveränderung die Vorstufe L-Tyrosin zu substituieren.

Diagnostik/Testung

Dopamin kann in einer einzelnen Urinprobe oder im 24-h-Sammelurin erhoben werden. Darüber hinaus ist die Untersuchung des Blutplasmas möglich.

Sonstiges Wissenswertes

- Morbus Parkinson wird ursächlich durch das voranschreitende Absterben von dopaminergen Neuronen ausgelöst [37].
- Heißhungerattacken werden durch einen moderaten Dopaminmangel verringert oder sogar verhindert.
- Dopamin aktiviert das Belohnungszentrum des Gehirns. Deshalb ist Dopamin als „Belohnungshormon“ bekannt.

4.1.2 γ-Aminobuttersäure (GABA)

Name und Bildungsort

GABA ist ein wichtiger inhibitorischer Neurotransmitter im ZNS.

Obwohl Glutamat der Gegenspieler zu GABA ist, ist es gleichzeitig ihre Vorstufe. Aus Glutamat wird mithilfe des Enzyms Glutamat-Dekarboxylase GABA synthetisiert (**Abb. 4.4**). Steigt der Glutamatspiegel an, kann sich gleichzeitig die GABA-Konzentration erhöhen.

Wirkung und Verstoffwechselung

GABA wirkt auf das Nervensystem hemmend und somit antagonistisch zu Kortisol, Glutamat, Adrenalin, Histamin, Noradrenalin und Dopamin. Die merkliche beruhigende Wirkung entfaltet GABA durch die Kopplung an spezielle GABA-Rezeptoren. GABA ist auch an der Impulskontrolle und der Hemmung von Aggressivität beteiligt.

GABA-Mangel. Bei einem GABA-Mangel entstehen Unruhe, Zappeligkeit, Ängste, Schlafstörungen und Konzentrationsprobleme. Ein GABA-Mangel kann zur Entstehung/Chronifizierung eines ADS/ADHS beitragen.

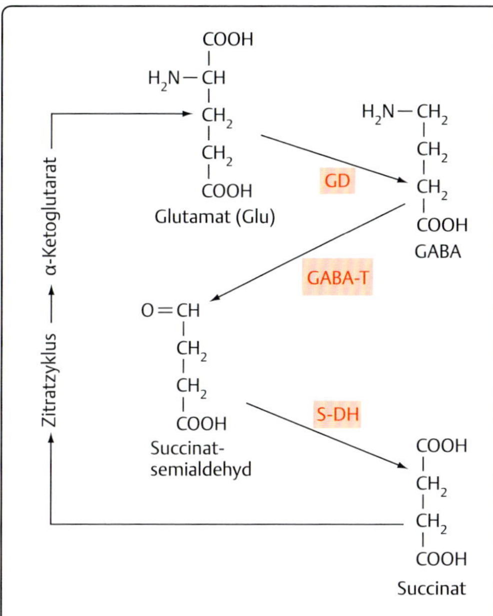

Abb. 4.4 Synthese und Abbau von GABA. GABA = γ-Aminobuttersäure, GABA-T = GABA-Transaminase, GD = Glutamatdekarboxylase, Glu = Glutamat, S-DH: Succinat-Dehydrogenase. (Quelle: Graefe K, Lutz W, Bönisch H, Hrsg. Duale Reihe Pharmakologie und Toxikologie. 2. Aufl. Stuttgart: Thieme; 2016)

GABA-Überschuss. Bei einem GABA-Überschuss wird die oben beschriebene hemmende Wirkung auf die Antagonisten verstärkt. Dadurch können Symptome wie eine Denkhemmung, Störungen der Reaktionsabläufe oder der Speicherung von Erlebnissen im Langzeitgedächtnis auftreten.

Diagnostik/Testung

Die Bestimmung der GABA-Werte erfolgt entweder im Blutserum oder im Urin.

Der GABA-Wert sollte immer gemeinsam mit dem Glutamatwert bestimmt werden, da auch ein Ungleichgewicht der beiden Neurotransmitter zueinander zu Symptomen eines GABA-Mangels oder -Überschusses führen kann.

4.1.3 Glutamat

Name und Bildungsort

Der Neurotransmitter Glutamat wird im Zitratzyklus aus α-Ketoglutarat und einem Ammoniumion durch die Reaktion des Enzyms Glutamat-Dehydrogenase gebildet (**Abb. 4.4**) und ist in vielen eiweißreichen Lebensmitteln enthalten.

Im Körper erzielt das natürliche Glutamat die gleichen Effekte wie der Geschmacksverstärker Mononatriumglutamat, das für den würzigen Geschmack des Produkts sorgt. In beiden Fällen wirkt Glutamat auch appetitsteigernd und dadurch hemmend auf das Sättigungsgefühl.

Wirkung und Verstoffwechselung

Um einen Effekt erzielen zu können, muss sich Glutamat an spezielle Glutamatrezeptoren binden. Ist die Bindung eingetreten, wirkt Glutamat erregend auf das Nervensystem, wodurch die Konzentration und die Koordination verbessert sowie alle Sinne geschärft werden.

Glutamat stimuliert die Ausschüttung der Hormone ACTH und Somatotropin, wodurch das Muskelwachstum angeregt und bei Bedarf der Blutdruck und die Herzfrequenz gesteigert werden. Darüber hinaus stimuliert Glutamat das Immunsystem.

Glutamatüberschuss. Ein Glutamatüberschuss kann zu der Entstehung oder Chronifizierung eines ADS/ADHS beitragen.

Glutamatmangel. Bei einem Glutamatmangel können Antriebsschwierigkeiten, Lernstörungen, Müdigkeit und Erschöpfung entstehen.

Glutamat weist im Gehirn eine Wechselwirkung mit Kynurenin, einem Nebenprodukt der L-Tryptophansynthese, auf. Kynurenin senkt im Gehirn den Glutamatspiegel, wodurch die antriebssteigernde Wirkung des Glutamats gehemmt wird. Depressionen, die mit einem Dopaminmangel einhergehen, können durch hohe Kynureninspiegel verschlimmert werden.

Diagnostik/Testung

Die Erhebung der Glutamatkonzentration erfolgt entweder im Blutserum oder im Urin.

Der Glutamatspiegel sollte immer gleichzeitig mit dem GABA-Wert bestimmt werden. GABA hemmt die Wirkung von Glutamat. Befinden sich die beiden Neurotransmitter im falschen Verhältnis zueinander, können Symptome eines Glutamatüberschusses oder -mangels auftreten, obwohl sich die Glutamatkonzentration möglicherweise noch im Referenzbereich befindet.

4.1.4 Serotonin

Name und Bildungsort

Serotonin ist ein inhibitorischer Neurotransmitter, d. h., er wirkt Stressreaktionen entgegen und neutralisiert die Adrenalinwirkung. Serotonin gehört ebenfalls zur Gruppe der Gewebshormone (S. 17). Es wird umgangssprachlich auch als „Glückshormon" oder „Wachhormon" bezeichnet.

Gebildet wird Serotonin hauptsächlich in den enterochromaffinen Zellen des Darms, jedoch auch im Gehirn und im peripheren Nervensystem. Dies ist notwendig, da Serotonin die Blut-Hirn-Schranke nicht überwinden kann.

Tageslicht regt den Körper zur Serotoninsynthese an. Zur Bildung von Serotonin wird zunächst L-Tryptophan mit Folsäure, Magnesium und Vitamin B_6 zu 5-Hydroxytrypthophan (5-HTP) metabolisiert. Daraus wird mit erneuter Unterstützung durch Vitamin B_6 sowie den Vitaminen B_3 und C das Serotonin gebildet. Aus Serotonin wiederum wird mit den Vitaminen B_6 und B_{12} Melatonin synthetisiert (**Abb. 3.8**).

Wirkung und Verstoffwechselung

Der Trivialname „Glückshormon" lässt sich darauf zurückführen, dass Serotonin im Gehirn zu verbesserter Gedächtnisleistung, innerer Ruhe, Gelassenheit, Tatendrang und Zufriedenheit führt. Somit nimmt es positiven Einfluss auf die Libido. Außerdem dämpft es Ängste, Schmerzen, Hunger und Aggressivität und neutralisiert Adrenalin. Die Schmerzwahrnehmung wird durch Serotonin positiv verändert. Die Wirkung von Dopamin wird durch Serotonin gesteigert.

Serotonin wird vorwiegend im Darm gespeichert und löst vor Ort die Darmperistaltik aus. An der Auslösung von Übelkeit und Erbrechen ist Serotonin ebenso beteiligt wie an Diarrhö.

Einmal ins Blut abgegeben wird Serotonin von den Thrombozyten aufgenommen und gespeichert. Der Name „Serotonin" dürfte sich aus seiner Wirkung auf die Blutgefäße ableiten: Im „Serum" wirkt Serotonin regulierend auf den „Tonus" (Spannung) der Blutgefäße. Es nimmt u. a. sowohl Einfluss auf die Vasodilatation (Gefäßerweiterung) als auch die Vasokonstriktion (Gefäßverengung). Über die Thrombozyten ist Serotonin an der Blutgerinnung beteiligt. Serotonin verstärkt die Thrombinwirkung, wodurch die Thrombozytenaggregation beschleunigt wird.

In den Augen ist Serotonin an der Regulation des Augeninnendrucks beteiligt.

Nicht zuletzt ist Serotonin an der Regulation der Körpertemperatur und – als Vorstufe zu Melatonin (**Abb. 3.8**) – an der Steuerung der Tag-Nacht-Rhythmik beteiligt.

Serotoninüberschuss. Ist der Serotoninspiegel zu hoch, kann es zu folgenden Symptomen kommen:

- Übelkeit
- Erbrechen
- Durchfall
- Unruhe
- Appetitlosigkeit

Klinisches Beispiel

Serotoninsyndrom

Das Serotoninsyndrom bedeutet Lebensgefahr! Beobachten Sie die Symptome eines Serotoninsyndroms müssen Sie umgehend Notfallmaßnahmen einleiten!

Die Symptome sind:

- starke Unruhe
- Angst
- Aufregung
- Desorientierung
- Tachypnoe, ggf. Atemnot, Hyperventilation
- Tremor und unwillkürliche Bewegungen
- erhöhte Muskelerregung
- starkes Schwitzen, trockene Schleimhäute
- Schüttelfrost, Fieber
- Kopfschmerzen
- Diarrhö
- Übelkeit, Erbrechen
- Hypertonie, Tachykardie, Arrhythmien
- abnorm gesteigerte Reflexe/Hyperreflexie, Myoklonie
- auslösbarer Babinski-Reflex an den Füßen
- Hyperrigidität, Rigor
- Muskelkrämpfe

Zumeist ist das Serotoninsyndrom das Ergebnis einer Medikamentenüberdosierung oder einer unerwünschten Wechselwirkung, beispielsweise bei gleichzeitiger Verwendung von MAO-Hemmern und serotonergen Medikamenten.

Leider kann eine ganze Liste von Pharmazeutika zu einem Serotoninsyndrom führen. Zu nennen sind hauptsächlich Antidepressiva und Parkinson-Medikamente. Das Phytotherapeutikum Johanniskraut (S. 191) zählt ebenfalls zu den möglichen Auslösern. Auch sollte L-Tryptophan oder 5-HTP nicht gemeinsam mit serotonergen Arzneimitteln substituiert werden.

Serotoninmangel. Mögliche Symptome des Serotoninmangels sind folgende:

- Migräne
- Ängste
- Depressionen
- Zwangsstörungen
- Schlafstörungen
- Müdigkeit
- Reizbarkeit

Diagnostik/Testung

Serotoninwerte kann man in Blutproben bestimmen. Damit wird der Anteil des in den Thrombozyten gespeicherten Serotonins erfasst.

Überschüssiges Serotonin, das nicht mehr in den Thrombozyten gespeichert werden konnte, wird metabolisiert und über den Harn ausgeschieden, wo es dann auch nachgewiesen werden kann.

Merke

Zu beachten ist, dass Sie mit der Testung in Blut und Urin ausschließlich das Serotonin im Körperkreislauf messen, der Serotoninspiegel im Gehirn kann nicht auf diese Weise erfasst werden.

Da die psychischen Symptome eines Mangels vermutlich von dem im Gehirn gebildeten Serotonin gesteuert werden, wäre eine Testung der Serotoninkonzentration im Gehirn großartig. Leider ist dies nicht möglich. Da Serotonin die Blut-Hirn-Schranke nicht überwinden kann, ist anzunehmen, dass die Serotoninspiegel im Gehirn von denen im übrigen Körper abweichen können. Es ist faktisch nicht möglich, Rückschlüsse auf den Serotoningehalt im Gehirn aus den Serotoninwerten des Urins oder des Blutes abzuleiten. Somit erlauben die Serotoninwerte auch keinen Rückschluss auf die „Schwere" einer Depression durch Serotoninmangel!

Sonstiges Wissenswertes

- Auch Progesteron wird zuweilen als Glückshormon bezeichnet, allerdings ist diese Wirkung an das Serotonin gekoppelt. Der Serotoninrezeptor ist offenbar abhängig vom Zykluszeitpunkt mehr oder weniger bindungsfreudig. In der ersten Zyklushälfte, kurz vor dem Eisprung weisen die Serotoninrezeptoren die höchste Bindungsfähigkeit auf: Frauen werden dadurch fröhlich, sexuell aktiv und wirken auf andere attraktiver. Perfekte Voraussetzungen also für pünktlich zum Eisprung erfolgenden Sex mit der höchstmöglichen Schwangerschaftswahrscheinlichkeit.

- Bei der Gabe von L-Tryptophan muss man beachten, dass bei der Umwandlung von L-Tryptophan zu 5-HTP als Abfallprodukt ebenfalls Kynurenin entsteht. Überwindet Kynurenin die Blut-Hirn-Schranke, verringert es dort den Glutamatspiegel. Dadurch wird der antriebssteigernde Effekt des Glutamats gehemmt. Depressionen, die mit einem Dopaminmangel einhergehen, können durch hohe Kynureninspiegel verschlimmert werden. Daher ist – wenn erforderlich – eine Gabe von 5-HTP (anstelle von L-Tryptophan) vorzuziehen.

4.1.5 Endorphine

Name und Bildungsort

Schon die Namensgebung der Endorphine, die die Kurzform für „endogene Morphine", d. h. vom Körper selbst produzierte Morphine, darstellt, deutet auf ihre schmerzlindernde und analgetische Wirkung hin. Sie sind Teil des endogenen Opioidsystems.

Endorphine werden u. a. im Hypothalamus und in der Hypophyse gebildet.

Wirkung

Sehen wir uns einer Bedrohung gegenüber, wird Adrenalin ausgeschüttet, um die Situation meistern und hoffentlich lebend und unverletzt verlassen zu können. Befindet sich der Körper in Alarmbereitschaft, werden von der Hypophyse Endorphine ausgeschüttet, und zwar zeitgleich mit Adrenalin, Noradrenalin und Kortisol!

Die Natur hat mit der Endorphinausschüttung ein wahrlich geniales Konzept entwickelt, um potenziell traumatischen Situationen die Schärfe zu nehmen. Offenbar sollen nicht nur Überschüsse an Stresshormonen im Körper schnell reduziert, sondern auch die Psyche und die Seele geschützt werden, denn Endorphine haben einen ähnlichen Effekt in unserem Körper wie leichte Opiate. Sie wirken schmerzstillend, machen zufrieden bis euphorisch und senken die Stresshormonspiegel.

Endorphine sind außerdem Gegenspieler zu Progesteron (S. 83). Sinkt der Endorphinspiegel, steigt im Gegenzug die Progesteronkonzentration an. Offenbar wirkt Progesteron dann sogar effektiver.

4.2 Transportproteine

Für den Körper ist es essenziell, jederzeit auf einen gewissen Vorrat an Hormonen zugreifen zu können, da dem Körper nicht klar sein kann, welche Anforderungen an ihn in den nächsten Sekunden, Minuten oder Tagen gestellt werden: Treibt der Mensch Sport, wird er bedroht oder möchte er zu einem anderen Zeitpunkt schlafen als sonst, muss der Körper reaktionsfähig sein. Eine Produktion nach Bedarf würde einerseits zu viel Zeit in Anspruch nehmen, andererseits könnte eine gleichzeitige Produktion aller Hormondrüsen den Kollaps des Systems bedeuten – es bestünde Lebensgefahr! Dem muss der Körper vorbeugen, indem er eine stetige Syntheseleistung erbringt. Ausgeschüttete freie Hormone würden sich jedoch sofort an einen Rezeptor binden und ihre Signale an den Körper abgeben. Deshalb braucht der Körper ein Speichermedium für die produzierten, derzeit aber nicht benötigten Hormone: die im Blut kreisenden Transportproteine. Pro Transportprotein wird ein Hormonmolekül gebunden.

Fein abgestimmte Regelkreisläufe sorgen dafür, dass die Spiegel der Transportproteine optimal auf den jeweiligen Bedarf abgestimmt sind. Verschiebt sich der Spiegel der Transporteiweiße, kann dies erhebliche Folgen haben: Das chronische Erschöpfungssyndrom und ein Burn-out können beispielsweise auch dann entstehen, wenn die Nebenniere zwar ausreichend Kortisol ausschüttet, jedoch zu viele der synthetisierten Hormone an die Eiweiße gebunden und damit für den Körper nicht nutzbar sind!

Merke

Steigt die Konzentration eines Transportproteins, sinkt der freie Hormonanteil; sinkt die Konzentration des Transportproteins, steigt der Anteil des bioaktiven Hormons!

Folgende Ursachen können einer Erhöhung der Transportproteinkonzentration zugrunde liegen:

- physiologischer Anstieg des SHBG-Spiegels mit zunehmendem Lebensalter
- Lebererkrankungen, da hierdurch der Abbau der Transportproteine in der Leber gehemmt wird
- Östradioldominanz (S. 117)
- Übergewicht, da durch die Aromatase aus den Fettzellen Testosteron zu Östradiol umgewandelt wird und dadurch eine Östradioldominanz entstehen kann
- Hyperthyreose
- durch Einnahme von hormonellen Kontrazeptiva (sie können an Hormonrezeptoren andocken und stoßen dadurch die SHBG-Synthese an)
- Hoden-, Ovarialkarzinom
- Schwangerschaft
- Anorexia nervosa
- Vitamin-D-Mangel
- Diabetes mellitus
- dauerhaft hohe Kortisolwerte, z. B. in Stressphasen

Verringerte Transportproteinkonzentrationen können beim Vorliegen folgender Erkrankungen/Störungen und bei mangelhafter Versorgung gemessen werden:

- Hypothyreose
- Lebererkrankungen, da hierdurch die Transportproteinsynthese gehemmt wird
- Eiweißverlust bei Erkrankungen der Niere
- Adipositas
- Eiweißmangel in der Ernährung
- PCO-Syndrom
- Diabetes mellitus
- Östrogenmangel

Östradiol stimuliert die Bildung **aller** Transportproteine. Infolgedessen besteht ein deutlicher Zusammenhang zwischen einer Östradioldominanz (S. 117) und einer Hypothyreose (S. 252).

Im Labor kann anhand der Differenz zwischen der Anzahl der Hormonmoleküle und der Menge der spezifischen Transportproteine, z. B. SHBG, errechnet werden, wie viele freie Hormonmoleküle im Blut vorhanden sind. Zur Erinnerung: Nur die freien Hormonmoleküle lösen einen Wirkeffekt aus.

Es folgt eine kurze Vorstellung der wichtigsten Transportproteine.

4.2.1 Albumin

Albumin ist ein recht universell eingesetztes Transportprotein. Nachdem es von der Leber gebildet wurde, steht es verschiedenen Molekülen als Bindungspartner zur Verfügung. Neben DHEA, Östradiol, Progesteron, Testosteron und den Schilddrüsenhormonen transportiert Albumin beispielsweise auch Kalzium, Magnesium und Vitamin B_2 durch das Blut.

Der Albuminwert sinkt u. a. bei Lebererkrankungen, dem nephrotischen Syndrom, Hungersnot (auch Magersucht), Malabsorption oder Infekten.

4.2.2 Kortisol-bindendes Globulin (CBG)/Transkortin

Das in der Leber gebildete CGB ist auch unter der Bezeichnung Transkortin bekannt. Auch hier ist der Name Programm: Das Transportprotein CBG bindet Kortisolmoleküle an sich. Abweichend von der Namensgebung ist CBG jedoch auch für die Bindung von Progesteronmolekülen zuständig.

In der Schwangerschaft steigt der Transkortinanteil physiologisch deutlich an. Dies erfolgt jedoch auch bei der Substitution von hormonellen Kontrazeptiva. Bei Erkrankungen der Leber sinkt die CBG-Konzentration.

4.2.3 Sexualhormon-bindendes Globulin (SHBG)

SHBG wird hauptsächlich in der Leber gebildet und ist ein spezielles Transportprotein für Steroidhormone, v. a. für Östradiol, Testosteron und DHT. In geringen Mengen können sich auch Schilddrüsenhormone an SHBG binden.

Als SHBG-senkende Antagonisten wirken Insulin und hohe Androgenspiegel. SHBG scheint durch hohe Thyroxinspiegel (T_4) anzusteigen.

Darüber hinaus hat SHBG eine größere Bindungsaffinität zu Testosteron als zu Östradiol. Aus diesem Grund haben Männer physiologisch niedrigere SHBG-Spiegel als Frauen, damit Testosteron bei Männern seine Wirkung entfalten kann.

4.2.4 Thyroxin-bindendes Globulin (TBG)

TBG bindet – wie der Name bereits vermuten lässt – die Schilddrüsenhormone Thyroxin (T_4) und Trijodthyronin (T_3), aber auch T_1 und T 2 (S. 64) an sich. Auch TBG wird vornehmlich in der Leber gebildet.

An TBG gebundene T_4-Moleküle haben eine biologische Halbwertszeit von etwa 7–8 Tagen, bei T_3 beträgt die Halbwertszeit weniger als 1 Tag.

Die TBG-Konzentration erhöht sich physiologisch in der Schwangerschaft. Pathologisch steigt TBG bei Lebererkrankungen, in Zeiten des Hungers (auch Magersucht!) und bei der Substitution von Östrogenmedikamenten oder hormonellen Kontrazeptiva an.

4.3 Enzyme

Enzyme gehören überwiegend zu den Proteinen und sind Biokatalysatoren. Das heißt, sie lösen zwar eine Aktion aus, werden dadurch selbst aber weder verändert noch verbraucht, sondern stehen nach Ablauf des Prozesses wieder zur Verfügung. Sie beschleunigen chemische Reaktionen und sind an Abbauprozessen beteiligt. Sie steuern das Immunsystem, die Verdauung, den Blutfluss, hemmen Entzündungen, bauen Hormone ab, inaktivieren Neurotransmitter und vieles mehr.

Nach heutigem Kenntnisstand gehen wir von etwa 2000 verschiedenen Enzymarten aus, die ihre Arbeit kontinuierlich in unserem Körper verrichten. Dazu benötigen sie bestimmte Voraussetzungen. Manche Enzyme können nur im optimalen pH-Bereich arbeiten, andere benötigen zur Syntheseleistung eine bestimmte Körpertemperatur usw. Was für eine optimale Wirksamkeit der uns bisher bekannten Enzyme im Einzelnen benötigt wird, ist nach wie vor Gegenstand der Forschung.

Vollständig geklärt ist, dass Enzyme eine Wirkungsspezifität aufweisen. Das bedeutet, dass bestimmte Enzyme für exakt eingegrenzte Abläufe und Vorgänge zuständig sind. Dazu erkennen sie bestimmte Substrate, die sich an die Enzyme über das Schlüssel-Schloss-Prinzip (S. 18) binden. Dadurch bewirkt jedes Enzym nur eine ganz bestimmte Veränderung des Substrats, auch wenn das Substrat in anderer Weise verändert werden könnte.

Die Enzyme Aromatase (S. 102) und 5α-Reduktase (S. 103) sind besonders wichtig für das Hormonsystem.

4.3.1 Aromatase

Das Enzym Aromatase hat die chemische Bezeichnung CYP19A1. Es ist insbesondere an der Umwandlung von Testosteron zu Östradiol beteiligt. Außerdem sorgt die Aromatase für die Synthese von Androstendion zu Östron (**Abb. 3.14**).

Gebildet wird die Aromatase hauptsächlich in den Gonaden, in geringeren Mengen ebenfalls in Gehirn, Leber, Haut und Brustzellen. Postmenopausal ist die Aromatase bei Frauen insbesondere im Fettgewebe enthalten. Im Bauch- und Hüftfett wird Aromatase freigesetzt, wodurch Testosteron zu Östradiol umgebaut werden kann.

Bei einer Östrogendominanz ist häufig nicht nur die Östradiol-, sondern ebenfalls die Aromatasekonzentration erhöht. Übermäßiger Alkoholkonsum regt die Aromatase- und damit die Östradiolausschüttung an und fördert dadurch die Entstehung einer Östradioldominanz (S. 117).

Praxistipp

Als Aromatasehemmer steht das Phytotherapeutikum Epilobium parviflorum (Kleines Weidenröschen) zur Verfügung, das als Urtinktur verwendet wird.
Vorab ist abzuklären, ob Progesteron und DHEA in ausreichender Menge gebildet werden, genügend Nährstoffe zur Kortisolsynthese vorliegen und höchstens ein moderater, besser kein Alkoholkonsum erfolgt.

Info

In der Medizin spielen verschreibungspflichtige (!) Aromatasehemmer insbesondere bei der Behandlung von Brustkrebs eine Rolle, da bekannt ist, dass zu hohe Östradiolspiegel krebsauslösend sein können. Mithilfe dieser Medikamente kann der Östrogenspiegel im Plasma deutlich gesenkt werden.

4.3.2 5α-Reduktase

Die 5α-Reduktase ist ein Enzym, das für das Hormonsystem bedeutsam ist, weil es einerseits Testosteron zu 5α-DHT (**Abb. 3.15**), andererseits Progesteron zu 5α-Dihydroprogesteron und (5α-) Pregnan umwandelt.

Gebildet wird die 5α-Reduktase u. a. in Gehirn, Haut, Muskulatur, Leber, Nieren, Pankreas, Milz, Magen, Herz, Hoden, Nebenhoden, Prostata und Ovarien.

Info

Während 5α-Dihydroprogesteron eine karzinomprotektive Wirkung zu haben scheint, gilt 5α-Pregnan als krebsfördernd [88]. Doch werden 5α-Reduktaserezeptoren von Vitamin D ebenfalls besetzt. Da hierdurch der Umbau von Progesteron zu 5α-Pregnan gehemmt wird, kann das Wachstum entarteter Zellen von Vitamin D gebremst werden.

Ein 5α-Reduktasemangel oder -überangebot lässt sich insbesondere aus den Symptomen eines DHT-Mangels oder -Überschusses (S. 86) ableiten.

5α-Reduktaseüberschuss. Bei einem 5α-Reduktaseüberschuss kommt es beispielsweise zu Akne, PCO-Syndrom, Prostatahyperplasie oder Glatzenbildung.

5α-Reduktasemangel. Bei einem zu geringen Spiegel könnten eine erektile Dysfunktion oder ein Hypogonadismus entstehen.

Praxistipp

Regelmäßiger Ausdauersport hemmt die Aktivität der 5α-Reduktase. Ebenfalls hemmend wirken sowohl Zink und Selen als auch Soja- oder Sägepalmpräparate. Dadurch können sie z. B. bei Akne (Zink) oder Haarausfall (Sägepalme) therapeutisch eingesetzt werden.

Diagnostisch können die Metaboliten wie 5α-Pregnane über spezielle Urintests nachgewiesen werden. Die erhobenen Werte erlauben Vermutungen über die Aktivität der 5α-Reduktase.

Info

5α-Reduktasehemmer blockieren den Umbau von Testosteron zu DHT, weshalb verschreibungspflichtige pharmazeutische Präparate z. B. bei der Therapie des Prostatakarzinoms Anwendung finden.
Allerdings baut der Körper den Überschuss an Testosteron dann vermehrt zu Östradiol um, wodurch eine Östradioldominanz (S. 117) entstehen kann.

5 Hormonell wirksame und hormonähnliche Substanzen

Zur begrifflichen Abgrenzung folgen in diesem Kapitel die Definitionen und grundlegenden Erläuterungen zu hormonell wirksamen und hormonähnlichen Substanzen. Diese nehmen auf verschiedene Weise Einfluss auf das Hormonsystem, wobei sie einerseits therapeutisch angewendet werden wie (verschreibungspflichtige!) bioidentische Hormone, Phytohormone (S. 104) oder der Empfängnisverhütung dienen wie hormonelle Kontrazeptiva (S. 106), andererseits als Umwelthormone bzw. endokrine Disruptoren (S. 109) störende Wirkungen entfalten können.

5.1 Bioidentische Hormone

Bioidentische Hormone sind (synthetisch hergestellte) Hormonmoleküle, die dem Vorbild aus der Natur exakt entsprechen und deshalb für den Körper in seiner Gesamtheit verwendbar sind. Beispielsweise fügt sich ein bioidentisches Progesteronmolekül nahtlos in die Steroidhormonkaskade (**Abb. 1.2**) ein. Bioidentische Hormone sind also bei der (fach-)ärztlichen Hormonsubstitution das bevorzugte Mittel der Wahl.

Erhält Ihr Patient bioidentische Hormone, müssen Sie einige wichtige Aspekte im Blick behalten:

- Die Gabe bioidentischer Hormone nimmt Einfluss auf die aus diesen gebildeten Hormone. Zu berücksichtigen ist daher, welche Hormone aus dem substituierten Hormon metabolisiert werden können.
- Die Wirkkonzentration des verordneten Hormons nimmt Einfluss auf die Anzahl der Rezeptoren, d. h. auf deren Up- bzw. Down-Regulation (S. 19). Die Folge können unerwünschte Nebenwirkungen sein, z. B. eine Rezeptordesensibilisierung, eine (dauerhafte) Down-Regulation der Rezeptoranzahl in den Zellen oder ein Überschuss eines anderen, nicht substituierten Hormons, das sich jedoch in der Synthesefolge nach dem substituierten Hormon befindet.

5.2 Phytohormone

Aus botanischer Sicht handelt es sich bei Phytohormonen um biochemisch wirkende pflanzeneigene organische Substanzen, die als Botenstoffe das Wachstum und die Entwicklung von Pflanzen regulieren. In der Pharmazie, und darum geht es hier, sind Phytohormone hingegen Pflanzeninhaltsstoffe, die beim Menschen eine hormonähnliche Wirkung entfalten.

Phytohormone sind in Bezug auf ihre Struktur dem körpereigenen Hormon sehr ähnlich und binden sich problemlos an die Hormonrezeptoren. „Ähnlich" heißt allerdings nicht „identisch", was bedeutet, dass ihre Molekülstruktur von der des Originals abweicht.

Da sich die Moleküle von Progesteron und Diosgenin aus der Yamswurzel ähneln, werden diese auch als Phytoprogesterone bezeichnet (**Abb. 5.1**). Daneben gibt es verschiedene Phytoöstrogene, die dem Östradriol ähneln, z. B. Genistein aus Soja und Secoisolariciresinol aus Lein; sie gehören verschiedenen chemischen Gruppen an (**Abb. 5.2**).

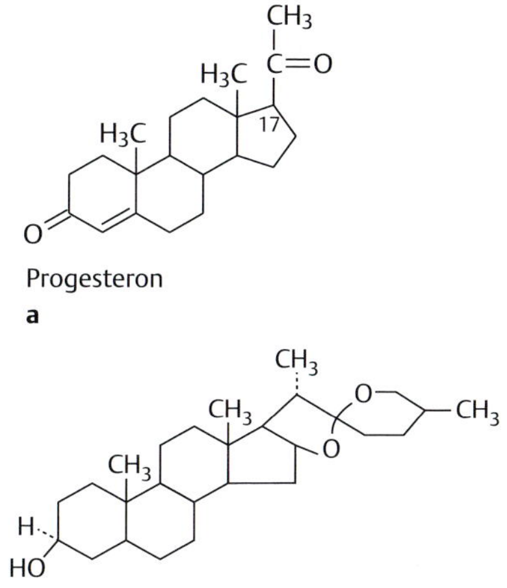

Progesteron
a

Diosgenin
b

Abb. 5.1 Phytoprogesterone: Strukturformel von Progesteron und Diosgenin im Vergleich. (Quelle: Lüllmann H, Mohr K, Wehling M, Hein L, Hrsg. Pharmakologie und Toxikologie. 18. Aufl. Stuttgart: Thieme; 2016)

Anhand der Gegenüberstellungen ist ersichtlich, dass die Molekülstrukturen in Grundzügen identisch sind, jedoch in ihrer Gesamtheit voneinander abweichen. Durch die hohe Ähnlichkeit der Phytohormonmoleküle zu den körpereigenen Hormonmolekülen ist die Rezeptorbelegung durch das Phytohormon möglich.

Aufgrund der veränderten Molekülstruktur sind Phytohormone allerdings nicht imstande, das körpereigene oder bioidentische Hormon zu ersetzen, denn sie können – entgegen der landläufigen Meinung – vom Körper nicht weiter zu anderen Hormonarten synthetisiert werden. Somit konkurrieren sie mit den körpereigenen Hormonen um die verfügbaren Rezeptoren.

Praxistipp

Sollten Sie Phytohormone (z. B. Phytoöstrogene wie Soja oder Hopfen, Phytoprogesteron aus der Yamswurzel) therapeutisch einsetzen wollen, sollte Ihnen bewusst sein, dass die ausgelöste Wirkung aufgrund der Rezeptorbesetzung erfolgt und nicht aufgrund eines direkten Ausgleichs des Hormonspiegels.

Die häufig zu beobachtende positive Wirkung des Einsatzes von Phytoöstrogenen in den Wechseljahren dürfte darauf zurückzuführen sein, dass die unangenehmen Folgen der Östrogendominanz durch die Blockierung der Rezeptoren gelindert werden.

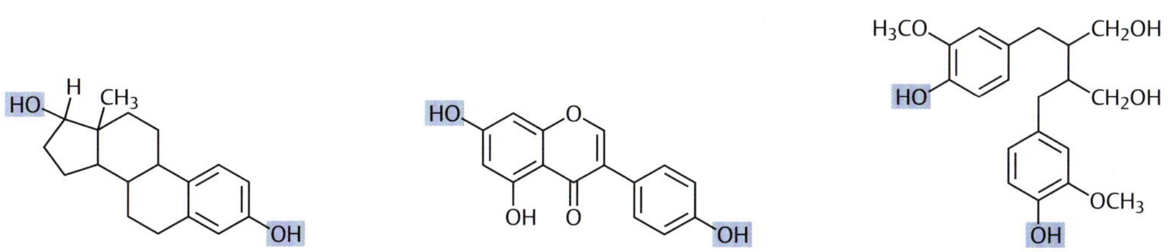

17β-Östradiol (Östrogen) **Genistein (Isoflavonoid)** **Secoisolariciresinol (Lignan)**

Abb. 5.2 Phytoöstrogene: Strukturformel von Östradiol, Genistein (Isoflavonoid) und Secoisolariciresinol (Lignan) im Vergleich. (Quelle: Knasmüller S, Misik M, Parzefall W, Wagner K. Beeinflussung hormonaler Effekte durch Phytoöstrogene. In: Knasmüller S, Misik M, Parzefall W, Wagner K, Hrsg. Krebs und Ernährung. 1. Auflage. Stuttgart: Thieme; 2014. doi:10.1055/b-002-92689)

Info

Interessanterweise scheint das Progesteron aus Walnussblättern mit dem menschlichen Progesteron identisch zu sein [61]. Eine gezielte therapeutische Verwendung als Auszug ist allerdings schwierig, da die Hormonkonzentrationen in der Blattdroge schwanken dürften.

5.3 Hormonelle Kontrazeptiva

Hormonelle Kontrazeptiva sollen den Eintritt einer Schwangerschaft verhindern. Auf dem Markt gibt es mittlerweile ein nahezu unüberschaubares Angebot an Präparaten zur hormonellen Verhütung für die Frau.

5.3.1 Präparate zur hormonellen Empfängnisverhütung

Es gibt 3 verschiedene Arten der Antibabypille:

- Die **Kombinationspille** ist die älteste Version. Sie enthält eine hohe Dosis eines synthetischen Östrogens und das progesteronähnliche Gestagen.
- Die **Mikropille** ist die Weiterentwicklung der Kombinationspille mit einem geringeren Anteil synthetischer Östrogene.
- Die **Minipille** enthält ausschließlich Gestagen und wird Frauen verordnet, die keine Östrogene einnehmen dürfen oder die ihr Kind noch stillen.

Bei der Kombinations- und Mikropille gibt es Ein-, Zwei- oder Dreiphasenpräparate. Bei den Einphasenpräparaten nimmt man die gesamte Zeit über die gleiche Dosierung ein. Mit den Mehrphasenpräparaten will man den natürlichen Zyklus nachbilden. In den unterschiedlichen Pillen sind also je nach Einnahmetag unterschiedlich hohe Östrogen- und Gestagendosierungen enthalten.

Außerdem gibt es noch den Hormonring, die Hormonspirale, die Hormonspritze und das Hormonstäbchen/Hormonimplantat:

- Der **Hormonring** wird von der Frau in die Scheide eingeführt und nach 3 Wochen entnommen, nach 1 Woche Pause und der Menstruation wird ein neuer Ring eingelegt. Etwa 3 h nach dem Entfernen kann sich die verhütende Wirkung reduzieren.
- Die **Hormonspirale** wird vom Gynäkologen in den Uterus eingesetzt. Sie wirkt je nach Modell 3–5 Jahre, ohne ausgetauscht werden zu müssen.
- Die **Hormonspritze** wird vom Gynäkologen in den Oberarm/Gesäßmuskel injiziert. Sie wirkt etwa 3 Monate.
- Das **Hormonstäbchen** wird vom Gynäkologen unter die Haut des Oberarms gelegt und kann bis zu 3 Jahre im Körper verbleiben.

An ihren Applikationsorten geben die Verhütungsmittel konstant Hormone in das Blut ab. Über den Blutkreislauf werden die Hormone in den gesamten Körper transportiert (sie bleiben nicht z. B. im Uterus, nur weil die Hormonsubstitution dort vorgenommen wird!) und entfalten so ihre verhütende Wirkung. Bei der Hormonspirale, dem Hormonstäbchen und der Hormonspritze ist es nicht ungewöhnlich, dass die Blutung vollständig ausbleibt.

5.3.2 Veränderungen des Hormon- und Nährstoffhaushalts durch hormonelle Kontrazeptiva

Allen hormonellen Kontrazeptiva ist gemein, dass sie Östrogene bzw. Gestagene an den Körper abgeben, die den körpereigenen Hormonen ähneln (sie sind nicht mit ihnen identisch!). Aufgrund dieser Ähnlichkeit können die Hormone der Kontrazeptiva die Rezeptoren der körpereigenen Hormone besetzen.

Diese synthetischen Hormonmoleküle stehen dabei nicht für die weiteren Synthesewege der Steroidhormone zur Verfügung (**Abb. 3.14**). Da die Rezeptoren aber besetzt wurden, wird über die negative Rückkopplung an die Hypophyse gemeldet, dass genügend Hormone vorhanden sind. Die körpereigene Hormonproduktion von **Progesteron** und **Östradiol** wird entsprechend reduziert, wodurch die beiden Hormone nicht mehr in ausreichender Menge für andere Aufgaben zur Verfügung stehen. Dadurch wird der Eisprung unterdrückt, die Gebärmutterschleimhaut wird kaum aufgebaut und nicht aufgelockert, und der Spermientransport wird durch die Konsistenzveränderung des Zervixschleims erschwert.

Einfluss auf die Synthesewege der Hormone

Noch einmal zur Erinnerung: Progesteron (S. 83) ist ein wichtiges Prohormon. Es ist nicht nur an der Regulation des Zyklus und einer Schwangerschaft beteiligt, sondern ist auch die Vorstufe für Aldosteron, Kortisol, Androstendion, Testosteron und die Östrogene.

Da Aldosteron (S. 72) ausschließlich über Progesteron als Prohormon verfügt, führt ein Ausfall bzw. das Absinken der körpereigenen Hormonproduktion auch zu einem Absinken des Aldosteronspiegels.

Die Vorstufe von Kortisol (S. 73), das 17α-Hydroxyprogesteron, kann zwar auch über Pregnenolon und 17α-Hydroxypregnenolon synthetisiert werden (**Abb. 1.2**); allerdings ist dieser Syntheseweg nicht so aktiv wie die Hormonumwandlung über Progesteron. Je länger ein hormonelles Kontrazeptivum auf den Körper einwirkt, desto stärker wird folglich die Kortisolausschüttung abfallen.

Diejenigen Hormone, die dem Syntheseweg über DHEA und Androstendion unterliegen (**Abb. 1.2**), also Östrogene und Testosteron, werden weiter metabolisiert.

Die Konzentration der Östrogene (S. 79) bleibt während der hormonellen Kontrazeption relativ konstant, da über die Rezeptorbesetzung und den negativen Rückkopplungsmechanismus keine weitere Östrogensynthese angestoßen wird – schließlich scheinen genügend Östrogene synthetisiert worden zu sein, die Rezeptoren sind gefüllt! Erst nach Absetzen der hormonellen Kontrazeptiva wird die Östrogenproduktion wieder stärker angeregt, was eine Östradioldominanz (S. 117) nach sich ziehen kann.

Für das Testosteron (S. 86) stehen genügend Prohormonmoleküle zur Verfügung, sodass es weiter gebildet wird. Deshalb entwickeln Frauen während der Anwendung von hormonellen Kontrazeptiva teilweise Symptome eines Testosteronüberschusses wie Pickel. Nach Absetzen des Präparats kommt es vor, dass der Testosteronspiegel erhöht bleibt.

Trotzdem kann es bei Einnahme von hormonellen Kontrazeptiva durchaus auch zu einem Testosteronmangel kommen. Da durch die chemisch hergestellten Östrogene der SHBG-Spiegel (S. 102) erhöht wird, werden im Blut vermehrt Testosteronmoleküle gebunden. Dies kann unter Umständen zu einem funktionellen Testosteronmangel inklusive Libidoverlust führen oder auch eine im Tagesverlauf zu niedrige Kortisolkurve einschließlich Burn-out zur Folge haben.

Auch die für die Schilddrüse wichtigen TBG (S. 102) werden vom synthetischen Östrogen stimuliert. Dadurch muss die Schilddrüse mehr Hormone ausschütten, um den Bedarf des Körpers zu decken. Dies kann die Schilddrüse erschöpfen und zu einer Hypothyreose (S. 252) führen.

Irreversible Bindung an die Rezeptoren

Darüber hinaus binden sich alle synthetischen Östrogene irreversibel an die Rezeptoren. Das bedeutet, dass der Körper den gesamten Rezeptor abbauen muss, um das synthetische Östrogen aus den Zellen zu lösen. Davon abgesehen, dass dies vermehrt Ressourcen erfordert, greift dieser Prozess möglicherweise auch in die Up- und Down-Regulation der Zellen (S. 19) ein.

Auswirkungen auf die Vitaminversorgung

Für den Ein- und Umbau der Moleküle aus hormonellen Kontrazeptiva werden vermehrt die Vitamine B_6 und B_{12} verbraucht. Diese Vitamine stehen damit anderen Körpervorgängen nicht mehr bzw. in geringerer Menge zur Verfügung.

Dies betrifft beispielsweise den Homocystein- und den Folsäuremetabolismus. Um aus Homocystein Glutathion zu synthetisieren, wird das Vitamin B_6 benötigt, für den Folsäurestoffwechsel das Vitamin B_{12} (**Abb. 5.3**). Fehlen die beiden Vitamine, steigt der Homocysteinspiegel an und Folsäure kann nicht in seine aktive Form umgewandelt werden. Über längere Zeiträume betrachtet wird dies kritisch, da Folsäure in wichtige Wachstumsprozesse eingebunden ist, beispielsweise ist sie beteiligt an der Blutbildung.

Homocystein ist darüber hinaus eine überaus reaktionsfreudige Aminosäure, die in hohen Konzentrationen nachweislich die Endothelzellen der Blutgefäße schädigt. Bei der Einnahme von hormonellen Kontrazeptiva steigt u. a. deshalb die Thrombosegefahr.

5.3.3 Begleitende Symptome bei und nach Einnahme hormoneller Kontrazeptiva

Als Folge blockierter Hormonsynthesewege, der besonderen Einwirkungen auf die Rezeptoren und des möglichen Nährstoffmangels können während der Anwendung hormoneller Kontrazeptiva alle in den Hormonsteckbriefen zu Progesteron (S. 83) und zu Östradiol (S. 79) aufgeführten Mangelsymptome auftreten, bedauerlicherweise sogar die schweren Krankheitsbilder wie Depressionen (S. 276) bis hin zur Suizidalität.

Nach Beendigung der Anwendung von hormonellen Kontrazeptiva ist es außerdem möglich, dass diese Symptome anhalten und chronifizieren, sofern der Körper keinen eigenständigen Zyklus aufbauen kann. Überdies besteht die Möglichkeit, dass sich das Post-Pill-Syndrom (S. 318), bei dem sich (über längere Zeiträume) keine Regelblutung mehr einstellt, oder das PCO-Syndrom (S. 302) entwickelt.

Praxistipp

Um mögliche Schäden durch die Einnahme hormoneller Kontrazeptiva zu verringern, empfiehlt es sich, während der gesamten Anwendungszeit die vermehrt benötigten Nährstoffe Folsäure, Magnesium und Zink sowie die Vitamine B_1, B_2, B_6, B_{12} und C zuzuführen. Speziell für die begleitende Anwendung geeignete Präparate gibt es beispielsweise von Nicapur (mediBalance PILCO).

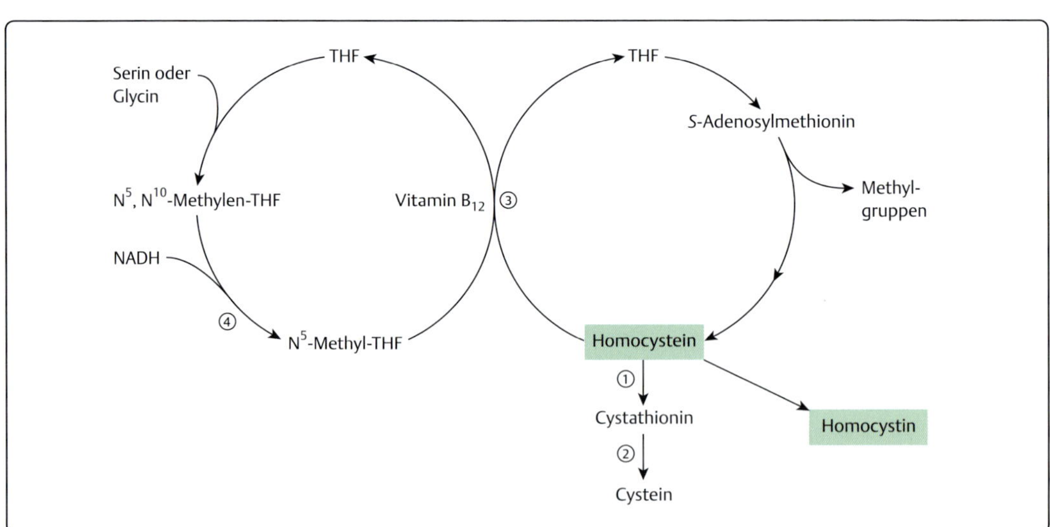

Abb. 5.3 Folsäure- und Homocysteinstoffwechsel. ① Cystathioninsynthese (Homocystein und Serin), ② Cystathionase, ③ Homocystein-Tetrahydrofolat-Methyltransferase = Methioninsynthase, ④ 5,10-Methylentetrahydrofolatreduktase. THF = Tetrahydrofolat, NADH = Nikotinamidadenindinukleotid (reduziert)⁺. (Quelle: Böhles H. Stoffwechselwege der Folsäure. In: Böhles H, Hrsg. Stoffwechselerkrankungen im Kindes- und Jugendalter. 1. Auflage. Stuttgart: Thieme; 2016. doi:10.1055/b-004-129990)

Erhebt man den Hormonstatus von Progesteron oder den von Östrogenen während der Anwendung hormoneller Kontrazeptiva, erhält man den Wert der körpereigenen Hormone. Die synthetisch veränderten Hormonmoleküle der Kontrazeptiva werden aufgrund ihrer abweichenden Molekülstruktur nicht miterfasst.

5.4 Hormonähnliche Substanzen und Umwelthormone

Chemikalien oder synthetisch hergestellte Produkte, die aufgrund ihrer Molekülstruktur im Körper an Hormonrezeptoren binden können, nennt man endokrine Disruptoren (engl. „disruptor“ = Störer, Störenfried), Umwelthormone oder auch Xenohormone. Durch die Ähnlichkeit der in den Produkten enthaltenen Molekülstruktur sind sie als hormonähnliche Substanzen zu definieren.

Das Umweltbundesamt unterscheidet endokrine Disruptoren (ED) und endokrin aktive Substanzen (EAS) und gibt dazu an, dass die Wechselwirkung von endokrin aktiven Substanzen mit dem Organismus zwar bekannt, deren mögliche schädigende Auswirkungen bislang jedoch noch unklar seien [82]. Beispiele für Produkte, die endokrin aktive Substanzen enthalten, sind dort leider nicht aufgeführt.

5.4.1 Potenziell schädigende Wirkungen

Auch wenn bislang zu einem Produkt noch kein wissenschaftlicher Beleg einer schädigenden Wirkung durch endokrine Disruptoren oder endokrin aktive Substanzen vorliegen sollte, ist grundsätzlich zu bedenken, dass die Zufuhr einer Substanz, die aufgrund ihrer hormonähnlichen Struktur an Hormonrezeptoren binden kann, als kritisch zu betrachten ist. Schließlich nimmt das zugeführte Molekül einem Hormonmolekül seinen Rezeptor weg und greift dadurch direkt in das Hormonsystem ein. In geringen Mengen ist die Fremdbesetzung eines Rezeptors für gewöhnlich unproblematisch. Bei größeren Belastungen wird der Körper jedoch mit einer Anpassung reagieren, indem z. B. die Rezeptoranzahl durch Up- und Down-Regulation (S. 19) und die Hormonausschüttung neu reguliert werden. Außerdem kann es zu Abbaustörungen kommen. Überdies können manche endokrine Disruptoren das Enzym Aromatase (S. 102) stimulieren, wodurch die Östrogenmetabolisierung verstärkt wird. Insgesamt können auch die durch endokrine Disruptoren ausgelösten Veränderungen des Hormonhaushalts zu Hormonmangel, -überschuss und -dysbalancen sowie daraus resultierenden Folgeerkrankungen führen.

Laut der Weltgesundheitsorganisation (WHO) können endokrine Disruptoren schwere Erkrankungen auslösen: Genannt werden Brustkrebs, Prostatakarzinom, Diabetes mellitus, Schilddrüsenstörungen, Störungen der Spermatogenese, Infertilität, vermehrte Aborte sowie Veränderungen der psychischen und neurologischen Gesundheit [6].

Tatsächlich können endokrine Disruptoren aufgrund ihrer Rezeptoraffinität alle Folgen und Symptome von Hormondysbalancen auslösen. Besonders häufig sind dies, neben den von der WHO genannten Beschwerden, Allergien, Asthma, Adipositas, Depressionen, Neurodermitis, Unruhe, Reizbarkeit und erhöhte Infektanfälligkeit.

Neuere Forschungen lassen vermuten, dass auch der Intelligenzquotient nachfolgender Generationen sinken kann, wenn die Kinder oder sogar bereits ihre Mütter endokrinen Disruptoren ausgesetzt sind oder waren [20] [51] [89].

Die Politik greift trotz der vorliegenden gesicherten Erkenntnisse kaum ein. Obwohl laut der EU Biozid-Verordnung und der EU Pestizid-Verordnung alle als endokrine Disruptoren klassifizierten Stoffe nur in Ausnahmefällen zur Herstellung und zum Verkauf zugelassen werden dürfen [26] [27], finden sich endokrine Disruptoren in unserer Nahrung, in unserer Kleidung und allerhand anderen Gegenständen des täglichen Gebrauchs.

Das große Problem, dem wir schlussendlich alle gegenüberstehen, ist also, dass diese Stoffe schon lange Einzug in den Alltag gefunden haben. Ihnen vollständig auszuweichen, ist leider nicht möglich, da sie sich bereits in unserem Trinkwasser befinden. Man kann lediglich die Kontakte zu diesen Stoffen reduzieren. Indem man sich bewusst macht, welche Substanzen schädlich und worin diese enthalten sind, ist es bis zu einem gewissen Grad möglich, sie zu meiden. Bestehen bereits Folgeerkrankungen, sollten die endokrinen Disruptoren aus dem Körper unbedingt so gut wie möglich ausgeleitet werden. Dafür muss man jedoch wissen, mit welchen Substanzen man es zu tun hat, sodass sich bei Verdacht auf Störungen durch endokrine Disruptoren eine genauere Untersuchung (S. 144) anbietet.

5.4.2 Häufige endokrine Disruptoren

Neben den hormonellen Kontrazeptiva (S. 106) gibt es über 800 bereits bekannte endokrine Disruptoren, von denen wenigstens 40 Einfluss auf den Östrogenhaushalt nehmen. Da jedoch nicht alle Chemikalien vor ihrer Zulassung auf ihre möglicherweise hormonähnliche Wirkung im Körper untersucht werden, dürften die tatsächlichen Zahlen deutlich höher liegen.

Die kritischen Substanzen finden sich u. a. in Pestiziden, Herbiziden, industriellen Lösungsmitteln, Plastik/Polyvinylchlorid (PVC), Epoxidharzen, Kosmetika und UV-Schutz-Produkten.

Besonders bekannt ist der Weichmacher **Bisphenol A (BPA)**, der hauptsächlich bei der Herstellung von Kunststoffprodukten eingesetzt wird. Er ist u. a. in Kinderspielzeug (!), Lebensmittelbehältern oder (Plastik-)Trinkflaschen aus PVC nachzuweisen. BPA soll die Haltbarkeit des Kunststoffprodukts erhöhen, da die weichmachende Eigenschaft dazu führt, dass der Kunststoff nicht so schnell bricht und Witterungseinflüssen länger standhält. Trinkt man aus einer solchen Flasche oder lutscht ein Kind an einem solchen Spielzeug, gelangt BPA in den Körper. BPA wirkt dort wie ein Östrogen und bindet sich an die Östrogenrezeptoren.

Ein weiterer bekannter endokriner Disruptor ist **Glyphosat**. Glyphosat ist ein Unkrautvernichtungsmittel, das von der Landwirtschaft seit Ende der 1970er-Jahre auf die Felder ausgebracht wird. Auch in privaten Gärten wurde Glyphosat angewendet, z. B. das Unkrautvernichtungsmittel „Roundup“, das allerdings seit 2018 für den Hausgebrauch in Deutschland verboten ist. Einmal aufgebracht stirbt jede Pflanze ab, die mit diesem Präparat in Kontakt gekommen ist. Die auf die Felder ausgesäten Nutzpflanzen sind resistent gegen Glyphosat. So können die Feldpflanzen durch den Einsatz von Glyphosat wirkungsvoll vom Unkraut befreit werden.

Was auf den ersten Blick recht praktisch wirkt, ist auf den zweiten eher problematisch. Seit Jahren wird der Einsatz von Glyphosat intensiv diskutiert. Glyphosat steht im Verdacht, Krebs zu erregen sowie für das Pflanzenarten- und Bienensterben mitverantwortlich zu sein. Laut dem Bund für Umwelt und Naturschutz Deutschland (BUND) ist Glyphosat bei über 70 % der deutschen Einwohner über den Urin nachweisbar [7] [8] [9]. Das bedeutet: Wir alle essen dieses Gift mit.

Studien zufolge wirkt Glyphosat hemmend auf die Östrogen- und Testosteronsynthese sowie auf die Spermatogenese. Außerdem ist Glyphosat plazentagängig und kann nachteilige Auswirkungen auf den Erhalt einer Schwangerschaft und das ungeborene Leben (Verdacht auf mögliche Entstehung von Missbildungen des Embryos) haben [7] [18] [31] [67].

Leider finden sich endokrine Disruptoren nicht nur in Verpackungen und Herbiziden, sondern auch in diversen Kosmetika und UV-Filter-Präparaten wie Sonnenmilch. Folgende auf Verpackungen deklarierte Inhaltsstoffe sind endokrine Disruptoren:

- Benzophenon
- Benzyl-n-butylphtalat
- Butylphenyl Methylpropional
- Butylparaben
- Di-n-butylphthalat
- Dicyclohexylphtalat
- Diethylphtalat
- Ethylhesyl
- Ethylparaben
- Methoxycinnamate
- Methylparaben
- Nonylphenol
- Nonylphenolethoxylat

- Octylphenol
- Propylparaben
- 4-Nonylphenol
- 4,4-Dihydroybenzophenon

Daneben gehören auch Phytohormone (S. 104) zu den endokrinen Disruptoren.

Alle diese Substanzen können den Hormonstoffwechsel nachteilig beeinflussen, indem sie Einfluss auf die Synthese der Schilddrüsenhormone oder Östrogene nehmen.

Praxistipp

Um den Kontakt mit endokrinen Disruptoren zu mindern, bietet es sich an, auf Produkte mit diesen Inhaltsstoffen zu verzichten. Als Sonnenschutz sind beispielsweise mineralische Präparate besser geeignet, die keine endokrinen Disruptoren enthalten. Bei anderen Kosmetika gibt es Hersteller, die ausschließlich auf natürliche Inhaltsstoffe setzen und auf den Zusatz der zuvor aufgelisteten Substanzen verzichten.

6 Hormonelle Dysbalancen

Häufig beschränkt sich das allgemeine Wissen über die Hormone und das Hormonsystem v. a. auf den hormonellen Zyklus der Frau, eventuell noch auf Schilddrüsenerkrankungen oder auf die anabole Wirkung von Testosteron. Die vielfältigen Wirkbeziehungen sind allerdings wenig präsent. Daher lautet meine einleitende Erklärung häufig: „Ein hormonelles Ungleichgewicht zeigt sich nicht nur in Zyklusstörungen, sondern es hat viele Gesichter."

Natürlich kann ein Progesteronmangel bei Frauen zu Zyklusanomalien wie einem zu langen Zyklus oder einem unerfüllten Kinderwunsch führen. Er kann sich jedoch auch – bei Frauen und Männern – durch Migräne, anderweitige Schmerzen oder chronische Traurigkeit bemerkbar machen, da Progesteron (S. 83) entspannt und vertrauensvoll stimmt und außerdem u. a. regulierend auf die Androgene (Testosteron, DHEA) und den Blutdruck einwirkt.

Vergegenwärtigen Sie sich an dieser Stelle noch einmal die Regelkreise der direkten hormonellen Beziehungen (S. 31), die Interaktionen der Hormondrüsen (S. 34) und nicht zuletzt die Hormonsteckbriefe (S. 51) – und Ihnen leuchtet ein, dass das Hormonsystem deutlich umfassender ist, als es auf den ersten Blick scheint. Sie wissen, dass das Hormonsystem ein perfekt aufeinander eingestimmtes Orchester ist: Eine kaputte Pauke, ein abgelenkter Musiker, ein hektischer Dirigent – und das Konzert klingt dissonant. Und genau so entstehen hormonelle Dysbalancen.

6.1 Entstehung und Definition hormoneller Dysbalancen

Normalerweise verfügt das Hormonsystem über zahlreiche Regulationsmechanismen, wie die folgenden Beispiele zeigen:

- Anregung der Hormondrüsen zur Ausschüttung eines Hormons: Beispielsweise sezerniert die Hypophyse TSH, um die Schilddrüse zur Ausschüttung von T_4 anzuregen.
- Rückkopplungsmechanismen/negative Rückkopplung: Beispielsweise hemmt ein hoher Progesteronspiegel, wie er in einer Schwangerschaft vorliegt, die GnRH-Ausschüttung des Hypothalamus und infolgedessen die FSH-Ausschüttung der Hypophyse.
- Umwandlung und Verarbeitung der von Darm und Leber aufgenommenen Hormone aufgrund von Enzymen etc.
- Umweltbedingungen: Lichteinfall etwa steuert die Tätigkeit der Epiphyse; der Genuss von Kaffee regt das Nebennierenmark zur Adrenalinproduktion an; Weichmacher in Plastikflaschen beeinflussen den Östrogenhaushalt; der Verzehr von Soja erhöht einerseits den Östradiolspiegel, reduziert andererseits aber die Umwandlung von Thyroxin zu Trijodthyronin.

Der Körper ist durch vielfältige Regulationsmechanismen in der Lage, einen möglichen Mangel auszugleichen und äußeren Einflüssen adäquat zu begegnen. Damit wird unser Überleben gesichert.

Viele Faktoren können über die genannten Regulationsmechanismen das hormonelle Gleichgewicht beeinträchtigen. Werden eine oder mehrere der hormonellen Achsen (S. 20) gestört, kann eine sog. „Hormondysbalance" – ein Ungleichgewicht des Hormons – entstehen, die weitere Erkrankungen nach sich ziehen kann. Symptome von Hormondysbalancen und niedrige Spiegel freier Hormone – gemessen im Speichel – können allerdings auch entstehen, wenn der Körper zwar genügend Hormone produziert, aber aufgrund des Vorhandenseins vieler Transporteiweiße (S. 102) ein zu hoher Anteil gebunden ist und somit nicht mehr für die Hormonsynthese zur Verfügung steht.

Hormondysbalancen äußern sich sehr unterschiedlich. Unruhe, Tagesmüdigkeit, Schmerzen, Reizbarkeit, Herzrasen, Aggression, Traurigkeit, Depressionen, Gewichtsprobleme, Schlafstörungen, Ödeme und Leistungsschwäche sind nur einige davon. Berichtet Ihnen Ihr Patient oder Ihre Patientin von diesen Symptomen, sollten Sie mindestens die Schilddrüsen- und Steroidhormone, insbesondere Progesteron, Testosteron, die Östrogene sowie Kortisol im Tages- oder Nachtprofil, bestimmen.

Leider lässt die Stärke der Beschwerden weder Rückschlüsse auf die Ausprägung noch auf die Schwere der bestehenden hormonellen Dysbalance zu. Jeder Körper kompensiert Mangel, Überschuss und/oder hormonelle Schwankungen auf seine eigene Art und Weise.

Praxistipp

Eine Hormondysbalance ist grundsätzlich als Starre eines Systems zu bewerten, durch die der Körper seine Anpassungsfähigkeit verloren hat. Beginnt der Körper damit, sich mithilfe Ihrer Therapie aus dieser Starre zu lösen, kann es zuweilen vorkommen, dass er anders reagiert, als es angedacht war.

So erhöht sich z. B. manchmal bei Progesteronzufuhr der Testosteronspiegel, obgleich eigentlich eine Unterstützung der Nebennieren hinsichtlich der Kortisolproduktion angestrebt war.

Der Steroidhormonkaskade (**Abb. 1.2**) ist zu entnehmen, dass der Körper aus den Vorstufen der Hormone je nach Verfügbarkeit von u. a. Enzymen wie P450c17 (17α-Hydroxylase/17,20-Lyase/Desmolase) unterschiedliche Hormone als Endprodukte bilden kann. Wenn im Körper z. B. nicht genügend Enzyme vorhanden sind, um Kortisol herzustellen, steht immer noch eine andere „Abzweigung" in der Hormonkaskade zur Verfügung und er produziert stattdessen Testosteron.

Auch dieses Hormon stärkt den Körper, wenngleich nicht in vorgesehener Weise. Dies kann ein Hinweis darauf sein, an welcher Stelle der Umbau noch dysfunktional ist und wie wir als Therapeuten möglicherweise regulierend eingreifen können.

Merke

Allen hormonellen Dysbalancen können selbstverständlich auch karzinogene Geschehen zugrunde liegen. Daneben können Medikamente, die bestimmte Drüsen, Hormone oder die zur Metabolisierung notwendigen Enzyme (z. B. Aromatase) hemmen, zu einer Dysbalance führen. Behalten Sie diese Informationen bitte im Hinterkopf, da sie nachfolgend nur dann explizit aufgeführt werden, sofern es sich um eine häufige Ursache für diese spezielle Form der Dysbalance handelt.

Im Folgenden sind die Leitsymptome und Ursachen der wichtigsten hormonellen Dysbalancen aufgeführt.

6.2 Schilddrüsendysbalancen

Die Schilddrüsenhormone sind von entscheidender Bedeutung für die Steuerung des körperlichen Energieumsatzes und die Geschwindigkeit der Stoffwechselvorgänge. Sie sind in der Lage, den körperlichen Grundumsatz und den Stoffwechsel zu beschleunigen oder zu bremsen.

Die bekanntesten hormonellen Dysbalancen sind vermutlich die Dysbalancen der Schilddrüsenhormone wie Hypothyreose (Schilddrüsenunterfunktion), Morbus Hashimoto (Autoimmunerkrankung, bei der sich die Schilddrüse im Verlauf der Erkrankung selbst zerstört) und Hyperthyreose (Schilddrüsenüberfunktion).

Die Hypothyreose ist bei Frauen weitverbreitet und wird zum Glück sehr häufig erkannt. Frauen erkranken etwa 5-mal häufiger als Männer. Die Gesamtprävalenz (Krankheitshäufigkeit) liegt in Deutschland bei 1–2 % [85]. An einer Autoimmunschilddrüsenerkrankung leiden Frauen 4-mal häufiger als Männer.

Bei der Hyperthyreose liegt die Prävalenz in Deutschland bei 1–2 % der Frauen [84]. Auch an der Hyperthyreose erkranken Frauen häufiger als Männer.

Anhand dieser Daten kann man davon ausgehen, dass im Mittel etwa 1 von 33 Frauen in Deutschland an einer Schilddrüsenfehlfunktion leidet!

6.2.1 Hyperthyreose (Schilddrüsenüberfunktion)

Leitsymptome

Ergibt die Anamnese mehrere der nachfolgenden Symptome, sollte unbedingt eine Hyperthyreose abgeklärt werden:

- vermehrtes Schwitzen
- Wärmeintoleranz
- Hypertonie
- erhöhte Herzfrequenz, ggf. Arrhythmien
- beschleunigter Pulsschlag
- Beschleunigung der Darmperistaltik, dadurch Diarrhö und/oder häufige Stuhlgänge
- Gewichtsabnahme, auch bei gleichbleibender Ernährung oder erhöhter Nährstoffzufuhr
- muskuläre Schwäche
- abfallender Blutzuckerspiegel
- zittrige Hände
- Rastlosigkeit
- Nervosität
- Reizbarkeit
- Ein- und Durchschlafstörungen
- Zyklusstörungen
- Hervortreten der Augäpfel (Immunhyperthyreose/Morbus Basedow)
- Strumabildung (Immunhyperthyreose/Morbus Basedow)

Ursachen

Die Hyperthyreose kann aufgrund einer Autoimmunerkrankung der Schilddrüse (**Morbus Basedow**), der Substitution von Antiarrhythmika oder einem tumorösen Geschehen entstehen.

Darüber hinaus löst eine überaktive Hypophyse eine sekundäre Hyperthyreose aus. Setzt die Hypophyse zu viel TSH frei, wird die Schilddrüse übererregt. Es entsteht eine **hypophysäre Hyperthyreose**.

6.2.2 Hypothyreose (Schilddrüsenunterfunktion)

Leitsymptome

Folgende Symptome sprechen für eine Hypothyreose, die anhand der Schilddrüsenwerte zu überprüfen ist:

- häufiges Frieren, insbesondere an den Füßen
- verminderte Körpertemperatur
- Haarausfall
- struppiges, strohiges, glanzloses Haar
- niedriger Blutdruck
- langsame Herzfrequenz
- Durchblutungsstörungen
- Obstipation
- Gewichtszunahme, teilweise sogar bei reduzierter Nahrungsaufnahme
- Muskelkrämpfe
- Schwellungen rund um die Augen, der Lippen und der Zunge
- raue und/oder heisere Stimme
- Zyklusstörungen
- verminderte Libido
- unerfüllter Kinderwunsch
- Müdigkeit
- depressive Verstimmungen bis hin zur Depression
- Leistungsschwäche

- Druckgefühl im vorderen Halsbereich (Rollkragenpullover und andere eng am Hals anliegende Kleidungsstücke werden vermieden)
- Schluckbeschwerden
- keine Fieberentwicklung zur Krankheitsabwehr und bei bestehenden Infekten
- bei Kindern: Wachstums-/Entwicklungsstörungen

Ursachen

Hauptursache für eine Hypothyreose ist die Hashimoto-Thyreoiditis (S. 256), eine Autoimmunerkrankung, bei der sich die Schilddrüse selbst zerstört.

Zu den weiteren hauptsächlichen Verursachern einer Hypothyreose zählen L-Tyrosin-, Jod- und Selenmangel. Aufgrund des Umwandlungsschritts von L-Tyrosin zu T_1 und dem dafür notwendigen TPO kann sowohl ein Mangel an Tyrosin als auch ein Eisenmangel in eine Hypothyreose führen. Bei einem Selenmangel kann T_4 nicht dejodiert werden, da Selen für die Abspaltung eines Jodatoms benötigt wird, um T_4 zu T_3 umzuwandeln (**Abb. 3.9**).

Anderer Mangel an Nährstoffen trägt indirekt zu einer Hypothyreose bei. Dieser kann beispielsweise aufgrund von Fehlernährung, Darmkrankheiten, Einnahme hormoneller Kontrazeptiva oder anderer Medikamente entstehen.

Darüber hinaus ist Stress ein wichtiger Auslöser für eine Schilddrüsenunterfunktion, da die Schilddrüse und die Nebenniere mit ihrem Kortisolspiegel eine Wechselwirkung aufeinander haben. Kortisol hemmt das Enzym 5'-Dejodinase, das an der Umwandlung von T_4 zu T_3 beteiligt ist. Mit der alleinigen Substitution von L-Thyroxin kann hier nur ein bedingter Therapieerfolg erzielt werden, da auch L-Thyroxin vom Körper in T_3 umgewandelt werden muss.

Daneben können die durch die Umwandlung entstehenden rT_3-Moleküle (**Abb. 3.9**) eine Schilddrüsenunterfunktion verursachen. Dies gelingt ihnen allein aufgrund des Umstands, dass sie dieselben Rezeptoren besetzen wie das aktive Schilddrüsenhormon fT_3. Allerdings kann nur fT_3 den Rezeptor aktivieren, rT_3 vermag das nicht. rT_3 blockiert den Rezeptor lediglich ohne weitere Wirkeffekte. Dadurch entstehen Symptome einer Schilddrüsenunterfunktion, obwohl die Schilddrüse Syntheseleistung erbringt und die spezifischen Rezeptoren besetzt sind. Durch die ausreichende Rezeptorbesetzung wird kein TSH gebildet, da es für die Hypophyse keinen Stimulationsanreiz gibt. Der Nachweis dieser Form der Hypothyreose kann nicht durch die Bestimmung des TSH-Werts erfolgen, sondern ausschließlich über die Messung von fT_3 und rT_3. Dass im Körper überhaupt vermehrt rT_3 statt des aktiven T_3 vorliegt, ist vermutlich auf eine Fehlsteuerung des Schilddrüsenhormonmetabolismus zurückzuführen [63].

Ein weiterer Auslöser einer Hypothyreose ist bei Frauen ein zu hoher Testosteronspiegel, z. B. bei Leistungssportlerinnen oder als Folge der Einnahme hormoneller Kontrazeptiva (S. 107), da bei der Frau hohe Testosteronspiegel eine Resistenz der T_4- und der T_3-Schilddrüsenrezeptoren verursachen können. Durch die mangelnde Bindungsaffinität der Rezeptoren an die Hormone liegt der Symptomkomplex einer Hypothyreose vor. Gleichzeitig entsteht eine zu geringe GnRH-Ausschüttung und daraus folgend zu niedrige FSH- und LH-Konzentrationen.

Östrogene haben einen Einfluss auf die T_4-/T_3-Sekretion: Sie stimulieren die Ausschüttung von TBG (S. 102) in der Leber. Für gewöhnlich wird kompensatorisch vermehrt T_4 und T_3 ausgeschüttet, um den freien, d. h. wirksamen Anteil der Schilddrüsenhormone konstant zu halten. Bei Einnahme hormoneller Kontrazeptiva oder bei anderweitig bestehender Östrogendominanz, ggf. mit einem gleichzeitigen Progesteronmangel, kann sich aufgrund der Wirkmechanismen eine Hypothyreose ausbilden.

Nicht zuletzt ist es möglich, dass eine Hypophysenschwäche aufgrund einer zu geringen TSH-Sezernierung eine sekundäre Hypothyreose auslöst: Durch die mangelnde Ansteuerung wird die Schilddrüse ungenügend zur Jodspeicherung angeregt. Dadurch verkümmert sie im Laufe der Zeit. Symptomatisch entsteht eine **hypophysäre Hypothyreose**.

Weiterführende Informationen sind den Hormonsteckbriefen zu den Schilddrüsenhormonen (S. 64) sowie zu den Schilddrüsenerkrankungen (S. 248) zu entnehmen.

6.3 Nebennieren-dysbalancen

Stress ist der Hauptauslöser für Hormondysbalancen unserer heutigen Zeit. Dabei steht die Nebenniere im Mittelpunkt des Geschehens. Veränderungen der Kortisolspiegel aufgrund von chronischem Stress (**Abb. 12.1**) oder mögliche Folgeerkrankungen wie Depression (S. 276), Burn-out (S. 220) und chronisches Erschöpfungssyndrom (S. 229) treten sehr häufig auf. Hintergrund ist die hormonelle Steuerung über die Stressachse (S. 23).

6.3.1 Hyperkortisolismus

Leitsymptome

- Vollmondgesicht
- Stiernacken
- Fetteinlagerungen, v. a. im Bauchbereich, und Vergrößerung der Adipozyten, damit einhergehende Stammfettsucht (Gesicht, Nacken, Bauch) bei auffallend dünnen Extremitäten
- Muskelschwäche und Muskelschwund aufgrund des vermehrten Proteinabbaus und antagonistisch verringerten Testosteronspiegels
- Gewichtszunahme
- leichte Hypertonie
- Herzrasen
- Störung des Insulinstoffwechsels, Hyperglykämie, diabetische Stoffwechsellage, teilweise bis hin zu Diabetes mellitus Typ 2
- geschwächtes Immunsystem mit gesteigerter Infektanfälligkeit
- Libidoverlust
- Osteoporose
- Hautatrophien mit Kollagenverringerung
- verstärkte Neigung zu Hämatombildung
- Striae distensae/Dehnungsstreifen (livide Streifenbildung auf der Haut von Bauch und Oberschenkeln)
- erhöhtes Thromboserisiko
- Gefühl der allgemeinen Schwäche bis hin zu massivem körperlichem Leistungsabfall
- Störung der Lern- und Merkfähigkeit bei zu hohen Kortisolspiegeln
- Unruhe
- Gereiztheit
- Stimmungsveränderungen bis hin zu Depressionen
- Persönlichkeitsveränderungen bis hin zu Zuständen von Paranoia

Ursachen

Einer gesteigerten Kortisolausschüttung können verschiedene Erkrankungen zugrunde liegen:

- Morbus Cushing (durch die übermäßige ACTH-Ausschüttung der Hypophyse; **Abb. 1.4**)
- Nebennierenüberfunktion (dadurch gesteigerte Kortisolsezernierung)
- Depression (stark erhöhte Kortisolwerte)
- Alkoholismus (hohe Kortisolwerte)

Ein weiterer Auslöser ist die Einnahme von Glukokortikoiden, wie sie beispielsweise bei der Behandlung von Asthma oder Rheuma Anwendung finden.

6.3.2 Hypokortisolismus

Leitsymptome

- Tagesmüdigkeit (ein Mittagsschlaf ist notwendig)
- Müdigkeit bis hin zum völligen Erliegen der Leistungsfähigkeit, Erschöpfung
- Hypotonie
- Übelkeit und Erbrechen
- chronisches Erschöpfungssyndrom
- Burn-out
- sportliche Betätigungen fallen schwer oder sind nicht mehr möglich
- Schwächegefühl
- in schweren Formen teilweise Fieber nach Anstrengungen

Bei der Erkrankung Morbus Addison (S. 55) entsteht zusätzlich eine verstärkte Hautpigmentierung, da die Hypophyse aufgrund des Kortisolmangels verstärkt ACTH ausschüttet. Mit ACTH wird gleichzeitig Melanin ausgeschüttet, wodurch Betroffene einen gesunden Eindruck erwecken.

Ursachen

Morbus Addison ist eine Erkrankung, bei der es zu einem vollständigen Funktionsausfall der Nebennierenrinde kommen kann.

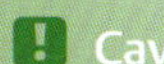

Cave

Morbus Addison ist zwar selten, jedoch potenziell lebensbedrohlich!

Liegt kein Morbus Addison vor, sind massiver Stress, Störungen von Hypophyse oder Hypothalamus, Progesteronmangel, Pregnenolonmangel und die Einnahme hormoneller Kontrazeptiva die häufigsten Ursachen eines Hypokortisolismus.

Als weitere mögliche Ursachen sind erhebliche Wechseljahreserscheinungen und die Sterilisation der Frau denkbar.

Weiterführende Informationen sind u. a. dem Hormonsteckbrief zu Kortison, Kortisol und Kortikosterteron (S. 73) sowie den Nebennierenerkrankungen (S. 213) zu entnehmen.

6.4 Östrogen- und Progesterondysbalancen

Bei den Östrogendysbalancen unterscheidet man zwischen einem Mangel und einem (relativen) Überschuss. Wenn von der Östrogendominanz die Rede ist, ist eigentlich immer die Östradioldominanz gemeint, da es das Östrogen mit der weitreichendsten Wirkung ist. Mit Östradioldominanz bezeichnet man den Zustand, in dem das Östradiol im Verhältnis zu seinen Gegenspielern Progesteron und/oder Testosteron zu stark ist. Dabei können sich die einzelnen Hormone durchaus im Referenzbereich bewegen, wie im Abschnitt zur Auswertung der Testergebnisse (S. 144) dargelegt.

Östron (Östrogenspeicherhormon) und Östriol (Schleimhauthormon) sind zum einen eher selten im Übermaß vorhanden. Zum anderen haben diese beiden Hormone keinen so weitreichenden Einfluss auf den Körper wie Östradiol. Östron und Östriol fallen eher durch ihren Mangel auf (Osteoporose, trockene Schleimhäute).

Praxistipp

Oft lohnt es sich, den Östriolwert gemeinsam mit dem für Östradiol zu erheben: Gar nicht so selten werden Sie eine Östradioldominanz mit gleichzeitig sehr niedrigen bis nicht mehr messbaren Östriolwerten feststellen.

Interessanterweise ähneln die Östradiolmangelsymptome den Symptomen einer Östradioldominanz. Laborwerte sind daher unerlässlich.

Ein Progesteronmangel (S. 120) liegt oft gemeinsam mit einer Östrogendominanz vor und wird daher ebenfalls in diesem Kapitel vorgestellt.

6.4.1 Östradioldominanz (Östrogendominanz)

Die Östrogendominanz ist sehr weitverbreitet. Bei Frauen liegt nach langer Anwendung hormoneller Kontrazeptiva oft gleichzeitig eine Testosterondominanz (S. 122) vor. Bei einer Hormondominanz ist das Verhältnis der beiden Hormonwerte zueinander verschoben. Diese Verschiebung kann auch dann vorliegen, wenn sich alle Hormonwerte in ihren Referenzbereichen befinden und man auf den ersten Blick davon ausgehen müsste, dass alles in bester Ordnung ist.

Merke

Das Verhältnis von Östrogen zu Progesteron (Ö : P) und von Östrogen zu Testosteron (Ö : T) sollte, sofern diese Hormone bestimmt werden, immer ermittelt werden, da die Hormone selbst zwar im Referenzbereich, ihr Verhältnis zueinander jedoch unstimmig sein kann. Dadurch gerät das Hormonsystem aus dem Takt, und es entsteht z. B. eine „relative Östrogendominanz“. Die exakten Verhältnisse zueinander sind dem Kapitel zur Auswertung der Testergebnisse (S. 144) zu entnehmen.

Leitsymptome

Die Östrogendominanz betrifft beide Geschlechter, wenngleich sie bei Frauen häufiger vorkommt. Die Leitsymptome einer Östrogendominanz sind, bis auf die Zyklusprobleme, bei Frauen und Männern gleich:

- Hypothyreose
- unerfüllter Kinderwunsch durch ausbleibende Eisprünge, unvollständige Reifung der Follikel bei der Frau, aufgrund von Störungen der Spermienbildung (Qualität und Menge) beim Mann
- Verlust der Libido (bei Progesteronmangel)
- Verstärkung der Libido (bei erhöhtem Testosteronspiegel und noch im Normbereich liegendem Progesteronwert)
- Kopfschmerzen bis hin zur Migräne (S. 235)
- Zyklusanomalien wie eine späte oder schmerzhafte Periode
- prämenstruelles (dysphorisches) Syndrom = PM (D)S (S. 296), das sich z. B. durch Brustspannen, Reizbarkeit bis hin zur Aggressivität oder Pickelbildung vor der Periode äußert (mit dem Einsetzen der Blutung verschwinden die Symptome)
- Ödembildung, v. a. in der Brust, manchmal in den Oberschenkeln, aber auch rund um die Augen
- Störungen im Bereich des Bewegungsapparats wie Karpaltunnelsyndrom oder Knieschwellungen durch Ödeme

Praxistipp

Erkrankungen wie ein Karpaltunnelsyndrom oder Knieschwellungen können die Folgen von erhöhter Wassereinlagerung sein. Durch die vermehrte Flüssigkeit im Gewebe wird auf die umliegenden Strukturen ein erhöhter Druck ausgeübt. Dieser unphysiologische Druck kann Entzündungen und Verklebungen im betroffenen Areal verursachen!

- Gewichtszunahme, Diäten versagen, bei Männern entsteht ein Apfelbauch, während der restliche Körper weniger stark zunimmt, bei Frauen vermehrtes Fettgewebe in der Gymnastikzone Bauch-Beine-Po
- Stimmungsschwankungen, Wutanfälle ohne Verhältnismäßigkeit zur Situation (die Nerven liegen blank)
- Ängste, Panikattacken
- Unzufriedenheit, depressive Verstimmungen bis hin zur Depression
- Burn-out
- Schwindel
- Konzentrationsprobleme
- Schlafstörungen
- Wechseljahresbeschwerden wie Hitzewallungen (selbst bei jungen Frauen oder Männern)
- erhöhte Neigung zu Allergien und atopischen Erkrankungen wie Asthma, Ekzembildung oder chronischer Schnupfen
- intensivierter Alterungsprozess
- erhöhtes Risiko zu Osteoporose (Verringerung der Knochendichte)
- Blähungen
- Hemmung der Schilddrüsentätigkeit (Progesteron fördert die Schilddrüsenaktivität)
- Zwischenblutungen
- ggf. Erhöhung des Risikos für Mamma- und Uteruskarzinom

Ursachen

Die häufigste Ursache der Östradioldominanz ist eine vorangegangene Anwendung hormoneller Kontrazeptiva (S. 106), in diesem Zusammenhang findet sich vielfach die Hypothyreose in der Anamnese wieder. Doch auch eintretende Wechseljahre, chronischer Stress, eine Insulinresistenz/ Diabetes, Übergewicht, Erkrankungen wie das PCO-Syndrom (S. 302), ein Mangel der Vitamine B_6, B_{12}, C, E oder auch von Selen und Magnesium können zu einer Östrogendominanz führen.

Die Lebensführung sollte in der Anamnese grundsätzlich erfasst werden, da sowohl Mangel-/ Fehlernährung als auch Rauchen oder der übermäßige Konsum von Alkohol dazu führen können, dass das Hormonsystem nicht korrekt arbeitet.

Erhöhte Testosteronspiegel führen ebenfalls zu einer Östradioldominanz, da Überschüsse in Östradiol umgewandelt werden. Häufig ist deshalb bei einer Östradioldominanz ebenfalls der Enzymspiegel der Aromatase (S. 102) erhöht, der gedämpft werden muss!

Da Histamin (S. 88) an den Ovarien wirkt, ist es möglich, dass eine Östradioldominanz aufgrund von Histaminabbaustörungen oder zu hohen Histaminspiegeln entsteht: Durch Histamin wird an den H1-Rezeptoren des Eierstocks der Umbau von Testosteron zu Östradiol durch die Aromatase gefördert. Der zugrunde liegende Mechanismus wird im Kapitel „Histaminintoleranz" (S. 326) beschrieben.

Auch bei einer Crash-Diät wird die Aromataseproduktion durch den Abbau der Fettdepots angeregt, wodurch in der Folge der Östradiolspiegel ansteigt, was wiederum für eine Gewichtszunahme sorgt. Eine solche Diät kann eine Östradioldominanz auslösen.

Weiterführende Informationen sind den Hormonsteckbriefen zu den Östrogenen (S. 79) sowie den Erkrankungen der Sexualorgane (S. 284) zu entnehmen.

6.4.2 Östradiolmangel

Leitsymptome

Im Falle eines Östradiolmangels bestehen häufig folgende Symptome:

- Hitzewallungen, vermehrtes Schwitzen, Nachtschweiß
- Schlafstörungen, auch durch Dysregulation des Wärmehaushalts
- Frösteln
- Stimmungsschwankungen bis hin zu Reizbarkeit oder depressiven Verstimmungen
- vermehrte Gesichtsbehaarung bei gleichzeitig dünner werdendem Kopfhaar und Haarausfall (Differenzialdiagnose: Testosteronspiegel und Nebennierenleistung prüfen!)
- Osteoporose
- ausbleibender Eisprung
- Erschöpfung, Müdigkeit
- Zeugungsunfähigkeit beim Mann/Unfruchtbarkeit der Frau
- Potenzprobleme
- Schmerzen in den Gelenken
- Verspannungen der Muskulatur
- Hypertonie

Ursachen

Die häufigste Ursache ist die Menopause, wenn die Ovarien ihre Tätigkeit reduzieren. Doch auch ein Mangel der Prohormone Pregnenolon, Progesteron und DHEA kann einen Östradiolmangel verursachen. Eine Nebennierenschwäche kann aufgrund der verringerten DHEA-Produktion ein weiterer verursachender Faktor sein.

Darüber hinaus können hormonelle Kontrazeptiva sowie Fehl- und/oder Mangelernährung zu einem Östradiolmangel führen.

Selbstverständlich ist bei der operativen Entfernung eines oder beider Eierstöcke ein allgemeiner Östrogenmangel zu erwarten. Auch die Sterilisation der Frau, bei der lediglich die Eileiter undurchlässig gemacht werden, kann zu einem Östradiolmangel führen. Dies ist möglicherweise auf die reduzierte Durchblutung der Ovarien nach dem Eingriff zurückzuführen, da die Blutversorgung sehr dicht am abgebundenen Eileiter liegt und dadurch in Mitleidenschaft gezogen werden kann.

Degenerative Veränderungen der Eierstöcke oder von Geburt an fehlende Ovarien bedingen ebenfalls einen Östrogenmangel.

Weiterführende Informationen sind den Hormonsteckbriefen zu den Östrogenen (S. 79) sowie den Erkrankungen der Sexualorgane (S. 284) zu entnehmen.

6.4.3 Östriolmangel

Leitsymptome

Ein Östriolmangel geht häufig mit einem Östradiolmangel einher. Das vorherrschende Symptom ist Schleimhauttrockenheit, von der die Augen, die Nase, der Mund, die Scheide, der Darm und die Gelenkkapseln betroffen sein können.

Schmerzen in den Gelenken können durch Östriolmangel verursacht sein. Bei unklaren Gelenkbeschwerden sollte der Östriolspiegel geprüft werden.

Ursachen

Ein allgemeines Absinken des Östrogenspiegels führt häufig ebenfalls zu einem Absinken des Östriolspiegels. Dies kann beispielsweise während der Wechseljahre oder bei einer ovariellen Schwäche auftreten.

Weiterführende Informationen sind den Hormonsteckbriefen zu den Östrogenen (S. 79) sowie den Erkrankungen der Sexualorgane (S. 284) zu entnehmen.

6.4.4 Progesteronmangel

Der Progesteronmangel geht gewöhnlich Hand in Hand mit einer Östrogendominanz. Eine oder beide Störungen sind bei Frauen in Deutschland äußerst weitverbreitet. Leider werden sie zumeist erst sehr spät (oder gar nicht) erkannt.

Männer können ebenfalls an Progesteronmangel leiden. Bei ihnen tritt diese Störung jedoch deutlich seltener auf als bei Frauen.

Leitsymptome

Bei der langen Liste an Wirkeffekten des Progesterons (S. 83) verwundert es nicht, dass ein Progesteronmangel weitreichende Folgen mit teilweise sehr schweren Symptomen hervorrufen kann. Bis auf die mit dem weiblichen Zyklus und den Schwangerschaften zusammenhängenden Störungen sind alle Progesteronmangelsymptome sowohl bei Frauen als auch bei Männern zu beobachten:

- **körperliche Folgen niedriger Progesteronwerte:**
  - Verstärkung der Kortisolwirkung
  - Einlagerung von Fettgewebe am Bauch, während andere Körperteile wie die Beine eher schlank bleiben
  - verminderte Libido
  - starkes Schwitzen
  - Schlafstörungen
  - vermehrte Wassereinlagerung, insbesondere unter den Augen und in den Beinen
  - Gewichtszunahme
  - erhöhtes Risiko zur Östrogendominanz
  - unerfüllter Kinderwunsch (Mann und Frau)
  - Endometriose
  - dermatologische Symptome (z. B. vermehrt Pickel-/Aknebildung)
  - Schleimhauttrockenheit, da bei einem Progesteronmangel das Enzym 17β-Hydroxysteroid-Dehydrogenase (Umwandlung von Östradiol zu Östriol) nicht ausreichend aktiviert werden kann, wodurch ein Östriolmangel entsteht
  - Blutzuckerschwankungen, Begünstigung einer Entstehung von Diabetes mellitus Typ 2
  - Begünstigung von Epilepsie
  - Krämpfe
  - Infektanfälligkeit
  - Neigung zu blauen Flecken (Einfluss auf die Gerinnung)
  - immer wieder aufflammender Herpes simplex
  - Atemnot, Kurzatmigkeit
  - Prostataerkrankungen
  - Hautunreinheiten
  - Hypothyreose
  - Herzprobleme
  - Müdigkeit
  - Schwindel, Kreislaufprobleme bis hin zu Ohnmacht
  - Haarausfall
  - Zyklusstörungen: Blutungen unregelmäßig/verkürzt/ausbleibend/zu stark, Zwischen- und Schmierblutungen
  - Brustschwellungen und -schmerzen
  - Schwangerschaftserbrechen
  - Abortneigung
  - Zystenbildung an Ovarien, im Uterus und in den Brüsten
- **psychische Folgen niedriger Progesteronwerte:**
  - depressive Verstimmungen/Melancholie/Depressionen bis hin zum Suizid
  - Ängste
  - Konzentrationsstörungen
  - Stimmungsschwankungen/Reizbarkeit bis hin zu ernsthafter Aggression
  - übersteigerte emotionale Reaktionen
  - innere Unruhe
  - Schwierigkeiten beim Merken von Dingen oder flüssigem Durchdenken selbst einfacher Sachverhalte

Ursachen

Eine mögliche Ursache für einen Progesteronmangel ist bei einem bereits bestehenden niedrigen Progesteronspiegel eine gleichzeitige hohe Stressbelastung (gleich welcher Art). Muss der Körper mehr Kortisol bereitstellen, um stressresistent zu sein, wird mehr Progesteron in Kortisol umgebaut. Dieses Progesteron steht dadurch für die anderen Abläufe, z. B. für die Fortpflanzung (Fruchtbarkeit), nicht mehr zur Verfügung.

> **Merke**
> Befindet sich der Körper in einer (vermeintlich) bedrohlichen Situation, wird eher das für das Überleben wichtige Kortisol gebildet – für die Fortpflanzung bleiben bei einem Mangelzustand nicht mehr genügend Hormone übrig.

Eine häufige Ursache eines Progesteronmangels ist die Substitution hormoneller Kontrazeptiva. Außerdem führen Fehl- und/oder Mangelernährung zu einem Progesteronmangel.

Nach operativer Entfernung eines oder beider Eierstöcke ist ein allgemeiner Progesteronmangel zu erwarten. Doch auch die Sterilisation der Frau, bei der lediglich die Eileiter undurchlässig gemacht werden, kann zu einem Progesteronmangel führen. Dies ist auf die reduzierte Durchblutung der Ovarien nach dem Eingriff zurückzuführen, da die Blutversorgung sehr dicht am abgebundenen Eileiter liegt und dadurch in Mitleidenschaft gezogen werden kann.

Degenerative Veränderungen der Ovarien oder anlagebedingt fehlende Ovarien führen ebenfalls zu einem Progesteronmangel.

Weiterführende Informationen sind dem Hormonsteckbrief zu Progesteron (S. 83) sowie den Erkrankungen der Sexualorgane (S. 284) zu entnehmen.

6.5 Testosterondysbalancen

Testosterondysbalancen können sowohl bei Männern als auch bei Frauen auftreten. Die Symptome eines funktionellen oder relativen Mangels betreffen beide Geschlechter.

6.5.1 Testosteronmangel

Leitsymptome

Mangelsymptome leiten sich von den im Hormonsteckbrief zu Testosteron (S. 86) dargestellten Hormonwirkungen ab. Liegt ein geschlechtsspezifisch zu niedriger, pathologischer Testosteronspiegel vor, kommt es zu folgenden Symptomen:

- Muskelabbau
- Muskelschwäche
- Herzschwäche, bis hin zu erhöhtem Herzinfarktrisiko
- Herzrhythmusstörungen
- Entzündungen
- Bindegewebsschwäche, inklusive Gebärmutter-/Blasenvorfall oder Blasenschwäche
- Osteoporose
- Gewichtszunahme
- erhöhte Gefahr, an Diabetes mellitus Typ 2 zu erkranken
- nachlassende Libido
- Schlafstörungen
- Hitzewallungen
- allgemeines Schwächegefühl, Erschöpfung
- Antriebslosigkeit bis hin zu Depressionen
- nachlassende Stressresistenz, Reizbarkeit

Bei **Männern** kommen bei einem Testosteronmangel folgende Symptome hinzu:

- Potenzstörungen
- verminderte Spermienproduktion und verminderte Fertilität
- Prostatahyperplasie
- nachlassendes Haarwachstum in Gesicht (Bart), Achsel- und Schambereich

Ursachen

Bei Männern und Frauen führt Bewegungsmangel – ggf. gemeinsam mit Fehl- und/oder Mangelernährung und Übergewicht – über einen längeren Zeitraum zu einem Testosteronmangel. Außerdem sind Progesteronmangel, Stress und/oder eine Nebennierenschwäche mit verminderter DHEA-Synthese mögliche Auslöser eines Testosteronmangels.

> **Merke**
> Die teils erheblichen Auswirkungen mangelnder Bewegung bei gleichzeitig hoher Stressbelastung sind u. a. auf den Zusammenhang von Kortisol und Testosteron zurückzuführen: Hohe Kortisolspiegel wirken antagonistisch auf Testosteron. Niedrige Testosteronspiegel können schlimmstenfalls zu einem Herzinfarkt führen.

Zusätzlich kommt bei Männern ein Testosteronmangel beispielsweise bei einer endokrinen Funktionsstörung der Hoden infrage, die selbst bei jungen Männern zu einem Testosteronmangel führen kann.

Entzündungen, Verletzungen oder karzinogene Erkrankungen der Hoden sind weitere Auslöser eines Testosteronmangels, genauso wie eine durchgemachte Mumpserkrankung.

Physiologisch sinkt der Testosteronspiegel des Mannes ab etwa dem 40. Lebensjahr stetig ab, bis sich um das 50. bis 55. Lebensjahr ein gemeinsamer Mangel von Testosteron und DHEA in Form der sog. „Midlife-Crisis“ bemerkbar machen kann.

Bei Frauen kann die Entfernung eines oder beider Eierstöcke ebenfalls u.a. zu einem Testosteronmangel führen.

6.5.2 Testosteronüberschuss oder -dominanz

Leitsymptome

Testosteron ist das „Wohlfühlhormon“ des Mannes. Überhöhte Testosteronspiegel werden für ihn erst dann problematisch, wenn auch der DHT-Spiegel (S.85) ansteigt. Dann können sich sowohl bei einem Testosteronüberschuss als auch bei einer Testosterondominanz folgende Symptome beim **Mann** einstellen:

- Akne, Pickelbildung
- kanzeröse Veränderungen von Prostata oder Hoden
- Prostatahyperplasie
- Haarausfall, Glatzenbildung (Differenzialdiagnose: Nebenniere, Schilddrüse, Östradiolspiegel)

Ein Testosteronüberschuss oder eine Testosterondominanz machen sich bei der **Frau** wie folgt bemerkbar:

- Virilisierung (Vermännlichung der Frau, inklusive einer tiefer werdenden Stimmlage)
- vermehrte Körper- und Gesichtsbehaarung, insbesondere am Kinn und über der Oberlippe (Hirsutismus), bei gleichzeitig dünner werdendem Kopfhaar und Haarausfall (Differenzialdiagnose: Östradiolspiegel und Nebenniere)

> **Praxistipp**
> Ob und ab welcher Testosteronkonzentration die Haarfollikel auf Testosteron reagieren, ist erblich bedingt. Bei manchen Frauen setzt der unerwünschte vermehrte Haarwuchs bereits ein, wenn noch kein Überschuss besteht.

- Akne, Pickel im Gesicht, auf den Schultern, dem oberen Rücken und dem Dekolleté
- ausbleibende Regelblutung
- PCO-Syndrom (aufgrund der nachfolgenden Erhöhung von DHT)
- Ovarialzysten
- unerfüllter Kinderwunsch

Ursachen

Ursachen eines Testosteronüberschusses können eine Nebennierenüberfunktion, eine hypophysäre Störung oder die Hemmung der Testosteronmetabolisierung sein. Auch ein Progesteronüberschuss kann durchaus zu hohe Testosteronspiegel auslösen! Bei Frauen kann überdies die Einnahme hormoneller Kontrazeptiva einen Testosteronüberschuss nach sich ziehen.

Testosteron wird leider auch als Dopingmittel eingesetzt – und das bereits im Laiensport. Dadurch erhöht sich die Testosteronkonzentration im Blut. Für diese Art des Dopings werden häufig Cremes verwendet. Fatal ist, wenn die anschließend erforderliche sorgfältige Reinigung der Hände ausfällt. So wird die Creme unbemerkt an den Partner bzw. die Partnerin oder über die gemeinsam verwendeten Trainingsgeräte an die anderen Sportler weitergegeben.

Weiterführende Informationen sind dem Hormonsteckbrief zu Testosteron (S. 86) sowie den Erkrankungen der Sexualorgane (S. 289) zu entnehmen.

6.6 Altersabhängige (physiologische) Veränderungen

6.6.1 Adrenopause/DHEA-Mangel

Der Eintritt der Adrenopause ist im Lebensverlauf von Männern und Frauen physiologisch, da die DHEA-Konzentration grundsätzlich ab dem 25. Lebensjahr stetig abfällt. Etwa um das 50. Lebensjahr herum befindet sich der DHEA-Spiegel in einem verhältnismäßig niedrigen Referenzbereich, der für die Menschen unangenehm spürbar wird. Dabei bringt die Adrenopause die gleichen Symptome wie ein anderweitig ausgelöster DHEA-Mangel hervor.

Merke

Die Adrenopause ist der physiologisch fortschreitende DHEA-Mangel. Sie sollte nicht mit der Andropause (S. 125), dem Klimakterium des Mannes, verwechselt werden.

Leitsymptome

- Zellalterung, auch an der Haut sichtbar durch vermehrte Faltenbildung
- Gewichtszunahme
- erhöhte LDL-Cholesterinwerte
- Infektanfälligkeit
- Entzündungsneigung
- Durchblutungsstörungen
- Hypothyreose
- Libidoverlust
- Unruhe
- Schlafstörungen, Müdigkeit
- Vitalitätsverlust
- Reizbarkeit
- Melancholie
- Antriebsschwäche
- Denkstörungen
- Konzentrationsstörungen
- Abnahme der Stresstoleranz

Ursachen

Neben der physiologisch entstehenden Adrenopause sind eine Nebennierenerschöpfung, hohe Stressbelastung und Pregnenolonmangel die häufigsten Ursachen für einen DHEA-Mangel. Auch eine anhaltende chronische Erkrankung oder überstandene schwere Infekte können in einen DHEA-Mangel münden.

6.6.2 Somatopause/Somatotropinmangel

Die Somatopause trifft die meisten Menschen physiologisch ab etwa dem 30. bis 40. Lebensjahr. Die Somatopause bezeichnet den Zeitpunkt, ab dem nur noch etwa 50 % der STH-Ausschüttung erfolgt.

Ein vorzeitiger Somatotropinmangel kann theoretisch jeden betreffen, ist allerdings nicht übermäßig häufig. Weitere Informationen sind dem Hormonsteckbrief zum Somatotropin (S. 59) zu entnehmen.

Leitsymptome

Bei Kindern sorgt der Somatotropinmangel für Entwicklungsstörungen und Minderwuchs. Ab dem Erwachsenenalter sind die Leitsymptome diffus, in ihrer Gesamtheit jedoch erkennbar:

- vermehrte Entstehung von Fettpölsterchen, insbesondere am Bauch
- Erhöhung der Cholesterinwerte
- Wundheilungsstörungen
- Muskelschwund bzw. Probleme, die Muskulatur zu erhalten

Ursachen

Der Abfall von Somatotropin im Laufe eines Lebens ist grundsätzlich als physiologisch anzusehen. Ein verfrüht beginnender oder starker Somatotropinabfall weist hingegen auf eine Störung der Körperfunktion hin. Mögliche pathologische Ursachen sind:

- Bewegungsmangel
- hohe Kortisolwerte/Nebennierenüberfunktion
- starker chronischer Stress (akute Stresssituationen wirken stimulierend auf STH)
- schwere, chronische Erkrankungen
- Hypophysenschwäche
- Erkrankungen der Leber
- Fehlernährung mit überhöhter Kohlehydrat- und/oder Fettaufnahme
- stammfettbetonte Adipositas mit einem Bauchumfang von mehr als 88 cm bei Frauen und mehr als 102 cm bei Männern
- Diabetes mellitus/Hyperglykämie
- Hyperinsulinämie
- Hyperthyreose
- chronischer Schlafmangel
- ungelöste oder fortbestehende Traumata
- Depressionen
- Ängste
- Alkoholabusus
- Hämochromatose (Eisenspeicherkrankheit)

6.6.3 Wechseljahre der Frau: Prämeno-, Perimeno-, Meno- und Postmenopause

Das Ausklingen der weiblichen fruchtbaren Jahre erfolgt in 4 fließend ineinander übergehenden Stufen. Sie werden Prämenopause, Perimenopause, Menopause und Postmenopause genannt (**Abb. 6.1**).

Die **Prämenopause** beginnt um das 40. Lebensjahr herum: Hin und wieder fällt ein Eisprung und somit ein Menstruationszyklus aus, erste Zyklen werden unregelmäßig. Diese Phase dauert im Schnitt 5–8 Jahre und geht dann, etwa 1–2 Jahre vor dem letzten Auftreten der Regelblutung, allmählich in die Perimenopause über.

In der **Perimenopause** fallen die Eisprünge und die Regelblutungen immer häufiger aus, teilweise springen dafür in einem anderen Zyklus gleich 2 Follikel. Durch die Verschiebung der Hormonlage kann nun bereits eine Östradioldominanz (S. 117) entstehen, wodurch sich die typischen Wechseljahresbeschwerden zeigen können:

- Hitzewallungen
- Schlafstörungen
- Denk- und Konzentrationsstörungen
- Haarausfall der Kopfbehaarung
- verstärkter Haarwuchs im Gesicht
- Gewichtszunahme

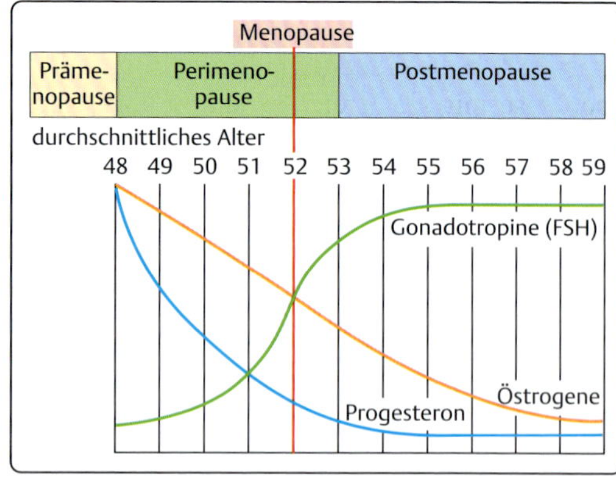

Abb. 6.1 Veränderungen des Hormonhaushalts der Frau in den Wechseljahren. (Quelle: Gätje R, Eberle C, Scholz C, Lübke M, Solbach C, Muschel K, Kissler S, Siedentopf F, Weissenbacher T et al., Hrsg. Kurzlehrbuch Gynäkologie und Geburtshilfe. 2. Aufl. Stuttgart: Thieme; 2015)

- Stimmungsschwankungen mit Aggressivität und Weinerlichkeit
- Gelenk- und Muskelschmerzen
- (Schleim-)Hauttrockenheit
- verminderte Libido
- Müdigkeit und Erschöpfung
- Harninkontinenz aufgrund entstehender Bindegewebsschwäche
- verlängerte und/oder verkürzte Zyklen
- verstärkte (mit Koageln) und/oder abgeschwächte Blutung

Schließlich ist der Follikelvorrat so weit erschöpft, dass die Menstruation vollständig ausbleibt. Es erfolgt weder eine Follikelreifung noch ein Eisprung. Infolgedessen findet auch keine Hormonausschüttung statt. Im Durchschnitt sind die Frauen bei Eintritt der **Menopause** um die 52 Jahre alt. Der Begriff „Menopause" ist allerdings etwas irreführend, da die Menopause keine Phase ist, sondern vielmehr den Zeitpunkt der letzten Regelblutung bezeichnet – und diesen kann man erst mit Eintritt der Postmenopause genau festlegen.

Definiert ist der Beginn der **Postmenopause** dadurch, dass seit 12 Monaten keine Menstruation mehr erfolgt ist. In der Praxis kommt es jedoch hin und wieder vor, dass nach etwa 1,5 Jahren nochmals einige Zyklen erfolgen, ehe der Körper diese dann vollständig einstellt.

Der Prozess dieser 4 Phasen unterliegt individuellen Schwankungen – so ist ein deutlich früherer oder späterer Eintritt möglich – und ist üblicherweise mit spätestens 65 Jahren abgeschlossen.

6.6.4 Wechseljahre des Mannes: Andropause

Auch Männer haben Wechseljahre und leiden nicht weniger unter den Hormonumstellungen als Frauen! Allerdings fallen die hormonellen Veränderungen bei Männern weniger auf, da es bei ihnen keinen Zyklus gibt, der mit dem von Frauen zu vergleichen ist. Die Hormonausschüttungen von Männern bleiben im Wochen- und Monatsverlauf relativ konstant, doch auch bei ihnen sinken die Hormonausschüttungen mit zunehmendem Alter.

Die **Andropause**, auch Klimakterium virile, Aging-Male-Syndrom oder Late-Onset-Hypogonadismus genannt, ist ein schleichender Prozess, der zwischen dem 40. und 50. Lebensjahr beginnen kann und eine Verringerung der Testosteronsynthese im Hoden sowie das Absinken von Pregnenolon und DHEA zur Folge hat. Begünstigt wird dieser Prozess durch eine geringe körperliche Aktivität, den Konsum von Zigaretten und Alkohol, insbesondere Bier, und das Ansetzen von Bauchfett.

Merke

Die Andropause ist das Klimakterium des Mannes. Sie sollte nicht mit der Adrenopause (S. 123), dem physiologisch fortschreitenden DHEA-Mangel verwechselt werden.

Zusätzlich sinkt mit zunehmendem Lebensalter der Anteil des freien Hormons schneller ab als die gesamte Syntheseleistung – d. h., dem Körper steht weniger Testosteron zur Verfügung – und es können trotz höherer Syntheseleistung und normaler Gesamttestosteronwerte im Blut bereits Mangelsymptome bestehen.

Testosteron ist das Wohlfühlhormon des Mannes und aufgrund seiner anabolen Wirkung u. a. für den Muskelaufbau verantwortlich. Ein Testosteronmangel wird v. a. an folgenden Symptomen deutlich:

- nachlassende Stressresistenz und Lärmempfindlichkeit
- Abnahme der Konzentrations-, Merk- und Denkfähigkeit
- nachlassende Orientierungsfähigkeit
- nachmittägliche Müdigkeit
- Libidostörungen
- Antriebslosigkeit
- Muskelschwäche und abnehmende Muskelmasse mit Schmerzen
- Herzmuskelschwäche bis hin zu koronaren Erkrankungen wie Herzinfarkten
- abnehmender Bartwuchs
- sozialer Rückzug, depressive Verstimmung bis hin zu Depressionen
- Reizbarkeit, innere Unruhe
- Schlafstörungen
- zunehmendes Bauchfett und/oder Gynäkomastie
- geschwächtes Immunsystem (Testosteron hat einen antiinflammatorischen Effekt)
- Anämie

Teil 2
Anamnese und Diagnostik

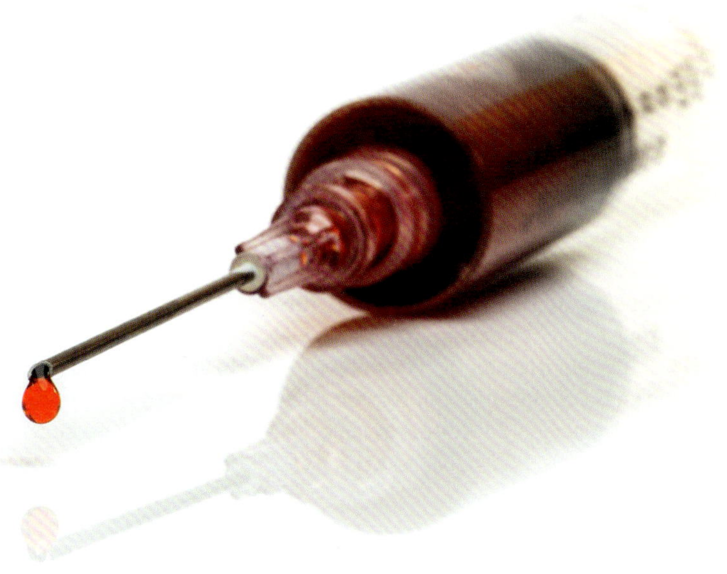

7 Hormonelle Anamnesen

Eine umfassende Befunderhebung gehört zum Alltag eines Heilpraktikers und stellt die Grundlage der Therapie dar. Die Anamnese dient der systematischen Erfassung der gesundheitlichen Vorgeschichte eines Patienten. Zwar können Anamnesebögen inhaltlich und formal durchaus unterschiedlich aufgebaut sein, üblicherweise beinhalten sie aber sowohl allgemeine Fragen zu möglichen vorliegenden Erkrankungen als auch – in Abhängigkeit vom jeweiligen Fachgebiet und vom therapeutischen Schwerpunkt – spezielle Fragestellungen.

Erfragt werden in der allgemeinen Anamnese neben den akuten Symptomen, die Anlass für Ihren Patienten waren, sich bei Ihnen zu melden, die gesundheitliche Vorgeschichte des Patienten und weitere körperliche und psychische Befunde, z. B. ob Ihre Patientin eine Veränderung ihrer Regelblutung feststellen konnte oder ob sie in letzter Zeit besondere Unruhe verspürt hat.

Arbeiten Sie nach einer bestimmten Therapieform, werden Sie vermutlich in Ihrem Anamnesebogen ebenso therapiespezifische Themen abfragen. In der speziellen Anamnese (S. 130) erkundigen Sie sich beispielsweise danach, ob der Patient bestimmte Lebensmittel bevorzugt, wann ihm kalt oder warm ist, ob er zu bestimmten Tageszeiten einen verstärkten Harndrang verspürt oder dieser ggf. grundsätzlich eingeschränkt ist oder ob er immer zur gleichen Zeit in der Nacht aufwacht.

Praxistipp

Hilfreich ist es, einen eigenen Anamnesebogen auszuarbeiten, in dem sowohl die allgemeinen wie auch die therapiespezifischen Aspekte Berücksichtigung finden, um gezielt diejenigen Informationen zu erfassen, die für Sie bei der Diagnosestellung und der Therapie von Nutzen sind.

7.1 Allgemeine Anamnese und körperliche Untersuchung

Je mehr Sie über Ihre Patientinnen und Patienten wissen, desto besser können Sie ihnen helfen. Je mehr Sie erfragen, desto mehr hilfreiche Informationen erhalten Sie zur Ermittlung der zugrunde liegenden Ursache der hormonellen Dysbalance.

7.1.1 Anamnesebogen

In meiner Praxis müssen alle Patientinnen und Patienten vor ihrem 1. Termin einen umfangreichen Anamnesebogen ausfüllen und abgeben, der folgende Aspekte umfasst:

- bereits festgestellte Erkrankungen aller Organe, z. B. Erkrankungen der Schilddrüse, Erkrankungen des Herzens
- verschiedene Symptome aller Organe, z. B. Herzrasen, Übelkeit, Erbrechen, Kopfschmerz, Durchfall, Obstipation, Durst
- ungewollte Gewichtszu- oder -abnahme
- Muskelschmerzen, Gelenkschmerzen, Schmerzstärke, Schmerzhäufigkeit
- emotionales Befinden, beispielsweise Traurigkeit, Ängste, Gefühle der Überforderung oder Schwäche
- familiäre Erkrankungen, beispielsweise familiär gehäuft auftretende Krebserkrankungen
- Krankhausaufenthalte
- Operationen
- Auslandsaufenthalte des vergangenen Jahres
- Impfstatus
- Schwangerschaft
- Nichtraucher/Raucher
- Art der Verhütung (bei hormoneller Verhütung mit Nennung der eingenommenen Präparate)
- derzeit eingenommene Medikamente und Nahrungsergänzungsmittel
- Infektgeschehen (wie häufig im Jahr, mit oder ohne begleitendes Fieber)

Um den zeitlichen Krankheitsverlauf zu erfassen, kann jeweils „zur Zeit“, „in der Vergangenheit“ oder „nicht bekannt“ angekreuzt werden. Nutzen Sie für Ihre Anamnese gerne dieses Grundgerüst. Allerdings sollte ein Anamnesebogen zudem individuell auf Ihre Praxis und Ihre Therapiemethoden abgestimmt sein.

7.1.2 Anamnesegespräch

Die eigentliche Anamnese beginnt bereits in dem Moment, in dem Sie Ihren Patienten das erste Mal hören oder sehen. Alles kann wichtig sein: Wie die Person Sie begrüßt, wie die Stimme klingt, wie sie sich bewegt, welche Fragen sie stellt, was und wie sie erzählt, mit welchem Wortschatz sie sich ausdrückt usw.

Lassen Sie Ihren Patienten – trotz des Anamnesebogens – berichten, was ihn zu Ihnen führt. Zumeist erfährt man dadurch weitere Details. Bestehende Traumata werden beispielsweise fast ausschließlich im Gespräch mitgeteilt. Da eine posttraumatische Belastungsstörungen (PTBS) zu hormonellen Dysbalancen führen kann, ist die Kenntnis über derartige Geschehen zur Therapiefindung wichtig. Immer wieder geben gerade die „leisen“ Informationen, oft in einem Nebensatz geäußert, entscheidende Hinweise auf die bestehende Grundproblematik!

Nachdem Sie im allgemeine Anamnesegespräch die grundlegenden Informationen erfragt haben, gehen Sie über zur speziellen Anamnese (S. 130).

7.1.3 Körperliche Untersuchung

Selbstverständlich darf auch die körperliche Untersuchung nicht zu kurz kommen. Körperliche Befindlichkeiten müssen durch Sie als Therapeut abgeklärt werden. Man wird immer wieder überrascht, wo beispielsweise der Magen für einen Patienten verortet ist, wenn man ihn darum bittet, auf den vermeintlichen Magenschmerz zu zeigen.

Abhängig vom Bericht und dem Anamnesebogen Ihres Patienten verfolgen Sie selbstverständlich die genannten Beschwerden. Bei Juckreiz oder Problemen mit der Haut klären Sie Hautzeichen wie Blässe oder Röte, Ausschläge und Pusteln ab. Berichtet der Patient von Herz-Kreislauf-Beschwerden oder hat er ein rotes Gesicht oder blaue Lippen, messen Sie den Blutdruck und hören das Herz und die Lunge ab.

Verschiedene körperliche Beschwerden kann man bereits mit der Kenntnis über die Wirkweise der einzelnen Organe und Hormone in Zusammenhang bringen: Müdigkeit könnte beispielsweise auf einen Eisenmangel, eine Hypothyreose, eine Störung der Kortisol- oder Melatoninsynthese, einen Adrenalinmangel, eine Nebennierenschwäche, eine Störung der Erythrozyten, eine Leberschwäche hindeuten, aber natürlich auch auf individuelle Lebensumstände wie Schichtarbeit oder ein neugeborenes Kind.

Praxistipp

Denken Sie bitte immer daran: Ein Mensch kann Läuse **und** Flöhe haben! Das heißt, wenn Sie etwas entdeckt haben, blenden Sie nicht die weiteren möglichen Befunde aus. Es ist möglich, dass Ihr Patient mehrere Erkrankungen hat, die durch verschiedene Ursachen ausgelöst wurden. Bleiben Sie wachsam!
Apropos wachsam: Liegt ein Notfall vor, leiten Sie selbstverständlich die entsprechenden Notfallmaßnahmen ein! Weitere Untersuchungen sind in diesem Fall nachrangig.

Scheuen Sie grundsätzlich nicht davor zurück, Ihre Anamnese von anderen Ärzten, Heilpraktikern, Therapeuten spezifizieren zu lassen. Niemand ist auf jedem Gebiet kompetent, eine Zusammenarbeit ist im Sinne Ihrer Patientinnen und Patienten und kann wertvolle Erkenntnisse liefern.

7.2 Spezielle Anamnese

In der speziellen Anamnese geben Sie dem Patienten ebenfalls Raum für eine eigene Darstellung, die wichtige Hinweise auf die zugrunde liegenden Ursachen für hormonelle Dysbalancen und Störungen bietet. Es gibt eine Reihe spezifischer Symptome, aber auch typischer Aussagen von Patientinnen und Patienten (S. 133), die hinweisend für hormonelle Dysbalancen sind.

7.2.1 Symptome beim Vorliegen hormoneller Dysbalancen

Das Hormonsystem ist an nahezu allen körperlichen Vorgängen beteiligt. Anfänglich kann dies ein frustrierender Umstand sein, da jedes Symptom auf verschiedenste Hormondrüsen und Hormondysbalancen hinzuweisen scheint. Mit der Zeit werden Ihnen die Hormone und Hormondrüsen jedoch so vertraut sein, dass es Ihnen leicht fallen wird, die geschilderten Symptome mit der Krankengeschichte Ihres Patienten in Einklang zu bringen. Bestimmte Symptome sind typisch und geben Ihnen den Hinweis auf die vermutlich vorliegende Hormondysbalance.

Prinzipiell sollten Sie immer dann hellhörig werden, wenn Ihre Patientinnen bzw. Patienten über eine oder mehrere der hier beschriebenen Erkrankungen, Verdachtsmomente oder Informationen (**Tab. 7.1**) berichten. In der tabellarischen Übersicht sind diejenigen Hormondrüsen oder Hormone aufgelistet, die am wahrscheinlichsten zu diesem Symptom geführt haben dürften.

Die hier vorgestellte Übersicht erfüllt allerdings nicht den Anspruch auf Vollständigkeit. Die aufgeführten Symptome sind diejenigen, die Ihnen am häufigsten in der Praxis begegnen dürften, wenn eine Störung des Hormonsystems vorliegt. Selbstverständlich können jedem dieser Symptome und jeder dieser Erkrankungen andere Ursachen als eine hormonelle Dysbalance zugrunde liegen. Stellen Sie jedoch bei Ihren Patientinnen und Patienten mehrere der genannten Symptome fest oder leiden diese immerzu an unterschiedlichen, aufflammenden Symptomen und Erkrankungen, lohnt sich ein Blick auf den Hormonstatus.

Gibt Ihre Patientin an, dass ihr Zyklus seit jeher regelmäßig sei, sollten Sie den Gedanken an eine hormonelle Dysbalance ebenfalls nicht gleich verwerfen. Im Praxisalltag zeigt sich, dass viele Patientinnen einen sehr regelmäßigen Zyklus haben, jedoch nicht schwanger werden können, depressiv sind oder an zyklusbedingter Migräne leiden, weil eine erhebliche hormonelle Dysbalance vorliegt. Oft verschiebt sich der Zyklusrhythmus in der Abfolge von Symptomen als Letztes. Umgekehrt korrigiert er sich bei einer Störung leider häufig auch erst, wenn sich alles andere wieder normalisiert hat.

Zur Erfassung der Symptome bei der Anamnese können Sie die Hormoncheckliste (S. 344) heranziehen, die Sie online unter www.thieme.de/bellermann herunterladen und ausdrucken können. Weitere Erläuterungen und eine beispielhafte Befunderhebung finden Sie im Anhang dieses Buchs.

Tab. 7.1 Symptome und Befunde mit Zuordnung der Hormone, Hormondrüsen und hormonproduzierenden Organe.

Symptome/Befund	Hormone	Hormondrüse/Organ
organische Untersuchungen ohne Ergebnis (z. B. trotz regelmäßigem Herzrasen kein kardiologischer Befund)	unklar, weitere Informationen erforderlich	unklar, weitere Informationen erforderlich
ständig unterschiedliche Erkrankungen	unklar, weitere Informationen erforderlich	unklar, weitere Informationen erforderlich
rhythmische/zyklische Beschwerden	Progesteron im Zusammenspiel mit Östradiol, Histamin, Kortisol	Nebenniere, Ovarien, Hoden
Herz-Kreislauf-Erkrankungen oder Hypertension (insbesondere anfallsweiser Bluthochdruck)	Kortisol, Adrenalin, Noradrenalin, Testosteron, Dopamin	Nebenniere
Diabetes mellitus Typ 2	Insulin, Progesteron, Testosteron, Thyroxin (T_4) und Trijodthyronin (T_3), Kortisol, DHEA	Pankreas, Magen, Nebenniere, Schilddrüse
Kopfschmerzen oder Migräne	Progesteron im Zusammenspiel mit Östradiol, Thyroxin (T_4) und Trijodthyronin (T_3), Histamin, Kortisol, Adrenalin und Noradrenalin	Schilddrüse, Nebenniere, Ovarien, Hoden
Fibromyalgie	Kortisol, Adrenalin, Progesteron im Zusammenspiel mit Östradiol, Testosteron	Nebenniere, Ovarien, Hoden
Verspannungen oder Muskelschwäche	Kortisol, Adrenalin, Progesteron im Zusammenspiel mit Östradiol, Testosteron	Nebenniere
entzündliche Prozesse im Körper	Kortisol, DHEA, Adrenalin, Pregnenolon, Progesteron im Zusammenspiel mit Östradiol, Testosteron, Parathormon, Histamin	Nebenniere. Nebenschilddrüse
erhöhte Infektanfälligkeit	Kortisol, Histamin, Progesteron im Zusammenspiel mit Östradiol, Testosteron, Thyroxin (T_4) und Trijodthyronin (T_3)	Nebenniere, Schilddrüse
Wundheilungsstörungen	Kortisol, Progesteron	Nebenniere, Leber
chronische Gelenkschmerzen	Kortisol, Adrenalin, Progesteron im Zusammenspiel mit Östradiol, Testosteron, Histamin, DHEA	Nebenniere
Ödembildung (dauerhaft oder wechselnd)	Östrogene, Progesteron, Histamin, Aldosteron	Ovarien, Hoden
Colon irritabile, Morbus Crohn oder Colitis ulcerosa	Histamin, Kortisol, Progesteron im Zusammenspiel mit Östradiol, DHEA	Nebenniere, Ovarien, Hoden, außerdem Darm
Obstipation und/oder Diarrhö	Histamin, Kortisol, Progesteron im Zusammenspiel mit Östradiol, DHEA, Thyroxin (T_4) und Trijodthyronin (T_3)	Nebenniere, Schilddrüse

► **Tab. 7.1** Fortsetzung.

Symptome/Befund	Hormone	Hormondrüse/Organ
trockene Schleimhäute und/oder Augen	Östriol	Ovarien, Hoden
Zyklus- oder Blutungsstörungen	Progesteron im Zusammenspiel mit Östradiol, Histamin, Kortisol, Thyroxin (T_4) und Trijodthyronin (T_3), Adrenalin und Noradrenalin	Schilddrüse, Nebenniere, Ovarien, Hypophyse
prämenstruelles (dysphorisches) Syndrom (PM[D]S)	Progesteron im Zusammenspiel mit Östradiol, Thyroxin (T_4) und Trijodthyronin (T_3), Histamin. Kortisol, Adrenalin und Noradrenalin	Schilddrüse, Nebenniere, Ovarien, Hypophyse
Endometriose	Progesteron im Zusammenspiel mit Östradiol, Thyroxin (T_4) und Trijodthyronin (T_3), Histamin. Kortisol, Adrenalin und Noradrenalin	Schilddrüse, Nebenniere, Ovarien, Hypophyse
polyzystisches Ovarialsyndrom (PCO-Syndrom)	Progesteron im Zusammenspiel mit Östradiol, Thyroxin (T_4) und Trijodthyronin (T_3), Histamin. Kortisol, Adrenalin und Noradrenalin	Schilddrüse, Nebenniere, Ovarien, Hypophyse
Verhütung mit hormonellen Kontrazeptiva (aktuell oder zuvor)	Progesteron im Zusammenspiel mit Östradiol, Thyroxin (T_4) und Trijodthyronin (T_3), Kortisol	Schilddrüse, Nebenniere, Ovarien, Hypophyse
Probleme mit der Libido oder Libidoverlust	Progesteron im Zusammenspiel mit Östradiol, Thyroxin (T_4) und Trijodthyronin (T_3), Kortisol, Testosteron, Dopamin	Schilddrüse, Nebenniere, Ovarien, Hypophyse
Probleme mit der Fertilität und unerfüllter Kinderwunsch	Progesteron im Zusammenspiel mit Östradiol, Thyroxin (T_4) und Trijodthyronin (T_3), Testosteron, Kortisol, DHEA	Schilddrüse, Nebenniere, Ovarien, Hypophyse
Bildung von Myomen, Zysten oder Knoten in den Brüsten	Progesteron im Zusammenspiel mit Östradiol	Ovarien, Hoden
Wechseljahresbeschwerden oder eine Midlife-Crisis	Progesteron im Zusammenspiel mit Östradiol, Thyroxin (T_4) und Trijodthyronin (T_3), Kortisol, Testosteron, Dopamin, Serotonin, Melatonin	Schilddrüse, Nebenniere, Ovarien, Hypophyse, Darm
Heißhungerattacken (bis hin zur Binge-Eating-Störung)	Melatonin, Kortisol, Adrenalin, Dopamin, Leptin; Aldosteron bei Salzhunger	Nebenniere, Darm
Übergewicht (oft mit Diätversagen)	Melatonin, Aldosteron, Kortisol, Adrenalin, Dopamin, Leptin	Nebenniere, Darm
Pickel, Akne oder Acne inversa (auch im Erwachsenenalter)	Progesteron im Zusammenspiel mit Östradiol, Testosteron, Dihydrotestosteron	Ovarien, Hoden
Haarausfall oder verstärktes Haarwachstum an Stellen, an die keine Haare gehören (z. B. Bartwuchs bei der Frau)	Progesteron im Zusammenspiel mit Östradiol, Testosteron, Dihydrotestosteron	Nebenniere, Schilddrüse

► **Tab. 7.1** Fortsetzung.

Symptome/Befund	Hormone	Hormondrüse/Organ
Einschlaf- oder Durchschlafstörungen	Melatonin, Kortisol, Adrenalin, Dopamin, Serotonin	Nebenniere, Darm
ADS/ADHS	Dopamin, Adrenalin, Noradrenalin, Histamin	Nebenniere
Erschöpfung, Leistungseinbußen, rasche Ermüdung und/oder Tagesmüdigkeit	Kortisol, Dopamin, Serotonin, Adrenalin, Noradrenalin, Histamin, Progesteron im Zusammenspiel mit Östradiol, Testosteron, Thyroxin (T_4) und Trijodthyronin (T_3)	Nebenniere, Ovarien, Hoden, Schilddrüse
chronisches Erschöpfungssyndrom, Burn-out oder Depression (Diagnose oder Verdacht auf)	Kortisol, Dopamin, Serotonin, Adrenalin, Progesteron im Zusammenspiel mit Östradiol, Testosteron, Thyroxin (T_4) und Trijodthyronin (T_3)	Nebenniere, Ovarien, Hoden, Schilddrüse
Zwangshandlungen	Progesteron im Zusammenspiel mit Östradiol, Testosteron	Ovarien, Hoden
Ängste	Progesteron im Zusammenspiel mit Östradiol, Testosteron, Kortisol, Adrenalin, Thyroxin (T_4) und Trijodthyronin (T_3), Histamin	Nebenniere, Ovarien, Schilddrüse
Aggressivität (unbegründete, tägliche)	Progesteron im Zusammenspiel mit Östradiol, Testosteron, Kortisol, Adrenalin, Thyroxin (T_4) und Trijodthyronin (T_3), Histamin	Nebenniere, Ovarien, Schilddrüse
vermehrte Weinerlichkeit (bei der Frau und dem Mann)	Progesteron im Zusammenspiel mit Östradiol, Testosteron, Thyroxin (T_4) und Trijodthyronin (T_3), Serotonin	Ovarien, Hoden, Schilddrüse
Konzentrationsmangel oder sogar Wortfindungsstörungen	Progesteron im Zusammenspiel mit Östradiol, Testosteron, Kortisol, Adrenalin, Thyroxin (T_4) und Trijodthyronin (T_3), Histamin, Dopamin, Pregnenolon	Nebenniere, Ovarien, Hoden, Schilddrüse

7.2.2 Typische, auf Ursachen von Dysbalancen hinweisende Aussagen

In der Therapie werden Sie immer wieder erleben, dass Ihre Patientinnen und Patienten von sich aus Aussagen treffen, die für die Ursachenforschung und Ihre Therapie wegweisend sein können.

Die Patientinnen und Patienten können nicht wissen, welche Informationen für die Diagnose nötig sind. Deshalb lassen wir sie schildern, wie es ihnen ergangen ist, was sie erlebt haben und welche Krankheitsgeschichte bei ihnen vorliegt. Aufgabe des Therapeuten ist es, anhand der geschilderten Symptome, Beschwerden und Ängste diejenigen Informationen – ggf. durch gezielte Rückfragen – herauszufiltern, die für die Befunderhebung relevant sind.

Nachfolgend finden Sie eine Übersicht typischer Aussagen, die hinweisend für hormonelle Dysbalancen sein können und die Sie und ich vermutlich in dieser oder jener Variante in der Praxis zu hören bekommen. Sie drücken aus, welcher Belastung der Patient gerade ausgesetzt ist oder war. Zudem sind die Folgen für das Hormonsystem, die sich aus dieser Belastung ergeben können, benannt. Ergänzen Sie diese Liste gerne – auch in meiner Praxis kommen immer wieder neue Aussagen hinzu.

Belastung des Immunsystems

Typische Aussagen. „Ich hatte eine Viruserkrankung." – „Bei mir wurde Borreliose diagnostiziert."

Dies ist eine Belastung des Immunsystems, durch die Nährstoffdepots geleert worden sein können. Für den Körper könnte das als bedrohlich einzustufen bzw. eingestuft worden sein.

Mögliche Folgen:

- Belastung der Nebenniere
- Verschiebung der Kortisol- und/oder DHEA-Achse
- Aktivierung der Stressachse
- Belastung der Schilddrüse

Typische Aussagen. „Ich war schwer krank." – „Ich hatte einen Unfall."

Das Immunsystem musste Höchstleistungen erbringen. Dadurch können ein Nährstoff- und ein Glutathionmangel entstehen. Für den Körper ist das eine lebensbedrohliche Situation, wodurch die Nebennieren geschwächt werden können.

Mögliche Folgen:

- Belastung der Nebenniere
- Verschiebung der Kortisol- und/oder der DHEA-Achse
- Aktivierung der Stressachse
- Hypophysenschwäche
- Verschiebung des Progesteron- und des Östradiolhaushalts
- Thymusdrüsenschwäche

Typische Aussage. „Ich bin ständig krank."

Das Immunsystem gibt sich offensichtlich alle Mühe, zu regenerieren, doch fehlt etwas, damit das auch gelingen kann.

Mögliche Folgen:

- Hypophysenschwäche
- Thymusdrüsenschwäche
- Verschiebung des Progesteron- und Östradiolhaushalts
- Testosteronmangel
- Belastung der Nebenniere
- Verschiebung der Kortisol- und/oder der DHEA-Achse
- Tendenz zu einem Burn-out
- Glutathionmangel
- Belastung der Schilddrüse
- Störungen des Darms

Seelisches und/oder körperliches Trauma

Typische Aussagen. „Ich hatte eine schwere Kindheit." – „Das Leben hat es oft nicht so gut mit mir gemeint." – „Ich wurde vergewaltigt." – „Ich habe Gewalt erlebt." – „Ich musste Gewalt miterleben und konnte nicht helfen." – „Ich wurde gestalkt." – „Ich musste flüchten." – „Ich werde bzw. wurde gemobbt." – „Egal, was ich mache, für XY ist es niemals gut genug."

Alle Aussagen, die ein seelisches und/oder körperliches Trauma vermuten lassen, fallen in diese Kategorie. Wurden die Traumata nicht aufgearbeitet, können die damals erlebten, belastenden Situationen das Hormonsystem bis ins hohe Alter beeinträchtigen. Die Stressachse kann auch noch Jahre und Jahrzehnte später aufgrund vergangener Traumata aktiv sein und mittels kleinster Trigger ausgelöst werden.

Mögliche Folgen:

- Aktivierung der Stressachse
- Störung des Adrenalinhaushalts
- Belastung der Nebenniere
- Verschiebung der Kortisol- und/oder der DHEA-Achse
- Hypophysenschwäche
- Verschiebung des Progesteron- und Östradiolhaushalts
- Dopaminmangel
- Serotoninmangel
- Nierenbelastung
- Belastung des Immunsystems
- Nährstoffmangel, leere Nährstoffdepots

Überforderung

Typische Aussagen. „Ich mache gerade eine Scheidung/Trennung durch." – „Ich habe kürzlich meinen Job verloren." – „Die Arbeit überfordert mich." – „Die Situation zu Hause überfordert mich." (z. B. Pflege von Angehörigen, Alleinstehende Elternteile, kranker Partner usw.) – „Jemand, der mir sehr nahe stand, ist verstorben."

Alle Aussagen, die eine Überforderung mit einer Situation oder einer Lebensphase ausdrücken, jedoch (vorerst) kein Trauma vermuten lassen, fallen in diese Gruppe.

Mögliche Folgen:

- Aktivierung der Stressachse
- Belastung der Nebenniere
- Verschiebung der Kortisol- und/oder der DHEA-Achse
- Verschiebung des Progesteron- und Östradiolhaushalts

Medikamenteneinnahme

Typische Aussagen. „Ich habe jahrelang hormonell verhütet." – „Ich verhüte hormonell." – „Ich nehme Cholesterinsenker ein." – „Ich nehme ein Mittel gegen Sodbrennen."

Bei allen Aussagen, die eine Medikamenteneinnahme offenbaren, sollten Sie prüfen, welchen Effekt dieses Medikament auf das Hormonsystem haben könnte.

Ernährungs-/Trinkgewohnheiten und Genussmittelkonsum

Typische Aussagen. „Ich lebe vegan." – „Ich esse täglich Fleisch und/oder Wurst." – „Ich esse gerne Fleisch, aber ich kaufe dieses ‚Bio-Zeugs' nicht." – „Ein Gläschen in Ehren kann keiner verwehren." – „Och, ich rauche nur so eine Schachtel am Tag."

Alle die Lebensumstände betreffenden Aussagen können weiteres Nachfragen erfordern. Prüfen Sie insbesondere, inwieweit und in welchem Ausmaß das jeweilige Verhalten des Patienten das Hormonsystem stören könnte, indem Sie den Patienten die Form des Konsums näher spezifizieren lassen:

- **Veganismus:** Wird Soja konsumiert? Und wenn ja, wie viel? Die Folge könnte eine Schilddrüsendysbalance sowie eine Dysbalance von Progesteron und Östradiol sein.
- **Hoher Fleischkonsum:** Dies kann die Leber und den Darm stören, wodurch Entzündungen und Nährstoffmangel entstehen können.
- **Konsum konventioneller Fleisch- und Wurstprodukte:** Hierdurch kann sich eine Belastung des Körpers durch im Fleisch enthaltene Medikamente und Kortisolmoleküle ergeben, die zum einen den eigenen Kortisolspiegel stören, zum anderen die Leber und das Entgiftungssystem fordern.
- **Alkoholkonsum:** Ja, ein Gläschen in Ehren ist kein Problem. Doch wenn es täglich ein oder mehrere Gläser sein dürfen, wird das problematisch. Neben allen anderen nachteiligen Folgen des Alkoholabusus ist Alkohol ein massiver Nährstoffräuber, der eine ganze Reihe von Hormondysbalancen nach sich ziehen kann.
- **Rauchen:** Durch Rauchen ergeben sich ebenfalls erhebliche Nährstoffdefizite. Neben anderen schweren Erkrankungen wie Lungenkarzinom und chronisch obstruktiver Lungenerkrankung (COPD) kann auch das Rauchen viele verschiedene Hormondysbalancen nach sich ziehen.

8 Diagnostische Methoden und Auswertung

Häufig ist es unumgänglich, wissenschaftlich überprüfbare (Labor-)Werte zu erheben. Zum einen ist es durch die Erhebung des Hormonstatus möglich, konkrete Anhaltspunkte für mögliche Substitutionen und Therapieansätze zu finden, zum anderen erlangt man so während der Therapie eine objektive Verlaufskontrolle.

Im Folgenden werden die grundlegenden diagnostischen Methoden zur Analyse des Hormonstatus vorgestellt. Darüber hinaus bieten sich zusätzliche Methoden an, mit denen zwar nicht speziell die Hormone, aber weitere Störfaktoren des Hormonhaushalts genauer betrachtet werden können. Wichtig ist außerdem die richtige Interpretation und Auswertung der Testergebnisse (S. 144), da aufgrund der vielfältigen Wechselwirkungen der Hormone der Status eines einzelnen Hormons oft noch keinen Rückschluss auf die Ursache einer hormonellen Dysbalance oder Erkrankung erlaubt.

Je nach Anfangsverdacht gibt es verschiedene Parameter, die man überprüfen kann und sollte. Welche Werte bei den unterschiedlichen Krankheitsbildern sinnvollerweise erhoben werden sollten, entnehmen Sie bitte den Kapiteln „Hormonelle Anamnesen" (S. 128) und „Krankheiten infolge hormonell bedingter Störungen und ihre Behandlung" (S. 209).

8.1 Hormondiagnostik

Einige Hormone können sowohl im Blut als auch im Speichel (Saliva) gemessen werden, andere nur im Blut, wieder andere werden mithilfe von Urinproben nachgewiesen.

Proben zur Hormonbestimmung müssen häufig zu einer bestimmten Tages- oder Nachtzeit erhoben werden. Welcher Zeitpunkt der richtige ist, hängt von dem jeweiligen Hormon ab. Taktgeber ist u. a. der Hypothalamus über die Hypothalamus-Hypophysen-Achse (S. 21), der die Hormonausschüttung der Hypophyse steuert, deren pulsatil freigesetzte Hormone (**Abb. 8.1**) wiederum die Ausschüttung weiterer Hormone beeinflussen.

Die Ausschüttungen vieler Hormone folgen zudem zirkadianen Tagesrhythmen. Dieser natürliche Verlauf der rhythmischen Ausschüttung muss beachtet werden, um auswertbare Ergebnisse zu erhalten. Die Werte für TSH, Progesteron und Östradiol erhebt man beispielsweise morgens, die für Kortisol im Tagesverlauf bzw. bei Schlafstörungen auch nachts.

Darüber hinaus ergeben sich aufgrund der inkonstanten Ausschüttungsleistung einer Hormondrüse Schwankungen der Hormonkonzentration. Um die dadurch mögliche Fehlerquote zu eliminieren, sollten mehrere Proben im Abstand von etwa 30 Min. entnommen und daraus der **Durchschnittswert** ermittelt werden. Dies verbessert die Resultate der Salivadiagnostik (S. 139).

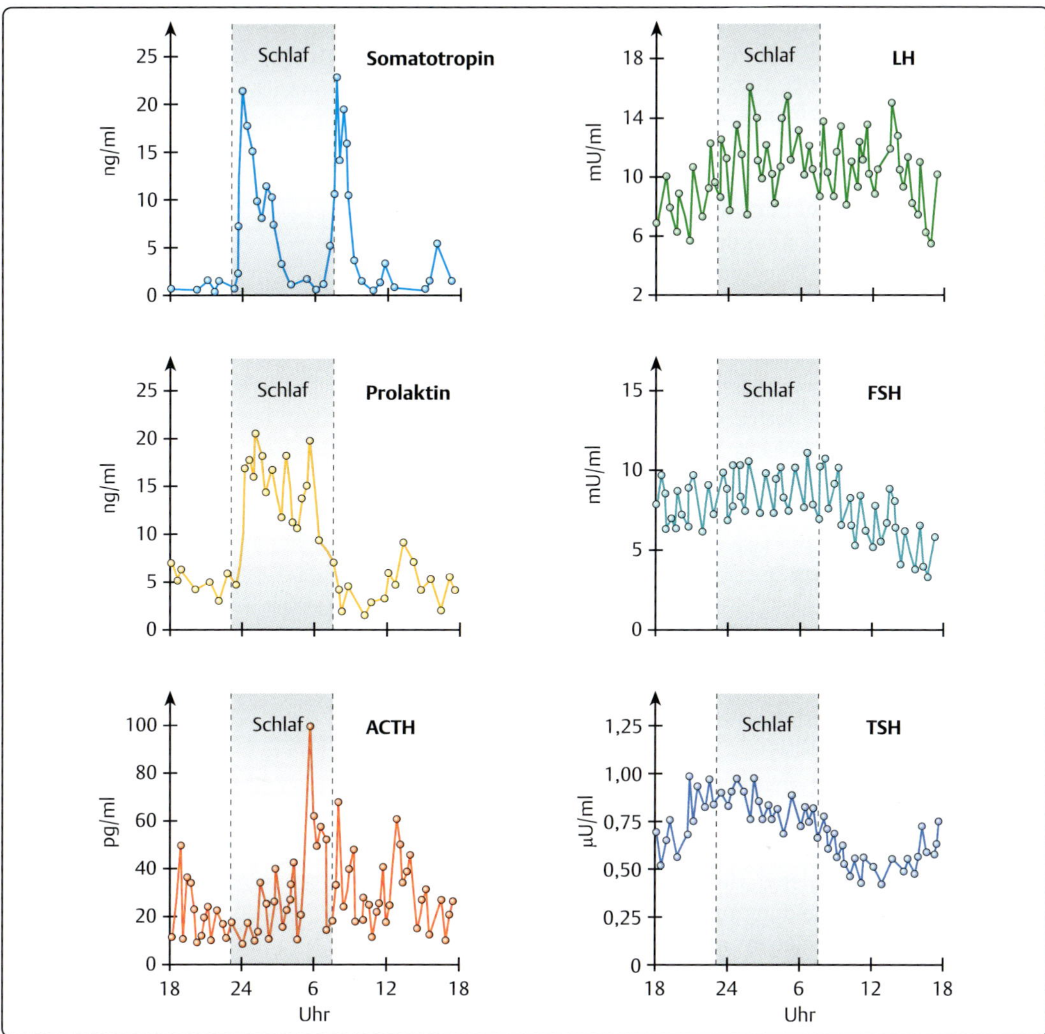

Abb. 8.1 Ausschüttung der Hormone der Adenohypophyse im Tagesverlauf, hier gemessen im Blut eines gesunden Menschen. Die Ausschüttung der Hypophysenhormone erfolgt pulsatil (vgl. **Abb. 3.5**), wobei weitere Faktoren wie Tageszeit, Schlaf, Stress, Mahlzeiten etc. Einfluss auf den Verlauf der Tagesprofile haben. ACTH = Adrenokortikotropes Hormon, FSH = Follikel-stimulierendes Hormon, LH = Luteinisierendes Hormon, TSH = Thyreoidea-stimulierendes Hormon. (Quelle: Kohse K, Hrsg. Taschenlehrbuch Klinische Chemie und Hämatologie. 9. Aufl. Stuttgart: Thieme; 2019)

Zudem sollte die Entnahme – wenn man mit der Messung keine besonderen/anderen Ziele verfolgt – grundsätzlich im **Ruhezustand** erfolgen. Sport, körperliche Aktivität oder Stress vor der Probenentnahme können die aktuellen Hormonwerte verfälschen.

Praxistipp

Bitte klären Sie Ihre Patientinnen und Patienten darüber auf, dass sich Stress nicht zwingend auf (subjektiv) als schlimm wahrgenommene (Disstress), sondern ebenso gut auf besonders freudige Ereignisse (Eustress) beziehen kann. Die Antwort des Körpers auf Stress (Dis-/Eustress) ist identisch: Die Adrenalin- und die Kortisolausschüttungen steigen an!

Werden bereits ein oder mehrere Hormone substituiert, ist die zu wählende Diagnostik auch von der Darreichungsform des substituierten und zu messenden Hormons abhängig. Aufgrund der unterschiedlichen Verstoffwechselung des Hormons bei oraler oder transdermaler Anwendung (S. 175) ergibt die Bestimmung der Konzentration im Blutserum bei Applikation des Hormons über die Haut falsch niedrige Ergebnisse.

Info

Die Konzentration hormoneller Kontrazeptiva wird weder in den Blut- noch in den Speichelproben erfasst. Deren Moleküle sind derart verändert, dass sie sich zwar an einen Rezeptor binden können, bei einer molekularen Auswertung jedoch durchs Raster fallen.

8.1.1 Blutdiagnostik

Eine Blutdiagnostik ist immer dann angezeigt, wenn man nicht nur die Konzentration der freien, bioaktiven Hormone, sondern auch die der an Speichereiweiße gebundenen Hormone sowie die der bereits zur Ausscheidung umgebauten, konjugierten Hormone erheben möchte. Dadurch lässt sich die Syntheseleistung einer Drüse in Bezug auf die Ausschüttung eines Hormons ermitteln.

Im Blutserum kann der Anteil von freiem Testosteron und der Anteil der freien Schilddrüsenhormone (fT_4 und fT_3) erhoben werden. Bei allen anderen Hormonen erfolgt der Nachweis der freien Hormonanteile über den Speichel.

Auch dann, wenn die Hormonsubstitution oral erfolgt, ist eine Bestimmung der Hormonkonzentration im Blut geeignet.

Sollte die Bestimmung der Hormonkonzentrationen in anderen körperlichen Flüssigkeiten nicht möglich sein, wird ebenfalls eine Blutanalyse durchgeführt. Diese betreffenden Hormone sind in folgender Liste gesondert markiert.

Im Blut bestimmbare Hormone, Neurotransmitter und Enzyme

Mit einem * gekennzeichnet sind diejenigen Hormone, Neurotransmitter und Enzyme, die ausschließlich mithilfe der Blutdiagnostik bestimmt werden können:

- ACTH*
- Androstendion*
- Kortisol
- DHEA
- DHT*
- Dopamin
- FSH*
- GABA
- Glutamat
- LH*
- Melatonin
- Östradiol
- Östriol
- Östron
- Oxytocin*
- Parathormon*
- Pregnenolon*
- Progesteron
- Prolaktin*
- Serotonin*
- Somatotropin (STH)*
- Testosteron
- TSH*
- Thyroxin (T_4)*
- Trijodthyronin (T_3)*

Messgenauigkeit und Verwertbarkeit der Ergebnisse

Die Ergebnisse der Messungen im Blut sind äußerst exakt. Daher eignen sich die Werte sehr gut für eine akkurate Befundung und Verlaufskontrolle, sofern berücksichtigt wird, ob freie oder gebundene Hormone erfasst wurden.

Erhält ein Patient fachärztlich verordnete bioidentische Hormone, müssen zwischen der letzten Einnahme und der Blutentnahme mindestens 24 h liegen, da die Werte ansonsten falsch hoch sein können.

Eine transdermale Hormontherapie kann mit der Blutdiagnostik kaum überprüft werden, da das Gewebe lokal mit dem aufgetragenen Hormon angereichert wird und somit kein First-Pass-Effekt über Leber und Blut stattfindet. Folglich kann man im Blutserum lediglich eine sehr hohe Konzentration (Überdosierung) des verwendeten Hormons nachweisen.

Bewertung und Einschätzung der Ergebnisse

Will man das Verhältnis von einem Hormon zu einem anderen bestimmen, ist eine Vereinheitlichung der Maßeinheiten erforderlich. Da viele Labore beispielsweise Östradiol in pmol/l oder ng/l und Progesteron in pg/ml oder µg/l angeben, würde die Berechnung des Verhältnisses ohne eine Anpassung der Maßeinheiten falsche Ergebnisse liefern.

Weiterführende Informationen und Vorgaben zur Umrechnung der erhobenen Werte in einheitliche Maßeinheiten finden Sie im Anhang (**Tab. 14.1**) und im Kapitel „Auswertung der Testergebnisse“ (S. 144).

Mögliche Gefahren für Fehlinterpretationen

Kann der Anteil der ungebundenen Hormone nicht deutlich abgegrenzt werden, ist zu beachten, dass der ermittelte Wert ausschließlich einen Rückschluss auf die Syntheseleistung der Hormondrüse zulässt.

Trotz ausreichender Syntheseleistung der Hormondrüse können Mangelsymptome bestehen, weil die freien und für den Körper verwendbaren Hormonmoleküle in zu geringen Konzentrationen vorliegen. Dies ist beispielsweise der Fall, wenn der Körper nicht dazu in der Lage ist, die benötigten Hormone von den Transporteiweißen abzulösen, oder insgesamt sehr viele Transporteiweiße vorhanden sind, die die Hormone binden.

So ist es – wie zuvor beschrieben – möglich, dass die Ausschüttung des Hormons zwar in ausreichender Menge erfolgt, die Hormone jedoch nicht mehr vom Bindungseiweiß getrennt werden können, sodass ein symptomatischer Hormonmangel vorliegt. Wichtig ist in diesen Fällen die Erhebung der Werte über die Salivadiagnostik, um zu erfahren, welche Menge an Hormonmolekülen dem Körper zur tatsächlichen Nutzung zur Verfügung steht.

Die Salivatestung eignet sich im Gegensatz zur Blutanalyse auch dann, wenn die Hormonsubstitution transdermal erfolgt.

8.1.2 Speichel-/Salivadiagnostik

Eine Salivadiagnostik ist immer dann angezeigt, wenn man ausschließlich die Konzentration der freien, bioaktiven Hormone erheben möchte. Die Erhebung des Salivawerts erlaubt die Beurteilung der Menge der vorliegenden und für den Körper nutzbaren Hormone.

> **Info**
>
> Nach wie vor ist der Einsatz von Speicheltests umstritten, da ihnen nachgesagt wird, dass sie per se falsche Ergebnisse liefern würden. Dies ist auf veraltete bzw. falsche Testmethoden und -materialien zurückzuführen.
>
> So wusste man früher nicht, dass die Speichelproben im Labor vor der Auswertung eingefroren werden müssen, um die Aktivität von Proteinen, die das Ergebnis verfälschen können, zu unterbinden.
>
> Außerdem wurden aufgrund ungünstiger Kunststoffmischungen hormonähnliche Moleküle aus dem Probenbehältnis herausgelöst, sobald der Speichel mit diesen in Kontakt kam. Dadurch ergaben sich u. a. falsch hohe Östradiolwerte. Mittlerweile bestehen die Gefäße für die Speichelprobe aus Materialien, die die Ergebnisse nicht mehr verfälschen.

Die Speichelprobe hat einige Vorteile: Sie ist nicht invasiv, der Patient kann sie zu Hause selbstständig durchführen, und die Probe bleibt auch ohne weitere Zusätze stabil, sodass sie mit der normalen Post an das Labor versendet werden kann.

Da die Durchführung von Salivatests relativ einfach ist, werden sie von den Patientinnen und Patienten sehr gut angenommen, beispielsweise zur Erhebung eines Kortisoltagesprofils, für das entsprechend keine mehrfachen Blutabnahmen erforderlich sind. Allerdings ist es notwendig, die Testung genau nach Herstellervorgaben durchzuführen. Entsprechend ist der Patient von Ihnen in die richtige Handhabung einzuweisen.

Im Speichel bestimmbare Hormone

- Kortisol
- DHEA
- Melatonin
- Östradiol
- Östriol
- Östron
- Progesteron
- Testosteron
- 17α-Hydroxyprogesteron

Messgenauigkeit und Verwertbarkeit der Ergebnisse

Die Salivadiagnostik ist in Bezug auf die Genauigkeit und die Verwertbarkeit ebenso exakt wie die Blutanalyse. Zu beachten ist, dass mit der Salivadiagnostik lediglich die Konzentrationen der freien Hormone erfasst werden. Um die Werte nicht zu verfälschen, ist allerdings auf die richtige Testdurchführung zu achten: Je akkurater sich der Patient an die Herstellervorgaben hält, desto besser bzw. präziser werden auch die Ergebnisse ausfallen. Erfahrungsgemäß sind die Patientinnen und Patienten sehr um eine korrekte Durchführung bemüht. Nur selten gelingt es den Patientinnen und Patienten nicht, alle Vorgaben umzusetzen – die Speicheldiagnostik ist für die Mehrheit der Personen sehr leicht zu handhaben!

Auch hier gilt, dass Patienten, die eine ärztlich verordnete transdermale Substitution bioidentischer Hormone erhalten, zwischen dem letzten Auftragen des Hormonpräparats und der Speichelprobe mindestens 24 h vergehen lassen müssen, bevor die Probennahme zur Hormonbestimmung im Speichel erfolgen kann, da die Werte ansonsten falsch hoch ausfallen können. Bei Verwendung anderer Hormonpräparate kann sogar eine längere Karenz von bis zu 3 Tagen erforderlich sein. Klären Sie dies im Vorfeld mit Ihrem Labor ab.

Sollten Sie einen mangelnden Therapieerfolg bei der Rhythmisierung der Hormondrüsen (S. 172) feststellen, kommt als Ursache eine Schwächung der Hormondrüse infrage. In diesem Fall sind parallel zur Salivatestung die Blutwerte zu erheben. So können Sie die Spiegel der freien Hormone mit denen der von der Drüse synthetisierten Hormone vergleichen. Ergeben beide Testergebnisse einen niedrigen Spiegel, ist davon auszugehen, dass die Hormondrüse insuffizient ist und gezielt, z. B. mit Nährstoffen, unterstützt werden muss.

Bewertung und Einschätzung der Ergebnisse

Für gewöhnlich werden die mithilfe der Speicheldiagnostik ermittelten Hormonwerte in denselben Maßeinheiten angegeben. So droht hier – im Gegensatz zu den Ergebnissen einer Blutanalyse – keine Stolperfalle.

Zur Bewertung der Syntheseleistung einer Hormondrüse ist die Salivadiagnostik nur begrenzt geeignet, da im Speichel lediglich die Konzentrationen der freien Hormone bestimmt werden können. Niedrige Hormonwerte lassen nur bedingt Rückschlüsse auf eine geringe Syntheseleistung der jeweiligen Hormondrüse zu. Eventuell werden durchaus genügend Hormone gebildet, die allerdings überwiegend an Speichereiweiße gebunden sind. Dies können Sie mithilfe der Speicheldiagnostik weder erfassen noch ausschließen.

Beachten Sie in diesem Zusammenhang auch die weiterführenden Informationen zur Auswertung der Testergebnisse (S. 144).

Mögliche Risiken für Fehlinterpretationen

Niedrige Hormonwerte im Speichel sind nicht gleichbedeutend mit einer geringen Syntheseleistung der Hormondrüse, sondern können auch aufgrund hoher Transportproteinspiegel (S. 100) oder durch eine mangelnde Ablösung der Hormone von den Transportproteinen auftreten.

Der Verzehr von Milchprodukten vor der Speichelabgabe führt zu falsch hohen Hormonwerten, da in der Milch ebenfalls Hormone enthalten sind, die sich beim Essen bzw. Trinken im Speichel anreichern können.

Blutende Wunden im Mund, selbst kleinere Wunden, können den Wert verändern, da im Blut höhere Konzentrationen der Hormonen als im

Speichel vorliegen. Vermischen sich Blut und Speichel fällt das Testergebnis möglicherweise falsch hoch aus.

8.1.3 Urindiagnostik

Die Urindiagnostik spielt hauptsächlich bei der Bestimmung von Metaboliten eine Rolle. Das können sowohl Hormon- als auch Histaminmetaboliten sein. Anhand der Metaboliten kann festgestellt werden, ob der Abbauweg eines Hormons korrekt abläuft oder ob sich hohe Hormonspiegel durch Störungen der Abbauprozesse erklären lassen. Leider können bislang nur bei wenigen Parametern die Metaboliten bestimmt werden, so z. B. bei Histamin, Adrenalin und Noradrenalin.

Die Bestimmung der Konzentration von Aldosteron (S. 72) sollte im 24-h-Sammelurin erfolgen, da der Wasser- und Salzhaushalt ganztägig betrachtet werden muss.

Im Urin bestimmbare Hormone, Neurotransmitter, Enzyme, Metaboliten

- Adrenalin
- Aldosteron
- Kortisol
- Dopamin
- GABA
- Glutamat
- hCG (Schwangerschaftstest)
- Histamin
- Histaminmetaboliten, z. B. N-Methylhistamin
- LH (Ovulationstest)
- Melatonin-Sulfat (Abbauprodukt von Melatonin)
- Metaboliten von Adrenalin
- Metaboliten von Noradrenalin
- Noradrenalin
- Serotonin
- Vanillinmandelsäure (Metabolit von Adrenalin; **Abb. 3.11**)
- 5α-Pregnan (Metabolit der 5α-Reduktase)

Messgenauigkeit und Verwertbarkeit der Ergebnisse

Vor Ort in der Praxis ist die Durchführung eines Urintests nur in bestimmten Fällen sinnvoll. Dies kann beispielsweise der Fall sein, wenn Sie abklären möchten, ob eine Schwangerschaft vorliegt, oder wenn Sie anhand eines Urinstix eine Blasenentzündung kontrollieren möchten.

Für die Erhebung eines Hormonprofils muss der Urin zu einem bestimmten Zeitpunkt aufgefangen werden, sodass eine Probennahme besser zu Hause erfolgt.

Interessanterweise gibt es – zumindest in meiner Praxis – bei der Durchführung einer Urinabgabe viel häufiger Rückfragen als bei der im Prinzip aufwendigeren Salivadiagnostik. Instruieren Sie Ihre Patientinnen und Patienten deshalb genau, wie und wann der Urin aufgefangen, wie er transportiert werden muss und welche Voraussetzungen dabei erfüllt sein müssen.

Für die Diagnose erforderlich kann 24-h-Sammelurin, der 1. Morgenurin, der 2. Morgenurin oder eine zeitunabhängige Urinprobe sein. Manche Proben müssen mit speziellen Flüssigkeiten stabilisiert werden, die für gewöhnlich bereits in den Versandbehälter eingefüllt sind und keinesfalls ausgeschüttet werden dürfen! Handelt es sich nicht um Sammelurin, muss zumeist der Mittelstrahl des Urins verwendet werden.

Wurde jeder Schritt der Urinabgabe korrekt umgesetzt, ist dieses Messverfahren in Bezug auf die Genauigkeit und die Verwertbarkeit ebenso exakt wie die Ergebnisse einer Blutanalyse oder einer Speicheldiagnostik.

Bewertung und Einschätzung der Ergebnisse

Die Urinlaborwerte sind bei korrekter Testdurchführung mit den Ergebnissen eines Blut- oder Salivatests gleichzusetzen. Dementsprechend gilt für die Bewertung der so erhobenen Hormonwerte keine anderslautende Empfehlung als für die von Blut- oder Speichelproben.

Beachten Sie in diesem Zusammenhang auch die weiterführenden Informationen zur Auswertung der Testergebnisse (S. 144).

Mögliche Risiken für Fehlinterpretationen

Während der Menstruation sollte keine Hormontestung im Urin erfolgen, da es kaum zu vermeiden ist, dass etwas vom Menstruationsblut in die Probe gelangt, und im Blut höhere Hormonkonzentrationen vorliegen. Die erhaltenen Ergebnisse könnten entsprechend falsch hoch ausfallen.

Auf bestimmte Nahrungsmittel muss vor manchen Urinproben verzichtet werden. Soll beispielsweise die Serotoninkonzentration im Urin gemessen werden, sollten 48 h vor Probenabgabe keine serotoninhaltigen Lebensmittel wie Walnüsse, Bananen oder Kakao(produkte) verzehrt werden. Erfragen Sie bei Ihrem Labor, ob und welche Einschränkungen und/oder Karenzzeiten es gibt, die vor der Durchführung eines Tests eingehalten werden müssen.

Die Ermittlung des Eisprungs kann sich gerade bei unregelmäßigen Zyklen schwierig gestalten. Der LH-Anstieg, der mit den meisten einfachen Ovulationstests in Form von Sticks bestimmt wird, kann oft nur innerhalb eines relativ kleinen Zeitfensters von 12 h ermittelt werden. Um den Eisprung nicht zu verpassen, sollte über mehrere Tage alle 8 h im wahrscheinlichsten Zeitraum des Zyklus ein Ovulationstest durchgeführt werden.

> **Praxistipp**
>
> Für Frauen, die ihren Eisprung über den Urin präziser und mit geringerem Aufwand feststellen wollen, eignet sich eventuell auch der Einsatz eines Zykluscomputers, der durch das Einbeziehen weiterer Parameter eine genauere Bestimmung des Eisprungs erlaubt.

8.2 Weitere diagnostische Möglichkeiten

Einer Hormondysbalance gehen häufig andere Krankheiten, Dysbalancen und Belastungen voraus, die das empfindliche Gleichgewicht des Hormonsystems stören und nachhaltig beeinträchtigen können. Daher genügt es nicht, ausschließlich die Hormonwerte zu ermitteln. Weitere Belastungen, die Ursachen für hormonelle Störungen sein können, sind u. a. folgende:

- fehlende Nährstoffe/Mangelversorgung
- Stressbelastungen (z. B. am Arbeitsplatz)
- unregelmäßiger Schlaf/Schlaflosigkeit (z. B. durch Schichtarbeit)
- Belastungen mit endokrinen Disruptoren in Luft, Nahrung, Körperpflegeprodukten oder Alltagsgegenständen
- Antibiotikatherapien mit Auswirkungen auf die Darmflora
- weitere Medikamente, die Einfluss auf das Hormonsystem nehmen

Selbstverständlich kann nicht jeder dieser belastenden Einflüsse vollständig unterbunden werden. Manche Medikamente sichern dem Patienten das Überleben oder die Möglichkeit, überhaupt am alltäglichen Leben teilzunehmen. Diese dürfen nicht aus den falschen Motiven heraus abgesetzt werden, sondern müssen von den Patientinnen und Patienten (manchmal ein Leben lang) eingenommen werden.

Aber es besteht die Möglichkeit, für den Patienten eine – unter den gegebenen Umständen – optimale Ausgangsbasis zu schaffen. Entsprechend können sich zusätzlich eine Stuhlanalyse, Blutuntersuchungen zur Bestimmung der Nährstoffversorgung und/oder die Ermittlung endokriner Disruptoren (z. B. am Arbeitsplatz) anbieten, wenn

- ein begründeter Verdacht auf eine Störung besteht,
- der sorgfältig aufgestellte Therapieplan zwar sehr gut von Ihrem Patienten umgesetzt wird, sich jedoch nur zögerliche oder keine Erfolge einstellen,
- sich Ihr Patient eine umfängliche Aufklärung wünscht.

8.2.1 Stuhlanalyse

Anhand der Stuhlanalyse können selbstverständlich keine Hormonwerte erhoben werden. Doch sie leistet in anderer Hinsicht sehr gute Dienste:

Die Erhebung des Darmflorastatus oder des Darmmikrobioms gewährt Aufschluss über die Bakterienbesiedlung des Darms, eventuell vorliegende Entzündungen, den pH-Wert und die Zonulinwerte (hohe Werte sind Hinweis für eine größere Durchlässigkeit der Darmschleimhaut). Hinweise auf ein sog. „Leaky-Gut-Syndrom“ oder andere Darmerkrankungen sollten ebenfalls aus der Befundung resultieren oder ausgeschlossen werden können.

Warum ist das wichtig? Zunächst wird im Darm die aufgenommene Nahrung gespalten, die Nährstoffe werden herausgelöst und dem Körper zur Verfügung gestellt. Außerdem werden bereits während der Verdauung Krankheitskeime eliminiert und Giftstoffe der Ausscheidung über den Stuhl zugeführt. Die Nährstoffe benötigt der Körper für eine optimale Funktionsweise, um gesund, stark, fit und wach zu sein – und natürlich auch für die Synthese der Hormone.

Über viele Jahre hinweg unerkannt persistierende **Darmentzündungen** können erhebliche Probleme verursachen. Chronische Entzündungen belasten den Körper und das Immunsystem. Zudem treiben lang andauernde entzündliche Prozesse den Kortisolspiegel in die Höhe. Neben der durch die Entzündung verursachten Veränderung der Darmflora werden mit der Zeit die Darmzotten geschädigt. Dadurch verringert sich die Fläche zur Bakterienansiedlung und die Schädigung der Darmflora schreitet voran.

Besteht eine **Darmdysbiose**, also eine Fehlbesiedlung des Darms mit den falschen und/oder zu wenigen der richtigen Bakterien, gehen viele Nährstoffe, die über die Nahrung aufgenommen würden, verloren. Wenn die Bakterien fehlen, die beispielsweise der Spaltung von Eiweißen dienen, kann der Patient zum einen übel riechende Blähungen bekommen, zum anderen fehlen dem Körper diese Abbauprodukte. Ein Mangel entsteht. Genauso funktioniert dies mit allen Nährstoffen, die aus der Nahrung herausgelöst werden müssen. Was die Bakterien dem Körper nicht zuführen können, wird mit dem nächsten Stuhlgang ausgeschieden.

Gesundheitsbewusste Patientinnen und Patienten möchten sich gerne mit dem Verzehr von Nahrungsergänzungsmitteln etwas Gutes tun. Leider ergeht es den Vitaminen, Mineralien und Spurenelementen aus Tabletten wie den Nährstoffen aus der Nahrung. Ohne Bakterien, die diese Nährstoffe verwerten können, landen sie letztlich ungenutzt in der Toilette.

Eine wenig abwechslungsreiche Ernährung mit nährstoffarmen Lebensmitteln trägt ihrerseits dazu bei, dem Körper die lebensnotwendigen und ihn gesund erhaltenden Nährstoffe vorzuenthalten.

Bestehen Therapieblockaden, Probleme mit der Verdauung, der Haut oder dem Immunsystem lohnt sich ein Blick auf die Darmgesundheit. Abhängig vom erhaltenen Befund erfolgt die Darmsanierung (S. 151).

8.2.2 Blutuntersuchungen zur Bestimmung des Nährstoffgehalts

Vitamine, Mineralien und Spurenelemente sind die Basisbausteine unzähliger Vorgänge im Körper. Allein für die Hormonsynthese sind viele verschiedene Nährstoffe notwendig. Gerade nach langen oder bei chronischen Erkrankungen oder bei Krankheiten unklarer Genese lohnt sich die umfassende Erhebung eines Blutbilds. In diesem Profil sollten möglichst alle Vitamine (inklusive des Hormons Vitamin D), alle Mineralien und alle Spurenelemente dargestellt werden.

Der Eisenspiegel sollte bei Menschen, die sich vegan ernähren, regelmäßig erhoben werden. Auch bei Frauen mit starken oder langen Menstruationsblutungen, nach einer Geburt oder Fehlgeburt muss der Ferritinwert beobachtet werden. Differenzialdiagnostisch ist der Eisenspiegel interessant zur Abgrenzung von Schilddrüsenproblemen. Denn ein Eisenmangel kann, wie eine Hypothyreose, zu Müdigkeit, Problemen mit der Haut und Leistungsschwäche führen – oder direkt zu einer Hypothyreose.

Liegen Störungen bestimmter Hormondrüsen vor, können auch gezielt die Werte der entsprechenden Vitamine, Mineralien und Spurenelemente erhoben und kontrolliert werden. Diese sind in den Hormonsteckbriefen (S. 51) genannt.

8.2.3 Untersuchungsmöglichkeiten bei Verdacht auf Störungen durch endokrine Disruptoren

Der Verdacht, dass endokrine Disruptoren an der Erkrankung eines Patienten beteiligt sind oder waren, sollte spätestens dann aufkommen, wenn Ihr Patient an schweren Störungen des Hormondrüsensystems leidet oder Therapieblockaden bei der Behandlung von Hormondysbalancen auftreten.

Weitere Verdachtsmomente bilden berufliche Tätigkeiten, bei denen eine Kontamination durch endokrine Disruptoren wahrscheinlich ist, beispielsweise Laborchemikant (je nach Laborausrichtung kommen sehr viel endokrine Disruptoren infrage), Landwirte mit herkömmlicher Agrarwirtschaft (Glyphosat), Personen aus der Schönheitsbranche (Kosmetika) usw. Prinzipiell kann jedoch jede Person unter den Folgen von Belastungen durch verschiedenste endokrine Disruptoren leiden.

Auch wenn viele endokrine Disruptoren im Blut und teilweise auch im Urin (Glyphosat, Parabene) nachgewiesen werden können, ist der Versuch des Nachweises in der Praxis derzeit allein aufgrund der Tatsache, dass es über 800 bekannte und noch mehr unbekannte endokrine Disruptoren gibt, wenig zielführend. Sie müssten zur Laborbeauftragung bereits einen starken Verdacht haben, auf welchen endokrinen Disruptor das Testmedium hin untersucht werden sollte.

Hilfreicher ist die Befundung über ein Anamnesegespräch (S. 128). Erfragen Sie, ob derzeit oder in der Vergangenheit Belastungen durch endokrine Disruptoren stattgefunden haben oder derzeit vorliegen. Infrage kommen u. a.:

- chemische Präparate am Arbeitsplatz
- Einnahme hormoneller Kontrazeptiva (verschiedene möglich), Einsatz der „Pille danach“
- Anwendung von Kosmetika und/oder nicht mineralischer Sonnencreme – zu prüfen sind die Inhaltsstoffe der Präparate, auch der Shampoos und Spülungen
- Verwendung von Plastikflaschen und/oder -boxen
- Lebensmittel, insbesondere der Verzehr von sojahaltigen Produkten

Anschließend erarbeiten Sie gemeinsam mit Ihrem Patienten einen Plan, wie dieser zukünftig die Belastung durch endokrine Disruptoren reduzieren kann. Gleichzeitig sollten die wahrscheinlichsten endokrinen Disruptoren ausgeleitet werden, wie zur Elimination von Toxinen und endokrinen Disruptoren (S. 165) beschrieben.

8.3 Auswertung der Testergebnisse

Verwertbare und aussagekräftige Parameter zu erheben, ist für eine gute Therapie des Hormonsystems wesentlich. Auch muss der Umfang der Messungen dem Krankheitsbild entsprechen. Einzelwerte, wie sie gerne erhoben werden, können selten zu einer korrekten Bewertung der gesundheitlichen Situation beitragen.

Das Wirkungsgefüge der Hormone ist ausgesprochen komplex. Die Ausschüttung eines Hormons stimuliert oder hemmt die Sezernierung anderer Hormone. Hormone, die direkten Einfluss aufeinander nehmen, können mithilfe von Einzelwerten kaum zur Interpretation herangezogen werden.

Merke

Wenn Sie den Wert eines Hormons erheben, denken Sie bitte immer an dessen Wirkungsgefüge. Ein vollständiges Bild zeichnet sich nur durch die Erhebung von zusammenhängenden Hormongruppen ab!

Folgende Hormone und Enzyme sollten Sie ausnahmslos gemeinsam erheben:

- Progesteron mit Östradiol, besser noch Progesteron, Östradiol und Testosteron
- Östradiol mit Progesteron und Testosteron
- Testosteron mit Progesteron und Östradiol
- Kortisol mit DHEA und Progesteron
- TSH mit T_4, T_3 und Progesteron
- Adrenalin, Noradrenalin und Dopamin
- GABA und Glutamat

8.3.1 Referenzbereiche und Normwerte

Die Festlegung der Normwerte erfolgt anhand von Laborergebnissen augenscheinlich gesunder Personen. Der obere und der untere Grenzwert wird über deren Testergebnisse definiert, 95 % der Testergebnisse gesunder Menschen befinden sich innerhalb dieser Messbereiche. Je mehr Tests durchgeführt wurden, desto genauer kann man einen Normalbereich definieren. Dies ist der Grund, weshalb Labore hin und wieder einen neuen bzw. korrigierten Referenzbereich oder Normwert ausweisen.

Merke

Hormonwerte sollten sich innerhalb des Normbereichs befinden. Ein Hormonwert in der Nähe des oberen oder unteren Grenzwerts ist jedoch selbst innerhalb des Referenzbereichs als kritisch zu betrachten.

Selbstverständlich werden die Referenzbereiche – wenn nötig – alters- und geschlechtsspezifisch bestimmt.

8.3.2 Verhältnis der Hormone zueinander

Die alleinige Betrachtung der Referenzbereichs und der Normwerte ist nur bei einigen Hormonen ausreichend, andere müssen für eine korrekte Analyse miteinander ins Verhältnis gesetzt werden, um ihre Wirkstärke zu beurteilen.

Beispielsweise entstehen manche Symptome oder Krankheiten, obwohl sich die Hormonkonzentrationen im Referenzbereich befinden, einzig deshalb, weil ihr Verhältnis zueinander nicht stimmig ist. Die Hormonkonzentration kann ebenso in Bezug auf den Referenzwert zu hoch ausfallen, im Verhältnis zu einem anderen Hormon jedoch zu gering, wodurch es eine zu geringe Wirkung entfaltet.

Illustration normaler und unausgeglichener Hormonverhältnisse

Das Wirkprinzip des Verhältnisses der Hormone zueinander lässt sich sehr schön am Beispiel des Tauziehens verdeutlichen.

Stellen Sie sich vor, es gäbe die Mannschaften A und B. Die Definition der Mannschaften und ihrer Mitglieder lautet für unser Beispiel wie folgt:

- Der Einfachheit halber definieren wir keine Spanne als Referenzwert, sondern legen die Referenz bei A = 1 und bei B = 4 fest.
- Das Kräfteverhältnis der beiden Gruppen zueinander liegt also für A zu B bei 1 : 4.
- Alle Gruppenmitglieder der jeweiligen Mannschaft sind dabei gleich stark, wobei ein Mitglied der Mannschaft B nur 25 % so viel Kraft hat wie eines der Mannschaft A.

In Summe bedeuten die definierten Parameter, dass auf der Seite der Mannschaft A 1 Person zieht, während auf der anderen Seite 4 Personen gegenhalten müssen, damit sich das Kräfteverhältnis (das Tauziehen) im Gleichgewicht befindet. Verändert sich dieses Ausgangssetting, ergeben sich daraus unterschiedliche Konfigurationen, wie folgende Beispiele zeigen (**Abb. 8.2**):

Wettkampf 1. Träte die Mannschaft A allerdings mit 2 Mannschaftsmitgliedern gegen die Mannschaft B mit ihren weiterhin 4 Mitgliedern an, wäre das Kräfteverhältnis nicht mehr mit 1 : 4 ausgeglichen, sondern es läge bei 2 : 4. Die Mannschaft A würde gewinnen.

Im Fachjargon entspräche dies einer klassischen A-Dominanz.

Um das Verhältnis wieder auszugleichen, müsste die Gruppe B ihre Teammitglieder ebenfalls verdoppeln. Damit wäre das Tauziehen mit 2 Personen der Mannschaft A und 8 Personen der Mannschaft B wieder ausgeglichen.

Wären A und B Hormone, lägen beide Hormone nun in zu hohen Konzentrationen vor.

Wettkampf 2. Bei dieser Variante hätte die Mannschaft A wieder 2 Personen ins Rennen geschickt. Mannschaft B ist vorbereitet und will sich so etwas wie im Wettkampf 1 nicht mehr gefallen lassen. Es schickt 10 Mitglieder an das Tau. Die beiden Mannschaften beginnen zu ziehen, Mannschaft B gewinnt, denn sie sind im Verhältnis stärker als Mannschaft A.

Hätte Mannschaft A die unmögliche Zahl von 2,5 Personen in den Wettkampf geschickt, wären beide Mannschaften gleich stark gewesen.

Wären A und B Hormone, lägen bei beiden zu hohe Konzentrationen bei einer gleichzeitigen B-Dominanz vor.

Wettkampf 3. Im letzten Turnier besinnt sich Mannschaft A wieder auf die Vorgabe und schickt nur 1 Person an das Tau. Mannschaft B schafft es nach der ausgiebigen Siegesfeier vom Vortag nicht, alle Mitglieder zu rekrutieren, und tritt nur mit 2 Personen an. Das Tauziehen beginnt, und Mannschaft A geht als Sieger hervor. Mannschaft A erfüllt zwar die Vorgaben (den Referenzwert), ist aber im Verhältnis zur Mannschaft B nun doppelt so stark.

Wären A und B Hormone, läge eine relative A-Dominanz vor.

Grundlegende Referenzbereiche und Hormonverhältnisse

Zum einen ist das **Progesteron-Östradiol-Verhältnis** wichtig. In älterer Lektüre werden Sie noch die Angabe finden, dass das Verhältnis von Östradiol zu Progesteron bei 1 : 100 bis 1 : 200 liegen sollte. Solche hohen Verhältniswerte kenne ich aus dem Praxisalltag nicht; die meisten Frauen fühlen sich in den fruchtbaren Jahren und in ihrer 2. Zyklushälfte mit einem Verhältnis von 1 : 60 bis 1 : 80 wohl, in der Menopause pendelt sich das subjektive Wohlbefinden häufig zwischen 1 : 30 und 1 : 50 ein. Bei Männern sollte das Verhältnis von Östradiol zu Progesteron mindestens bei 1 : 30 (bis ca. 1 : 50) liegen.

Auch Testosteron muss das richtige Verhältnis zu den Östrogenen aufweisen. Das **Östradiol-Testosteron-Verhältnis** bei Frauen sollte zwischen 1 : 6 und 1 : 10 liegen, bei Männern unter 50 Jahren und/oder männlichen Sportlern mindestens bei 1 : 50 (bis ca. 1 : 100), ab etwa 50 bzw. 55 Jahren mindestens bei 1 : 30 (bis ca. 1 : 80).

Der **Kortisol-DHEA-Quotient** wird von Laboren ebenfalls ausgewiesen, der Normbereich variiert allerdings je nach Labor. Es ist wichtig, dass sich der Wert für das Verhältnis etwa im Mittelfeld bewegt, denn damit ist gewährleistet, dass die Antagonisten DHEA und Kortisol einander nicht behindern, sondern steuern und unterstützen. Der DHEA-Wert sollte idealerweise eher im oberen Drittel des Referenzbereichs angesiedelt sein.

Sie sollten ebenfalls den **Adrenalin-Noradrenalin-Quotienten** ermitteln lassen. Auch dieser kann von Labor zu Labor variieren. Er gibt weitere Auskunft über die Stressresistenz. Liegt hier eine Schieflage vor, ist zu vermuten, dass die Stressbelastung die Hormonproduktion einer der beiden Hormone zwischenzeitlich erschöpft haben könnte. In der Folge kann die Stressresistenz reduziert sein und/oder die Stressantwort weniger erfolgreich ausfallen.

Teil 3
Therapie – Allgemeine und spezielle Behandlungsmöglichkeiten

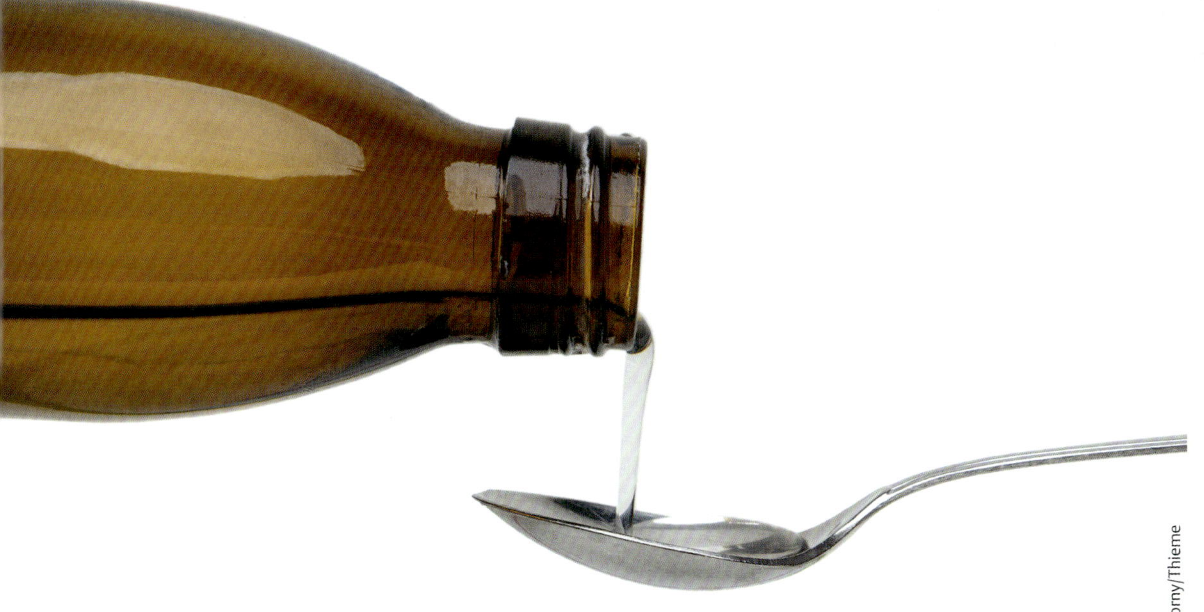

9 Allgemeines vorweg – die ganzheitliche Sicht

Die Natur folgt ihrer eigenen „Bio-Logik“. Krankheiten und Symptome sind meines Erachtens der Ausdruck eines Körpers, dem Bewusstsein auf diesem Wege mitzuteilen, dass im Körper etwas nicht so abläuft, wie es üblicherweise sollte.

Mit einer Erkältung wird ein intaktes Immunsystem beispielsweise gut fertig werden. Der Körper bekämpft die Erreger, trainiert damit seine Immunabwehr und ist für die Zukunft noch besser gewappnet. In der Regel wird sich der Betroffene nach der Genesung erst einmal keine neue Erkältung zuziehen. Ist das Immunsystem jedoch aus irgendeinem Grund geschwächt, dauert die Erregerabwehr länger als gewöhnlich, eine Reinfektion ist wahrscheinlicher und der Patient leidet rasch an einer neuen Erkältung. Infektanfälligkeit kann ein Zeichen dafür sein, dass im Körper eine Dysfunktion bzw. Dysbalance besteht.

Was ihn aus dem Gleichgewicht gebracht hat, gilt es zu ergründen. Wir sollten also den Menschen und nicht die Krankheit behandeln. Dies bedeutet aus meiner Sicht, dass wir keine Symptom-Mittel-Behandlung vornehmen sollten. Vielmehr geht es darum, „bio-logisch“ zu denken und die Krankheit als Hinweis des Körpers zu werten, der uns hilft, den Menschen mit all seinen Beschwerden, Sorgen und Nöten zu begreifen.

Die Anamnese (S. 128) ermöglicht eine ganzheitliche Sicht auf den derzeitigen Istzustand des Patienten. Dazu gehört nicht nur die Betrachtung von Art und Schwere der Erkrankung, das Feststellen, ob bzw. welche Medikamente der Patient derzeit einnimmt, welche Organe und Hormondrüsen möglicherweise insuffizient, stark gefordert, hypo- oder hyperaktiv sind, sondern auch, was für ein Typ Mensch der Patient ist. Nur wenn alle diese Aspekte berücksichtigt werden, können wir eine für diesen Patienten adäquate Therapiemethode finden, und zwar sowohl medikamentös als auch hinsichtlich des Findens einer Lösung und der Stärkung auf psychischer und seelischer Ebene.

9.1 Erstverschlimmerung oder Neuordnungsreaktion? Den Körper nicht überfordern!

Vor allem in der naturheilkundlichen Praxis wird gerne zum Einstieg in die Therapie eine Darmsanierung inklusive Entgiftung begonnen. Beides ist für die Genesung eines Patienten selbstverständlich wichtig und häufig bei der Behandlung hormoneller Dysbalancen notwendig, sollte jedoch nicht zwingend und unabänderlich an erster Stelle stehen. Zu bedenken ist immer, welche Ressourcen dem Patienten zur Verfügung stehen: Je älter und/oder schwächer ein Patient ist, umso weniger seiner Ressourcen sollten mit einer Behandlung „blockiert“ werden.

Vielleicht mögen Sie diese Wortwahl als befremdlich empfinden. Aber stellen Sie sich vor, Sie unternehmen eine Wanderung durch die Alpen. Zu Beginn der Tour wird Ihnen die falsche Abzweigung in eine Schlucht, die nirgendwo hinführt, möglicherweise nichts ausmachen. Doch je erschöpfter Sie sind, desto mehr wünschen Sie sich eine Unterstützung und keine Irrwege. Eine Abkürzung mag vielleicht mit weniger Schritten ans Ziel führen, doch nicht immer ist die Abkürzung auch der weniger beschwerliche Weg – wenn Sie jemals im Gebirge wandern waren, dann wissen Sie, was ich meine.

Soll heißen: Der Körper braucht nicht nur viel Energie zum Kranksein, sondern auch für die Genesung. Das sollten wir nicht vergessen. Am besten unterstützen wir unseren Patienten vermutlich damit, indem wir ihm zu guten Schuhen verhelfen und ihn auf dem geeignetsten Wanderweg begleiten – um in dem vorherigen Bild zu bleiben.

Eine Entgiftung mit Darmsanierung setzt den Körper einer weiteren Belastung aus – schließlich muss er nicht nur mit einer Anzahl medikamentös zugeführter Bakterien und dem Abtransport der nicht willkommenen Bakterien zurechtkommen, sondern auch mit der Ausscheidung von Giftstoffen, die man aus den Zellen löst. Fordern wir den Körper währenddessen mit einem zusätzlichen Therapiereiz und behandeln parallel das Hormonsystem, um es wieder zu rhythmisieren, wird der Körper gestresst reagieren, d. h., das Beschwerdebild wird schlimmer – oder die Krankheit verläuft wie im Vorfeld und ohne eine Besserung.

Meiner Erfahrung nach ist es deshalb einfacher, zunächst das hauptsächliche Beschwerdebild aufzugreifen und eventuelle Sanierungsmaßnahmen in späteren Schritten folgen zu lassen.

Generell sollten wir die Therapie so bedächtig wie möglich angehen. Damit ist keinesfalls „langsam“ gemeint, denn Ihrem Patienten dürfte es, wenn er zu Ihnen in die Praxis kommt, bereits schlecht genug gehen, und er möchte sicherlich nicht mehrere Monate oder Jahre warten, bis sich ein Erfolg zeigt. Trotzdem sollten Sie nicht zu engagiert an die Therapie herangehen und Ihren Patienten damit (über längere Zeit) der Gefahr einer sog. „Erstverschlimmerung“ aussetzen.

Info

Als Erstverschlimmerung wird eine Heilreaktion bezeichnet, die der Körper aufgrund eines Mittels hervorbringt, um dysfunktionale Abläufe, z. B. die unrhythmische Interaktion zwischen Hormondrüsen oder die Entgiftung des Körpers, neu zu organisieren. In der Regel ist eine Erstverschlimmerung genau das, was die Bezeichnung sagt: Erst einmal werden die Symptome durch die Gabe der Mittel schlimmer. Üblich ist dieser Begriff in der Homöopathie, aber auch in anderen Therapieformen kann man diese Neuordnungsreaktion erleben.

Einerseits ist die Reaktion des Körpers gut, da der Therapeut ganz offensichtlich ein Medikament gefunden hat, auf das der Körper reagiert und das ihn zu einer Aktivität bewegt – und genau das möchten wir. Andererseits hat der Patient bereits einen erheblichen Leidensdruck, sodass man darauf achten sollte, dass möglichst keine Erstverschlimmerung erfolgt bzw. diese so gering wie möglich ausfällt.

Um dies zu erreichen, sollten stark wirkende Mittel zunächst weniger oft und niedrig dosiert und erst im Verlauf der Therapie, wenn nötig, häufiger und höher dosiert eingesetzt werden.

Praxistipp

Bitten Sie Ihren Patienten, im Falle einer Erstverschlimmerung unbedingt mit Ihnen Rücksprache zu halten, damit Sie entsprechend reagieren können! Zeigt Ihr Patient eine für ihn zu stark empfundene Erstverschlimmerung, während Sie die Dosis und die Häufigkeit nicht mehr reduzieren können, z. B. weil Sie 1 × täglich 1 Globulus verordnet haben, sollten Sie dieses Medikament durch ein anderes, sanfter wirkendes Mittel ersetzen.

9.2 Bestärken führt zum Ziel!

Die Beeinflussung hormoneller Dysbalancen und des wechselseitigen Rhythmus der Hormondrüsen verläuft oft relativ unbemerkt, sodass die meisten Patientinnen und Patienten die Besserung nicht bewusst wahrnehmen. Daher ist es empfehlenswert, den Verlauf der Therapie greifbarer zu machen. Hierzu eignet sich eine einfache „Befindlichkeitsskala“, die regelmäßig während der Therapie zum Einsatz kommt.

Fragen Sie Ihren Patienten in der 1. Sitzung, wo er sich auf einer Skala von 1 bis 10 einordnen würde, wobei 1 für „hundsmiserabel“ und 10 für „besser geht es nicht“ steht, und notieren Sie diesen Wert (deutlich hervorgehoben) in der Patientenkartei. Dann fragen Sie Ihren Patienten bei jedem 2. Termin nach seinem derzeitigen Befinden und wo er sich auf der Skala aktuell einordnen würde.

Erörtern Sie gemeinsam mit dem Patienten anhand von Beispielen aus seinem Alltag und seiner in der Anamnese angegebenen Beschwerden, was für ihn bereits wieder möglich ist, welche Symptome verschwunden oder nicht mehr so belastend sind und wozu er zu Beginn der Therapie nicht in der Lage war: Treten beispielsweise die Hitzewallungen Ihrer Patientin nachts nicht mehr auf? Oder ist Ihr Patient nun wieder imstande, seinen täglichen Spaziergang zu genießen? Das Verdeutlichen des Therapiefortschritts bestärkt und motiviert die Patienten und hilft dabei, ihre Compliance zu erhöhen.

Daneben ist eine Unterstützung für einen geschwächten Organismus hilfreich, wenn sie dem Körper liefert, was er benötigt, und gleichzeitig alles vermieden wird, was ihn zusätzlich belastet. Zum Beispiel kann über die Auswahl der Nahrung viel erreicht werden: Der Testosteronspiegel kann durch den Verzehr von Haferprodukten, der Progesteronspiegel durch den Verzehr von Schokolade unterstützt werden. Auch Bewegung hilft dem Körper bei der Gesundung.

Nicht zuletzt unterstützen Sie Ihren Patienten, indem Sie Faktoren, die zu dem bestehenden Krankheitsbild beigetragen haben, ermitteln und mit Ihrem Patienten gemeinsam erarbeiten, wie man diese reduzieren kann. Ist Ihr Patient beispielsweise aufgrund der Situation an seinem Arbeitsplatz an einem Burn-out erkrankt, sollten Sie mit ihm Wege finden, wie seine Resilienz gestärkt und sein Stress minimiert werden kann.

Damit wird deutlich, dass eine erfolgreiche Therapie immer einem ganzheitlichen Ansatz folgt und alle Aspekte des Lebens der Patienten einzubeziehen sind.

10 Basistherapien zur Stärkung der Organe und zur Entgiftung des Körpers

Zur Stärkung der Organe und zur Entgiftung des Körpers eignen sich folgende Basistherapien.

10.1 Therapie des Darms

Zuerst der Darm! Fast schon klischeehaft sollen die meisten Patientinnen und Patienten, die einen Heilpraktiker oder alternativ arbeitenden Arzt aufsuchen, ihren Darm sanieren. Doch wieso sollten Sie dies tun, wenn Ihr Patient aufgrund hormoneller Probleme Ihre Praxis aufsucht? Hierzu folgen einige wichtige Hintergrundinformationen im Überblick:

1. Fehlbesiedlungen des Darms haben nicht selten Entzündungen der Darmschleimhaut zur Folge. Dies kann zu einem Anstieg des Kortisolspiegels (S. 73) führen. Ein gesunder Darm hingegen kann überhöhte Kortisolwerte in den Normbereich regulieren.
2. Eine Fehlbesiedlung des Darms mit überwuchernden Bakterien aus der Gruppe der Histaminbildner führt zu einer gesteigerten Histaminbelastung. Histamin (S. 88) hat einen Einfluss auf den Östradiolhaushalt.
3. Die Leber agiert in enger Zusammenarbeit mit dem Darm. Der Darm ist für den Abtransport dessen zuständig, was die Leber ausscheidet. Kann der Darm seinen Aufgaben nicht mehr vollumfänglich nachkommen, wird auch die Leber eines Tages darunter leiden. Bildhaft gesprochen nutzt es Ihnen wenig, wenn Sie Ihren Abfall täglich raus zur Tonne tragen (Leber), die Müllabfuhr jedoch entweder höchst selten auftaucht, um ihn zu entfernen, oder sich lediglich und ausnahmslos für Ihren Papiermüll interessiert (Darm).
4. Im Darm werden wichtige Hormone wie Serotonin (S. 98) und Dopamin (S. 95) synthetisiert.
5. Angststörungen bis hin zu Depressionen können ursächlich durch eine Unterbesiedlung von Darmbakterien der Stämme *Bifidobacterium longum* R0175 und *Lactobacillus helveticus* R0052 entstehen [52].
6. Spezielle Darmbakterien stellen Vitamine her, z. B. Vitamin K, das für die Blutgerinnung vonnöten ist und antiöstrogen wirkt.
7. Nicht zuletzt ist unser Darm bekanntermaßen für die Nährstoffaufnahme zuständig. Die Nährstoffe werden u. a. für die Hormonsynthese benötigt – je gesünder der Darm ist, desto weniger Vitamine, Mineralien und Spurenelemente werden ungenutzt mit dem Stuhl ausgeschieden.

Wie bereits erwähnt halte ich es für zielführend, zunächst das Hauptproblem zu erfassen und anzugehen – in unserem Fall das Hormonsystem. Einerseits wird ein Patient, der weder bei seinem Stuhlgang Unregelmäßigkeiten beobachtet noch an Blähungen leidet, schwerlich davon zu überzeugen sein, dass er Geld für eine Stuhlprobe ausgeben soll. Andererseits kommt es besonders bei chronisch kranken Menschen sehr leicht zu einer Verschlimmerung, wenn das Körpersystem überfordert wird. Beginnen Sie grundsätzlich immer mit dem augenscheinlich derzeit schwerwiegendsten Problem und arbeiten Sie sich nach und nach vor.

Bevor eine Therapie des Darms erfolgt, sollte zunächst mithilfe einer Stuhlprobe der Istzustand ermittelt werden. Wichtige Parameter sind dabei v. a. folgende:

- Darmflorastatus (Dünn- und Dickdarmbakterien) wie *Escherichia coli*, Bifidobakterien, Laktobakterien. Die Labore bieten sinnvolle Testkompositionen an, die Sie anwenden sollten. Die Bestimmung von Einzelparametern ist zumeist nicht zielführend.
- histaminbildende Darmbakterien wie *Bacteroides spp., Clostridium spp., Enterobacter spp., Enterococcus spp., Escherichia coli, Klebsiella spp., Lactobacillus spp.*
- pH-Wert
- Calprotectin, Lactoferrin, Lysozym, Polymorphonuklear-Elastase (PNM-Elastase) als Biomarker für Entzündungen
- sekretorisches Immunglobulin A (sIgA) als Biomarker für die Aktivität des darmassoziierten lymphatischen Gewebes (GALT), das wichtig für die Immunabwehr ist
- Zonulin als Biomarker für den Nachweis einer gesteigerten Darmdurchlässigkeit bzw. eines Leaky-Gut-Syndroms

Praxistipp

Eine Labordiagnostik vor Therapiebeginn ist unbedingt empfehlenswert, da sich mit dieser ermitteln lässt, was dem Patienten fehlt. Sie ermöglicht sowohl eine individuell angepasste Therapie als auch eine höhere Transparenz für den Patienten in Bezug auf den Behandlungsaufwand und die -kosten.

Da auf Basis der Laborwerte eine individuelle Therapie des Patienten erfolgt, gibt es keine „standardisierte" Darmtherapie. Zur Sanierung der Darmflora sind die zum Laborergebnis und dem Beschwerdebild der Patientinnen und Patienten passenden Präparate auszuwählen. Eine differenzierte Darstellung der verschiedenen Möglichkeiten wäre an dieser Stelle zu umfangreich. Es gelten jedoch einige allgemeine Grundsätze, die Sie befolgen können.

Firmen wie Nutrimmun, Laves-Arzneimittel GmbH und Omnibiotic stellen ausschließlich **Präparate für den Darm** (Dünn- und Dickdarmbakterien) her, die sich in der Praxis bewährt haben und eine gute Auswahl bieten. Zu beachten sind die Dosierungsempfehlungen der Hersteller: Üblicherweise sollen die Patientinnen und Patienten mit einer geringen Dosierung beginnen und diese innerhalb von 2 Wochen stetig erhöhen, bis die vom Hersteller empfohlene Enddosis erreicht wird. Das Präparat wird mindestens so lange substituiert, bis es verbraucht ist.

Praxistipp

Ich empfehle den Patientinnen und Patienten grundsätzlich eine deutlich geringere Einstiegsdosierung als von den Herstellern angegeben, beispielsweise 2 × täglich je 1 Tropfen statt 5 Tropfen, um die Präparate dann über mehrere Wochen tropfenweise einzuschleichen. Zum Beispiel wird in der 1. Woche 1 Tropfen eingenommen, in der 2. Woche 2 Tropfen, in der 3. Woche 3 Tropfen usw., bis in der 20. Woche 20 Tropfen als Enddosis erreicht sind.

Bei einer **entzündlichen Darmschleimhaut**, überwuchernder Fäulnisflora und atopischen Erkrankungen, die ihren Ursprung im Darm haben, eignen sich zum Einstieg die Präparate Colibiogen oder Synerga der Laves-Arzneimittel GmbH. Diese sind aufgrund ihrer speziellen Herstellungsweise schleimhautaktiv und -stabilisierend, ohne ein weiteres übermäßiges Wachstum von Escherichia coli zu fördern, hemmen gleichzeitig die Histaminfreisetzung und fördern die Lymphozytenaktivität. Zusätzlich können Sie Präparate wie Nutrimmun Mucozink verabreichen, um dem Darm unmittelbar die zur Regeneration benötigten Nährstoffe zur Verfügung zu stellen.

Leidet Ihr Patient an Ängsten, Panikattacken, geringer Resilienz, Erschöpfung oder Depressionen lohnt sich die Überprüfung der Bakterienstämme *Bifidobacterium longum* R0175 und *Lactobacillus helveticus* R0052 (s. o., Punkt 5) und die Gabe von Nutrimmun MyBiotik Life⁺, ehemals Probiotika Recur, mit *Bifidobacterium longum* R0175 und *Lactobacillus helveticus* R0052 sowie allen B-Vitaminen, Vitamin D, Magnesium und Zink.

Geeignet sind außerdem Präparate von Mutaflor und Symbiopharm, die ebenfalls *Echerichia coli* beinhalten, allerdings ein etwas anderes Wirkungsspektrum als die anderen Präparate abdecken: Während Colibiogen oder Synerga lediglich Stoffwechselprodukte von Escherichia coli enthalten, befinden sich in Mutaflor und Symbioflor 2 lebende Escherichia-coli-Stämme. Als **Immunmodulatoren** setzen Mutaflor und Symbioflor 2 außerordentlich starke Therapiereize, gleichzeitig können sie eine verminderte Escherichia-coli-Bakterienzahl im Darm ergänzen und helfen bei Obstipation mit Flatulenzen. Ebenfalls immunologisch aktivierend wirken Symbiopharm Pro-Symbioflor und Repha Rephalysin C, die allerdings inaktivierte *Escherichia-coli*-Bakterien beinhalten.

Als phytotherapeutische Maßnahme ist die Einnahme von **Lein- oder Flohsamen** gängige Praxis, mit denen die Darmbakterien quasi „gefüttert" werden sollen. Lein- und Flohsamen bestehen zu 25 % aus Ballaststoffen, die von den Bakterien zersetzt werden, sofern die Samen geschrotet sind. Ganze Lein- und Flohsamen regen die Darmtätigkeit an und führen aufgrund der Bildung von Schleimstoffen zu einem besseren Transport der Nahrung. Außerdem schützen die Schleimstoffe die Darmschleimhaut. Dadurch soll ein stabiles Darmflorasystem entstehen. Begleitend zu der Einnahme von Lein- und Flohsamen müssen allerdings mindestens 2 l Flüssigkeit am Tag getrunken werden, da sie sehr stark flüssigkeitsbindend wirken.

> **! Cave**
>
> Der Verzehr größerer Mengen Lein- oder Flohsamen kann zu Bauchschmerzen, Obstipation und sogar Darmverschluss führen, wenn der Patient weniger als 2 l am Tag trinkt.

Aufgrund dessen ist der Einsatz von Lein- und Flohsamen nur selten geeignet. Außerdem lohnt die „Fütterung" der Bakterien nur, wenn diese bereits im Darm vorhanden sind. Ohne Erhebung des Darmstatus können wir uns dessen jedoch nicht sicher sein.

Darüber hinaus wirken Leinsamen als Phytoöstrogene (S. 104). In den Wechseljahren oder bei einer aus anderen Gründen bestehenden Östradioldominanz mag es zuweilen hilfreich sein, wenn Östrogenrezeptoren durch die im Leinsamen enthaltenen Wirkstoffe besetzt werden (**Abb. 5.2**). Generell sollten derlei Effekte jedoch zielgerichtet eingesetzt werden und nicht als überraschende Nebenwirkung möglicherweise neue Probleme stiften.

Der Verzehr von **ballaststoffhaltigen Lebensmitteln** wie Vollkornbrot und Rohkost wirkt sich bei einer gestörten Darmflora zumeist ungünstig aus. Auf diese Produkte sollte so lange verzichtet werden, bis der Darm saniert wurde und ausgeheilt ist. Ist der Verzehr wieder möglich, sollten diese Lebensmittel zunächst nur in geringen Mengen genossen werden.

10.2 Lebertherapie

Die Lebergesundheit ist essenziell für das Hormonsystem, da die Leber eine Vielzahl von Enzymen produziert, die für die Hormonsynthese erforderlich sind. Außerdem baut sie überschüssige Hormone ab und eliminiert Stresshormone, die nicht durch Bewegung (S. 197) abgebaut wurden. Besonders wichtig für das Hormonsystem sind die Bildung und die Speicherung von Cholesterin, dem Grundbaustein der Steroidhormone (**Abb. 1.2**), durch die Leber. Selbstverständlich ist die Leber an vielen weiteren Prozessen beteiligt, z. B. an der Beseitigung von Giftstoffen aus dem Körper.

Praxistipp

Beim Einsatz von Cholesterinsenkern (Statinen) steht weniger Cholesterin für die Steroidhormonsynthese zur Verfügung. Bitte besprechen Sie mit dem verordnenden Arzt, ob und in welchem Umfang der Einsatz von Statinen weiterhin erforderlich ist! Ist es nicht ratsam, die Medikation zum aktuellen Zeitpunkt abzusetzen, sollten Sie die Lebertherapie parallel zur Statinsubstitution durchführen.

Mutet man der Leber zu viel zu, z. B. durch übermäßigen Alkoholkonsum, überwiegend ungeeignete Nahrungsmittel oder die Einnahme vieler Medikamente, hat dies zur Folge, dass sich ihre Aktivität in erster Linie auf die Entgiftung konzentriert. Der Abbau und die Herstellung von Hormonen können in diesen Fällen eingeschränkt sein.

Eine Lebertherapie sollte bei einigermaßen intaktem Darm und nach dem Beginn der Darmsanierung erfolgen. Die Unterstützung der Leber sollte erst ungefähr 2–4 Wochen nach Beginn der Darmsanierung, abhängig von der Erkrankungsschwere des Darms, einsetzen.

Zur Unterstützung der Leber sind v. a. **Bitterstoffe** geeignet, die in vielen Lebensmitteln vorkommen. Der regelmäßige Verzehr von Lebensmitteln wie Löwenzahn, Chicorée, Rucola, Radicchio oder Artischocke unterstützt die Lebertätigkeit und reguliert den Cholesterinspiegel.

Im Bereich der Phytotherapie sind die Kardinalspflanzen der Lebertherapie **Mariendistel** (*Silybum marianum* [L.] Gaertn. bzw. *Carduus marianus* L.), **Schöllkraut** (*Chelidonium majus* L.) und **Schafgarbe** (*Achillea millefolium* L.). Anzuwenden sind sie als Arzneitee, Urtinkturen oder getrocknet in Kapselform – sowohl als Einzelmittel als auch in einer Mischung. Als Tee nimmt man jeweils 1 Teelöffel des getrockneten Krauts, übergießt diesen mit 200 ml kochendem Wasser, lässt den Tee etwa 15 Min. ziehen, und trinkt ihn 3–4 × täglich. Zur unterstützenden Behandlung ist es auch möglich, die Pflanzen in Form von homöopathischen Mitteln zu verabreichen.

Cave

Bei einer Korbblütlerallergie des Patienten dürfen weder die Mariendistel noch die Schafgarbe eingesetzt werden.

Leberstärkende Komplexmittel sind z. B. folgende:

- **Soluna Heilmittel Solunat Nr. 8 Tropfen**, mit Ackergauchheil, Aloe, Bitterholz, Leberblümchen, Löwenzahn, Mariendistel, Odermennig, Wegwarte in homöopathisch aufbereiteter Form, 2 × täglich je 10 Tropfen
- **Steierl Hepaplex Dilution**, mit Gewöhnlicher Berberitze, Schöllkraut, Mariendistel, Leptandra in homöopathisch aufbereiteter Form, 2 × täglich je 5 Tropfen
- **Heel Hepeel N Tabletten**, mit Schöllkraut, Chinarinde, Koloquinte, Bärlapp, Muskatnuss, Mariendistel, Weißem Germer in homöopathisch aufbereiteter Form, 1–2 × täglich je 2–3 Tabletten
- **Pascoe Hepar-Pasc Filmtabletten**, mit Mariendistel in homöopathisch aufbereiteter Form, 3–4 × täglich je 1 Tablette
- **Weleda Hepatodoron® Tabletten**, mit Erdbeere, Wein in homöopathisch aufbereiteter Form, Erwachsene 1–3 × täglich je 1–2 Tabletten
- **Dr. Reckeweg Hepa-Gastreu N R7 Tropfen**, mit Mariendistel, Schöllkraut, Rotem Chinarindenbaum, Bärlapp, Brechnuss in homöopathisch aufbereiteter Form, bei akuten Zuständen alle 30–60 min, höchstens 6 × täglich, je 5 Tropfen, bei chronischen Verlaufsformen 1–3 × täglich je 5 Tropfen
- **Hevert Hepar Hevert Lebertropfen bzw. -tabletten**, mit Mariendistel, Schöllkraut, Leptandra, Löwenzahn in homöopathisch aufbereiteter Form, Erwachsene 1–3 × täglich je 5–10 Tropfen bzw. 1–3 × täglich je 1 Tablette, akut bis zu 6 × täglich je 1 Tablette

10.3 Unterstützung der Nieren

Die paarig angelegten Nieren (S. 42) sind direkt und indirekt an den Mechanismen des Hormonsystems und an der Regulation des Wasser-, Elektrolyt- und Säure-Basen-Haushalts beteiligt. Die Nieren aktivieren das Vitamin D. Der Blutdruck wird über das RAAS gesteuert, wofür die Niere das Hormon Renin synthetisiert und ausschüttet. Das Glykoprotein-Hormon Erythropoetin regt die Produktion der Erythrozyten an. Darüber hinaus wird durch die Filtrationsleistung der Nieren die Ausscheidung von Toxinen gewährleistet.

Im Bereich der Phytotherapie haben sich bei Nierenerkrankungen verschiedene Heilpflanzen bewährt.

- Die **Goldrute** (*Solidago virgaurea* L.) hemmt Entzündungen, löst Krämpfe, wirkt antibakteriell, schmerzlindernd und harntreibend. 1–2 Teelöffel des Krauts mit kochendem Wasser übergießen, etwa 15 Min. ziehen lassen und mehrmals am Tag 1 Tasse trinken.
- Als Saft genossene **Preiselbeeren** (*Vaccinium vitis-idaea* L.) und **Cranberrys** (*Vaccinium macrocarpon* Aiton) spülen die Bakterien aus dem Harntrakt. Bei einer Blasenentzündung ist das Trinken dieser Säfte altbewährt.
- Die **Brennnessel** (*Urtica dioica* L. bzw. *Urtica urens* L.) regt die Nierentätigkeit an und wirkt entzündungshemmend. Sie kann als Tee, Spinatersatz oder Saft eingesetzt werden. Durch die anregende Wirkung muss sichergestellt sein, dass gleichzeitig genügend Flüssigkeit aufgenommen wird, daher eignet sich Brennnesseltee besonders gut. Hierzu 2 Teelöffel der getrockneten Blätter mit 250 ml kochendem Wasser übergießen, ca. 10–15 Min. ziehen lassen und 3 × täglich trinken.
- **Birkenblätter** (*Betula pendula* Roth) wirken ähnlich wie die Brennnessel und sind zudem harntreibend. 2 Teelöffel Birkenblätter mit etwa 200 ml kochendem Wasser übergießen, ca. 10 Min. ziehen lassen und 3 × täglich trinken.
- **Petersilie** (*Petroselinum crispum* [Mill.] Fuss), als Kraut oder als Tee verzehrt, fördert die Harnausscheidung. Sie sollte jedoch bei bereits bestehenden Nierenschäden nicht angewendet werden.
- Grüner **Hafer**tee (*Avena sativa* L.) hilft der Niere bei der Regulation des Wasserhaushalts und kann Ödeme lindern. Dazu 1 Esslöffel mit 250 ml kochendem Wasser übergießen, 20 Min. ziehen lassen, abseihen und über den Tag verteilt mehrmals eine solche Portion trinken. Nicht während der Schwangerschaft anwenden.

Die genannten Heilpflanzen können selbstverständlich kombiniert werden. Bei einer bestehenden Niereninsuffizienz sollten sie nicht angewendet werden.

Praxistipp

Bei einer Nierenschwäche ist neben der allopathischen Therapie begleitend die sog. „SUC-Therapie" empfehlenswert. Dies ist die Kombination der 3 Präparate Heel Solidago compositum, Heel Ubichinon compositum und Heel Coenzyme compositum, jeweils als Ampulle. Die Präparate werden nach Herstellerangaben verabreicht.

Daneben gibt es weitere phytotherapeutische und homöopathische Präparate als Einzel- und Komplexmittel. Die homöopathischen Einzelmittel **Solidago** (Goldrute) und **Lytta vesicatoria** (Cantharis), eine Käferart, sind aus der Therapie der Niere kaum wegzudenken. Die Potenz und die Wahl des Mittels richtet sich nach dem Beschwerdebild und ist individuell zu gestalten.

Bewährt haben sich ebenfalls folgende Komplexmittel:

- **Soluna Heilmittel Solunat Nr. 16 Tropfen**, mit Bärentraube, Birke, Goldrute, Hauhechel, Hirtentäschel, Petersilie, Quecke, Schachtelhalm in homöopathisch aufbereiteter Form, 2 × täglich je 5 Tropfen
- **Steierl Nephroplex Tropfen**, mit Indianerhanf, Ackerschachtelhalm, Goldrute in homöopathisch aufbereiteter Form, bei akuten Zuständen alle 30–60 min, höchstens 12 × täglich, je 5–10 Tropfen, bei chronischen Verlaufsformen 1–3 × täglich je 5–10 Tropfen

- **Heel Nierentropfen Cosmochema**, mit Gewöhnlicher Berberitze, Cantharis, Goldrute in homöopathisch aufbereiteter Form, bei akuten Zuständen alle 30–60 min, höchstens 12 × täglich, je 5 Tropfen, bei chronischen Verlaufsformen 1–3 × täglich je 5 Tropfen
- **Pascoe Pascorenal N Tropfen**, mit Honigbiene, Kopaivabalsam, Amerikanischem Hanf, Winter-Schachtelhalm, Schneerose, Stechwinde, Petersilie in homöopathisch aufbereiteter Form, 1–3 × täglich je 5 Tropfen
- **Wala Nierentonikum Sirup**, mit Wacholderbeere, Birke in homöopathisch aufbereiteter Form, 2–3 × täglich je 1 Teelöffel
- **Hevert Solidago Hevert Complex Mischung**, mit Honigbiene, Tollkirsche, Cantharis, Wacholder, Goldrute in homöopathisch aufbereiteter Form, bei akuten Zuständen alle 30–60 min, höchstens 6 × täglich, je 5 Tropfen, bei chronischen Verlaufsformen 1–3 × täglich je 5 Tropfen

10.4 Stärkung der Nebennieren

Da die Nebennieren (S. 43) insbesondere über den Kortisolhaushalt sowohl mit der Schilddrüsenaktivität als auch mit den Geschlechtshormonen in Zusammenhang stehen, sollten auch die Nebennieren unterstützt werden, sobald das Hormonsystem einer Therapie bedarf.

Für die Leistungsfähigkeit der Nebennieren ist eine ausreichende Zufuhr der Vitamine B_1, B_2, B_3, B_5 (Pantothensäure), B_6, B_{12}, C und D, außerdem von Magnesium, Zink und Folsäure erforderlich. Sollen die Nebennieren lediglich therapiebegleitend unterstützt werden, sollte mindestens der empfohlene Tagesbedarf erreicht werden, bei Bedarf über Supplemente.

Bei Erschöpfung und niedrigen Kortisol-, Dopamin-, Adrenalin- und/oder Noradrenalinspiegeln steigt der Bedarf hingegen deutlich, sodass dem Körper über mehrere Wochen höhere Dosierungen zugeführt werden sollten, wie zur Nebennierenschwäche, -insuffizienz und -unterfunktion (S. 213) aufgezeigt.

Bei tendenziell sehr niedrigen Nebennierenhormonwerten oder auch beim Vorliegen einer Stoffwechselerkrankung ist es sinnvoll, die B-Vitamine in einer aktivierten (= aktive, koenzymatische) Form zu verabreichen. Auch hier ist darauf zu achten, dass die Maximalzufuhr nicht überschritten wird.

Es gibt spezielle Komplexpräparate für die Nebennieren, z. B. **Intercell Pharma Adrenal-Intercell**, mit L-Tyrosin, Vitamin C, Pantothensäure, L-Phenylalanin, Rhodiola-rosea-Extrakt, Magnesium, B-Vitaminen und Zink, 1 × täglich 1–2 Kapseln, oder auch **Pure Encapsulations Anti-Stress Kapseln**, mit Magnesiumzitrat, L-Tyrosin, Taurin, Vitamin B_1, B_2, B_6, C, Biotin, Pantothensäure, Taigawurzelextrakt, Japanischem Staudenknöterich, Selen, Zink, 2 × täglich je 1 Kapsel. Sie sind sinnvoll, wenn man vermeiden möchte, dass der Patient viele Einzelpräparate einnehmen muss.

> **Cave**
> Dosieren Sie Selen keinesfalls zu hoch, da es in hohen Dosen toxisch wirkt. Eine Tagesdosis von 300 µg sollte nicht überschritten werden!

> **Praxistipp**
> Viele der Komplexpräparate (auch die beiden genannten) enthalten L-Tyrosin, die Vorstufe für Dopamin, Noradrenalin und Adrenalin. L-Tyrosin sollte bei nachgewiesener Nebennierenschwäche ebenfalls verabreicht werden, keinesfalls jedoch bei erhöhtem Dopaminspiegel (S. 95), da durch L-Tyrosin ggf. Beschwerdebilder wie Bluthochdruck oder Psychosen progredient verlaufen könnten. Erheben Sie vor einer Gabe von L-Tyrosin daher immer den Dopaminspiegel!

Das Phytotherapeutikum **Rosenwurz** (*Rhodiola rosea* L.) reguliert den Kortisolspiegel, kann also sowohl bei zu hohen als auch bei zu niedrigen Kortisolspiegeln angewendet werden. Bei der Wahl des Präparats ist darauf zu achten, dass als Inhaltsstoffe Rosavine (Rosavin, Rosarin, Rosin) und Salidroside (Saldrosid) ausgewiesen werden, die im Verhältnis 3 : 1 vorliegen, wie es z. B. bei den standardisierten Pflanzenextrakt-Kapseln

Rhodiola Rosea von Biogena oder Pure Encapsulations der Fall ist. Die jeweilige Dosierung erfolgt nach Herstellerangaben.

Ein weiteres für die Nebenniere wirksames Phytotherapeutikum ist **Grüntee-Extrakt**. Er wirkt anregend auf den Organismus, gleichzeitig jedoch beruhigend und kann somit sowohl den Kortisolspiegel regulieren als auch einen zu hohen Blutdruck senken. Erhältlich ist er von verschiedenen Herstellern (z. B. von Pure Encapsulations), die Einnahme erfolgt nach Herstellerangaben.

> **! Cave**
> Zu beachten ist dabei, dass der Grüntee-Extrakt nicht überdosiert werden darf. Die Tagesdosis von Epigallokatechingallat (EGCG) sollte 600 mg möglichst nicht überschreiten, ab einer Dosis von 800 mg können Leberschäden entstehen.

10.5 Ernährungsumstellung und das Auffüllen leerer Nährstoffdepots

Hormondrüsen benötigen verschiedene Vitamine, Mineralstoffe, Spurenelemente und Enzyme, um ihre Syntheseleistung erbringen zu können und die benötigten Hormone zu sezernieren. Daher ist eine gesunde und abwechslungsreiche Ernährung elementarer Baustein einer erfolgreichen Therapie. Fertiggerichte, Fast Food und die Verwendung von Fix-Produkten sind zumeist unproblematisch, wenn diese lediglich in Ausnahmefällen konsumiert werden und nicht den täglichen Essensplan abdecken. In Mengen und regelmäßig konsumiert, führt diese Art der Ernährung zu gravierenden Lücken in der Nährstoffversorgung, die eventuell auch durch Supplemente/Nahrungsergänzungsmittel ausgeglichen werden müssen. Dies gilt erst recht, wenn Erkrankungen vorliegen, da diese ihrerseits einen Nährstoffmangel begünstigen oder verursachen können.

10.5.1 Ernährungsumstellung

Eine Ernährungsumstellung ist oftmals der Teil einer Therapie, der für die Betroffenen am schwierigsten zu sein scheint. Manche leiden lieber weiter, als auf ihre tägliche Schweinshaxe zu verzichten. Warum? Für viele Kranke ist Essen ein Trost. Es gibt ihnen ein Gefühl der Geborgenheit und vermittelt den Eindruck, dass der Patient zumindest eine Sache in seinem Leben unter Kontrolle hat. Lieb gewonnene Gewohnheiten sind mit Mahlzeiten verknüpft, zuweilen helfen sie auch, unangenehme Gefühle zu verdrängen. Nicht zuletzt glaubt der Patient, dass er bestimmte Lebensmittel dringend brauche und ein Besuch im Fast-Food-Restaurant seiner Routine zuträglich sei. Das mag überraschen, doch diese Einstellung zeigt auch auf, dass es im Leben Ihres Patienten bestimmte Rahmenbedingungen gibt, die ihm Halt und Sicherheit vermitteln. Stellen Sie sich auf diese Haltung ein und versuchen Sie Ihrem Patienten ein neues, sicheres Gefühl mit auf den Weg zu geben. Wenn man dies berücksichtigt, kann man die meisten Patienten behutsam an Veränderungen der Ernährungsweise heranführen.

Jetzt sind Ihre Kreativität und Ihr Einsatz gefragt! Erklären Sie Ihren Patientinnen und Patienten, weshalb Sie welche Einschränkung oder Veränderung für sinnvoll halten. Je nach Schwere der Erkrankung sollten Sie zunächst gemeinsam mit Ihrem Patienten erst einmal nur einen Teil ungesunder Nahrungsmittel ausschließen und im Gegenzug realisierbare Alternativen aufzeigen.

Folgende grundlegende Maßnahmen sind hierbei zunächst vorrangig:

1. Tendenziell ist für den chronisch kranken Körper Rohkost schlechter verdaulich als aufbereitete Mahlzeiten, insofern ist ein einstweiliger Verzicht auf den Verzehr von Rohkost anzuraten. Gemüse, Salat und Obst sollten vor dem Verzehr bereits z. B. durch Kochen oder Erhitzen aufgeschlossen werden.
2. Außerdem sind die Essensgewohnheiten in Bezug auf Fleisch- und Wurstprodukte anzupassen. Beides sollte insgesamt höchstens 2-mal pro Woche auf dem Speiseplan stehen, da

die Verdauung tierischer Eiweiße häufig eine zusätzliche Belastung für den Körper darstellt. Werden Fleisch- oder Wurstwaren konsumiert, sind regionale (Bio-)Produkte aus artgerechter Haltung vorzuziehen, die weniger durch Antibiotika belastet sind.

3. Daneben gilt die Empfehlung, grundsätzlich auf Diät-/Light-Produkte und Zuckerersatzstoffe wie Süßstoff zu verzichten (ggf. mit Ausnahme von Diabetikerprodukten). Alle süßen Nahrungsmittel, auch wenn diese keinen Zucker enthalten, lösen bei Verzehr im Körper eine Insulinausschüttung aus. Treffen die im Blut zirkulierenden Insulinmoleküle nicht auf Zucker, kann das Heißhunger auslösen, wodurch zu viel Nahrung konsumiert wird.

Eine Ernährungsumstellung mit der Zufuhr von (möglichst ausschließlich) geeigneten und gesunden Nahrungsmitteln kann für einige Patientinnen und Patienten auch dadurch zur Herausforderung werden, dass sie das Essen selber frisch zubereiten müssen. Das heißt, sie müssen nicht nur selber kochen, sondern bereits beim Einkaufen auf eine für sie vielleicht neue Produktauswahl achten. Hierbei ist besondere Unterstützung erforderlich, die konkrete Vorgaben zu den entsprechenden Nahrungsmitteln und Ernährungspläne umfasst.

Der bewusste Verzehr von Mahlzeiten vermittelt Rhythmus und Wohlbefinden und verhilft zu einer gesünderen Lebensweise. Es geht darum, „alte" Rituale wie den Gang zum Fast-Food-Restaurant durch neue, der Gesundheit zuträgliche zu ersetzen. Verdeutlichen Sie dem Patienten immer wieder, dass der Schritt zu einer gesunden Ernährung für den Genesungsprozess essenziell ist, schließlich enthalten die zugeführten Lebensmittel notwendige Enzyme, Vitamine und Spurenelemente, die für den Körper beispielsweise zur Entgiftung oder für die Hormonsynthese notwendig sind.

Bei der Auswahl der Nahrungsmittel sind neben den bekannten Empfehlungen der Deutschen Ernährungsempfehlung (DGE) auch die tabellarischen Übersichten mit Lebensmitteln, die einen direkten Einfluss auf das Hormonsystem haben, heranzuziehen (**Tab. 11.2**, **Tab. 11.3**). So sollten beispielsweise Sojaprodukte vermieden werden, da Soja den Östrogenspiegel steigert und die Umwandlung des Schilddrüsenhormons T_4 in das Schilddrüsenhormon T_3 bremst. Es ist Ihre Aufgabe, diese Auswahl (zunächst) vorzugeben und zu überprüfen (z. B. mit Ernährungsprotokollen), ob die Empfehlungen umgesetzt werden. Bei der Besprechung der Protokolle können Rückfragen geklärt und – wenn erforderlich – Alternativen gefunden werden, sollte ein Nahrungsmittel doch nicht so bekömmlich oder eine Zubereitungsform für den Patienten (zu) wenig praktikabel sein.

Praxistipp

Sie können Ihrem Patienten die Umsetzung des neuen Essensplans erleichtern, indem Sie ihn einen Wochentag festlegen lassen, an dem er die veränderte Ernährung aussetzen darf – er soll an dem Tag so essen, wie er es täte, wenn er bereits gesund wäre. Das stärkt das Vertrauen Ihres Patienten in seinen eigenen Körper und kann die Lust zur Mitwirkung an der Therapie deutlich bestärken.

Die Erfahrung zeigt, dass mit der richtigen Begleitung und bei länger andauernder Ernährungsumstellung das Gefühl und das Verständnis der Patientinnen und Patienten für den eigenen Körper immer weiter zunehmen. Die Patientinnen und Patienten lernen, sich wieder wahrzunehmen, stellen fest, dass sie plötzlich einen anderen Appetit verspüren, der eher in die Gemüseabteilung als zum Imbiss führt, und interessieren sich dafür, was ihnen hilft zu genesen. Ab diesem Zeitpunkt erfolgt die Ernährungsumstellung bei vielen Patientinnen und Patienten fast von alleine.

Nichtsdestotrotz gibt es Patientinnen und Patienten, die nicht bereit oder dazu in der Lage sind, ihre Ernährungsweise umfassend zu verändern, was zu einer mangelnden Compliance oder sogar zu einem Therapieabbruch führen kann. Bei vorliegenden schweren Erkrankungen ist hier eine professionelle Ernährungsberatung (z. B. beim Diabetologen) anzuraten.

10.5.2 Nahrungsergänzung

Bei ausgeprägtem Nährstoffmangel können die benötigten Nährstoffe häufig nicht in der Menge und der Geschwindigkeit über die Nahrung aufgenommen werden, wie es für den geschwächten und kranken Körper eigentlich nötig wäre. Ich arbeite deshalb zu Beginn einer Therapie gerne mit hochwertigen Nahrungsergänzungspräparaten, um die Nährstoffdepots zügig aufzufüllen, wenngleich die Kostenübernahme für Nahrungsergänzungsmittel vom überwiegenden Teil der Krankenkassen abgelehnt wird, da diese Produkte als sog. „Lifestyle-Präparate" eingeordnet werden.

Der Markt für Nahrungsergänzungspräparate ist schier unübersichtlich groß, und manche Präparate sind sicherlich genau das: Lifestyle. Ich persönlich tendiere zu Herstellern, die im medizinischen Sektor aufgestellt sind und offen darlegen, von welchem Vitamin wie viel und in welcher Form enthalten ist, z. B. Pure Encapsulations, Biogena, Elevit, Intercell Pharma oder Centrum. Manche Produzenten bieten Präparate an, bei denen z. B. die B-Vitamine bereits in aktivierter Form enthalten sind. Diese sollten Sie insbesondere beim Vorliegen einer Drüsenerschöpfung oder Stoffwechselerkrankung präferieren.

Merke

Die Einnahme der Präparate sollte grundsätzlich nach Angaben der Hersteller erfolgen. Für eine über den Tagesbedarf hinausgehende Substituierung sollte im Vorfeld der Vitamin-/Mineralien-/Enzymstatus erhoben werden.

Nach der Erhebung des Vitamin-/Mineralien-/Enzymstatus ist es eher eine Frage persönlicher Präferenzen, ob Einzelmittel oder Komplexpräparate verordnet werden. Die Gabe einzelner Mittel hat den Vorteil, dass bestimmte Nährstoffe zielgerichtet substituiert werden können. Sind jedoch mehr als 2 oder 3 Nährstoffe zu verabreichen, sinkt die Patientencompliance oft schnell, insbesondere bei Einnahme weiterer Präparate während der Therapie. Empfehlenswert ist bei mehr als 3 zu substituierenden Nährstoffen meines Erachtens daher die Gabe von Komplexpräparaten.

Cave

Bei der Substitution von Nährstoffen sollte darauf geachtet werden, dass mit der Einnahme des Produkts die Spurenelemente Selen, Zink, Eisen, Kupfer etc. nicht überdosiert werden. Werden Spurenelemente zu hoch dosiert, können schwere Nebenwirkungen wie Vergiftungen entstehen. Gleiches gilt für eine Überdosierung mit Vitamin A.

Ebenfalls muss eine Überdosierung von Vitamin D strikt vermieden werden. Ein zu hoher Vitamin-D-Spiegel kann eine Hyperkalzämie nach sich ziehen, die tödlich enden kann.

Exkurs

Übergewicht und Misserfolge bei Diäten
Massenhaft Bücher wurden bereits zum Thema Gewichtsreduktion geschrieben. Unzählige Ratgeber wurden herausgebracht, mit teilweise komplett gegensätzlichen Ansichten, wie das Abnehmen tatsächlich funktionieren soll. Und Google liefert beeindruckende 25 600 000 Treffer, wenn man das Wort „Diät" in die Suchzeile eingibt.

Ich vermute, dass eine bestimmte Diät deshalb bei verschiedenen Menschen funktioniert, weil sie zufällig zu der körperlichen Problematik dieser Person passt. Liegt eine andere Grundproblematik vor, wird die Diät versagen. Es folgt eine kurze Übersicht über gängige Diätformen:

- **Ananas-Diät:** In der Ananas sind Enzyme enthalten, die Entzündungen drosseln, Eiweiße spalten und die Wasserausscheidung in geringem Maße unterstützen.
- **Steinzeit- oder Paleo-Diät:** Nimmt der Körper vermehrt Eiweiße auf, schüttet das Pankreas das pankreatische Hormon (pankreatisches Polypeptid) aus, das zu einer schnelleren Sättigung führt. Außerdem wird die Testosteronsynthese unterstützt.
- **Sport:** Eine Gewichtsabnahme durch Sport funktioniert nur bei Menschen mit einer gesunden Nebennierenfunktion. Bei einer Nebennierenschwäche wird Sport nur frustrieren und keinen gewichtsreduzierenden Effekt haben. Außerdem gewöhnt sich der Körper an regelmäßig zu erbringende Leistungen. Wird die tägliche Kalorienzufuhr nicht an den tatsächlichen Bedarf angepasst, hilft kein Sport der Welt! Werden diese beiden Parameter jedoch berücksichtigt, kann man Muskelmasse aufbauen und Fett verbrennen. Muskelgewebe verbraucht mehr Energie als Fettgewebe. Muskulöse Menschen verbrennen selbst auf der Couch sitzend mehr Kalorien als die daneben sitzende adipöse Person.
- **Kalorienzählen:** Das Zählen von Kalorien ist durchaus sinnvoll, um die Nahrungsaufnahme dem tatsächlichen Bedarf anzupassen. Es ist allerdings nicht zweckmäßig, diese Idee dafür zu nutzen, um schlicht weniger zu essen, als man eigentlich benötigt! Den Körper hungern zu lassen, versetzt ihn in Alarmbereitschaft, die Kortisolausschüttung steigt. Nutzt man das Zählen von Kalorien hingegen dazu, eine bedarfsgerechte Nahrungsaufnahme zu überwachen und sich selbst dabei zu unterstützen, weniger zu naschen oder auf hochkalorische Getränke zu verzichten, ist diese Variante sinnvoll.
- **FDH („Futter die Hälfte"), Nulldiät oder Hungern:** Das Nahrungsvolumen drastisch zu reduzieren, wertet der Körper als Hungersnot. Um das Überleben zu sichern, wird er also, sobald wieder Nahrung zugeführt wird, diese bis aufs Letzte verwerten und speichern. Kalorien ausscheiden? Fehlanzeige! Wer weiß denn schon, ob es jemals wieder Essen gibt? Der bekannte Jo-Jo-Effekt, also eine rasche Gewichtszunahme, teils über das Ausgangsgewicht hinaus, ist die Folge.
- **Low-Carb-Diät:** Kohlenhydrate wegzulassen, ist für viele Menschen die Methode der Wahl. Manche Menschen essen wochenlang keine Kohlenhydrate mehr, andere vermeiden sie nach 18.00 Uhr oder 20.00 Uhr. Schläft man danach besser, ist diese Vorgehensweise durchaus in Ordnung, denn der Abstand zwischen der Nahrungsaufnahme und dem Zubettgehen kann über einen guten Schlaf entscheiden. Über die Speicherung der Kohlenhydrate im Körper entscheidet die Uhrzeit jedoch nicht. Vielmehr scheint es die tägliche Gesamtaufnahme an Kalorien zu sein, die darüber bestimmt, ob man durch die Zufuhr von Kohlenhydraten zunimmt oder nicht. Sie ganz wegzulassen, halte ich prinzipiell für kritisch, da der Körper Kohlenhydrate braucht. Fehlen diese, leidet zuerst die Denkleistung, da Kohlenhydrate vom Gehirn als schnelle Energieversorgung genutzt werden. Man sollte lieber darauf achten, komplexe Kohlenhydrate in einem ausgewogenen Ernährungsplan zu verwenden, anstatt sie völlig wegzulassen.
- **Intervallfasten nach der 16 : 8-Methode:** Das Intervallfasten, bei dem man 16 h keine Nahrung, sondern nur Getränke aufnimmt, um dann 8 h lang normale Mahlzeiten zu sich zu nehmen, bewirkt bei vielen Menschen gute Erfolge – sofern ihr Stoffwechsel aktiv ist. In diesem Fall nutzt

er die lange Essenspause dazu, ordentlich zu verdauen und anschließend zu regenerieren.

Allen erfolgreichen Gewichtsreduktionen scheint eine Veränderung zu gesunden Lebens- und Ernährungsweisen gemein zu sein. Ein Abnehmerfolg will – nach der Diät – auch aktiv beibehalten werden. Er wird sich nicht dauerhaft einstellen, wenn erneut alte Ernährungs- und Verhaltensgewohnheiten Einzug halten.

Was könnten also die Grundsätze einer erfolgreichen Diät sein? Generell erscheint es sinnvoll, sich ein Sättigungsgefühl anzutrainieren. Auch ein einziger Bissen darf auf dem Teller liegen bleiben. Dieser Bissen sollte einer ausgewogenen, gesunden Ernährung entstammen. Für Menschen mit nord- bzw. westeuropäischen Wurzeln bedeutet dies Gemüse, Getreide, Milchprodukte, Eier, heimisches Obst und selten Fleisch oder Fisch. Für Menschen anderer ethnischer Herkunft können andere Nahrungsmittelkombinationen zuträglicher sein.

In meiner Praxis beobachte ich immer wieder, dass chronisch kranke Menschen gerne zu Fast Food greifen. Damit ist nicht nur Essen aus einem Schnellrestaurant gemeint, sondern auch Essen aus der Dose, fertiges Essen aus der Tüte oder Fix-Produkte. Befindet sich die Darmflora in einer Dysbalance, steigt der Appetit auf Zucker, das Belohnungszentrum des Gehirns reagiert auf Geschmacksverstärker – wir gieren regelrecht nach derartigen Nahrungsmitteln.

Innerhalb des Genesungsprozesses entwickelt sich ein neues Körpergefühl. Man will seinem Körper etwas Gutes tun, ihn unterstützen, gesund werden – und ändert sein Essverhalten. Plötzlich verwandeln sich der Appetit und die Vorlieben. Das Dosenfutter weicht frisch gekochtem Gemüse. Der Patient lernt, sich wieder auf seine kulinarischen Gelüste zu verlassen. Der Körper weiß eigentlich am besten, was er braucht, in welchem Lebensmittel die Nährstoffe enthalten sind, die er gerade benötigt, und äußert dies in Form von Appetit auf dieses oder jenes Nahrungsmittel.

Besonders auffallend ist diese Form der „Nährstoffbestellung" des Körpers bei schwangeren Frauen. Plötzlich entwickeln sie Gelüste, die ihnen zuvor gänzlich unbekannt oder längst abhanden gekommen waren.

Nun möchte ich Ihnen nicht mit einer neuen Diätidee aufwarten. Vielmehr möchte ich Sie für Zusammenhänge sensibilisieren, um ein Diätdesaster zu vermeiden. Wichtig sind neben den altbekannten Parametern Fehlernährung, überhöhte Kalorienzufuhr und Bewegungsmangel auch das Hormonsystem und die Darmgesundheit:

- Befinden sich die Hormone Leptin/Ghrelin (S. 45) im falschen Verhältnis zueinander, d. h., der Leptinwert ist zu niedrig und der Ghrelinspiegel zu hoch, wird der Hunger verstärkt. Man wird sich mehr Essen zuführen.
- Ist der Kortisolspiegel dauerhaft zu hoch, lagert der Körper verstärkt Fett ein.
- Hohe nervliche Belastungen führen zu Heißhunger auf fetthaltige Lebensmittel. Mit Fett werden die Nerven umhüllt, und aus Cholesterin wird u. a. Kortisol produziert. Fettiges Essen kann also Nervennahrung sein – man sollte das wissen und den Konsum nicht übertreiben.
- Wenn das Verhältnis von Östradiol zu Progesteron nicht stimmt, besteht eine Östradioldominanz (S. 117), die zu vermehrter Fetteinlagerung führt.
- Fettzellen ab- und Muskelmaße aufzubauen, wird erschwert, wenn die Testosteronkonzentration zu niedrig ist.
- Ein zu niedriger Dopaminspiegel führt dazu, dass sich das Sättigungsgefühl verspätet einstellt.
- Ein verringerter Serotoninspiegel führt ebenfalls dazu, dass sich das Sättigungsgefühl verspätet einstellt.
- Ist die Darmgesundheit eingeschränkt, z. B. bei bestimmten Formen einer Darmdysbiose, also einer bakteriellen Fehlbesiedlung des Darms, können vermehrt Kohlenhydrate und Zucker aufgenommen werden. Dies ist beispielsweise der Fall, wenn das Verhältnis der Darmbakterienstämme Firmicutes und Bacteroidetes nicht ausbalanciert ist. Durch Firmicutes werden die Nahrungsbestandteile wesentlich effektiver für eine

weitere Verwertung im Körper aufgeschlüsselt als durch Bacteroidetes, folglich gehen dabei nur wenige Kalorien über den Stuhl verloren.
- Heißhungerattacken können durch einen (chronischen) Schlafmangel (S. 61) ausgelöst werden.

Sie sehen, auch bei dem Thema Gewicht kann die Regulation des Hormondrüsensystems ein wichtiger Faktor sein.

Die Auflösung von belastenden Lebensthemen ist zuweilen der Durchbruch zu einer erfolgreichen Gewichtsreduktion. Das Stammhirn, der älteste Teil unseres Gehirns, bewertet manche Themen recht pragmatisch. Jemand fühlt sich schwer? Dann muss das Gewicht reduziert werden, denn sonst wird sich kein Jagderfolg einstellen. Jemand fühlt sich nicht gesehen, und die eigenen Worte haben kein Gewicht? Vielleicht helfen hier ein paar Kilos mehr, um sich weiterhin behaupten können. Dabei scheint es für das Stammhirn irrelevant zu sein, ob tatsächlich zu viel oder zu wenig Gewicht auf die Waage gebracht wird, oder ob sich die Person lediglich so **fühlt**, als könne sie jeder Windhauch umwerfen.

In meinem Praxisalltag beobachte ich, dass Menschen, denen ihr Leben zu schwer ist, eher an Unter- als an Übergewicht leiden. Dahingegen scheinen Personen, die keinen rechten Stand haben, die das Leben beutelt, die sich nicht gesehen fühlen oder deren Wort kein Gewicht zu haben scheint, eher etwas zu viel zu wiegen. Das Gewicht will der Seele offenbar zur Ausgeglichenheit im Alltag verhelfen.

Nicht zuletzt sollte man im Bewusstsein behalten, dass jeder Körper ein bestimmtes „Wohlfühlgewicht" zu haben scheint, auf das er sich immer wieder einpendeln möchte. Für gewöhnlich sind dies allerdings keine Modellmaße (die einem ungesunden Untergewicht entsprächen).

10.6 Entgiftung und Ausleitung

Mit den Begriffen „Entgiftung" und „Ausleitung" wird ein großes Spektrum an Möglichkeiten zusammengefasst, die sowohl beschreiben, wie der Körper mit Toxinen, endokrinen Disruptoren oder Schwermetallen belastet ist, als auch, wie man ebendiese wieder aus dem Körper ausleiten kann.

10.6.1 Toxische Belastungen des Körpers

Mögliche Belastungen des Körpers entstehen durch

- körpereigene toxische Stoffe bzw. Abbauprodukte (**Tab. 11.3**), die
  - sich aufgrund einer Abbauschwäche oder einer Ausscheidungsstörung im Organismus ansammeln,
  - aufgrund dauerhaft falscher Ernährung entstehen bzw. wegen fehlender Nährstoffe nicht eliminiert werden können;
- durch Abusus von Alkohol, Tabak oder Drogen;
- Medikamenteneinnahme, wobei leider auch benötigte Arzneimittel (S. 208) zu einer toxischen Belastung führen können;
- Umweltgifte und endokrine Disruptoren (S. 110) wie den Weichmacher BPA, Glyphosat, Duftstoffe;
- Kontamination durch Schwermetalle wie Blei, Kadmium oder Quecksilber, z. B. durch Amalgamfüllungen der Zähne, Belastungen am Arbeitsplatz (Schweißarbeiten);
- weitere kanzerogen wirkende Stoffe (z. B. Asbest, Benzol, Akrylamid, Ozon).

Die Symptome toxisch bedingter Krankheitszustände sind zumeist diffus und werden nicht zwangsläufig mit einer Toxinbelastung in Verbindung gebracht. Anhaltspunkte sind häufig Schmerzen unterschiedlicher Art (beispielsweise Migräne), Regulationsstörungen (eine gut gewählte Therapie für einen bestimmten Symptomenkomplex schlägt nicht an), Schlafstörungen, Haut- oder Verdauungsprobleme.

Die Störungen können – abhängig von der Substanz – akut auftreten oder aus einer Anreicherung der Toxine resultieren, da der Prozess der Toxinanhäufung zumeist schleichend verläuft. Anfangs wird der Patient vielleicht noch nicht bemerken, dass der Körper mit immer mehr giftigen Molekülen zu kämpfen hat, bis die Toxinbelastung zu hoch wird. Ab welcher Dosierung ein toxischer Stoff für einen Körper als problematisch wahrgenommen wird, hängt von verschiedenen Faktoren ab: zum einen von der Leistung der die Gifte eliminierenden Organe (Darm, Leber, Niere, Lunge, Haut) und des Lymphsystems sowie der enzymatischen Entgiftungsleistung, zum anderen allerdings auch von der Kombination und der Stärke der Toxine.

> **! Cave**
>
> Werden Speichergifte sehr rasch aus den Zellen herausgelöst, bei gleichzeitig bestehender inadäquater Enzymaktivität oder Störung der Leber-, Nieren- und/oder Darmaktivität, kann es zu einer übermäßig starken Verschlechterung einer Erkrankung oder einzelner Symptome kommen.

Die Problematik, auf die Therapeuten bei der Entgiftung stoßen, liegt nicht nur in der Feststellung, welche Belastungen die zu eliminierenden Störfaktoren sind, sondern auch in den Abbauregelmechanismen von körpereigenen und/oder körperfremden Stoffen, die sich gegenseitig stören können.

Außerdem können Wechselwirkungen zwischen unterschiedlichen Medikamenten oder Medikamenten und Nahrungsmitteln aufgrund der beim Abbau eines Stoffes entstehenden Metaboliten auftreten.

Praxistipp

Fastenkuren, bei denen die rasche Lösung und Ausscheidung von Toxinen aus den Körperzellen ein elementares Ziel darstellt, sollten aufgrund der Gefahr der durch ausgeschwemmte Gifte erfolgenden Überlastung des körpereigenen Entgiftungssystems nur unter fachkundiger Anleitung erfolgen. Derweil gibt es sehr gute ambulante Einzel- und Gruppenangebote durch zertifizierte Fastenleiter, an die sich Ihre Patientinnen und Patienten bei Interesse wenden mögen.

Fastenkuren sind bei niedrigen Kortisol-/Adrenalinspiegeln, Nierennebeninsuffizienz oder Untergewicht absolut kontraindiziert.

Ein weit größeres Problem bilden die **Protonenpumpenhemmer**. Neben einem möglicherweise entstehenden Mangel des Intrinsic Factor mit nachfolgendem Vitamin-B_{12}-Mangel, können durch den gestiegenen pH-Wert des Magens Probleme bei der Verdauung und/oder Nahrungsmittelallergien entstehen. Außerdem wirken sich Protonenpumpenhemmer negativ auf die Leber- und die Nierengesundheit aus. Mineralienresorption und Vitamin-D-Synthese sinken, dafür steigen die Risiken für Knochenbrüche, Infekte und die übermäßige Vermehrung von *Helicobacter pylori* im Magen.

Als Erste Hilfe bei Sodbrennen eignet sich nach Herstellerangaben eingenommenes Heel Gastricumeel.

10.6.2 Säure-Basen-Haushalt, pH-Wert – Übersäuerung?

Befasst man sich mit der Entgiftung des Körpers, stößt man zwangsläufig auf die berühmt-berüchtigte Übersäuerung des Körpers. Häufig wird Sodbrennen als Kardinalssymptom für einen übersäuerten Organismus angesehen. Obgleich Sodbrennen unangenehm ist, zeigt es nicht zwangsläufig ein übersäuertes Körpermilieu an, sondern zunächst lediglich Säurebildung zur falschen Zeit oder einen Melatoninmangel (S. 61).

Info

Glaubt jemand, er sei übersäuert, wird gerne zu **Basenpulver** gegriffen. Leider verschärft pur eingenommenes Basenpulver die Problematik, da das basische Pulver die Säure bindet. Der Magen benötigt jedoch die Säurebildung, um seinen Verdauungsaufgaben nachkommen zu können. Folglich produziert er nach einer Basenpulvereinnahme noch mehr Säure, der Beginn eines Circulus vitiosus. Unter dieser unrhythmischen Ansteuerung wird das Pankreas auf Dauer ebenfalls leiden, denn das bei der Magensäureproduktion abfallende Bikarbonat nutzt das Pankreas für seine Flüssigkeit, die es mit den eigenen Pankreasenzymen in das Duodenum zur weiteren erfolgreichen Verdauung abgibt.

Obwohl die westliche Weltbevölkerung aufgrund der vorgenannten Intoxikationen tendenziell eher zu einem sauren Körpermilieu neigt als zu einem alkalischen, kann und darf diese Annahme nicht pauschalisiert für die Therapie vorausgesetzt werden. Vielmehr muss eine Übersäuerung von Körpergewebe im Vergleich zum für dieses Gewebe optimalen pH-Wert festgestellt werden. Der neutrale pH-Wert ist 7. Jeder Wert unter 7 gilt als sauer (Säure), jeder Wert darüber als basisch oder alkalisch (Lauge). Die Skala reicht von 0 für „sehr sauer" bis 14 für „sehr alkalisch".

Manche Organe oder Gewebe benötigen eine saure Umgebung, beispielsweise der Magen, andere eine alkalische, z. B. das Pankreas (**Tab. 10.1**). Der Befund einer Übersäuerung oder auch einer zu hohen Basenlast muss spezifisch ermittelt und ggf. therapiert werden.

Durch die Transformation von Toxinen in leber- oder nierengängige Formen werden die umgewandelten Stoffe häufig schwach alkalisch oder leicht sauer. So werden sie dem Ausscheidungsprozess zugeführt.

Dabei dürfen wir jedoch weder den enterohepatischen Kreislauf der Leber noch den tubulären Rückresorptionsmechanismus der Niere außer Acht lassen. Diese Mechanismen sind grundsätzlich darauf ausgelegt, verfügbare Nährstoffe etc. optimal zu verwerten und diese nicht ungenutzt der Ausscheidung zuzuführen. Dabei werden al-

Tab. 10.1 pH-Normwerte.

Organ/Gewebe	pH-Wert
Bindegewebe	7,10
Blut	7,36–7,44
Darm	7,00–8,00
Gallenflüssigkeit	6,50–8,20
Haut	5,50
Magensaft	1,00–4,00
Pankreassaft	8,50
Scheidenmilieu	3,80–4,50
Schweiß	4,50
Speichel	7,00–7,10
Sperma	6,40
Stuhl	7,00
Urin	5,00–8,00
Zellen	7,00–7,30

lerdings nicht nur die zuträglichen, sondern teilweise auch die giftigen Moleküle zurückgeholt. Da die Rückresorption über die Nierentubuli u. a. vom pH-Wert abhängig ist, werden basische Stoffe leichter aus alkalischem Urin und saure Stoffe aus saurem Harn rückresorbiert.

Praxistipp

Ein naturgemäß wechselnder pH-Wert des Urins scheint aufgrund der unterschiedlichen Rückresorption von alkalischen und sauren Stoffen der Entgiftungsleistung zugutezukommen. Ein einmaliges Harnmessergebnis im sauren Bereich sollte deshalb nicht als Anlass genommen werden, eine ausgiebige Basentherapie vorzunehmen!

Gleichzeitig lässt auch die Erhebung des Blut-pH-Werts keine Rückschlüsse auf die Säurebelastung des restlichen Körpers zu.

Da die Nieren (S. 155) und die Leber (S. 153) sowie der Darm (S. 151) an den Entgiftungsleistungen essenziell beteiligt sind, ist es im Wesentlichen erforderlich, diese Organe zu stärken und zu stabilisieren.

Daneben erhöht moderate sportliche Betätigung die Sauerstoffversorgung der Zellen und hilft dem Körper bei der Regulation des pH-Werts. Überanstrengung sollte jedoch vermieden werden, da damit das Gegenteil erreicht wird.

10.6.3 Elimination von Toxinen und endokrinen Disruptoren

Um Giftstoffe aus dem Körper zu lösen und dem Ausscheidungszyklus zuzuführen, sind – je nach Toxin – verschiedene Wege denkbar.

Eine starke Entgiftungsleistung wird mit **Glutathion** erreicht. Selbst endokrine Disruptoren wie BPA oder Glyphosat sowie Schwermetallkomplexe können mithilfe von Glutathion aus dem Körper gelöst und ausgeschieden werden. Glutathion benötigt die Vitamine B_2, B_6, C und E sowie Selen, L-Carnitin, α-Liponsäure und als Vorstufe Glutamin, Glycin und Cystein, um diesen Aufgaben gerecht werden zu können. Demnach sollten nicht nur Glutathion, sondern auch die benötigten Nährstoffe zugeführt werden.

Info

Glutathion ist eines der stärksten zellulären Antioxidanzien. Dadurch ist Glutathion für das Immunsystem und die Bekämpfung von Viren elementar. Überdies beseitigt Glutathion oxidativen Stress. Es ist in jeder Zelle des Körpers vorhanden und sorgt u. a. für die Ausscheidung von Giften aus den Zellen. Vermutlich ist deshalb die höchste Konzentration in der Leber zu finden. Doch auch in den Leukozyten und Erythrozyten ist Glutathion gespeichert.
Bei einem Mangel bestehen u. a. eine erhöhte Infektanfälligkeit, eine Neigung zu Entzündungen sowie Müdigkeit bis Erschöpfung. Ein Glutathionmangel kann Teil des Symptomenkomplexes des chronischen Erschöpfungssyndroms sein.
Der Glutathionspiegel wird anhand der Glutathionwerte in den Leukozyten aus Heparinblut erhoben. Die Auswertung erfolgt aus der Differenz der Glutathionanteile in den T-Lymphozyten zu denen in den Monozyten. Ein Glutathionmangel in den Monozyten spricht für eine zu geringe Zufuhr von Glutathion. Findet sich in den T-Lymphozyten ein Glutathionmangel, deutet dies auf einen zu hohen Glutathionsbedarf hin.

Die Substituierung kann intravenös oder oral erfolgen (z. B. L-Glutathion von ZeinPharma). Ob die aktivierte Glutathionform, die reduziertes Glutathion genannt wird, zu besseren Ergebnissen führt, ist umstritten. Generell sollte Glutathion, wenn es oral substituiert wird, in magensaftresistenter Form eingenommen werden, damit die Reaktion erst im Dünndarm erfolgt. Die Höhe der Dosierung ist ebenfalls nicht abschließend geklärt. Die Angaben für die Akutbehandlung variieren zwischen 1000 und 5 000 mg pro Tag.

Als Einstiegsdosierung gebe ich gerne 2000 mg am Tag und lasse den Patienten diese Menge einschleichen, da die neu gewonnene Zellreaktion zunächst ermüdend wirken kann. Verordnet man beispielsweise das Präparat L-Glutathion von ZeinPharma, nimmt der Patient die ersten 3 Tage jeweils 250 mg ein (1 × täglich 1 Kapsel) und steigert die Dosis anschließend jeden 2. Tag um 1 Kapsel, bis die Enddosierung von 2000 mg (8 Kapseln/Tag) erreicht ist. Die Kapseln werden mit viel Flüssigkeit unzerkaut eingenommen. Die Einnahme kann 2-mal täglich erfolgen (jeweils 4 Kapseln).

In besonders schweren Erkrankungsfällen kann eine Steigerung der Menge auf 5 000 mg erforderlich sein, die ebenfalls langsam ansteigend gegeben wird (in diesem Fall setzt man das Einschleichen des Präparats bis zu der Dosierung von 5 000 mg fort). Dies ist allerdings nur indiziert, wenn die niedrigere Gabe nicht ausreicht. Dass die niedrigere Dosierung nicht ausreicht, merkt man häufig daran, dass sich keine Therapieveränderung einstellt.

Ebenfalls kann eine **Basentherapie** dazu beitragen, vermehrt Schwermetalle über den Urin auszuscheiden. Hierzu muss das basische Präparat jedoch entweder oral über magensaftresistente Kapseln (z. B. sodaNorm Tabletten, 3 × täglich 1 Dragee etwa 1 h vor der Mahlzeit – die Dosierung und die Häufigkeit der Gabe ist je nach Bedarf anzupassen), deren Wirkung sich im Dünndarm entfalten, eingenommen werden oder – mit höheren Erfolgsaussichten – als basische Infusion (z. B. Eu-Ru Bibag Infusionen) intravenös erfolgen.

Praxistipp

Für eine Baseninfusion werden 400 ml NaCl 0,9 % und 120 ml Natriumhydrogenkarbonat-Lösung 8,4 % frisch gemischt und verabreicht. Dieses Mischverhältnis vertragen die Venen gut. Je nach Bedarf erfolgen in der 1. Woche 2–3 Infusionen, in der 2. Woche 2 Infusionen und in der 3. Woche 1–2 Infusionen. In der 4. Woche wird nochmals 1 Infusion verabreicht, wenn in der 3. Woche noch mit 2 Infusionen gearbeitet wurde. Der Zeitaufwand je Behandlung liegt bei 60–90 min.
Führen Sie eine solche Infusion nur dann durch, wenn Sie mit Basentherapien und der intravenösen Verabreichungen Erfahrung haben! Die Zusammenhänge von Säuren und Basen im Körper, die bereits zum Säure-Basen-Haushalt (S. 164) genannt wurden, dürfen dabei nicht außer Acht gelassen werden.

Selbstverständlich ist die Unterbindung der weiteren Zufuhr von Toxinen oder endokrinen Disruptoren entscheidend für einen Entgiftungserfolg!

10.6.4 Einsatz von Nosoden, Komplexhomöopathika und Schüßler-Salzen

Ist bekannt, welcher Stoff Teil der toxischen Belastung ist, sind **Nosoden**, also aus einem bestimmten Toxin hergestellte homöopathische Potenzierungen, starke Helfer bei Ausleitungsprozessen. Beim Einsatz von Nosoden empfehle ich entweder die Potenz C 30 oder C 200. Inzwischen gibt es für viele pharmazeutische Toxine Nosoden, sei es für BPA, Glyphosat sowie Misoprostol (enthalten z. B. in dem Präparat Cytotec), die „Pille danach“ und hormonelle Kontrazeptiva etc. Die Nosode sollte über einen Zeitraum von mehreren Wochen täglich eingenommen werden, mit 5–10 Globuli pro Gabe. Nosoden sind von vielen verschiedenen Herstellern (z. B. Remedia, Markt-Apotheke Greiff, Arcana) verfügbar.

Unterstützend wirken **Nux vomica C 30** und **Silicea D 30**. Sie helfen bei der Bindung der Giftstoffe und dem Umgang mit den aus den Zellen herausgelösten Toxinen. Beides wird parallel zur Nosode täglich eingenommen, mit ebenfalls jeweils 5–10 Globuli.

Ein starkes Lymphsystem ist ebenfalls wichtig, um den Prozess der Entgiftung optimal voranzutreiben. Bewährt haben sich beispielsweise folgende Komplexpräparate:

- **Heel Lymphomyosot-Tabletten/-Tropfen**, mit Kreuzspinne, Winter-Schachtelhalm, Erdrauch, Gelbem Enzian, Ruprechtskraut, Walnuss (nur in Tabletten), Vergissmeinnicht, Brunnenkresse, Kiefer, Braunwurz, Sarsaparillwurzel, Waldgamander, Ehrenpreis in homöopathisch aufbereiteter Form, 3 × täglich je 15–20 Tropfen bzw. 3 Tabletten

Tab. 10.2 Schüßler-Salze zur Unterstützung der Ausleitung und Entgiftung.

Schüßler-Salz	Wirkung
Schüßler-Salz Nr. 3 Ferrum phosphoricum D 6	• fördert den Zellstoffwechsel • aktiviert die physiologische Immunabwehr
Schüßler-Salz Nr. 6 Kalium sulfuricum D 6	• unterstützt die Leber • stimuliert die Stoffwechselregulation in der Oberhaut, den oberen Schleimhautschichten und allen eisenhaltigen Zellen
Schüßler-Salz Nr. 8 Natrium chloratum D 6	• rhythmisiert den gesamten Organismus • unterstützt die Entgiftung und den Blutaufbau
Schüßler-Salz Nr. 9 Natrium phosphoricum D 6	• fördert das Säure-Basen-Gleichgewicht
Schüßler-Salz Nr. 10 Natrium sulfuricum D 6	• entwässert • stärkt die Ausscheidungsorgane • hilft dabei, Giftstoffe leichter auszuscheiden • reguliert den Wasserhaushalt • reguliert Leber- und Gallenfunktion
Schüßler-Salz Nr. 12 Calcium sulfuricum D 6	• stärkt Leber, Galle, Muskeln und deren Funktionen • hat eine lösende und die Ausscheidung unterstützende Wirkung auf Schleimhäute • sorgt für den Abtransport von Entzündungsstoffen

- **Hevert Lymphaden Hevert Complex Tropfen**, mit Arsenicum album, Waldrebe, Geflecktem Schierling, Gift der Buschmeister (einer Schlangengattung), Kermesbeere, Giftsumach, Knotigem Braunwurz in homöopathisch aufbereiteter Form, 3 × täglich je 5–10 Tropfen
- **Steierl Humoval Tropfen**, mit Zistrose, Kieselsäure, Quecksilber in homöopathisch aufbereiteter Form, bei akuten Zuständen alle 30–60 min, höchstens 12 × täglich, je 5–10 Tropfen, bei chronischen Verlaufsformen 1–3 × täglich je 5–10 Tropfen

Steierl bietet außerdem ein Ausleitungsset (Tropfen) an, das jeweils ein Präparat für die Leber, die Niere, die Lymphe und den Magen-Darm-Trakt enthält. Die Präparate werden nach Herstellerangaben dosiert.

Um Stoffwechselprozesse anzuregen und zu optimieren, hat sich eine Kombination aus **Schüßler-Salzen** (**Tab. 10.2**) bewährt, von denen jedes in der Potenz D 6 mit jeweils 1–3 × täglich je 5 Tabletten verabreicht wird. Je häufiger die Gabe erfolgt, desto stärker werden die Vorgänge angeregt. Achten Sie darauf, den Körper nicht zu überfordern! Die Wahl der Salze sollte zu dem Krankheitsbild passen.

10.6.5 Unterstützung der Entgiftung durch Lebensmittel

Die Unterstützung der Entgiftungsleistung des Körpers geschieht nicht nur aufgrund der im Lebensmittel enthaltenen Vitamine, Mineralien und Spurenelemente, sondern auch aufgrund der sekundären Pflanzenstoffe wie Saponine, Karotinoide, Polyphenole oder Glukosinolate.

Wichtige Lebensmittel sind folgende:

- (Brunnen-)Kresse
- Kurkuma
- Kohl jeder Art (Blumenkohl, Brokkoli, Kohlrabi, Rosenkohl, Rotkohl, Weißkohl usw.)
- Meerrettich
- Radieschen
- Rucola

Des Weiteren tragen nachstehende Nahrungsmittel zu einer gesunden, entgiftenden, ausleitenden und harmonisierenden Ernährung bei:

- Äpfel
- Apfelsinen
- Beeren
- Birnen
- Mohrrüben
- Petersilie (nicht bei Störungen der Nierenfunktion anwenden!)
- Weintrauben

10.6.6 Linderung begleitender Hauterscheinungen

Sobald man den Körper dazu animiert, Toxine auszuscheiden, ist auch die Haut Teil dieses Prozesses. Häufig kommt es in dieser Phase der Therapie zu Hauterscheinungen, insbesondere dann, wenn der Darm (noch) nicht in der Lage ist, adäquat Giftstoffe auszuscheiden. Bitte unterdrücken Sie die Hauterscheinungen nicht, denn alles, was die Haut nicht ausscheidet, muss wieder im Körper weiterverarbeitet und über ein anderes Organ abgebaut werden. Bei einer zu ausgeprägten Reaktion, bei der der Patient zu sehr unter den Hauterscheinungen wie Pickeln oder Juckreiz leidet, muss ggf. die Anregung der Giftausscheidung reduziert werden.

Zur Juckreizlinderung haben sich **Quarkumschläge** bewährt. Dafür etwas Speisequark auf ein Baumwolltuch (z. B. Küchenhandtuch) geben, einschlagen und auf die juckende Hautpartie legen. Den Quark kann man entweder zimmerwarm oder aus dem Kühlschrank heraus anwenden, je nach Vorliebe des Anwenders. In den Quark kann man, wenn man möchte, vor der Verwendung etwas Lavendel- oder Arnikaöl mischen. Dies hat eine zusätzliche beruhigende, juckreizlindernde Wirkung.

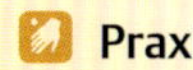

Praxistipp

Zu beachten ist, dass Lavendelöl sowohl bei offenen als auch geschlossenen Hautverletzungen verwendbar ist, Arnikaöl jedoch ausschließlich bei geschlossenen.

Innerlich kann parallel **Nachtkerzenöl** angewendet werden. Zur Juckreizlinderung sollten wenigstens 400 mg γ-Linolensäure pro Tag eingenommen werden. Hierfür nimmt man beispielsweise 3 × täglich je 1 Nachtkerzenölkapsel von Pure Encapsulations.

11 Übersicht über die Behandlungsmöglichkeiten des Hormonsystems

Das Hormonsystem benötigt einen regulationsfähigen Organismus. Dabei müssen die therapeutischen Maßnahmen auf das Krankheitsbild und die Schwere der Erkrankung abgestimmt werden. Menschen, die aufgrund hormonell bedingter Krankheiten (S. 209) Ihre Praxis aufsuchen, sollten unabhängig davon, ob die Hormondysbalance bereits bekannt ist oder bisher lediglich ein Verdacht besteht, von Anfang an therapeutische Maßnahmen erhalten, die der Stabilisierung des Hormonsystems dienlich sind.

11.1 Grundlegendes zur Therapiewahl

Ab wann Sie welche der beschriebenen Basistherapien (S. 151) hinzufügen sollten, lässt sich nicht pauschal beantworten. Erfassen Sie in Ihrer Erstanamnese so viele Symptome wie möglich. Sinnvollerweise erfassen Sie die typischen Symptome von organischen Störungen des Verdauungstrakts, der Nieren, der Lymphe usw. mit dem Anamnesebogen (S. 128). Dadurch gewinnen Sie eine realistische Einschätzung der Gesamtsituation und welche organischen Systeme Ihres Patienten am dringendsten Ihrer Hilfe bedürfen.

Zunächst gilt es festzustellen, welche Hormondrüsen an der Dysbalance beteiligt sind. Zur Eingrenzung der infrage kommenden Drüsen und Hormone können Sie beispielsweise die Hormoncheckliste (S. 344) verwenden. Sodann erheben Sie anhand der erhaltenen Auswertung die Laborergebnisse, um Ihre Vermutung zu validieren. Je nach hormoneller Dysbalance müssen unterschiedliche Hormondrüsen angeregt werden.

11.1.1 Grundsäulen der Therapie und therapeutische Möglichkeiten

Die Therapie der Hormondrüsen besteht aus folgenden 3 Grundsäulen:

1. Aktivierung und Rhythmisierung der Drüsen
2. Zufuhr von Bausteinen, die die Drüse/das Organ benötigt, um optimal zu arbeiten
3. Substitution von Hormonen, um die Depots auffüllen

Hierbei können verschiedene therapeutische Möglichkeiten einzeln oder gemeinsam zur Anwendung kommen:

- Hormonsubstitution:
  - bioidentische Hormone (verschreibungspflichtig!), als Fertigpräparate (Tabletten, Cremes oder Gele)
  - bioidentische homöopathisch aufbereitete Hormone in der Potenz D 4, als Globuli oder Cremes
  - Phytohormone (Fertigpräparate)

- organotrope, konstitutionelle und/oder miasmatische Präparate, als Essenzen, Einzel- oder Komplexmittel:
  - spagyrische Mittel (Dilution)
  - homöopathische Mittel (Globuli, Dilutionen, Injektionslösungen)
- Phytotherapeutika (Heilpflanzen), z. B. als Teedroge, Urtinkturen oder Fertigpräparate
- Sport und Bewegung
- mentale Therapie und Entspannungstechniken:
  - Aufarbeitung psychischer Belastungen
  - Aneignung von Resilienz
  - Stressmanagement
- Ernährung:
  - Nahrungsmittel
  - Nahrungsergänzungsmittel

Die breit gefächerten Möglichkeiten können es zuweilen schwieriger machen, den richtigen therapeutischen Ansatz zu finden. Allerdings bieten sie gleichzeitig die Möglichkeit, einen optimalen und individuell abgestimmten Therapieansatz zu entwickeln, der zu einem therapeutischen Durchbruch führt, bzw. ausreichend viele Alternativen, sollte der erste gewählte Therapieansatz nicht zu zufriedenstellenden Ergebnissen führen.

11.1.2 Stimulation und Regulierung der Hormondrüsenachsen

Für die Entscheidung, welcher Therapieansatz zu wählen ist, ist zunächst zu differenzieren, ob eine primäre oder eine sekundäre Insuffizienz vorliegt. Abhängig vom Befund eignet sich für die Stimulation und die Regulierung eine rhythmische oder eine statische Hormondrüsentherapie.

Primäre oder sekundäre Insuffizienz

Symptome einer Hormondrüsendysbalance können bei einer Hormondrüse sowohl primär als auch sekundär ausgelöst werden:

- Bei einer **primären Störung** liegt die Ursache direkt in der Drüse, die das angeforderte Hormon nicht oder nicht im genügenden Ausmaß ausschütten kann.
- Bei einer **sekundären Störung** würde die Drüse arbeiten, wenn man sie dazu aufforderte bzw. wenn sie die notwendigen Bausteine hätte. Die Ursache einer sekundären Störung liegt bei den vorgeschalteten Drüsen oder den Komponenten, die die Drüse zur Hormonsynthese und -sezernierung benötigt, z. B. bestimmte Nährstoffe.

Schüttet beispielsweise die Hypophyse zu wenig TSH aus, entwickelt die Schilddrüse eine Unterfunktion, ohne selbst auslösend zu sein – damit liegt eine sekundäre bzw. hypophysäre Hypothyreose (S. 115) vor. Bei der primären Hypothyreose ist die Ursache auf die Schilddrüse selbst zurückzuführen: Die Hypophyse schüttet zwar TSH aus, allerdings kann die Schilddrüse kein T_4 produzieren.

Kann eine Dysbalance sowohl primär als auch sekundär ausgelöst werden, sollten unbedingt beide Möglichkeiten erwogen und die dazugehörigen Laborwerte erhoben werden. Die allzu gängige Praxis, z. B. bei Symptomen einer Hypothyreose wie Gewichtszunahme und Müdigkeit lediglich den TSH-Wert zu kontrollieren, wird v. a. dann problematisch, wenn der TSH-Wert im unauffälligen Bereich liegt, die Symptomatik (S. 114) aber trotzdem vorhanden ist. In vielen Fällen würde man durch die Erhebung der T_4-, fT_4-Werte etc. entdecken, woran der Patient leidet, und ihm keine Hypochondrie unterstellen.

Merke
Eine primäre Störung schließt eine sekundäre Störung nicht aus.

Cave
Zu beachten ist, dass Störungen der Hormondrüsen auch auf tumoröse Geschehen zurückzuführen sein können. Diese können und dürfen Sie nicht mit den hier vorgestellten Therapiemethoden behandeln, wie zum Einsatz von Hormonen bei Tumorerkrankungen (S. 179) aufgezeigt.

Aktivierung der Hormone über die Hormonachsen

Bei der Aktivierung der Hormondrüsen sollte einerseits das Zusammenspiel der Drüsen zu- und untereinander (**Abb. 1.8**), andererseits der Syntheseweg, v. a. der Steroidhormone (**Abb. 1.2**) berücksichtigt werden.

Deshalb ist es eine gute Idee, wenigstens einen der beiden „Hormondirigenten", also die Hypophyse oder den Hypothalamus, in das Therapiekonzept zu integrieren, die für die hormonelle Steuerung (S. 20) verantwortlich sind.

> **Praxistipp**
>
> Während in der Osteopathie häufig eher der Hypothalamus im Mittelpunkt der Therapie steht, wird bei der medikamentösen Hormondrüsentherapie vorzugsweise die Hypophyse stimuliert. Beide Ansätze können miteinander kombiniert werden. Zusätzlich nehmen Sie die geschwächten oder überaktiven Drüsen in Ihr Therapieschema auf.

Zu berücksichtigen sind zunächst die Hauptachsen, erst später werden, falls erforderlich, andere Hormone, Hormondrüsen und Neurotransmitter einbezogen. Die wichtigsten Hauptachsen sind folgende:

- Hypophyse – Schilddrüse – Nebennieren – Gonaden
- Hypophyse/TSH – Progesteron – Östradiol – Testosteron – T_4/T_3
- Hypophyse – Kortisol – Adrenalin – DHEA

> **Praxistipp**
>
> Ihr Patient weist neben einer **Nebennierenschwäche** ebenfalls niedrige Testosteronwerte auf. Es ist unklar, ob die Nebennierenschwäche primär oder sekundär ausgelöst ist. Sie aktivieren die Achse „Hypophyse – Nebenniere – Hoden".
>
> Ihre Patientin leidet an **Zyklusstörungen** und einem schwachen Immunsystem. Das Laborergebnis zeigt eine Östradioldominanz. Sie aktivieren die Achse „Hypophyse – Thymusdrüse – Nebenniere – Ovarien".

Statische oder rhythmische Hormondrüsentherapie

Die Therapie mit Hormonen kann statisch oder rhythmisch erfolgen. Dabei beziehen sich beiden Begriffe in erster Linie auf die Einnahme der Präparate, die gleichzeitig oder im Wechsel erfolgen kann, nicht auf die Dosierung.

Statische Aktivierung

Die statische Aktivierung soll zunächst die insuffizienten Hormondrüsen stärken bzw. die Tätigkeit einer überaktiven Hormondrüse reduzieren. Die Medikation konzentriert sich ausschließlich auf dieses Ziel. Jede Drüse wird einzeln und nur für sich stehend betrachtet, nicht jedoch in Bezug zur Interaktion mit den anderen Hormondrüsen oder auch den Hormonsynthesewegen.

Will man z. B. die Achse „Hypophyse – Nebennieren – Ovarien" statisch aktivieren, erfolgt die Therapie aller gewünschter Drüsen parallel. Die Medikamente für diese Drüsen werden täglich und gleichzeitig eingenommen.

Rhythmische Aktivierung

Die rhythmische Aktivierung soll wie die statische Aktivierung zum einen die insuffiziente Hormondrüse stärken bzw. die Tätigkeit einer überaktiven Hormondrüse reduzieren. Zum anderen berücksichtigt die Rhythmisierung sowohl die Interaktionen der Drüsen untereinander als auch die Hormonsynthese. Die Rhythmisierung beispielsweise der Achse „Hypophyse – Nebennieren – Ovarien" erfolgt im Wechsel: Die verschiedenen Präparate werden entweder zu festgelegten, verschiedenen Zeitpunkten des Tages eingenommen oder auch abwechselnd an aufeinanderfolgenden Tagen.

Für die Einnahme der Arznei anhand der Achse „Hypophyse – Nebennieren – Ovarien" würden sich entsprechend folgende Therapieschemata eignen:

- Wechsel über den Tag: morgens Hypophyse, mittags Nebennieren, abends Eierstöcke
- Wechsel über mehrere Tage: Tag 1 Hypophyse, Tag 2 Nebennieren, Tag 3 Ovarien, Tag 4 Einnahmenpause (es wird kein Mittel für die Hormondrüsen eingenommen), Tag 5 wie Tag 1 usw.

Einbezogen werden kann zudem der Patiententypus: Bei einem eher phlegmatischen Patienten ist der Wechsel über den Tag zu bevorzugen, bei einem als eher sensibel einzustufenden Patienten gibt man die Mittel abwechselnd an verschiedenen Tagen.

Merke

Eine Rhythmisierung kann nur mit den für die Drüse spezifischen Präparaten durchgeführt werden. Die Zufuhr von Nährstoffen sollte prinzipiell statisch erfolgen, d. h., die Dosierung wird zwar an den Bedarf angepasst, erfolgt aber nicht im Wechsel.

Wahl der Aktivierung

Ob eine statische oder eine rhythmische Aktivierung der Hormondrüsen angezeigt ist, hängt von der zugrunde liegenden hormonellen Störung ab:

- Bei chronischen oder schweren Krankheitsverläufen sollte zunächst eine statische Behandlung erfolgen. Im Therapieverlauf kann und sollte zu einer rhythmischen Anwendung gewechselt werden.
- Bei einer erst seit kurzer Zeit bestehenden oder mit geringen Symptomen verlaufenden hormonellen Dysbalance kann unmittelbar mit der rhythmisierenden Therapie begonnen werden.

Hintergrund für dieses differenzierte Vorgehen ist die Selbstregulierung des Körpers, der bei einer hormonellen Dysbalance einen Ausgleich des hormonellen Ungleichgewichts sucht. Dazu werden andere Hormone verstärkt ausgeschüttet, um einen spezifischen Hormonmangel auszugleichen.

Sinkt beispielsweise der Adrenalinspiegel, steigen möglicherweise der Kortisol- (S. 73) und der Histaminspiegel (S. 88), die beide eine anregende Wirkung auf den Körper haben. Solange der ursächliche Adrenalinmangel nicht behoben ist, kann und wird das Körpersystem nicht zu dem gewünschten rhythmischen Ablauf zurückfinden. Insofern wäre der Versuch einer sofortigen Rhythmisierung hier nicht zielführend, stattdessen ist zunächst eine statische Zufuhr der Hormonpräparate angezeigt.

11.2 Hormonsubstitutionen

Die Substitution von Hormonen ist von verschiedenen Faktoren abhängig, z. B. davon, ob dem Körper alle Nährstoffe für die angestrebte Verwendung zur Verfügung stehen. Befindet sich der Körper beispielsweise im Zustand eines Hyperkortisolismus (S. 116), wird möglicherweise sämtliches zugeführtes Progesteron vom Körper für die Kortisolsynthese verwendet und steht dadurch nicht (mehr) für einen fruchtbaren Zyklus zur Verfügung. Daneben haben manche Hormone, z. B. Progesteron (S. 83) oder Pregnenolon (S. 77), unterschiedliche Wirkungen auf die verschiedenen Gewebe.

Um Hormone gezielt zu substituieren, sind die vielfältigen Wechselwirkungen des Hormonsystems zu berücksichtigen. Für die Therapie des Hormonsystems können daher keine pauschalen Vorgaben zur hormonellen Substitution bei bestimmten Krankheitsbildern gegeben werden. Die Gabe der verschiedenen Präparate zur Hormonsubstitution erfolgt immer abgestimmt auf den einzelnen Patienten und anhand der erhobenen Laborwerte.

11.2.1 Präparate zur Hormonsubstitution

Die Hormonsubstitution kann mit verschiedenen Präparaten erfolgen, wobei unpotenzierte bioidentische Hormone überwiegend ärztlich verordnet werden, da diese verschreibungspflichtig sind. In der Heilpraktikerpraxis kommen daher in erster Linie bioidentische, homöopathisch aufbereitete Hormone in der Potenz D 4 und Phytohormone zum Einsatz.

Präparate mit bioidentischen Hormonen

Wie bereits erläutert, entspricht der Aufbau bioidentischer Hormone (S. 104) der von körpereigenen. Sie binden sich daher ebenfalls nach dem Schlüssel-Schloss-Prinzip (S. 18) an Rezeptoren und lösen dadurch die entsprechenden Reaktionen aus. Außerdem werden sie in den Hormonmetabolismus des Körpers eingebunden, beispielsweise in die Steroidhormonkaskade (**Abb. 1.2**).

Bioidentische Hormone werden v. a. dann substituiert, wenn eine Drüse das Hormon selbst nicht mehr herstellen kann, beispielsweise bei einer Hypothyreose das Schilddrüsenhormone T_4. Aber auch zum Ausgleich von z. B. niedrigen Progesteronwerten in der Schwangerschaft oder bei Schwangerschaftswunsch kann Progesteron verordnet werden, das mit dem körpereigenen Hormon identisch ist.

Cave

Bioidentische Hormone ohne homöopathische Potenzierung dürfen zumeist nur ärztlich verordnet werden! Daher ist ihr Einsatz Ärzten vorbehalten.
Ausnahmen sind Pregnenolon- (bis 1 %) und Kortisonsalbe bzw. -creme (bis 0,5 %), die rezeptfrei in der Apotheke erhältlich sind und dadurch auch vom Heilpraktiker verordnet werden dürfen.

Auch wenn bei einem starken Mangel die Depots rasch aufgefüllt werden können, gibt es eine Reihe nachteiliger Folgen durch die Substitution höherer Konzentrationen von bioidentischen Hormone (S. 104) wie die Down-Regulation der Rezeptoren in den Zellen bei langfristiger Einnahme, wodurch es dem Patienten wieder schlechter geht und er möglicherweise eine höhere Dosis benötigt. Ein Circulus vitiosus beginnt.

Den Ausstieg aus diesem Teufelskreis zu schaffen, ist manchmal gar nicht so einfach. Befindet sich der Patient bereits in dieser Spirale, muss man zunächst die Voraussetzungen für optimal arbeitende Drüsen und Organe schaffen. Anschließend kann man das hoch dosierte Präparat ganz langsam reduzieren und schließlich (hoffentlich) ausschleichen. Dafür ist es erforderlich, dass der Körper mit einer Up-Regulation der Rezeptoren reagiert, was leider nicht immer der Fall ist, wie z. B. beim insulinpflichtigen Diabetes (S. 19) bekannt ist.

Merke

Eine ärztlich verordnete Hormonsubstitution darf nur in Rücksprache mit dem behandelnden Arzt reduziert oder – wenn überhaupt möglich – beendet werden. Die Zufuhr einiger Hormone, z. B. von Schilddrüsenhormonen, darf keinesfalls einfach eingestellt werden! Hier ist es bereits als Erfolg zu werten, wenn im Verlauf der Therapie weniger Hormone zugeführt werden müssen.

Bioidentische homöopathisch aufbereitete Hormone in der Potenz D 4

Bioidentische Hormone in der Potenz D 4 enthalten exakt die gleichen Moleküle wie ein Medizinprodukt zur bioidentischen Hormonersatztherapie – nur in deutlich geringerer Konzentration. In der Potenz D 4 ist der Wirkstoff durchaus nachweisbar, erst ab der Potenz D 23, die dem Wirkstoffinhalt der Potenz C 11 entspricht, ist mit unseren heutigen Messmethoden kein Wirkstoff mehr nachzuweisen.

Info

Ob und wie Homöopathie wirkt, ist durchaus umstritten, insbesondere wenn es sich um Potenzen über D 23 wie C 30 oder andere Hochpotenzen handelt. Ohne näher darauf einzugehen, möchte ich hierzu folgende Denkanstöße geben: Ohne verstanden zu haben, weshalb eine C 30 oder C 200 Potenz funktioniert, beobachte ich, dass beides wirkt, sofern das richtige Präparat repertorisiert wurde, und zwar auch ohne an die Wirksamkeit glauben zu müssen. Warum? Möglicherweise stehen bisher noch nicht die entsprechenden Messinstrumente zur Verfügung, um die Wirkstoffe höherer Potenzen wissenschaftlich nachzuweisen. Vielleicht verfügt unser Körper aber durchaus über ein System, dem dies gelingt. Hat die Natur nicht immer wieder Erstaunliches hervorgebracht, um sich fortzuentwickeln? Man denke nur an eine Biene, die eine Blüte in einem Abstand von über 1 km riechen kann. Wie hoch ist hier wohl die Verdünnung des Duftwirkstoffs im Verhältnis zu den sich bewegenden Luftmassen?

Bioidentische Hormone als D 4-Potenz sind immer dann empfehlenswert, wenn man Hormone substituieren möchte und keine essenzielle Zufuhr, die den Einsatz nicht potenzierter bioidentischer Hormonen (S. 173) erforderlich macht, notwendig ist.

Zu empfehlen ist aus meiner Sicht insbesondere die transdermale Applikation (S. 175) in Form von D 4-Cremes, weil der enthaltene Wirkstoff häufig physiologische Dosierungen möglich macht, ohne eine Down-Regulation der Zellen (S. 19) zu riskieren.

Phytohormone

Im Gegensatz zu bioidentische Hormonen können Phytohormone (S. 104) zwar die gleichen Rezeptoren besetzen, allerdings in der Regel vom Körper nicht weiter metabolisiert werden, da ihr Aufbau den körpereigenen Hormonen lediglich ähnelt.

Bei Wechseljahresbeschwerden kann der Einsatz der Phytohormone ein guter erster Versuch sein, wenn man lediglich eine Östrogendominanz bremsen möchte und sich der Progesteronspiegel im Referenzbereich befindet. Zum Einsatz kommen dann beispielsweise 2 Esslöffel Leinsamen pro Tag im Müsli oder auch Yamswurzelpräparate nach Herstellerangaben.

Phytohormone nutze ich in meinem Praxisalltag allerdings überaus selten.

11.2.2 Applikationsformen und ihre Wirkung

Hormone können sowohl oral (über den Mund) als auch transdermal (über die Haut) zugeführt werden.

Orale Applikation

Werden Hormonpräparate oral eingenommen, unterliegen sie der Metabolisierung durch die Leber, sodass ein erheblicher Teil wieder ungenutzt ausgeschieden wird.

Beim diesem als **First-Pass-Effekt** bezeichneten Vorgang werden die Hormonmoleküle vom Darm aufgenommen, über das Pfortadersystem zur Leber geleitet, dort zu einem großen Teil bereits in eine ausscheidungsfähige Form abgebaut und über Harn und Stuhl ausgeschieden.

Hormone, die bis in die Blutbahn gelangen, werden an die spezifischen Transportproteine gebunden, dann verteilt und müssen an ihrem Wirkungsort zunächst wieder von den Transportproteinen gelöst werden, bevor sie dem Körper endgültig zur Verfügung stehen.

Der Körper kann daher nur etwa 10 % der oral applizierten Hormone verwenden. Werden beispielsweise bei einer Hypothyreose 75 µg L-Thyroxin eingenommen, kann der Körper bei korrekter Anwendung (auf nüchternen Magen, weitere Vorgaben laut Beipackzettel) etwa 7,5 µg aufnehmen und nutzen.

Transdermale Applikation

Hormone, die transdermal appliziert werden, führen zu einem schnelleren Anstieg des Hormonspiegels als oral substituierte. Die Hormone werden über die Haut, die darin befindlichen Zellen und Lymphgefäße und schließlich über die Kapillargefäße in den arteriellen Kreislauf geschleust, wobei die Leber zunächst umgangen wird. In der Folge reichert sich das Hormon über passive Diffusion im Gewebe an.

Dadurch ist der Nachweis dieses freien Hormons im Blutserum (venöser Kreislauf) erst bei sehr hohen Sättigungswerten möglich, während der Anstieg der freien Moleküle im Speichel sehr schnell nachweisbar ist.

Bedenkt man, dass im Speichel die freien Steroidhormone in Picogramm pro Milliliter (pg/ml) gemessen werden, erschließt sich, weshalb diese Anwendungsform bei allen Krankheiten, bei denen eine Hormonsubstitution erforderlich ist, geeignet ist.

Praxistipp

Da die Hormoncreme auf jeder Haut wirkt, nicht nur auf der Ihrer Patientinnen und Patienten, sondern auch der ihrer Partner, Kinder und/ oder Haustiere, müssen Sie Ihre Patientinnen und Patienten unbedingt darauf aufmerksam machen, dass sie nach dem Auftragen der Hormoncreme immer gründlich ihre Hände waschen müssen. Gleiches gilt für Anwendungen im Intimbereich – auch hier muss der Sexualpartner, z. B. durch Nutzung eines Kondoms, vor der Hormonwirkung geschützt werden. Dies ist z. B. bei der Anwendung von vaginal eingeführten Hormonen besonders wichtig.

11.2.3 Therapie mit bioidentischen und bioidentischen, homöopathisch aufbereiteten Hormonen

Nachfolgende Regeln sollten bei einer Therapie mit bioidentischen Hormonen und ihren homöopathischen Aufbereitungsformen grundsätzlich und ohne Ausnahme beherzigt werden, wobei der therapeutische Einsatz nicht potenzierter bioidentischer Hormone ausdrücklich Ärzten vorbehalten ist. In ärztlich verordnete Medikationen darf ohne Rücksprache nicht eingegriffen werden, Sie sollten diese verordneten Präparate jedoch bei Ihrem Therapievorschlag berücksichtigen. Bitte beachten Sie hierfür folgende Punkte:

- Die Dosierung wird anhand von Laborwerten festgelegt.
- Dem Körper werden so viele Hormone wie nötig, aber so wenige wie möglich zugeführt.
- Die Substitution erfolgt ausschließlich so lange, wie sie erforderlich ist.
- Ohne ein ausgeprägtes Beschwerdebild sollten zunächst keine Hormone eingesetzt und stattdessen die Hormondrüsen aktiviert werden.
- Das Ziel einer Hormonsubstitution sind altersentsprechende, physiologische Hormonspiegel. Eine Hormonsubstitution sollte keinesfalls missbräuchlich als Jungbrunnen zur Anwendung kommen!
- Wird transdermal therapiert, muss sichergestellt werden, dass lediglich Ihr Patient in den Genuss des Hormons kommt. Andere Menschen und Tiere müssen vor der Wirkung geschützt werden. Ein sorgfältiges Händewaschen mit Seife nach dem Auftragen ist unerlässlich!
- Bei der Einnahme von hormonellen Kontrazeptiva darf keine Therapie mit bioidentischen Sexualhormonen (Progesteron oder Östrogene) erfolgen, da ansonsten die verhütende Wirkung aufgehoben wird!
- Alle Sexualhormone können in ihrer freien Form das Karzinomrisiko erhöhen. Allein deshalb sollten unphysiologisch hohe Spiegel grundsätzlich vermieden werden!

Im Folgenden wird die Therapie mit nicht potenzierten bioidentischen Hormonen einbezogen, auch wenn diese nur durch Ärzte verordnet werden dürfen, da die Einnahme dieser Präparate relevant für die Wahl der Therapie hormoneller Dysbalancen durch den Heilpraktiker sein kann.

Progesteron

Fachärztlich verschrieben werden bioidentische Progesteronpräparate bei prämenstruell bedingter Mastodynie (transdermale Anwendung), gemeinsam mit Östrogenen zum Schutz des Endometriums bzw. zur Behandlung bei Endometriose (orale Substitution) sowie zur Therapie im Rahmen einer Fruchtbarkeitsbehandlung (vaginale Anwendung).

Cave

Bioidentisches Progesteron sollte keinesfalls bei gleichzeitiger Einnahme von hormonellen Kontrazeptiva zur Anwendung kommen, da es die verhütende Wirkung aufheben kann. Liegt eine Krebserkrankung vor, darf kein Progesteron substituiert werden!

Progesteron sollte auch in homöopathischer Aufbereitung morgens und mittags angewendet werden. Abends angewendet kann es die Einschlafdauer verlängern und einen erholsamen Schlaf stören. Die jeweilige Dosierung richtet sich nach den erhobenen Laborwerten.

Zur Unterstützung des Zyklus und der Nebenniere sollte Progesteron als D4-Creme von der Brust abwärts auf haarfreie Hautstellen aufgetragen werden. Besonders eignen sich hier die Innenseiten der Unterarme und Oberschenkel sowie der Bauch.

Auf die Stirn wird Progesteron aufgetragen, um Gedächtnisleistung, Merk- und Konzentrationsfähigkeit zu erhöhen.

Da die Progesteronspiegel im Verlauf eines Zyklus bei der Frau physiologischerweise unterschiedlich hoch sind (**Abb. 1.6**), sollte dieser Rhythmus bei einer Progesteronanwendung nachempfunden werden (**Tab. 11.1**). Bei manchen Frauen entwickeln sich durch Progesteron-D4-Gaben hohe Testosteronspiegel. In diesen Fällen verwendet man Pregnenolon D4 statt Progesteron D4. Der Anwendungsrhythmus bleibt gleich.

Cave

Keine Gabe von Pregnenolon bei Epilepsie, Hyperkortisolismus, Krebserkrankungen!

Eine Erhöhung der Dosierung kann sowohl bei der Creme als auch den Globuli jederzeit erfolgen, wenn sich zu niedrige Progesteronwerte auch nach mehrwöchiger Substitution nicht steigern lassen. Von einer sofortigen hohen Dosierung wird abgeraten. Einen über längere Zeit erhöhten Progesteronspiegel kann der Körper vielleicht noch verkraften, allerdings sind dauerhaft erhöhte Hormonspiegel von der Natur nicht vorgesehen. Über kurz oder lang wird eine solche Medikation zu Problemen führen, da sie die fein abgestimmten Regelsysteme des Körpers aushebelt.

Praxistipp

Zu beachten ist, dass bei einer Verschlimmerung des Beschwerdebilds durch Gabe von Progesteron bzw. einer paradoxen Wirkung, die nicht zu dem Hormonbild passt, häufig eine Schwermetallbelastung vorliegt, die zunächst ausgeleitet werden muss.

Info

In früherer Fachliteratur wird gerade in Bezug auf die Zufuhr von bioidentischem Progesteron mit dem Hinweis, dass der Körper damit gut zurechtkäme, immer wieder angeraten, hohe Progesteronspiegel anzustreben. Fraglich ist, ob eine dauerhaft simulierte Schwangerschaft sinnvoll sein kann. Der zyklische, körpereigene Rhythmus wird damit ausgehebelt, was z. B. für eine ordnungsgemäße Eizellenreifung, den Eisprung und einen gewünschten Schwangerschaftseintritt hinderlich sein kann.

Ein weiteres Problem einer hoch dosierten Progesterontherapie besteht im beschleunigten Abbau von Östradiol, wodurch die SHBG-Konzentration gesenkt wird. Durch den Mangel an freien Speichereiweißen entfällt die Inaktivierung von Testosteron. Der freie Anteil an Testosteronmolekülen im Blut steigt entsprechend. Dadurch erhöht sich die Gefahr eines zu hohen Testosteronspiegels mit einer damit einhergehenden Virilisierung und einer Steigerung des Tumorrisikos.

Zudem sinkt infolge des verschobenen Verhältnisses von Östrogenen zu Progesteron die adäquate Stimulierung der Progesteronrezeptoren. Bleibt die Progesteronkonzentration durch eine dauerhafte unphysiologische Gabe im Verhältnis zu Östradiol hoch, während Östradiol selbst niedrige Werte aufweist, wird die protektive Wirkung von Östrogenen auf die Blutgefäße gehemmt. Ein Zusammenhang mit Angina-pectoris-Anfällen und Herzrhythmusstörungen wird vermutet. Bei sporadischer Anwendung hoher Dosen oder bei Progesteron-D4-Substitutionen konnte die Aufhebung der protektiven Wirkung bislang nicht festgestellt werden.

Östrogene/Östradiol

Fachärztlich verschrieben werden Östrogene bzw. Östradiol bei durch Östradiolmangel ausgelöste Wechseljahresbeschwerden, nach der Entfernung der Eierstöcke oder bei Osteoporose. In der D4-Potenz kann Östradiol oder Östriol bei einem laborseitig nachgewiesenem Mangel eines der bei-

Tab. 11.1 Beispiel für das zyklusgerechte Anwendungsschema mit Progesteron-D 4-Globuli oder Progesteron-D 4-Creme aus einem Dosierspender bei der Frau.

Mangelsituation	sehr leicht oder Einstieg (Globuli)	leicht (Creme)	deutlich (Creme)	schwer (Creme)
während der Regelblutung	keine Anwendung	keine Anwendung	2 Hübe	4 Hübe
Follikelphase (Regelblutung bis zum Eisprung)	5 Globuli	1 Hub	3 Hübe	4–5 Hübe
Lutealphase (Eisprung bis zur Regelblutung)	10 Globuli	2 Hübe	4 Hübe	6 Hübe

den Hormone angewendet werden. Die Dosierung erfolgt entsprechend der Ausprägung des Mangels.

! Cave

Bioidentische Östrogene sollten keinesfalls bei gleichzeitiger Einnahme von hormonellen Kontrazeptiva zur Anwendung kommen, da sie die verhütende Wirkung aufheben können. Liegt eine Krebserkrankung vor, dürfen keine Östrogene substituiert werden!

Bei einer Therapie mit bioidentischen Östrogenen ist zu beachten, dass insbesondere durch bestimmte Östrogenmetabolite das Krebsrisiko steigen kann, wie bereits in dem Exkurs zur Hormonersatztherapie mit Östrogenen (S. 82) dargelegt.

Östradiol sollte abends substituiert werden, da morgens die Nebennierenrinde am aktivsten ist und dann am meisten Östradiol und Kortisol herstellt. Im Tagesverlauf nimmt die Produktionsrate der Nebenniere physiologisch ab, wodurch sich der Östradiolmangel abends am stärksten zeigt – beispielsweise durch Hitzewallungen in den Wechseljahren, die abends und nachts häufiger auftreten als morgens oder tagsüber.

Testosteron

Fachärztlich verschrieben wird Testosteron beispielsweise nach der Entfernung der Hoden, bei testosteronbedingtem Libidoverlust mit Erektionsproblemen oder in der Andropause des Mannes. Als D 4-Potenz kann es nach einem laborseitig nachgewiesenem Testosteronmangel der Mangellage angepasst verordnet werden.

Um eine Virilisierung weiblicher Patienten zu vermeiden, müssen die Testosteronwerte bei Frauen während der Anwendung regelmäßig überprüft werden. Leichter ist es, statt Testosteron DHEA zu verabreichen, womit man das gleiche Ziel mit weniger Risiken erreichen kann. Dies kann auch unter der Gabe von Testosteron in einer D 4-Potenz geschehen.

Bei Männern muss während einer Testosterontherapie das Prostatavolumen dokumentiert und überwacht werden, außerdem sind das Prostata-spezifische Antigen (PSA) und der Hämatokritspiegel zu erheben. Für eine exakte Dokumentation ist selbstverständlich eine Eingangserhebung dieser Werte unerlässlich.

Testosteron unterliegt wenigen zirkadianen Schwankungen und kann somit sowohl zu jedem Tageszeitpunkt als auch in gleichbleibender Dosierung verwendet werden.

Kortisol

Kortisol wird z. B. bei Asthma und anderen Lungenerkrankungen, Allergien, Hauterkrankungen, Rheuma, Niereninsuffizienz oder auch begleitend zu manchen Chemotherapien ärztlich verordnet.

Cave

Liegt ein lebensbedrohlich niedriger Kortisolspiegel vor, kann dem eine schwere Niereninsuffizienz zugrunde liegen. Hierbei handelt es sich um einen Notfall, der die Einleitung entsprechender Maßnahmen erfordert!

Kortisol sollte nur in Fällen eines im gesamten Tagesverlauf nachgewiesenen Kortisolmangels substituiert werden – und auch nur dann, wenn über eine Drüsenaktivierung keine Besserung erzielt werden kann.

In manchen Fällen von chronischem Erschöpfungssyndrom kann es für die Betroffenen hilfreich sein, morgens eine sehr kleine Gabe Kortisol als D4-Präparat (z. B. 2 Globuli Kortisol D4 oder einen winzigen Hub – maximal Erbsengröße – Kortisol-D4-Creme) anzuwenden, um gut aus dem Bett und in den Tag zu kommen. Die Gabe sollte, dem typischen zirkadianen Rhythmus folgend, ausschließlich morgens, spätestens mittags zur Anwendung kommen.

Schilddrüsenhormone

Fachärztlich verschrieben werden Schilddrüsenhormone nach Entfernung der Schilddrüse, bei Hypothyreose bzw. Hashimoto-Thyreoiditis.

Schilddrüsenhormone sollten morgens auf nüchternen Magen eingenommen werden, da die Aufnahme des Wirkstoffs auf nüchternen Magen am größten ist. Nur etwa 10 % der oral substituierten Hormone gelangen in den Blutkreislauf, wird mit der Tablette gleichzeitig Nahrung aufgenommen, ist es möglich, dass noch weniger Wirkstoff aufgenommen wird.

500 mg L-Tyrosin pro Tag können die Schilddrüse unterstützen und sollten vormittags eingenommen werden. L-Tyrosin ist ebenfalls die Vorstufe für Adrenalin und wirkt häufig belebend. Die Praxis zeigt, dass der gleichzeitige Konsum von L-Tyrosin und Koffein die Wirkung verstärkt.

Praxistipp

Sojaprodukte können den Umbau des Schilddrüsenhormons T_4 zu T_3 stören. Wer an einer Schilddrüsenproblematik leidet, sollte auf jedweden Verzehr von Soja und Tofu verzichten.

Steuerhormone und Melatonin

Die Ausschüttung der Hormone FSH, LH, ACTH und TSH (**Abb. 8.1**) können mithilfe korrekter Melatoninspiegel synchronisiert werden: Hierfür kann bereits ausreichend Schlaf hilfreich sein. Schläft jemand schlecht und hat einen normalen oder zu hohen Kortisolspiegel, kann man eine „Schlafmilch“ mit Melatonin oder auch ein anderes Melatoninpräparat verabreichen, das der Patient etwa 20–30 Min. vor dem Schlafengehen einnimmt, um durchschlafen zu können, z. B. 1 Kapsel ZeinPharma Melatonin mit 1 mg Melatonin pro Kapsel.

Bei einem niedrigen Kortisolspiegel ist eine Melatoninsubstitution hingegen kontraindiziert, da Kortisol der Gegenspieler zu Melatonin ist. Die Kortisolaufwachreaktion (S. 73) ist für das morgendliche Aufwachen zuständig. Ist der Kortisolspiegel im Verhältnis zu Melatonin zu niedrig, fällt das Aufwachen schwer. In diesem Fall könnte man L-Tryptophan oder 5-HTP (S. 182), d. h. Vorstufen von Melatonin, substituieren. Der Körper reguliert in diesem Fall die Melatoninsynthese selbst.

11.2.4 Steigerung/Senkung des Krebsrisikos durch Hormone

Generell gilt, dass bei einem tumorösen Geschehen der Einsatz von Steroidhormonen, wenn überhaupt, in die Hände eines erfahrenen Onkologen gehört und sich ansonsten verbietet. Ob und inwieweit die Anwendung von potenzierten bioidentischen Hormonen, wie sie in der D4-Potenz vorhanden sind, ebenfalls problematisch sein könnte, ist zwar bislang ungeklärt, allerdings werden auch diese Präparate bei einer Krebserkrankung grundsätzlich nicht verabreicht.

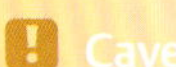

Cave

Eine Hormonsubstitution ist erst dann zulässig, wenn eine Krebserkrankung sicher ausgeschlossen werden konnte. Weist also die Anamnese und Befunderhebung auf eine solche hin, ist der Patient zur weiteren Behandlung an einen (Fach-)Arzt zu überweisen.

Hohe Testosteronspiegel können die Entwicklung eines Prostatakarzinoms begünstigen. Östrogene gelten als prinzipiell eher krebsfördernd, wie bereits in dem Exkurs zur Hormonersatztherapie mit Östrogenen (S. 82) aufgezeigt.

Beim Progesteron ging man lange Zeit von einer tendenziell eher karzinomprotektiven Eigenschaft aus. Das hängt jedoch von der Krebsart ab: So kann Progesteron anscheinend vor einem Endometriumkarzinom schützen, jedoch nicht vor einem Mammakarzinom. Es besteht ein Zusammenhang zwischen der Höhe des Progesteronspiegels und sowohl der Zellteilungsgeschwindigkeit des Brustgewebes als auch der erfolgenden Gefäßeinsprießung im Brustgewebe. Die höchste Mitoserate besteht gegen Ende des Zyklus, d. h., wenn der Progesteronspiegel am höchsten ist. Außerdem steht ein hoher Progesteronspiegel im Verdacht, die NK-Zellen zu supprimieren [2] [39] [72] [77].

Info

NK-Zellen sind natürliche Killerzellen, die zu den Lymphozyten und somit zu den Leukozyten gehören. Sie sind für die Erkennung anormaler Zellen verantwortlich. Nach erfolgter Identifizierung töten NK-Zellen u. a. tumoröse oder virusinfizierte Zellen ab.

Ist eine Frau Trägerin eines defekten BRCA1-Gens (BRCA1 = breast cancer 1, early-onset), steigt die Gefahr einer tumorösen Erkrankung ebenfalls an, da das gesunde BRCA1-Gen als Tumorsuppressorgen die Entstehung von Tumoren unterdrückt. Die Kombination aus einem defekten BRCA1-Gen und einem unphysiologisch hohen Progesteronspiegel erhöht das Karzinomrisiko zusätzlich [34]. Progesteron scheint allerdings keinen Einfluss mehr auf das tumoröse Geschehen zu haben, wenn der Krebs bereits weiter fortgeschritten ist.

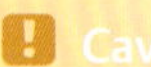

Cave

Da alle Sexualhormone in ihrer freien Form das Karzinomrisiko erhöhen können, sollten unphysiologisch hohe Spiegel grundsätzlich vermieden werden!

Eine Hypothyreose kann indirekt zu einer Erhöhung des Hormons Prolaktin (S. 58) im Blut führen, weil die Regelkreise der Schilddrüsenhormon- und der Prolaktinproduktion miteinander verbunden sind. Bei einem Mangel der Schilddrüsenhormone wird vom Hypothalamus vermehrt TRH ausgeschüttet, das die Prolaktinbildung anregt (**Abb. 3.6**). Liegt die Schilddrüsenhormonkonzentration hingegen im normalen Bereich, wird entsprechend auch das prolaktininduzierte Krebswachstum gebremst. Auch aus diesem Grund ist es also wichtig, eine Hypothyreose zu therapieren.

Anhand dieser Beispiele wird deutlich, dass das Hormonsystem im engen Zusammenhang mit der Unterdrückung oder auch der Entstehung von Tumoren steht. Dies ist bei einer Hormonsubstitution zu beachten, die – wenn überhaupt – mit Bedacht eingesetzt werden sollte und bei der unbedingt physiologische Dosierungen einzuhalten sind. Basis ist immer die Stärkung aller Hormondrüsen, damit diese eigenständig und rhythmisch arbeiten können, sowie die Bereitstellung von Nährstoffen und die Wiederherstellung der Funktionsfähigkeit der zuleitenden und beteiligten Organe wie Darm, Leber, Niere, Pankreas usw.

11.3 Präparate und Phytotherapeutika zur Hormondrüsenbehandlung

Es folgt eine Vorstellung verschiedener Präparate, die sich zur Behandlung der jeweiligen Hormondrüsen bewährt haben. Diese Auflistung erhebt keinen Anspruch auf Vollständigkeit – auch über die hier genannten Präparate hinaus gibt es viele weitere gute und geeignete Mittel von verschiedensten Anbietern. Sie sollten sich mit der Zeit am besten selbst einen Überblick verschaffen, mit welchen Mitteln Sie gut arbeiten können. Aufgrund des großen Angebots ist es schlicht unmöglich ist, jedes aufzugreifen. Die nachfolgende Übersicht beruht deshalb auf meinen Erfahrungen – aus der Praxis für die Praxis.

Beachten Sie bei der Verordnung in Ihrer Praxis die Herstellerangaben zur Dosierung sowie mögliche Wechselwirkungen und Gegenanzeigen. Weitere Dosierungshinweise finden Sie außerdem in den Unterkapiteln im Kapitel „Krankheiten infolge hormoneller Störungen und ihre Behandlung“ (S. 209).

Praxistipp

Alle der genannten Präparate, zu denen keine gesonderten Angaben zur Applikation vorhanden sind, werden oral appliziert. Darunter fallen Globuli, Urtinkturen, phytotherapeutische Einzelpräparate oder Mischungen, spagyrische Mittel, Tees sowie Präparate in Kapselform.

11.3.1 Bewährte Präparate für die unterschiedlichen Hormondrüsen in der Übersicht

Bei den folgenden Präparaten handelt es sich sowohl um spezifische Organpräparate mit einzelnen tierischen oder pflanzlichen Wirkstoffen in homöopathischer Aufbereitung als auch um Komplexmittel mit diesen und weiteren Komponenten. Daneben sind wichtige Nährstoffe (Vitamine, Mineralstoffe) genannt, die speziell zur Anregung der Organe bzw. zur Synthese ihrer Hormone geeignet sind.

Hypothalamus

In der Praxis ist zu beobachten, dass eine Rhythmisierung der Hypophyse auch eine Normalisierung der Hypothalamusaktivität nach sich zieht, obwohl die hormonelle Steuerung über die Hypothalamus-Hypophysen-Achse (S. 21) eigentlich andersherum erfolgt. Bewährt haben sich die folgenden Präparate:

- **Wala Hypothalamus (bovis) Gl**, mit Hypothalamusgewebe vom Rind in homöopathisch aufbereiteter Form, erhältlich in den Potenzen D 6, D 12 und D 30, jedoch nur als Ampullen. Diese können subkutan injiziert oder oral verabreicht werden, 1–7 × /Woche je 1 ml.
- **Heel Hypothalamus suis-Injeel forte Ampullen**, mit Hypothalamusgewebe vom Schwein in homöopathisch aufbereiteter Form. Das Präparat kann subkutan, intravenös oder intramuskulär injiziert bzw. oral verabreicht werden (einmalig 1 Ampulle).
- **Heel Hypothalamus suis-Injeel Ampullen**, mit Hypothalamusgewebe vom Schwein in homöopathisch aufbereiteter Form. Das Präparat kann subkutan, intravenös oder intramuskulär injiziert bzw. oral verabreicht werden (einmalig 1 Ampulle).
- **Steierl Phyto-C Dilution**, mit Basilikum, Sadebaum, Mistel in homöopathisch aufbereiteter Form, 1–3 × täglich je 20–50 Tropfen. Die Dilution aktiviert eigentlich die Hypophyse, hat jedoch auch einen anregenden Effekt auf den Hypothalamus.
- **Steierl Phyto-L Dilution**, mit Schöllkraut, Mariendistel, Mönchspfeffer in homöopathisch aufbereiteter Form, 1–3 × täglich je 20–50 Tropfen. Die Dilution aktiviert ebenfalls u. a. die Hypophyse, hat jedoch gleichermaßen einen anregenden Effekt auf den Hypothalamus.

Praxistipp

Daneben reagiert der Hypothalamus auch auf eine osteopathische Behandlung außerordentlich positiv.

Hypophyse

Die Hypophyse sollte aufgrund ihrer herausragenden Position als „Hormondirigentin" bei jeder Hormondrüsentherapie mit einbezogen werden. In meiner Praxis haben sich diese Präparate bewährt:

- **Wala Hypophysis/Stannum Globuli**, mit Hypophysengewebe vom Rind, Zinn in homöopathisch aufbereiteter Form, 1 × täglich 3–5 Globuli (oder alle 3 Tage, je nach Therapieschema)
- **Wala Hypophysis/Stannum Ampullen** zur subkutanen Injektion, mit Hypophysengewebe vom Rind und Zinn in homöopathisch aufbereiteter Form, 2–3 × wöchentlich je 1 ml
- **Wala Hypophysis (bovis) Gl Ampullen**, mit Hypophysengewebe vom Rind in homöopathisch aufbereiteter Form, erhältlich in verschiedenen Potenzen, jedoch nur als Ampullen. Diese können subkutan injiziert oder oral verabreicht werden, Erwachsene und Kinder ab 12 Jahren 1 × wöchentlich bis 1 × täglich 1 ml.
- **Heel Hypophysis suis-Injeel forte Ampullen**, mit Hypophysengewebe vom Schwein in homöopathisch aufbereiteter Form. Das Präparat kann subkutan, intravenös oder intramuskulär injiziert bzw. oral verabreicht werden (einmalig 1–2 ml).
- **Heel Hypophysis suis-Injeel Ampullen**, mit Hypophysengewebe vom Schwein in homöopathisch aufbereiteter Form. Das Präparat kann subkutan, intravenös oder intramuskulär injiziert bzw. oral verabreicht werden (einmalig 1–2 ml).
- **Beifuß** (*Artemisia vulgaris* L.) bringt alles ins Fließen. Je nach Schweregrad der Erkrankung kann dieser als Tee (S. 188) oder oral als Urtinktur, beispielsweise **Ceres Artemisia vulgaris Urtinktur** (1–3 × täglich je 5 Tropfen), eingenommen werden. Bei starken Menstruationsblutungen und in der Schwangerschaft darf Beifuß nicht angewendet werden.
- **Mönchspfeffer/Keuschlamm** (*Vitex agnus-castus* L.) reguliert überschießende Reaktionen, jedoch zumeist nur, wenn gleichzeitig eine zu hohe Prolaktinaktivität vorliegt. Die Substitution erfolgt als Pulver, Urtinktur oder homöopathische Aufbereitung (maximal D 2), beispielsweise **Ceres Vitex agnus-castus D 2 Dilution** (1–3 × täglich je 2–5 Tropfen).
- **Steierl Phyto-C Dilution**, mit Basilikum, Sadebaum, Mistel in homöopathisch aufbereiteter Form, 1–3 × täglich je 20–50 Tropfen. Die Dilution hat ebenfalls einen rhythmisierenden Effekt auf die Nebennieren.
- **Steierl Phyto-L Dilution**, mit Schöllkraut, Mariendistel, Mönchspfeffer in homöopathisch aufbereiteter Form, 1–3 × täglich je 20–50 Tropfen. Die Dilution hat außerdem einen regulierenden Effekt auf die weiblichen Gonaden.
- **Vitamin C** (Dosierung nach Bedarf) stärkt die Hypophysenaktivität.

Epiphyse

5-Hydroxytryptophan (5-HTP) ist eine Vorstufe des Neurotransmitters Serotonin, das zu Melatonin, dem Schlafhormon, umgewandelt wird (**Abb. 3.8**):

- **Nicapur 5-HTP50 SeroBalance**, mit Afrikanischer Schwarzbohne (5-HTP), Magnesium, Vitamin B_6, 1 × täglich 1–2 Kapseln, 30 Min. vor dem Schlafengehen
- **Pure Encapsulations Hydroxytryptophan (5-HTP)**, mit Afrikanischer Schwarzbohne (5-HTP), 1 × täglich 1–2 Kapseln, 30 Min. vor dem Schlafengehen

Schilddrüse

Bei Störungen der Schilddrüsenfunktion muss zwischen der Hyperthyreose und der Hypothyreose unterschieden werden. Bei einer Schilddrüsenüberfunktion soll ein dämpfender Effekt erzielt werden, bei der Schilddrüsenunterfunktion hingegen eine stimulierender.

Hyperthyreose (Schilddrüsenüberfunktion):

- **Wala Thyreoidea comp. Globuli**, mit Tollkirsche, Chalkosin, Austernschale, Schilddrüsengewebe vom Rind in homöopathisch aufbereiteter Form, 1–3 × täglich je 5–10 Globuli
- **Wala Thyreoidea comp. Ampullen** zur subkutanen Injektion, mit Tollkirsche, Chalkosin, Austernschale, Schilddrüsengewebe vom Rind in homöopathisch aufbereiteter Form, 2–3 × wöchentlich je 1 ml

- **Steierl Vegital Hyper Dilution**, mit Steinblüte in homöopathisch aufbereiteter Form, individuelle Dosierung: 1. Woche stündlich 4 Tropfen (zwischen 9.00 Uhr und 21.00 Uhr), 2. Woche 4 × täglich je 4 Tropfen, 3. Woche 3 × täglich je 4 Tropfen, 4. Woche 2 × täglich je 4 Tropfen
- **Flor de piedra D 6 oder D 12 Globuli**, z. B. von DHU, mit Steinblüte (enthält Spuren von Jod) in homöopathisch aufbereiteter Form, 3 × täglich je 10 Globuli in der Potenz D 12
- für die Schilddrüsenhormonsynthese: Eisen, ω-3-Fettsäuren, Selen, L-Tyrosin (Dosierung nach Bedarf)
- für die Vorstufe L-Tyrosin: Folsäure (Vitamin B_9), Magnesium (Dosierung nach Bedarf)

Hypothyreose (Schilddrüsenunterfunktion):

- **Wala Thyreoidea/Ferrum Globuli**, mit Schilddrüsengewebe vom Rind, Eisen in homöopathisch aufbereiteter Form, 1–3 × täglich je 5–10 Globuli
- **Wala Thyreoidea/Ferrum Ampullen** zur subkutanen Injektion, mit Eisen, Schilddrüsengewebe vom Rind in homöopathisch aufbereiteter Form, 3 × wöchentlich je 1 ml
- **Steierl Vegital Hypo Dilution**, mit Graphites (Reißblei) in homöopathisch aufbereiteter Form, Dosierung nach Bedarf
- **Graphites D 6 oder D 12 Globuli**, z. B. von DHU, mit Reißblei in homöopathisch aufbereiteter Form, Dosierung nach Bedarf
- **Soluna Heilmittel Solunat Nr. 22 Tropfen**, mit Isländischem Moos, Acker-Schachtelhalm, Blasentang, Stieleiche, Knotigem Braunwurz in homöopathisch aufbereiteter Form, 2–3 × täglich je 5–10 Tropfen
- für die Schilddrüsenhormonsynthese: Eisen, ω-3-Fettsäuren, Selen, L-Tyrosin (Dosierung nach Bedarf)
- für die Vorstufe L-Tyrosin: Folsäure (Vitamin B_9), Magnesium (Dosierung nach Bedarf)

Thymusdrüse

- **Wala Thymus/Mercurius Globuli**, mit Thymusgewebe vom Rind, Quecksilber in homöopathisch aufbereiteter Form, 1 × täglich 3–5 Globuli
- **Wala Thymus/Mercurius Ampullen** zur subkutanen Injektion, mit Thymusgewebe vom Rind, Quecksilber in homöopathisch aufbereiteter Form, 1–7 × wöchentlich je 1 ml
- **Wala Thymus (Glandula) Gl**, mit Thymusgewebe vom Rind in homöopathisch aufbereiteter Form, erhältlich in den Potenzen D 4, D 6, D 12, D 30, jedoch nur als Ampullen. Diese können subkutan injiziert oder oral verabreicht werden, 1–7 × wöchentlich je 1 ml.
- **Heel Glandula thymi suis-Injeel Ampullen**, mit Thymusgewebe vom Schwein in homöopathisch aufbereiteter Form. Das Präparat kann subkutan, intravenös oder intramuskulär injiziert bzw. oral verabreicht werden (einmalig 1–7 ml).
- **Soluna Heilmittel Solunat Nr. 3 Tropfen**, mit Brechweinstein, Kieselsäure, Antimon in homöopathisch aufbereiteter Form, 4 × täglich je 8 Tropfen
- Vitamin D (Dosierung nach Bedarf)

Leber

- **Steierl Hepaplex Dilution**, mit Gewöhnlicher Berberitze, Leptandra, Mariendistel, Schöllkraut, metallischem Zinn in homöopathisch aufbereiteter Form, 2 × täglich je 5 Tropfen
- **Weleda Hepatodoron® Tabletten**, mit Erdbeere, Wein in homöopathisch aufbereiteter Form, Erwachsene und Kinder ab 12 Jahren 1–3 × täglich je 1–2 Tabletten vor dem Essen gut zerkauen
- **Soluna Heilmittel Solunat Nr. 8 Tropfen**, mit Ackergauchheil, Aloe, Bitterholz, Leberblümchen, Löwenzahn, Mariendistel, Odermennig, Wegwarte in homöopathisch aufbereiteter Form, 2 × täglich je 10 Tropfen
- **Heel Hepeel N Tabletten**, mit Schöllkraut, Chinarinde, Koloquinte, Bärlapp, Muskatnuss, Mariendistel, Weißem Germer in homöopathisch aufbereiteter Form, 1–2 × täglich je 2–3 Tabletten
- **Chelidonium D 6, D 12 oder C 30 Globuli**, z. B. von DHU, mit Schöllkraut in homöopathisch aufbereiteter Form, 1–3 × täglich je 5–10 Globuli

- **Carduus marianus D 6, D 12 oder C 30 Globuli**, z. B. von DHU, mit Mariendistel in homöopathisch aufbereiteter Form, 1 × täglich 5–10 Globuli in der Potenz C 30
- **Mariendistel, Löwenzahn, Artischocke, Chicorée** und Bitterstoffe als Kapsel, Tee, Nahrungsmittel, Dosierung nach Bedarf
- Der Heilpilz **Shiitake** hilft bei Müdigkeit und Erschöpfung und stärkt die Leberzellen und ihre Funktion, Dosierung nach Bedarf.

Nieren

- **Heel Solidago virgaurea-Injeel Ampullen**, mit Goldrute in homöopathisch aufbereiteter Form. Das Präparat kann subkutan, intravenös oder intramuskulär injiziert bzw. oral verabreicht werden (einmalig 1 Ampulle).
- **Heel Solidago comp. Ampullen**, mit Wacholder, Terpentinöl, Schwarzer Christrose, Gewöhnlicher Berberitze, Indianerhanf, Petersilie, Stechwinde, Gewöhnlicher Goldrute in homöopathisch aufbereiteter Form. Das Präparat kann intravenös oder intramuskulär injiziert (2–3 × wöchentlich je 2 ml) bzw. oral verabreicht werden (2–3 × wöchentlich je 1 ml).

> **Praxistipp**
> Besonders stärkend wirkt die Kombination des Mittels Heel Solidago comp. mit den Präparaten Heel Ubichinon comp. und Heel Coenzyme comp., die jeweils nur als Ampullen erhältlich sind. Diese können intravenös oder intramuskulär injiziert bzw. oral verabreicht werden, im Wechsel maximal 2 Ampullen/Woche.

- **Heel Solidago compositum Cosmoplex Tabletten**, mit Gewöhnlicher Goldrute, Gewöhnlicher Berberitze, Cantharis, Quecksilber(II)-chlorid, Dolden-Winterlieb, Amerikanischer Zitterpappel, Wacholder, Weißem Arsenik in homöopathisch aufbereiteter Form, bei akuten Zuständen alle 30–60 min, höchstens 12 × täglich, je 1 Tablette, bei chronischen Verlaufsformen 1–3 × täglich je 1 Tablette
- **Heel Nierentropfen Cosmochema**, mit Gewöhnlicher Berberitze, Cantharis, Gewöhnlicher Goldrute in homöopathisch aufbereiteter Form, bei akuten Zuständen alle 30–60 min, höchstens 12 × täglich, je 5 Tropfen, bei chronischen Verlaufsformen 1–3 × täglich je 5 Tropfen
- **Solidago Hevert Complex Tropfen**, mit Honigbiene, Tollkirsche, Cantharis, Wacholder, Goldrute in homöopathisch aufbereiteter Form, bei akuten Zuständen alle 30–60 min, höchstens 6 × täglich, je 5 Tropfen, bei chronischen Verlaufsformen 1–3 × täglich je 5 Tropfen
- **Soluna Heilmittel Solunat Nr. 16 Tropfen**, mit Bärentraube, Birke, Goldrute, Hauhechel, Hirtentäschel, Petersilie, Quecke, Schachtelhalm in homöopathisch aufbereiteter Form, 2 × täglich je 5 Tropfen
- **Steierl Nephroplex Tropfen**, mit Indianerhanf, Ackerschachtelhalm, Goldrute in homöopathisch aufbereiteter Form, bei akuten Zuständen alle 30–60 min, höchstens 12 × täglich, je 5–10 Tropfen, bei chronischen Verlaufsformen 1–3 × täglich je 5–10 Tropfen
- **Wala Renes/Argentum nitricum Injekt**, mit Silbernitrat und Nierengewebe vom Rind in homöopathisch aufbereiteter Form. Das Mittel wird subkutan injiziert, 2–7 × wöchentlich je 1 ml (nicht bei Unverträglichkeit/Allergie auf das Spendertiereiweiß).
- **Wala Renes/Cuprum Injekt**, mit Kupfer und Nierengewebe vom Rind in homöopathisch aufbereiteter Form. Das Mittel wird subkutan injiziert, 2–7 × wöchentlich je 1 ml (nicht bei Unverträglichkeit/Allergie auf das Spendertiereiweiß).
- **Wala Renes/Borgao comp. Globuli**, mit Borretsch, Kupfersäure und verschiedenen Geweben der Niere vom Rind in homöopathisch aufbereiteter Form, 2–3 × täglich je 10–15 Globuli (nicht bei Unverträglichkeit/Allergie auf das Spendertiereiweiß).
- **Wala Renes/Borgao comp. Injekt**, mit Borretsch, Kupfersäure und verschiedenen Geweben der Niere vom Rind in homöopathisch aufbereiteter Form. Das Mittel wird subkutan injiziert, 1-2 × wöchentlich bis maximal 2x täglich je 1 ml (nicht bei Unverträglichkeit/Allergie auf das Spendertiereiweiß).

- **Wala Renes/Equisetum comp. Globuli**, mit Ackerschachtelhalm, Bienengift, Mistel, weißer Nieswurz und Nierengewebe vom Rind in homöopathisch aufbereiteter Form, 2–5 × täglich je 5–10 Globuli (nicht bei Unverträglichkeit/Allergie auf Bienen-/Wespen-/Hornissengift, Mistel oder das Spendertiereiweiß).
- **Wala Renes/Equisetum comp. Injekt**, mit Ackerschachtelhalm, Bienengift, Mistel, weißer Nieswurz und Nierengewebe vom Rind in homöopathisch aufbereiteter Form. Das Mittel wird subkutan injiziert, 2–7 × wöchentlich je 1 ml (nicht bei Unverträglichkeit/Allergie auf Bienen-/Wespen-/Hornissengift, Mistel oder das Spendertiereiweiß).
- **Wala Nierentonikum Sirup**, mit Wacholderbeere, Birke in homöopathisch aufbereiteter Form, 1–3 × täglich je 1 Teelöffel
- **Solidago D 6, D 10 oder C 30 Globuli**, z. B. von DHU, mit Gewöhnlicher Goldrute in homöopathisch aufbereiteter Form, 1–3 × täglich je 5–8 Globuli
- **Berberis vulgaris D 6, D 10 oder C 30 Globuli**, z. B. von DHU, mit Gewöhnlicher Berberitze in homöopathisch aufbereiteter Form, 2 × täglich je 8 Globuli in der Potenz D 6

Nebennieren

- **Wala glandulae suprarenales comp. Globuli**, mit Nebennieren-, Gallen- und Milzgewebe vom Rind in homöopathisch aufbereiteter Form, 1 × täglich 3–5 Globuli (oder alle 3 Tage, je nach Therapieschema)
- **Wala glandulae suprarenales comp. Ampullen**, mit Nebennieren-, Gallen- und Milzgewebe vom Rind in homöopathisch aufbereiteter Form, flüssige Verdünnung zur subkutanen Injektion, 1–7 × wöchentlich je 1 ml
- **Wala Glandula suprarenalis (Cortex) Gl Ampullen**, mit Nebennierenrindengewebe vom Rind in homöopathisch aufbereiteter Form, erhältlich in verschiedenen Potenzen, flüssige Verdünnung zur subkutanen Injektion, 1–7 × wöchentlich je 1 ml
- **Wala Glandula suprarenalis dextra cum Cupro** bzw. **Glandula suprarenalis sinistra cum Cupro Globuli**, mit Gewebe der rechten bzw. linken Nebenniere vom Rind und metallischem Kupfer in homöopathisch aufbereiteter Form, 1–3 × täglich je 5–10 Globuli
- **Wala Glandula suprarenalis dextra cum Cupro** bzw. **Glandula suprarenalis sinistra cum Cupro Ampullen**, mit Gewebe der rechten bzw. linken Nebenniere vom Rind und metallischem Kupfer in homöopathisch aufbereiteter Form, flüssige Verdünnungen zur subkutanen Injektion, 2–3 × wöchentlich je 1 ml
- **Wala Glandula suprarenalis sinistra/Mercurius** als flüssige Verdünnungen zur subkutanen Injektion, mit Gewebe der linken Nebenniere vom Rind und Quecksilber in homöopathisch aufbereiteter Form, 2 × wöchentlich je 1 ml
- **Steierl Phytocortal N Dilution**, mit Gänseblümchen, Schöllkraut, Wildem Yams in homöopathisch aufbereiteter Form, 1–3 × täglich je 20–50 Tropfen
- **Steierl Phyto-C Dilution**, mit Basilikum, Sadebaum, Mistel in homöopathisch aufbereiteter Form. Die Verabreichung erfolgt insbesondere bei sekundärer Nebenniereninsuffizienz. Das Präparat sollte vorzugsweise gemeinsam mit Steierl Phytocortal N in das Therapieschema aufgenommen werden, 1–3 × täglich je 20–50 Tropfen.
- **Rosenwurz** (*Rhodiola rosea* L.) wirkt regulierend auf den Kortisolspiegel. Es ist wichtig, dass standardisierte Präparate verwendet werden (100–600 mg/Tag, je nach Bedarf). Die enthaltenen Mengen der Rosavine und der Salidroside, der wirksamen Bestandteile von Rhodiola Rosea (S. 156), müssen ausgewiesen sein.
- Die Wurzel der **Schlafbeere/Ashwagandha** (*Withania somnifera* [L.] Dunal) dämpft die Kortisolausschüttung. Es ist wichtig, dass standardisierte Präparate verwendet werden (600–1000 mg/Tag, je nach Bedarf). Die enthaltene Menge der Withanolide, der wirksamen Bestandteile von Ashwagandha, muss ausgewiesen sein.
- Der Heilpilz Cordyceps sinensis (S. 196) steigert die Kortikoidausschüttung.
- **Intercell Pharma Adrenal-Intercell Kapseln**, mit L-Tyrosin, Vitamin C, Pantothensäure, L-Phenylalanin, Rhodiola-rosea-Extrakt, Magnesium, B-Vitaminen und Zink, 1 × täglich 1–2 Kapseln

- **Kyberg vital aminoplus burnout Kapseln**, mit L-Tyrosin, L-Ornithin, L-Phenylalanin, Taurin, Vitamin C, Pantothensäure, Niacin, B-Vitaminen, Magnesium, Zink, Selen, Chrom, Molybdän, Erwachsene: 1 × morgens 1 Beutel in 200 ml Wasser eingerührt sofort trinken
- L-Tyrosin, Kalzium, Eisen, Folsäure (Vitamin B_9), Kupfer, Magnesium, Vitamin B_6 (Pyridoxin), Vitamin B_{12} (Cobalamin), Vitamin C (Dosierung nach Bedarf)

Ovarien/Uterus

- **Steierl Phyto-L Dilution**, mit Schöllkraut, Mariendistel, Mönchspfeffer in homöopathisch aufbereiteter Form, 1–3 × täglich je 20–50 Tropfen
- **Wala Ovaria comp. Ampullen**, mit Bienenkönigin, metallischem Silber, Eierstockgewebe vom Rind in homöopathisch aufbereiteter Form, flüssige Verdünnung zur subkutanen Injektion, 1–3 × wöchentlich je 1 ml
- **Wala Ovaria comp. Globuli**, mit Bienenkönigin, metallischem Silber, Eierstockgewebe vom Rind in homöopathisch aufbereiteter Form, 1 × täglich 3–5 Globuli (oder alle 3 Tage, je nach Therapieschema)
- **Wala Ovaria Gl Ampullen**, mit Eierstockgewebe vom Rind in homöopathisch aufbereiteter Form, erhältlich in den Potenzen D 5 und D 30, flüssige Verdünnung zur subkutanen Injektion, 1–7 × wöchentlich je 1 ml
- **Wala Ovaria/Argentum Globuli**, mit Eierstockgewebe vom Rind, metallischem Silber in homöopathisch aufbereiteter Form, 1 × täglich 3–5 Globuli (oder alle 3 Tage, je nach Therapieschema)
- **Soluna Heilmittel Solunat Nr. 10 Tropfen**, mit Frauenmantel, Kamille, Schachtelhalm, Taubnessel in homöopathisch aufbereiteter Form; bei zu kurzen Zyklen, PMS und zögerlichen Regelblutungen, 3 × täglich je 10 Tropfen
- **Soluna Heilmittel Solunat Nr. 11 Tropfen**, mit Eiche, Frauenmantel, Hirtentäschel, Schafgarbe, Taubnessel in homöopathisch aufbereiteter Form; bei zu starken, langen oder häufigen Menstruationsblutungen, 3 × täglich je 10 Tropfen
- **Dr. Reckeweg Secale-Gastreu R28 Mischung**, mit Schwefelsäure, Krokus, Zaubernuss, Purpurbraunem Mutterkornpilz, Rosskastanie, Eisenphosphat in homöopathisch aufbereiteter Form; bei zu starken, langen oder häufigen Menstruationsblutungen und schmerzhaften Menstruationen, 1–3 × täglich je 5 Tropfen (bei zu starker Blutung bis zu 6 Mal am Tag)
- **Heel Hormeel SNT Tropfen**, mit Austernschalenkalk, Berufskraut, Rotem Alpenveilchen, Muskatnuss, Tintenfisch, Ignatiusbohne, Schneeball in homöopathisch aufbereiteter Form, regulieren den weiblichen Zyklus und lindern Menstruationsbeschwerden, 3 × täglich je 10 Tropfen
- **Pascoe Pascofemin SL Tropfen**, mit Sternwurzel, Küchenschelle, Falscher Einhornwurzel, Tiger-Lilie, Ignatiusbohne, Blauem Hahnenfuß, Goldenem Kreuzkraut, Mönchspfeffer, Trauben-Silberkerze in homöopathisch aufbereiteter Form, helfen bei Regelstörungen, v. a. während der Menstruation, jedoch auch regulierend während des gesamten Zyklus. Der Aufbau des Wirkspiegels dauert jedoch ein wenig. Die Einnahme muss über mindestens 2 Monate und länger erfolgen, 3 × täglich je 10–15 Tropfen.
- **Pulsatilla C 30 Globuli**, z. B. von DHU, mit Küchenschelle in homöopathisch aufbereiteter Form, 1–2 × täglich je 5–8 Globuli
- **Sepia C 30 Globuli**, z. B. von DHU, mit Tintenfisch in homöopathisch aufbereiteter Form, 1 × täglich 4 Globuli
- Weitere Medikamente sind bei den phytotherapeutischen Arzneimitteln (S. 188) genannt.
- Kalzium, Eisen, Magnesium, Mangan, ω-3-Fettsäuren, Vitamin A (Retinol), Vitamin B_1 (Thiamin), Vitamin B_2 (Riboflavin), Vitamin B_3 (Niacin), Vitamin C, Vitamin D (Kalziferol), Vitamin E (Dosierung nach Bedarf)

Hoden

- **Dr. Reckeweg Testes-Gastreu R41 Injekt**, mit Phosphorsäure, Mönchspfeffer, Rotem Chinarindenbaum, Schierling, Damiana, Phosphor, Tintenfisch, Hodengewebe vom Schwein in homöopathisch aufbereiteter Form, zur subkutanen Injektion (einmalig 1–2 ml)

- **Steierl Phyto-L Dilution**, mit Schöllkraut, Mariendistel, Mönchspfeffer in homöopathisch aufbereiteter Form, 1–3 × täglich je 20–50 Tropfen. Das Präparat ist vornehmlich für seine heilsame Wirkung bei Zyklusbeschwerden oder unerfülltem Kinderwunsch der Frau bekannt. Es wirkt aufgrund seiner stimulierenden Wirkung auf die Hypophyse und die Hormone LH und FSH ebenso aktivierend auf die männlichen Keimdrüsen, inklusive der Spermatogenese.
- **Steierl Viragil Mischung**, mit Pikrinsäure, Mönchspfeffer in homöopathisch aufbereiteter Form, wirkt aktivierend bei Problemen mit der Libido in Verbindung mit Erschöpfung. Die Mischung flüssiger Verdünnungen wird eingenommen, 1–3 × täglich je 10 Tropfen.
- **Wala Testes comp. Globuli**, mit Bienenkönigin, metallischem Silber, Hodengewebe vom Rind in homöopathisch aufbereiteter Form, 1–3 × täglich je 5–10 Globuli
- **Wala Testes/Argentum Globuli**, mit Hodengewebe vom Rind, metallischem Silber in homöopathisch aufbereiteter Form, 1 × täglich je 3–5 Globuli (oder alle 3 Tage, je nach Therapieschema)
- **Heel Testis suis-Injeel forte Ampullen**, mit Hodengewebe vom Schwein in homöopathisch aufbereiteter Form. Das Präparat kann subkutan, intravenös oder intramuskulär injiziert bzw. oral verabreicht werden (einmalig 1–2 ml).
- **Heel Testis suis-Injeel Ampullen**, mit Hodengewebe vom Schwein in homöopathisch aufbereiteter Form. Das Präparat kann subkutan, intravenös oder intramuskulär injiziert bzw. oral verabreicht werden (einmalig 1–2 ml).
- Leberstärkende Arzneien (S. 153) tragen zur Senkung hoher Testosteronwerte bei.
- Weitere Medikamente sind bei den phytotherapeutischen Arzneimitteln (S. 188) genannt.
- Mangan, Vitamin A (Retinol), Vitamin B_6 (Pyridoxin), Zink (Dosierung nach Bedarf)

Komplexmittel

Komplexmittel mit Wirkung auf mehrere Hormondrüsen:

- **Dr. Reckeweg Glandulae-F-Gastreu R19 Dilution**, mit Nebennieren-, Thymus-, Hypophysen-, Pankreas-, Hoden- und Schilddrüsengewebe vom Schwein in homöopathisch aufbereiteter Form:
  - Dieses Komplexmittel ist eigens für den **Mann** bestimmt.
  - Es stimuliert die Hypophyse, die Schilddrüse, die Thymusdrüse, die Nebennieren, das Pankreas und die Hoden.
  - Dosierung: 1–3 × täglich je 5 Tropfen

> **! Cave**
> Glandulae-F-Gastreu R19 darf nicht gleichzeitig mit Schilddrüsenmedikamenten wie L-Thyroxin angewendet werden.

- **Dr. Reckeweg Glandulae-F-Gastreu R20 Dilution oder Injekt**, mit Nebennieren-, Thymus-, Hypophysen-, Pankreas-, Eierstock- und Schilddrüsengewebe vom Schwein in homöopathisch aufbereiteter Form:
  - Beide sind spezielle Präparate für **Frauen**.
  - Sie stimulieren die Hypophyse, die Schilddrüse, die Thymusdrüse, die Nebennieren, das Pankreas und die Ovarien.
  - Dosierung bei oraler Einnahme: 1–3 × täglich je 5 Tropfen

> **! Cave**
> Glandulae-F-Gastreu R20 darf nicht gleichzeitig mit Schilddrüsenmedikamenten wie L-Thyroxin angewendet werden.

- **Wala Thyreoidea/Thymus comp.**, mit Arsen, Kupfersulfat, Thymus-, Schilddrüsen- und Hypophysengewebe vom Rind, Wolfstrapp, Melisse, Hornisse in homöopathisch aufbereiteter Form, als Globuli zur oralen Einnahme oder als Ampullen zur subkutanen Injektion, aktivieren die Hypophyse, die Schilddrüse und die Thymusdrüse.

11.3.2 Wichtige phytotherapeutische Arzneimittel im Überblick

Die Natur hat uns unglaublich viele wunderbare Heilpflanzen geschenkt. Vorgestellt wird an dieser Stelle nur eine Auswahl von für das Hormonsystem nützlichen Phytotherapeutika, die ich in meiner Praxis bevorzugt nutze. Dabei wird insbesondere auf ihre Wirkung auf das Hormonsystem eingegangen, für weiterführende Informationen sind Lehrbücher zur Phytotherapie und Heilpflanzenkunde heranzuziehen.

Hinter dem Pflanzennamen ist bei Bedarf vermerkt, ob diese Präparate speziell für Frauen oder für Männer bestimmt sind – ohne diesen Vermerk kann das Präparat sowohl Frauen als auch Männern verabreicht werden.

Gewöhnlicher Beifuß (*Artemisia vulgaris* L.)

Beifuß aktiviert die Hypophyse und die Nebennieren. Er wirkt entgiftend, blutreinigend und harntreibend.

Der Beifuß bringt alles ins Fließen, selbst monatelange spärliche oder ausgebliebene Eisprünge und Regelblutungen (**Tab. 12.3**)! Bei einem Post-Pill-Syndrom, also einem nicht mehr eintretenden Zyklus nach dem Absetzen von hormonellen Kontrazeptiva, ist Beifuß einer der stärksten Helfer. Während der Geburt erleichtert Beifuß den Geburtsvorgang, da er die Wehen verstärkt und sich der Muttermund leichter öffnet.

Artemisia vulgaris vermag außerdem Krämpfe zu lösen, Muskeln zu entspannen und die Verdauung zu fördern. Er wirkt antimykotisch und antibakteriell. Nicht zuletzt wirkt der Beifuß kraftspendend, sogar bei sich einstellender Erschöpfung während des Geburtsvorgangs.

> **Cave**
> Bei starken Menstruationsblutungen, Bluthochdruck, bestehender Allergie und in der Schwangerschaft – außer während der Geburt – darf Beifuß nicht angewendet werden.

Je nach Schweregrad der Erkrankung wird Beifuß als Tee oder als Urtinktur eingenommen.

Darreichungsformen und Dosierung:

- Tee aus Beifußkraut (Artemisiae [vulgaris] herba): 1 Teelöffel Beifußkraut mit 200 ml kochendem Wasser übergießen, ca. 7–10 Min. ziehen lassen, 1–3 × täglich ungesüßt trinken.
- Urtinktur, z. B. Ceres Artemisia vulgaris Urtinktur, 1–3 × täglich je 5 Tropfen

Damiana (*Turnera diffusa* Willd. ex Schult.)

Damiana ist auch unter dem botanischen Artnamen *Turnera aphrodisiaca* Ward. bekannt.

Die in unseren Breitengraden eher unbekannte Heilpflanze ist eine meiner heimlichen Favoriten. Die Damiana wurde von den Maya als Fruchtbarkeitspflanze verehrt. Sie wirkt bei Frauen und Männern hormonregulierend, nervenstärkend und stimmungsaufhellend. Überdies lindert Damiana Krämpfe, wirkt sich positiv auf Harninkontinenz aus und stärkt Körper und Geist. Bei Frauen fördert sie den normalen Blutfluss während der Menstruation und regt später den Eisprung an.

Auf beide Geschlechter wirkt Damiana aphrodisierend. Selbst eine gänzlich eingeschlafene Libido kann von ihr wieder geweckt werden!

> **Info**
> Interessanterweise hilft Damiana ebenfalls bei Asthma. Dafür werden die getrockneten Blätter und das Kraut geraucht. Der inhalierte Rauch soll eine lungenreinigende Wirkung haben. Da Damianakraut kein Nikotin enthält, führt der Konsum zwar nicht zu körperlicher Abhängigkeit, kann aber aufgrund der schädlichen Wirkung der Verbrennungsstoffe und der milden psychodelischen Wirkung nicht empfohlen werden.

Darreichungsformen und Dosierung:

- Urtinktur (z. B. DHU Damiana Urtinktur), 1–2 × täglich je 5–15 Tropfen
- Tee aus Damianakraut (Damianae herba), bis zu 15 g getrocknete Blätter auf 1 l Wasser
- Kapseln, z. B. ZeinPharma Damiana, 1 × täglich 3 Kapseln
- enthalten in dem Komplexpräparat Dr. Reckeweg Testes-Gastreu R41 Injekt

Echtes Eisenkraut (*Verbena officinalis* L.)

Dieses Mittel ist unter vielen deutschen Namen bekannt, u. a. Verbene, Vervain, Taubenkraut, Druidenkraut, Isiskraut, Ysop. Andere Pflanzen haben im Volksmund ebenfalls verschiedene Bezeichnungen erhalten, allerdings sind selten mehrere der Namen weitbekannt. Dies zeigt, wie wichtig diese Pflanze vielen Volksstämmen lange vor unserer Zeit war. Sowohl die Germanen als auch die alten Ägypter, Römer und Griechen wandten diese großartige Heilpflanze an!

Eisenkraut wirkt kräftigend und heilungsfördernd, ödemhemmend, antiinflammatorisch, schmerzstillend und nervenstärkend. Auch bei Husten und Heiserkeit findet es Anwendung. Allgemein wirkt es antiviral und antibakteriell.

Im Hormonsystem wirkt es auf die Hypophyse. Dort steigert es in der Follikelphase die Hormonsekretion von LH und FSH, wodurch der Eisprung angeregt wird. Durch eine Substitution in der Lutealphase wird die Menstruation angeregt.

Es wirkt antithyreotrop und könnte einen dämpfenden Einfluss auf eine Hyperthyreose haben.

Eisenkraut hemmt die hCG-Ausschüttung der Plazenta und wirkt dadurch abortiv. Am Ende der Schwangerschaft eingesetzt wirkt es wehenfördernd und stärkt die werdende Mutter bei einer erschöpfenden Geburt. Aufgrund seiner Wirkweise kann die Geburt in Absprache mit der Hebamme und den behandelnden Ärzten mittels Eisenkraut eingeleitet werden, wenn der Entbindungstermin überschritten wurde.

Bei einer Fehlgeburt hilft es, das verstorbene Kind oder den verstorbenen Embryo samt dem Mutterkuchen zu gebären. Mithilfe des Eisenkrauts kann sich das Hormondrüsensystem schneller mit dem vorzeitigen Ende der Schwangerschaft arrangieren.

> **! Cave**
>
> Aufgrund seiner hemmenden Wirkung auf das hCG der Plazenta und der daraus folgenden abortiven und Blutungen auslösenden Wirkungen darf Eisenkraut keinesfalls während der Schwangerschaft angewendet werden. Soll es während der Geburt als Hilfe zur Anwendung kommen, muss die Verwendung des Eisenkrauts zwingend mit der Hebamme oder den behandelnden Ärzten abgeklärt werden!

Bei der medizinischen Anwendung sollte darauf geachtet werden, dass das Echte Eisenkraut zur Anwendung kommt. Das ihm ähnliche Zitroneneisenkraut hat nur eine eingeschränkte Wirkung.

Darreichungsformen und Dosierung:

- Tee aus Eisenkraut (Verbenae herba): 1 gehäuften Teelöffel mit 200 ml kochendem Wasser übergießen, 10–15 Min. ziehen lassen und bis zu 3 × täglich frisch zubereitet trinken.
- Urtinktur (z. B. DHU Verbena officinalis Urtinktur), 1–2 × täglich je 5–15 Tropfen

Echte Engelwurz (*Angelica archangelica* L.)

Engelwurz oder Angelika wurde in China bereits etwa 3 000 v. Chr. für ihre vielfältigen Heilwirkungen gerühmt. Neben der appetitanregenden Wirkung hilft sie gegen Blähungen und Entzündungen im gesamten Verdauungsapparat. Auch äußerlich auftretende Entzündungen können mit Waschungen mit der Engelwurz behandelt werden. Engelwurz regt die Nierentätigkeit an und erleichtert das Abhusten von Auswurf aus den Lungen.

Engelwurz kann Verklebungen der Eileiter auflösen, Narben mildern und funktionell entstandene Zysten zum Abklingen bringen. Sie trägt zur Steigerung der Fertilität bei Frauen und Männern bei, da sie sowohl den Eisprung anregen als auch Spermatogenese und Libido steigern kann. Auf das Gemüt wirkt Engelwurz beruhigend und ausgleichend.

Darreichungsformen und Dosierung:

- Tee aus Angelikawurzel (Angelicae radix): 1 gehäuften Teelöffel mit 200 ml kochendem Wasser übergießen, 10–15 Min. ziehen lassen, bis zu 3 × täglich frisch zubereitet trinken.
- Urtinktur (z. B. DHU oder Ceres Angelica archangelica Urtinktur), 1–2 × täglich je 5–15 Tropfen
- Waschungen: 4 Teelöffel Angelikawurzel mit 500 ml kochendem Wasser übergießen, 10–15 Min. ziehen lassen, dann abseihen und abkühlen lassen. Mit einem Waschlappen den lauwarmen Sud auf dem Körper verreiben.

Frauenmantel (*Alchemilla vulgaris* L.)

Bereits bei den Germanen war der Frauenmantel bekannt. Bei ihnen war diese Heilpflanze Frigga, der Göttin der Natur und der Fruchtbarkeit, geweiht. Heute findet sie noch immer in der Frauenheilkunde Anwendung und ist in diesem Bereich vermutlich eine der bekanntesten Heilpflanzen.

Frauenmantel regt in der Follikelphase (1. Zyklushälfte) den Eisprung an. In der Lutealphase (2. Zyklushälfte) steigert sie den Progesteronspiegel (**Tab. 12.3**). Auf das Gemüt wirkt der Frauenmantel ausgleichend und stimmungshebend.

Alchemilla wirkt bei beiden Geschlechtern und sogar bereits bei Kindern muskelstärkend. Deshalb unterstützt der Frauenmantel auch die Stärke der Gebärmutter. Eine Schwangerschaft stellt sich leichter ein, die Gefahr von Fehlgeburten wird verringert. Sie verringert Regelkrämpfe und erleichtert den Geburtsvorgang, indem sie die Geburt einleitet und Krampfwehen verhindert.

Weißfluss, Scheidenpilz oder Infekte der Scheidenflora werden durch Frauenmantelsitzbäder gebessert.

Sowohl für Frauen wie auch für Männer ist Frauenmantel ein innerliches und äußerliches Wundkraut, selbst bei Entzündungen leistet es vorzügliche Dienste. In der Volksheilkunde findet es auch bei Ödembildung, Gicht und Rheuma Anwendung.

Frauenmantel enthält Lecithin, Salicylsäure und Saponine. Lecithin stärkt die Zellen von Gehirn und Nerven. Salicylsäure verringert Schmerzen und erhöht die Durchblutung. Saponine wirken antibiotisch, antimykotisch und immunmodulierend.

Darreichungsformen und Dosierung:

- Kapseln, z. B. von Leinersan's, 1 × täglich 2 Kapseln bzw. Dosierung nach Bedarf
- Tee aus Frauenmantelkraut (Alchemillae herba): 2 Teelöffel mit 200 ml Wasser aufkochen, 10–15 Min. ziehen lassen, abseihen, 3–4 × täglich frisch zubereitet trinken.
- Urtinktur (z. B. Ceres Alchemilla Urtinktur), 1–2 × täglich je 5–15 Tropfen
- Badezusatz: Das getrocknete Kraut in das Badewasser geben, für ein Sitzbad 3–4 Handvoll hinzugeben.
- enthalten in den Komplexpräparaten Soluna Heilmittel Solunat Nr. 10 und Solunat Nr. 11

Gundelrebe (*Glechoma hederacea* L.)

Die Gundelrebe (auch Gundermann, Echt-Gundelrebe) ist in der traditionellen europäischen Medizin schon sehr lange bekannt, und trug sogar den Namen „Herr des Eiters". Besonders wertvoll ist die Gundelrebe zur Ausleitung von Schwermetallen (sogar von Blei), Umweltgiften und Belastungen durch andere toxische Substanzen.

Diese Fähigkeit ist wichtig in der Hormondrüsentherapie, denn die Belastung mit Schwermetallen führt häufig zu Therapiehemmnissen. Migräne kann ursächlich durch Schwermetallbelastungen ausgelöst sein. Ausleitende Konzepte sind häufig kompliziert, können Gifte und Schwermetalle nicht aus den Zellen lösen. Die Gundelrebe hingegen vermag dieses kleine Wunder zu vollbringen.

Die auszulösenden Giftstoffe und sogar eitrige Absonderungen werden vom Gundermann gebunden und der Lymphe zugeführt, wobei er das Lymphsystem unterstützt. Aufgrund dieser Vorgänge wirkt die Gundelrebe auch reinigend auf das Blut und den Uterus.

Außerdem scheint die Gundelrebe die Tyrosinaktivität zu hemmen, wodurch sie einen dämpfenden Effekt auf Stress haben dürfte.

Alten Überlieferungen zufolge treibt die Gundelrebe sogar Wurmbefall aus dem Darm, hilft bei Lungenbeschwerden und lindert mit Waschungen Hautausschläge.

Es versteht sich von selbst, dass eine Ausleitung nicht während der Schwangerschaft vorgenommen werden sollte.

Darreichungsformen und Dosierung:

- v. a. als Urtinktur (z. B. Ceres Glechoma hederacea Urtinktur), 1–3 × täglich je 5–15 Tropfen
- Tee aus Gundelrebenkraut (Glechomae herba): 1–2 Teelöffel mit 250 ml kochendem Wasser übergießen, etwa 5 Min. ziehen lassen, abseihen und 3–4 × täglich warm trinken. Wahlweise ist es möglich, das Kraut mit Milch anstatt Wasser aufzukochen. Dadurch lösen sich die ätherischen Öle sogar noch besser aus dem Kraut und sind in der Milch gebunden, wodurch sie dem Körper leichter zur Verfügung stehen.

Himbeere (*Rubus idaeus* L.)

Die Himbeere ist nahezu unverwüstlich und passt sich an fast jedes Klima an. So ist es wenig verwunderlich, dass die Himbeere stärkend auf den Körper und den Geist wirkt.

Die Himbeerfrucht hilft beim Ausgleich des Säure-Basen-Haushalts, stärkt die Leber und den Gallenfluss, regt die Darmperistaltik an und wirkt somit Obstipationen entgegen. Sie senkt außerdem Fieber und wirkt dabei kühlend und schweißtreibend.

Die Blätter der Himbeerpflanze regulieren zu starke Regelblutungen, wirken adstringierend, blutreinigend und entzündungshemmend. Sie dämpfen verfrühte Geburtswehen, um sie zum rechten Zeitpunkt zu erleichtern und zu rhythmisieren. Die Himbeerblätter lindern Hämorrhoiden, Durchfall und innere Blutungen. Überdies kräftigen sie das Bindegewebe. Durch den Genuss von Himbeerblättertee wird der Muttermund vor der Geburt weicher, öffnet sich leichter und die Gefahr des Dammrisses sinkt.

> **! Cave**
>
> Während der Schwangerschaft sollten Präparate aus Himbeerblättern nur in Absprache mit der Hebamme oder den behandelnden Ärzten verwendet werden, weil sich der Muttermund durch die Einnahme verfrüht öffnen könnte.

Darreichungsformen und Dosierung:

- Verzehr der Früchte, auch als Saft, Sirup, mindestens 2 Schnapsgläser (ca. 40 ml) pro Tag
- Tee aus Himbeerblättern (Rubi idaei folium): 1–2 Teelöffel mit 200 ml kochendem Wasser übergießen, ca. 10 Min. ziehen lassen, 2–3 × täglich frisch zubereitet trinken.
- Gemmomazerat (Mazerat der Knospe), z. B. von Heidak, Phytopharma, 5 × täglich 1–2 Sprühstöße

Echtes Johanniskraut (*Hypericum perforatum* L.)

Die Haupteinsatzgebiete des Johanniskrauts betreffen seine überaus positiven Wirkungen auf geschädigte Nerven und die Stimmung.

Bei Nervenschädigungen kann Johanniskraut selbst dann das Gewebe noch zur Heilung anregen, wenn die Nervenschädigung länger zurückliegt. Es dämpft Nervenschmerzen und regt die Nervenzellen zur Heilung an. Dieser Wirkeffekt kann bei Migräne, Gelenk- und entzündlichen Muskelschmerzen ebenfalls lindernd wirken. Auf diese Wirkung lässt sich der volkstümliche Name „Arnika der Nerven" zurückführen.

Als Antidepressivum erhöht Johanniskraut den Serotoninspiegel und wirkt dadurch insbesondere stimmungsaufhellend, macht fröhlicher und löst Ängste. Johanniskraut kann auch zur Linderung von PMS-Beschwerden und Wochenbettdepressionen zur Anwendung kommen.

Narbengewebe und genähte Wunden, auch am Damm, können äußerlich mit Johanniskrautöl behandelt werden. Die Wunden heilen besser, und das Narbengewebe wird weicher. Massiert eine Frau vor der Geburt in den Dammbereich regelmäßig Johanniskrautöl ein, sinkt die Gefahr eines Dammrisses.

Merke

Eine äußerliche Anwendung von Johanniskrautöl sollte nur dann erfolgen, wenn keine Sonneneinstrahlung oder anderweitige Bestrahlung auf die behandelte Haut erfolgt, da sonst rasch Hautverbrennungen entstehen.

Darreichungsformen und Dosierung:

- Johanniskrautöl (vorzugsweise in Bio-Qualität, z. B. von Bergland, Primavera), Einreibung nach Bedarf, nur zur äußerlich Anwendung (!)
- Urtinktur (z. B. Ceres Hypericum Urtinktur), 1–3 × täglich je 5 Tropfen
- Tropfen/Mischung (z. B. Hypericum Steierl), 1–3 × täglich je 5–10 Tropfen
- Globuli (z. B. DHU Hypericum D 6, D 12, C 30 Globuli), 1–5 × täglich je 5–15 Globuli
- Tabletten (z. B. Bayer Laif 900 Balance), mindestens 600–900 mg/Tag
- Kapseln (z. B. von Tetesept), mindestens 600–900 mg/Tag
- enthalten in den Komplexpräparaten Soluna Heilmittel Solunat Nr. 2, Solunat Nr. 17 und Solunat Nr. 21, Schaper & Brümmer Remifemin plus Johanniskraut

Cave

Da Johanniskraut den Serotoninspiegel erhöht, darf es aufgrund der Gefahr von Wechselwirkungen nicht zeitgleich mit Antidepressiva oder anderen serotonergen Medikamenten verabreicht werden.

Juckbohne (*Mucuna pruriens* [L.] DC.)

Die Juckbohne ist insbesondere hilfreich, wenn ein Patient an nächtlichem Juckreiz ohne Hautausschlag oder an Obstipationen mit gleichzeitigem Juckreiz leidet. Störungen der Leber, die mit Meteorismus einhergehen, kann die Juckbohne ebenfalls lindern. Doch auch bei nervöser Reizbarkeit kann *Mucuna pruriens* (auch *Dolichos pruriens*) helfen. Auf die Haut aufgebracht, erhöht die Juckbohne die Durchblutung.

Die Juckbohne enthält die Aminosäure L-Dopa, die Vorstufe zu Dopamin. Dadurch können der Dopaminspiegel erhöht sowie die Lebensfreude und die Motivation des Patienten wieder geweckt werden. Durch den Einsatz der Juckbohne werden außerdem die Somatotropin- und Testosteronspiegel nachweislich erhöht und die Prolaktinkonzentration wird gesenkt. Damit wirkt die Juckbohne libidosteigernd, löst Impotenz, unterstützt die Spermatogenese und den muskulären Aufbau.

Cave

Mucuna pruriens sollte bei der Anwendung eingeschlichen, die vom Hersteller empfohlene Dosis sollte nicht überschritten werden. Schwangere und Stillende sollten die Juckbohne nicht anwenden.

Darreichungsformen und Dosierung:

- Kapseln (angeboten von verschiedenen Apotheken), 450 m/Tag
- Pulver (angeboten von verschiedenen Apotheken), 450 m/Tag
- Globuli in verschiedenen Potenzen (z. B. von DHU Dolichos pruriens), 1–3 × täglich je 5–10 Globuli

Mönchspfeffer (*Vitex agnus-castus* L.)

Vitex agnus-castus (kurz Agnus castus) heißt auch Keuschlamm. In früheren Zeiten verwendeten die Mönche den Mönchspfeffer, um ihre Libido zu dämpfen. Heutzutage ist der Mönchspfeffer hauptsächlich durch seinen Einsatz bei Zyklusstörungen und aus der Kinderwunschtherapie bekannt.

Mönchspfeffer hat eine ausgleichende Wirkung bei einer Östradioldominanz, d. h., dass es den Östradiolspiegel senken und den Progesteronspiegel anheben kann. Die Anwendung von Mönchspfeffer scheint insbesondere dann gute Erfolge zu erzielen, wenn gleichzeitig zu hohe Prolaktinspiegel vorliegen. Außerdem aktiviert Mönchspfeffer die Dopaminrezeptoren und dämpft PMS-Beschwerden. Zu kurze Zyklen können ebenfalls reguliert werden.

Allerdings muss Mönchspfeffer über einen längeren Zeitraum von mindestens 3 Monaten und hoch dosiert eingenommen werden, damit er seine Wirkung entfalten kann. Leider tritt dann häufig nicht nur die zyklusregulierende Wirkung ein, sondern auch die Minderung der sexuellen Lust.

In der Schwangerschaft sollte Mönchspfeffer nicht angewendet werden, kann jedoch danach möglicherweise den Milchfluss stimulieren.

Bei Männern käme der Mönchspfeffer bei einer übersteigerten Libido zum Einsatz.

Darreichungsformen und Dosierung:

- getrocknete Mönchspfefferfrüchte als Gewürz (gemahlen) oder als Pulver, bis zu 4 g pro Tag
- Kapseln oder Tabletten (z. B. Aliud Pharma Agnus castus AL oder Bionorica Agnucaston), bis zu 4 mg Mönchspfefferextrakt/Tag
- Urtinktur (z. B. DHU Agnus castus Urtinktur), 1–3 × täglich je 5–10 Tropfen
- Dilution (maximal D 2; z. B. Ceres Vitex agnus-castus D 2 Dilution), 1–3 × täglich je 5–10 Tropfen
- Tee aus Mönchspfefferfrüchten (Agni casti fructus): 1–2 Teelöffel mit 200 ml kochendem Wasser übergießen, 10 Min. ziehen lassen, 1–3 × täglich nach dem Abseihen trinken.
- enthalten in den Komplexpräparaten Pascoe Pascofemin SL Tropfen, Dr. Reckeweg Testes-Gastreu R41 Injekt, Steierl Phyto-L Dilution, Steierl Viragil Mischung

Rotklee (*Trifolium pratense* L.)

Der Rotklee oder Rote Wiesenklee ist ein traditionelles Heilmittel der europäischen Medizin, das schon die Kelten kannten.

Früher wurde der Rotklee vornehmlich äußerlich mit warmen Umschlägen zur Erweichung von Drüsenverhärtungen (z. B. der Milchdrüsen), bei Gicht- und Rheumaschmerzen sowie für Waschungen bei Weißfluss verwendet. Äußerlich regt der Rotklee die Zellerneuerung an. Dadurch wirkt er sich positiv auf die Wundheilung aus, er wirkt überdies verjüngend.

Als Tee getrunken wirkt der Rote Wiesenklee blutreinigend und lindert Osteoporose. Daneben wird ihm eine antikanzerogene Wirkung zugeschrieben.

Heute ist auch die östrogenähnliche Wirkung von Rotklee bekannt. Die Isoflavone, hauptsächlich Formononetin und Biochanin A, die Methylether von Daidzein und Genistein (**Abb. 5.2**), im Rotklee können die Östrogenrezeptoren besetzen und dadurch den Östradiolspiegel senken. Demzufolge wirkt Rotklee regulierend bei Wechseljahresbeschwerden oder einer Östradioldominanz. Er soll auch bei Prostataerkrankungen hilfreich sein.

! Cave

Von einem Einsatz von Rotklee ist aufgrund der östrogenähnlichen Wirkung nicht nur bei bestehendem, sondern auch bei überwundenem Endometriumkarzinom und östrogenabhängigem Mammakarzinom grundsätzlich abzuraten.

Wie Soja (S. 196) hat der Rotklee eine Wechselwirkung mit L-Thyroxin. Rotklee hemmt den Umbau von T_4 zu T_3. Der Einsatz von Rotklee – genauso wie die Verwendung von Sojaprodukten – sollte deshalb genau abgewogen werden.

Darreichungsformen und Dosierung:

- Kapseln, z. B. ZeinPharma Menovital plus, 1 × täglich 2 Kapseln
- Urtinktur (hergestellt von verschiedenen Apotheken), Dosierung nach Vorgabe der Apotheke, zumeist 1–3 × täglich je 5–10 Tropfen
- Tee aus Rotkleeblüten (Trifolii pratensis flos): 1 Teelöffel getrocknete Blüten mit 250 ml siedendem Wasser übergießen, 10 Min. ziehen lassen und vor dem Trinken abseihen, 3–4 × täglich frisch zubereitet trinken.

Ruprechtskraut bzw. Stinkender Storchschnabel (*Geranium robertianum* L.)

Der Geruch des frischen Ruprechtskrauts mag gewöhnungsbedürftig sein, er wird nicht ohne Grund auch Stinkender Storchschnabel oder Stinkstorchschnabel genannt. Doch er macht diesem Namen alle Ehre, denn der Storchschnabel soll das lang ersehnte Baby bringen. Er darf in keiner Kinderwunschmischung fehlen – unabhängig davon, ob Teezubereitungen oder andere Präparate zum Einsatz kommen sollen.

Das Ruprechtskraut erhöht jedoch nicht nur die Fertilität, sondern wirkt außerdem antibakteriell und antiviral. Seine Anwendung ist sogar bei Herpesviren erfolgversprechend.

Entzündungen kann das Ruprechtskraut ausheilen, Zahnschmerzen lindern, Blutgefäße schützen, Fieber senken, die Blutbildung anregen und den Lymphfluss fördern. Das Ruprechtskraut mindert sowohl eine Hypermenorrhö als auch Durchfälle. Überdies entfaltet es in den Lungen eine schleimlösende Wirkung. Möglicherweise hat das Ruprechtskraut ebenfalls eine auflockernde Wirkung auf den Zervixschleim.

Darreichungsformen und Dosierung:

- Urtinktur (z. B. Geranium robertianum Urtinktur von Ceres), 1–3 × täglich je 5 Tropfen
- Tee aus Ruprechtskraut mit den Blüten (Geranii robertiani herba cum flos): 2 Teelöffel frisches oder getrocknetes Kraut mit 250 ml kaltem Wasser ansetzen, über Nacht ziehen lassen und am nächsten Tag leicht erwärmen, abseihen und trinken, am besten morgens.
- Waschungen: 200 g Storchschnabelkraut mit 1 l heißem Wasser übergießen und ins Badewasser geben.
- enthalten in den Komplexpräparaten Heel Lymphomyosot-Tabletten/-Tropfen

Sägepalme (*Serenoa repens* [W. Bartram] Small)

Die Sägepalm- bzw. Sabalfrucht ist ein wichtiges Mittel bei Prostatahyperplasie und -entzündung, Miktionsbeschwerden sowie Entzündungen der Harnblase, der Hoden oder der Nebenhoden. *Serenoa repens* (auch *Sabal serrulatum*) wirkt Ödemen entgegen und regt die Flüssigkeitsausscheidung an.

Innerhalb des Hormonsystems hemmt die Sägepalmfrucht die 5α-Reduktase (S. 103). Dadurch kann Testosteron nicht in DHT umgewandelt werden. Auch die Aromatase (S. 102), also das Enzym für die Umwandlung von Testosteron zu Östradiol und von Androstendion zu Östron, wird durch die Sägepalmfrucht gehemmt.

Praxistipp
Während einer Testosteronsubstitution kann es sinnvoll sein, die Sägepalmfrucht begleitend einzusetzen.

Darreichungsformen und Dosierung:

- Kapseln, z. B. Pure Encapsulations SP Ultimate, 1 × täglich 1 Kapsel zu einer Mahlzeit
- Tropfen (z. B. DHU Sabal Serrulatum Urtinktur), 1–3 × täglich 5–15 Tropfen

Salbei (*Salvia officinalis* L.)

Salbeiblätter scheinen regulierend auf die Hypophyse zu wirken, da sie als Tee aufgegossen und danach kalt oder lauwarm getrunken bei Personen, die einen Hitzestau erleiden und nicht bis wenig schwitzen können, schweißtreibend wirken. Gleichzeitig ist der Salbei ein wichtiges Mittel während der Menopause, da er heiß als Tee getrunken effektiv Hitzewallungen und Schweißausbrüche dämpfen kann.

Ansonsten wirkt Salbei antimikrobiell, fungizid und antibakteriell. So mindert er sowohl äußerlich auf der Haut und Schleimhaut als auch innerlich im Verdauungstrakt, den Harnorganen und der Scheide entzündliche Prozesse. Bei Atemwegserkrankungen löst er den Schleim und erleichtert das Abhusten. Salbei fördert zudem den Appetit.

In der Schwangerschaft oder während des Stillens sollte auf Salbei verzichtet werden. Beim Abstillen leistet der Salbeitee jedoch gute Dienste, da er die Milchproduktion hemmt.

Darreichungsformen und Dosierung:

- Tee aus Salbeiblättern (Salviae [officinalis] folium): Mehrere frische oder getrocknete Blätter (mindestens 4–5 Blätter) bzw. 3 Teelöffel getrocknetes, zerkleinertes Kraut mit 200–250 ml kochendem Wasser aufgießen, 10–15 Min. ziehen lassen, abseihen und mehrere Tassen über den Tag verteilt genießen.
- Waschungen: Eine Handvoll frische oder getrocknete Blätter mit 1 l kochendem Wasser aufgießen, 15–20 Min. ziehen lassen, abseihen.

Mit diesem Sud die betroffenen Stellen, z. B. mit einem Waschlappen, abwaschen.

- Verzehr frischer/getrockneter Salbeiblätter als Gewürz/Salat, nach Geschmack, mindestens 5–10 frische oder getrocknete Blättchen pro Person

Tiger-Lilie (*Lilium lancifolium* Thunb.) – nur für Frauen

Ein weiterer botanischer Name der Tiger-Lilie lautet *Lilium tigrinum*. Die Tiger-Lilie ist eine wunderschöne Lilienart aus Ostasien. Sie wirkt sehr zart, hat jedoch eine stark ausgleichende Wirkung. Sie bricht die Extreme und bringt Ausgeglichenheit. Tiefe Traurigkeit kann durch die Tiger-Lilie gelindert werden, insbesondere, wenn eine Frau sich so fühlt, als wäre ihre Seele rettungslos verloren, sie von Weinkrämpfen geplagt ist und jeder Versuch zu trösten ihren Zustand verschlimmert.

Die Tiger-Lilie wirkt insbesondere auf die Gebärmutter, die Ovarien und alle Beckenorgane. Tritt die Regelblutung zu früh, spärlich und eventuell mit Koageln ein oder wird Menstruationsblut nur während der Bewegung ausgeschieden, ist die Tiger-Lilie das Mittel der Wahl.

Tiger-Lilie wirkt antiöstrogen, dämpft eine überreizte Libido, verlängert den Zyklus, stärkt die Gebärmuttermuskulatur, wirkt wehenfördernd und regt die Bildung von Progesteron an. Hat die Frau die Empfindung, ihr Uterus würde nach unten drücken und müsste sogar gehalten werden, sollte die Tiger-Lilie unbedingt verordnet werden.

Auf die Tiger-Lilie sollte während der Schwangerschaft verzichtet werden.

Darreichungsformen und Dosierung:

- Globuli (z. B. DHU Lilium tigrinum D 6, D 10, D 12, C 30 Globuli), 1–3 × täglich 5–10 Globuli
- Urtinktur (z. B. DHU Lilium tigrinum D 2), 1–3 × täglich 5–10 Tropfen
- enthalten in dem Komplexpräparat Pascoe Pascofemin SL Tropfen

Trauben-Silberkerze (*Actaea racemosa* L.) – nur für Frauen

Früher lautete der botanische Name der Trauben-Silberkerze *Cimicifuga racemosa*.

Die Silberkerze wirkt LH-hemmend, steigert den Östradiolspiegel und hilft somit bei östrogenbedingten Störungen. Sie wirkt Wechseljahresbeschwerden wie Hitzewallungen, Schweißausbrüchen und Schlafstörungen entgegen.

Auch fertile Frauen profitieren von der Silberkerze. Sie lindert PMS und schmerzhafte Regelblutungen. Cimicifuga erhöht die Durchblutung der Gebärmutter und die Aktivität der Ovarien.

Bei Unruhe und Ängsten bringt die Silberkerze Licht in die Seele, da sie die Wiederaufnahme von Serotonin hemmt, wodurch der Serotoninspiegel ansteigt.

! Cave

Cimicifuga sollte bei tumorösen Geschehen, Schwangerschaft und Stillzeit nicht angewendet werden.

Darreichungsformen und Dosierung:

- Dilution (z. B. Ceres Cimicifuga D 2), 1–3 × täglich 2–5 Tropfen
- Tee aus Trauben-Silberkerzenwurzelstock (Cimicifugae racemosae rhizoma): 3 g mit 200 ml kochendem Wasser aufgießen, 5–10 Min. ziehen lassen, abseihen und 3 × täglich frisch zubereitet trinken.
- Filmtabletten, z. B. Aliud Cimicifuga AL oder Cimicifuga Stada, 1 × täglich 1 Tablette
- enthalten in den Komplexpräparaten Remifemin oder Remifemin plus Johanniskraut von Schaper & Brümmer

Gemeiner Wolfstrapp (*Lycopus europaeus* L.)

Im Mittelalter wurde Wolfstrapp, auch bekannt als Herzgespann, gegen Herzkrämpfe eingesetzt. Aber auch bei anderen nervlich ausgelösten koronaren Erkrankungen wie nervösen Herzleiden und Herzklopfen sowie dem Roemheld-Syndrom kann Wolfstrapp hilfreich sein. In älterer Literatur wird auch die positive Wirkung auf Kropfleiden beschrieben.

Die in Bezug auf das Hormonsystem wichtigsten Eigenschaften des Wolfstrapps sind die hemmende Wirkung auf das Schilddrüsenhormon L-Thyroxin (T_4) und die Drosselung der Hormonfreisetzung von LH und FSH. So ist Wolfstrapp vornehmlich bei Hyperthyreose einzusetzen. Auch menopausale Symptome wie Unruhe, Schlaflosigkeit, Herzrasen und Schweißausbrüche können durch Wolfstrapp gelindert werden.

Darreichungsformen und Dosierung:

- Tee aus Wolfstrappkraut (Lycopi herba): Diesen gibt es zwar, allerdings ist eine exakte Dosierung kompliziert, deshalb sollte man von einer Anwendung als Tee Abstand nehmen.
- Urtinktur (z. B. Ceres Lycopus europaeus Urtinktur), 1–3 × täglich 3 Tropfen
- enthalten in dem Komplexpräparat Wala Thyreoidea/Thymus comp. oder Loges thyreoLoges comp.

Wilder Yams (*Dioscorea villosa* L.) – nur für Frauen

Der Wilde Yams, auch Yam oder Yamswurzel genannt, ist sehr bekannt für den Einsatz bei Frauenleiden. Tatsächlich enthält er Diosgenin, ein dem Progesteron ähnliches Molekül (**Abb. 5.1**), das die Progesteronrezeptoren besetzen kann. Die Yamswurzel wirkt nicht fruchtbarkeitsfördernd. Tatsächlich wurde in den ersten hormonellen Kontrazeptiva Diosgenin als Wirkstoff verwendet. Allein diese Tatsache dürfte verdeutlichen, dass Diosgenin nicht in die Steroidhormonkaskade eingegliedert werden kann und nicht weiter verstoffwechselt wird.

Die positive Wirkung der Yamswurzel dürfte entsprechend auf die Rezeptorbelegung durch das Phytoprogesteron Diosgenin zurückzuführen sein. Vermutlich werden bei der Anwendung von Diosgenin die Nebennieren angeregt und die DHEA-Produktion gesteigert, der Progesteronspiegel dürfte hingegen stabil bleiben oder absinken.

Angewendet wird die Yamswurzel bei Endometriose, quälenden Regelschmerzen, durchdringenden Krämpfen und Wechseljahresbeschwerden. Zur Behandlung von Ovarialzysten und Uterusmyomen wird die Yamswurzel begleitend eingesetzt.

Darüber hinaus hilft die Yamswurzel bei Harnwegserkrankungen, Beschwerden mit dem Gallenfluss und bei Gallenkoliken.

> **! Cave**
> Wilder Yams darf nicht in der Schwangerschaft angewendet werden!

Darreichungsformen und Dosierung:

- Salbe/Creme (angeboten von verschiedenen Apotheken), Dosierung nach Vorgabe der Apotheke
- Kapseln, z. B. ZeinPharma Wild Yams, 1 × täglich 2 Kapseln vor einer Mahlzeit
- Urtinktur (angeboten von verschiedenen Apotheken), Dosierung nach Vorgabe der Apotheke
- Globuli (z. B. DHU Dioscorea villosa D 4, D 6, D 12, C 30 Globuli): 1–3 × täglich 10–15 Globuli
- enthalten in den Komplexpräparaten Pascoe Dioscorea Similiaplex, Steierl Phytocortal N Dilution

11.3.3 Weitere Präparate

Heilpilze

Die Heilpilze **Cordyceps sinensis** (Chinesischer Raupenpilz) und **Reishi** (Glänzender Lackporling) wirken auf das Hormonsystem. Cordyceps sinensis steigert die Kortikoidsezernierung und stärkt die Nebennieren. Der Reishipilz reguliert die Histaminausschüttung und greift in den Glutathionstoffwechsel ein. Gemeinsam harmonisieren Reishi und Cordyceps sinensis die Steroidhormonkaskade (**Abb. 1.2**) inklusive der Hormone Kortisol, Progesteron und Östradiol.

Darreichungsformen und Dosierung:

- Pulver (von verschiedenen Herstellern), 1–3 g Reishi-Extrakt auf 3 Gaben pro Tag verteilt oder 1–3 g Cordyceps pro Tag, jeweils z. B. in Joghurt oder in das Müsli eingerührt
- Kapseln, z. B. ZeinPharma Cordyceps (1 × täglich 2 Kapseln), ZeinPharma Reishi Mono Kapseln (2 × täglich 2 Kapseln)

Soja

Soja ist derzeit in aller Munde – im wahrsten Sinne des Wortes. Soja wird sehr gerne in der Phytotherapie eingesetzt, und viele Präparate enthalten Soja. Mittlerweile ist auch in vielen Nahrungsmitteln Soja enthalten, z. B. in Müsli und Milchersatzprodukten. Der Sojazusatz in Nahrungsmitteln ist nicht immer offensichtlich und auf den ersten Blick erkennbar.

Aus veganen Lebensmitteln ist Soja nicht mehr wegzudenken. Für Veganer ist Soja oder Tofu ein willkommener Proteinlieferant. Außerdem enthält Soja Eisen, Folsäure, Kalzium, Mangan, Magnesium und Zink, sodass der Bedarf des Veganers an diesen Nährstoffen gedeckt werden kann.

Dabei sollte man den Einsatz und regelmäßigen Verzehr von Soja durchaus überdenken, da er aufgrund der darin enthaltenen Isoflavone aktiv in das Hormonsystem eingreift. Soja hat sowohl positive wie auch negative Wirkungen, die man individuell gegeneinander abwägen muss:

- stark östrogenähnliche Wirkung
- Senkung des LDL-Cholesterinspiegels
- Hemmung der 5α-Reduktase
- Hemmung der Synthese von T_4 zu T_3 (kann eine Hypothyreose auslösen)
- Hemmung der TPO-Aktivität (TPO wird im 1. Schritt der Schilddrüsenhormonsynthese benötigt)
- Verbesserung der Konzentrationsfähigkeit
- Linderung von Hitzewallungen in der Menopause
- Faltenglättung (äußerlich angewendet)
- mögliche Stimulation des Wachstums östrogenbedingter Tumore
- Gynäkomastie beim Mann bei regelmäßigem Verzehr

Praxistipp

Ich persönlich verzichte grundsätzlich auf den Einsatz von Sojapräparaten. Meinen Patientinnen und Patienten rate ich bei Hormondysbalancen außerdem zu völligem Sojaverzicht. Aus meiner Sicht überwiegen die positiven Wirkeffekte des Sojas nicht dessen Nachteile.

Darreichungsformen und Dosierung:

- enthalten in Nahrungsmitteln wie Sojabohnen, Tofu, Miso, Sojasprossen, Sojamehl, Sojamilch, Sojaöl
- Kapseln
- Pulver

11.4 Sport und Bewegung

Vor dem Hintergrund, dass Menschen evolutiv über eine hohe körperliche Belastungsfähigkeit verfügen und viele Erkrankungen mittlerweile – v. a. in unserer westlichen Zivilisation – in erster Linie auf Bewegungsmangel zurückzuführen sind, spielt selbstverständlich auch der Aspekt der körperlichen Aktivität in der Therapie eine große Rolle. Bewegung hat dabei einen unmittelbaren und weitreichenden Einfluss auf das Hormonsystem, wie folgende Ausführungen zeigen.

11.4.1 Funktion körperlicher Aktivität

Der menschliche Körper ist von seiner Biologie her nicht darauf ausgelegt, immerzu sitzend an einem Fleck zu verharren. Allein die Beschaffung von Mahlzeiten machte es für die Menschen über viele Jahrhunderte und Jahrtausende erforderlich, sich **intensiv körperlich zu betätigen** – zunächst als Jäger und Sammler, später im Ackerbau. Tiere versorgen, pflügen, säen, ernten, fischen, jagen, Essen haltbar machen, Felle gerben, Wäsche waschen, Wasser und Feuerholz im Haus haben, Wolle und Garn herstellen – sämtliche handwerklichen Tätigkeiten, die meisten Griffe des täglichen Lebens, aber auch Kriegsführung wurden in der Hauptsache mit Körperkraft bestritten. Ein Reittier wie einen Esel oder ein Pferd konnten sich die wenigsten unserer Vorfahren leisten. Stattdessen liefen die Menschen überall hin, wo sie hin wollten oder auch mussten.

Erst seit Beginn der Industrialisierung, der Erfindung des Stroms, des Motors usw. werden die Körperkräfte der Menschen nicht mehr im gleichen Umfang zur Versorgung im täglichen Leben benötigt. Diese tief greifende Veränderung unseres Alltags ist allerdings lediglich ein Wimpernschlag in der Menschheitsgeschichte, sodass eine evolutive Anpassung unmöglich in dieser kurzen Zeit erfolgen konnte. Unsere heutigen Zivilisationskrankheiten sind in einem mehr als geringfügigen Ausmaß auf **Bewegungsmangel** zurückzuführen. Der Körper ist optimal daran angepasst, sich über Bewegung gesund zu erhalten. Nicht nur Muskulatur, Lunge, Herz und Stoffwechsel profitieren von körperlicher Ertüchtigung, sondern auch das Hormonsystem und die geistige Verfassung.

Kurzum – die Natur hat alles perfekt darauf eingerichtet zu überleben: Essen zu beschaffen, einen Kampf siegreich zu bestehen, eine Flucht erfolgreich abzuschließen.

Das evolutionäre Basiskonzept hierzu ist ebenso einfach wie genial: Bedenkenträger, sprich tendenziell vorsichtige oder ängstliche Lebewesen, leben länger. Je eher der Körper erstens die Gefahr wahrnehmen und zweitens adäquat auf diese reagieren kann, desto wahrscheinlicher wird der positive Ausgang der brenzligen Situation für das einzelne Individuum. Schließlich muss in dem einen Moment, in dem es darauf ankommt, alles bereit sein! Die Muskulatur ist angespannt, alle Sinne sind geschärft, die Lunge schöpft so viel Luft wie möglich, die Herzrate steigt und sorgt für eine gute Durchblutung des Körpers, während gleichzeitig der Blutzuckerspiegel in die Höhe schnellt, um schnell verfügbare Energie bereitzustellen.

In diesem einen Moment, in dem der Mensch den Säbelzahntiger erspäht, ist der Körper dazu bereit, die Situation zu einem bestmöglichen Ende zu bringen. Vielleicht wird der Mensch kämpfen und siegen. Vielleicht wird der Mensch flüchten und entkommen. Für alle anderen Szenarien besteht kein spezieller Vorbereitungsbedarf, denn wer weder kämpft noch flüchtet, wird wohl sterben. Dieses einfache Prinzip lässt den Körper bei jeder Form von Stress die gleiche Reaktion hervorbringen.

Die Stressreaktion auf einen cholerischen Chef, gegen den wir uns nicht einfach körperlich zur Wehr setzen dürfen, sondern unserem Job zuliebe besser sitzen bleiben und nichts tun, löst den gleichen körperlichen Prozess aus, als ob wir dem Säbelzahntiger gegenüberstünden. Die in Gang gesetzte Stressachse (S. 23) sorgt mit der Ausschüttung der Stresshormone Adrenalin, Noradrenalin und Kortisol dafür, dass der Körper diese Situation bestmöglich meistern kann – durch **Kampf** oder **Flucht**. Gemeinsam ist beiden Strategien die Bewegung. Wird die Stress auslösende Situation nicht durch Bewegung reguliert, kann es zu einem sog. **„Freeze-Effekt"** kommen, der völligen Erstarrung, wie es dem Kaninchen vor der Schlange ergeht. Dies kann als traumatisch erlebt werden, denn der Körper geht schließlich davon aus, dass keine Bewegung mit großer Wahrscheinlichkeit mit Sterben gleichzusetzen ist.

Selbstverständlich werden sich der Herzschlag, der Puls und die Atmung mit der Zeit ebenfalls normalisieren, wenn auf eine Stress auslösende Situation nicht mit Bewegung reagiert wird. Die Muskulatur bleibt jedoch angespannt, und die Stresshormone werden nicht durch von der Bewegung ausgeschütteten Endorphine und Serotonin neutralisiert. Die ins Blut abgegebenen Hormone müssen stattdessen mühevoll von der Leber abgebaut werden.

Die Folgen **chronischen Stresses** ohne regulierende Bewegung sind u. a. muskuläre Verspannungen, Spannungskopfschmerz, Infektanfälligkeit und Bluthochdruck. Auch kann sich die Kortisol-Tageskurve im Laufe der Zeit nach oben verschieben, was wiederum Hyperkortisolismus, Depressionen oder eine Nebennierenschwäche zur Folge haben kann.

In Bewegung umgesetzte Energie senkt also die Stresshormone, weil durch Bewegung die Produktion von Endorphinen und Serotonin angeregt wird, durch die wiederum die Stresshormone neutralisiert werden. Darüber hinaus steigert Sport oder Bewegung die Testosteronsynthese, regt die Durchblutung an, unterstützt bei der Entgiftung, stärkt das Herz, gleicht die Hypothalamus-Hypophysen-Nebennierenrinden- (S. 23) und Hypothalamus-Hypophysen-Gonaden-Achse (S. 26) aus und hilft bei der Rhythmisierung der körperlichen Abläufe.

11.4.2 Sportliche Betätigung – Art und Umfang

Bereits regelmäßige Spaziergänge zügigen Schrittes von mehr als 30 Min., wenigstens 2–3-mal pro Woche, können den Testosteronspiegel regulieren und einen überhöhten Kortisolspiegel senken. Eine völlig untrainierte Person sollte selbstverständlich langsam beginnen, die Anforderung jedoch kontinuierlich steigern. Zuweilen kann ein Personal Trainer bei der Bestimmung des optimalen Bewegungsprogramms helfen und einem Abfall der Motivation vorbeugen. Aber auch der Anschluss an Laufgruppen ist förderlich. Wer fit genug ist und sich nicht mit Spaziergängen und Fahrradtouren begnügen möchte, schließt sich möglicherweise einem Sportverein an oder beginnt eine aktive Mitgliedschaft in einem Fitnessstudio. Wir haben den Luxus, dass wir schier unbegrenzte Möglichkeiten bei der Wahl einer passenden Sportart haben! Den sollten Ihre Patientinnen und Patienten unbedingt nutzen!

Manchmal bekomme ich von Patientinnen und Patienten stolz erzählt, dass sie viel Gartenarbeit verrichten, wenn ich sie nach sportlicher Betätigung oder regelmäßiger Bewegung im Alltag frage. Leider reicht Gartenarbeit für gewöhnlich nicht aus, um den Körper zu ertüchtigen. Neben der Gartenarbeit sollte also unbedingt noch andere Bewegung im Alltag etabliert werden.

Wichtig ist es dabei, dass die Bewegung regelmäßig wenigstens 2-mal, besser 4-mal wöchentlich erfolgt. Generell ist es zielführender, öfter **Sport in kurzen Intervallen** zu machen, beispielsweise 3-mal pro Woche 30 Min., als einmalig sehr viel und dann länger nichts, beispielsweise alle 2 Wochen 3 h.

Jemand, der untrainiert ist und möglicherweise mit Adipositas zu kämpfen hat, wird zu Beginn weniger Leistung erbringen können als ein aktiver Sportler. Lassen Sie Ihren Patienten mit reell erreichbaren Zielen eine körperliche Aktivität beginnen! Das Pensum zu steigern und an den neuen Leistungsgrad anzupassen, ist schließlich jederzeit möglich. Zudem bleibt der Spaß am Sport eher erhalten, wenn keine beständigen Überforderungen verlangt werden.

Welche Sportrichtung am besten geeignet ist, hängt davon ab, welchen Nutzen Sie aus dem Sport ziehen möchten:

- **Kraft- und Muskelaufbautraining** eignet sich zur Besserung der Testosteronsynthese, wobei sich mit nahezu jeder Sportart Muskeln aufbauen lassen, beispielsweise auch durch zügig absolvierte Spaziergänge.
- **Ausdauersportarten** wie Laufen, Walking/Nordic Walking, Wandern, Joggen oder Schwimmen sind zu bevorzugen, um die Stresshormonspiegel zu senken.
- **Ballsportarten, Tanzen oder Kampfsport** sind sowohl zur Senkung des körperlichen Stresslevels wie auch zum Aufbau des Testosteronspiegels geeignet.
- **Yoga, Pilates, Reiten oder rhythmische Atemübungen** tragen neben den vorgenannten Sportarten ebenfalls zur Rhythmisierung der Hormondrüsentätigkeit bei.

Die Ausübung von Risikosportarten ist zum Ausgleich des Hormonsystems eher ungeeignet, da durch diese für gewöhnlich der Kortisolspiegel steigt. Extremsportarten wie Bergsteigen oder Paragliding können hingegen ausgleichend wirken. Der tatsächliche Wirkeffekt hängt jedoch stark von der mentalen Konstitution und dem Kenntnisstand der jeweiligen Person über die Sportart ab und ist insofern als Empfehlung ungeeignet.

11.4.3 Mögliche Einschränkungen

Bis auf wenige Ausnahmen ist eine sportliche Betätigung, oder wenigstens regelmäßige moderate Bewegung, eine essenzielle Stütze der Therapie. Schließlich hat die Evolution die Menschen nicht an Schreibtischjobs und stilles Verharren auf dem Sofa angepasst, sondern vielmehr an die Notwendigkeit regelmäßiger Bewegung.

Leider gibt es Krankheitsbilder, die den sofortigen Einstieg in eine sportliche Tätigkeit zunächst verbieten. Dies ist immer dann der Fall, wenn sich der Kortisol- oder Adrenalinspiegel im unteren Referenzbereich oder darunter befinden, wie es z. B. bei Burn-out, chronischem Erschöpfungssyndrom und einer Nebennierenschwäche üblicherweise der Fall ist. Diesen Menschen geht es nach körperlicher Ertüchtigung schlechter, da die Ressourcen für eine adäquate Reaktion auf den sportlichen Anreiz nicht vorhanden sind.

Merke

Ein zu niedriger Kortisol- oder Adrenalinspiegel kann lebensbedrohlich werden! Daher darf die sportliche Komponente erst in den (therapeutischen) Alltag integriert werden, wenn die Nebennieren aktiviert sind und die Hormonspiegel angehoben wurden und weitgehend normalisiert sind.

11.4.4 Sport bei Unter- und Übergewicht

Leidet Ihr Patient an Unter- oder Übergewicht sollte neben einem Screening der Schilddrüse, der Nebenniere, des Darmflorastatus und des DHEA-Spiegels selbstverständlich eine Gewichtsregulation erfolgen.

Untergewichtige Patientinnen und Patienten müssen häufig in Bezug auf ihre sportliche Aktivität eher gebremst werden. Stattdessen sollten sie lernen, ihren Körper anzunehmen, gutes Essen selbst herzustellen und zu genießen sowie ihren Sport in einem moderaten Umfang durchzuführen.

Cave

Bei ausgeprägtem Untergewicht bzw. einer Magersucht ist eine Überweisung an einen (Fach-) Arzt erforderlich, da diese lebensbedrohlich sein kann.

Adipöse Menschen sollten ihre Aktivität in kleinen Schritten aufbauen. Selbst wenn in der 1. Woche täglich nur 10 Min. Gehen möglich sein sollten, ist dies ein Anfang! Sorgen Sie dafür, dass Ihr Patient motiviert bleibt. Vielen Menschen hilft in dieser Phase eine App, die ihnen zeigt, wie viele Kalorien sie mit welcher Mahlzeit aufnehmen und wie viel sie mehr essen dürfen, wenn sie eine bestimmte Zeit mit Sport verbracht haben. Die Praxis zeigt, dass sich so Umstellungen von Bewegungs- und Ernährungsgewohnheiten leichter erreichen lassen – und das ganz ohne lange Vorträge seitens des Therapeuten.

Cave

Bei stark ausgeprägtem Übergewicht ist oft eine ärztliche bzw. ernährungswissenschaftliche Unterstützung der Patientinnen und Patienten erforderlich. Vor dem Einstieg in eine sportliche Betätigung sollte zudem ein umfassender Gesundheitscheck mit Belastungs-EKG und Blutdiagnostik erfolgen.

11.5 Mentale Therapie und Entspannungstechniken

Ist das Hormonsystem erkrankt, ist es zumeist auch die Psyche. Was war nun die Henne und was das Ei? Diese Fragestellung ist müßig, denn wir Therapeuten finden einen Zustand vor, der den Körper, die Seele und die Psyche gleichermaßen betrifft. Unsere therapeutische Aufgabe besteht darin, den Patienten auf jeder Ebene zu unterstützen.

11.5.1 Aufarbeitung psychischer Belastungen

Was auf der körperlichen Seite förderlich ist, wurde bereits eingehend besprochen. Doch was ist wichtig für die Seele? Für die Psyche? Warum reicht es nicht aus, Medikamente und Sport zu empfehlen? Oder wieso genügt es oft nicht, einem Burn-out allein mit Gesprächen beikommen zu wollen?

Hierzu möchte ich Ihnen folgendes Bild nahebringen: Stellen Sie sich vor, Ihr Körper wäre ein Krug. Ein besonders schöner, wertvoller Krug – selbstverständlich. Dieser Krug beinhaltet Ihren Trank des Lebens. Er ist einzigartig, besteht er doch aus Ihrem Charakter, Ihrem Sein, Ihrem Gedankengut, Ihren Hoffnungen, Ihren Wünschen, Ihren Träumen und Ihren Sorgen. Stellen Sie sich nun vor, Ihrem Krug passiert etwas. Er wird an eine Kante geschlagen, sodass ein Teil seines Bodens zerbricht. Oder ein Stein, der Ihnen in den Weg gelegt wurde, gelangt in Ihren Trank, wodurch nicht nur der Krug beschädigt, sondern auch der Trank mit der Zeit zu Säure wird. Was würden Sie tun? Genügt es, den Trank zu rühren und die Säure zu binden? Wie oft muss der Trank „behandelt" werden, damit er wieder klar wird? Heilt der Krug, wenn der Trank in Ordnung ist? Was passierte andererseits, wenn Sie lediglich den Krug reparierten? Gewiss, nun kann nichts mehr entweichen. Doch neutralisiert dies die Säure? Vermutlich nicht.

Meines Erachtens ist es also wichtig, sowohl den Körper (Krug) als auch die Psyche (Trank) bei der Therapie einzubeziehen. Einige hormonbedingte Erkrankungen wurden durch ein Trauma ausgelöst, andere durch Medikamente, wieder andere durch ein übersteigertes Perfektionsstreben, diffuse Ängste, erworbene Zwänge, mangelndes Selbstvertrauen usw.

Sprechen Sie mit Ihrem Patienten darüber, was ihn beschäftigt, worum seine Gedanken kreisen, wie er schläft, welche Sorgen und Nöte er mit sich trägt, was ihm Freude bereitet und welche Angst ihm möglicherweise im Nacken sitzt. Was lässt ihn unter Druck geraten, was macht ihn traurig? Nicht aufgearbeitete Traumata, Ängste und Nöte – selbst wiederkehrende, belastende Gedanken – sorgen für ein dauerhaft angehobenes Stressniveau. Dieser Stress kann wiederum die körperliche Heilung verlangsamen oder sogar verhindern.

Ein Beispiel: Wichtig ist es, zu erkennen, dass nicht viele Stunden Arbeit einen Menschen in den Burn-out treiben, sondern vielmehr die innere Einstellung zur Arbeit. Menschen, die sehr gut in ihrem Beruf sind, denen ihre Aufgabe am Herzen liegt, die es persönlich nehmen, wenn etwas schiefgeht, und die generell alles perfekt machen möchten, die Erwartung an sich selbst oder anderen gegenüber jedoch kaum erfüllen können, weil sie einfach zu hoch sind – das sind die Kandidaten für einen Burn-out! Der dauerhafte Stress führt letztlich zu einer Nebennierenschwäche.

Erarbeiten Sie – neben der medikamentösen Therapie – mit Ihren Patientinnen und Patienten eine gute Resilienzfähigkeit. Die Wahrscheinlichkeit, dass Ihr Patient an Körper und Seele heilen kann, steigt damit deutlich an. Prüfen Sie deshalb genau, ob die Bearbeitung einer oder mehrerer der nachfolgenden Punkte für die Genesung Ihres Patienten zuträglich sein könnte.

11.5.2 Förderung der Resilienz und Stressmanagement

Resilienz bezeichnet die persönliche Widerstandskraft und die Fähigkeit, schwierige Lebenssituationen ohne anhaltende Beeinträchtigungen zu überstehen. Ob ein Mensch diese Widerstandsfähigkeit aufweist, scheint dabei von verschiedenen individuellen Faktoren abhängig zu sein. Beispielsweise leidet nicht jeder Mensch, der einem Krisengebiet entfliehen konnte, unter PTBS, selbst wenn die Umstände zwischen einem hochtraumatisierten Menschen und jemandem, der sich gut in die neue Umgebung einfindet, vergleichbar waren. Offenbar gibt es also Menschen, die eine höhere Resilienz aufweisen als andere. Eine große Rolle dürften der angeborene Charakter, die Erziehung und erworbene Meinungen, die Lebensumstände, unter denen man aufwächst und aktuell lebt, bestehende Krankheiten und die genetische Veranlagung spielen.

Zur Erarbeitung von Resilienz, einem sinnvollen Stressmanagement und einem guten Umgang mit biologischen Konflikten ist es zielführend, mit dem Patienten ein System zu erarbeiten, das es ihm ermöglicht, seine Lebensumstände neu zu bewerten. Die Fragestellungen dazu lauten:

- Was ist die Realität?
- Ist meine Angst berechtigt?
- Ist das Eintreffen des von mir befürchteten Szenarios realistisch?
- Ist es richtig, sich mit einer Sache so umfassend zu beschäftigen?
- Möchte ich mich überhaupt damit befassen?
- Muss ich jedem gefallen?

- Ich fühle mich zwar gerade schlecht, aber war ich tatsächlich im Unrecht?
- Ist die zeitliche Anforderung an mich überhaupt erfüllbar?
- Verdiene ich, dass ich geliebt, respektiert, gut bezahlt, ... werde?
- Wie möchte ich behandelt werden?
- Behandle ich andere, wie ich behandelt werden möchte?
- Was habe ich bereits in meinem Leben geleistet und erreicht?
- Worauf kann ich stolz sein?

Nehmen Sie Ihre Patientinnen und Patienten grundsätzlich ernst, ohne sie zu bewerten. Hören Sie sich neutral an, was Ihrem Patienten widerfahren ist, was ihn beschäftigt. Finden Sie gemeinsam Lösungen, die zum Leben des Patienten passen!

Hausaufgaben sind überaus hilfreiche Werkzeuge zur Erreichung solcher Ziele. Mögliche Ansätze können beispielsweise sein, dass Sie Ihren Patienten dazu ermuntern, zu Hause aufzuschreiben, was ihn plagt, zu ergründen, was die Ursachen und Trigger für starke Emotionen sind, oder eine Liste zu erstellen, was er in seinem Leben bereits erreicht hat. Oft ist es für die Patientinnen und Patienten wichtig, persönlich zu erfahren, wie wertvoll das ist, was sie tun oder bereits getan haben.

Vielleicht hilft es auch, sich gedanklich mit einer sinnerfüllenden Tätigkeit zu beschäftigen, die man, sobald es einem etwas besser geht, in sein Leben integrieren kann. Oft genug geht es auch darum, zu üben, sich selbst genug zu sein und sich gerade dann selbst wertzuschätzen, wenn man eine Pause benötigt und sie sich nimmt – und sich nicht mit schlechtem Gewissen und einer Tasse Kaffee zu verstecken!

Ein gutes Buch lesen, die Sonne genießen, einem schönen Lied oder den Wellen zu lauschen oder eine leckere Mahlzeit zuzubereiten und achtsam zu genießen, ist Balsam für die Seele. Kreativität frei auszuleben, ohne Bewertung, ob das Bild nun schön, das Gedicht poetisch genug oder der Gesang grandios ist, kann ein weiterer Baustein zur Genesung sein.

Gerade bei hormonell bedingten Erkrankungen ist es für Ihren Patienten zudem wichtig, zu erfassen, dass er tatsächlich krank ist, obwohl man das nicht zwingend auf den ersten Blick sehen kann wie ein gebrochenes Bein. Er darf verstehen, dass er wirklich krank ist, obwohl im Gegensatz zu einem Herzinfarkt oder Schlaganfall in der Gesellschaft wenig über seine Erkrankung bekannt ist.

Praxistipp

Wie man Traumata aufarbeitet, mit PTBS oder Ängsten umgeht und Resilienz entwickelt, sind häufig eigene Therapieformen. An dieser Stelle würde es zu weit führen, genau darzulegen, wie die Therapie aussehen kann. Bitte überweisen Sie Ihre Patientinnen und Patienten an einen versierten, Ihnen idealerweise bekannten Kollegen, der für die vorliegende Problematik ausgebildet ist, wenn Sie nicht selbst über das notwendige Know-how verfügen sollten.

11.5.3 Mediation und Entspannungsübungen

Meditationen helfen dem Patienten ebenfalls, um den möglicherweise stressigen Alltag und die Belastungen durch seine Krankheit besser zu bewältigen. Meditationen sind übrigens kein Ersatz für sportliche Betätigung, sondern eine sehr wertvolle Ergänzung! Durch Meditation werden keine Stresshormone abgebaut, sondern die Resilienz des Patienten gestärkt. Meditation hilft ihm, sich gegenüber Stressoren abzugrenzen, sich zu entspannen und sich auf seine eigene Mitte zu fokussieren.

Je häufiger Meditationen geübt werden, desto leichter kann der Patient den auf sich konzentrierten, ruhigen Zustand erreichen. Dies gelingt schließlich auch in Alltagssituationen. Potenziell Stress auslösende Situationen werden dann schneller entschärft bzw. nicht mehr als bedrohlich wahrgenommen!

Ich rate grundsätzlich zu Meditationen, die durch den Atem rhythmisiert werden. Online findet man ein großes Angebot zu **Atemmediatio-**

nen und -übungen. Ungeübte suchen sich am besten geführte Anfängermediationen aus. Es ist wichtig, dass sich Ihr Patient eine Mediation aussucht, die ihm zusagt, da er diese Aufgabe ansonsten vermutlich nicht lange verfolgen wird.

Sollten während der Meditation störende Gedanken auftauchen, bedankt man sich bei dem Alltagshelfer „Gedanke" und lässt ihn weiterziehen, setzt ihn beispielsweise wie einen guten Freund an den Esstisch und lässt ihn Kaffee trinken. Wenn man möchte, gibt man dem Gedanken das Versprechen, sich später mit ihm zu befassen. Je häufiger man diese Herangehensweise übt, desto leichter wird es sein, den Kopf von Gedanken freizuhalten. Sich über aufkommende Gedanken oder Sorgen zu ärgern, führt schließlich nicht zum Ziel!

Zwei meiner favorisierten **Entspannungsübungen** für den Alltag möchte ich Ihnen sehr gerne mit auf den Weg geben:

Übung zur Schnellentspannung

Diese Übung kann auch auf engstem Raum durchgeführt werden. Menschen, die einen wackligen Stand haben, halten sich am besten während des gesamten Ablaufs mit einer Hand an einem Möbelstück fest, bis sie sich die notwendige Stabilität durch die Übung erarbeitet haben:

- Stellen Sie Ihre Füße hüftbreit auseinander.
- Lassen Sie Ihre Arme links und rechts am Körper entspannt hängen.
- Richten Sie sich auf, strecken Sie Ihre Wirbelsäule und halten Sie den Kopf erhoben und gerade.
- Spannen Sie nun jeden einzelnen Muskel an, ballen Sie Ihre Hände zu Fäusten, legen Sie Ihre Zunge oben an den Gaumen.
- Atmen Sie ein.
- Während Sie einatmen und alle Muskeln angespannt haben, gehen Sie auf die Zehenspitzen.
- Bleiben Sie ein paar Sekunden in angespannter Haltung auf den Zehenspitzen.
- Halten Sie währenddessen die Luft an.

Die nachfolgenden Schritte erfolgen gleichzeitig:

- Legen Sie Ihre Zunge auf dem Mundboden ab.
- Atmen Sie aus.
- Lassen Sie alle Muskeln locker.
- Öffnen Sie Ihre Fäuste zu locker herabhängenden Händen.
- Lassen Sie sich langsam zurück auf Ihre gesamte Fußsohle herunter.

Wiederholen Sie diese Übung 3–4 ×, ggf. auch öfter, bis Sie sich wieder zentriert, ruhig und gelöster fühlen.

Das Ablegen der Zunge auf dem Mundboden mag sich zu Beginn etwas merkwürdig oder sogar schmerzhaft anfühlen. Bemühen Sie sich dennoch darum, über den gesamten Tag hinweg immer wieder darauf zu achten, Ihre Zunge abzulegen. Das entspannt die Kiefer-, Nacken- und Schultermuskulatur, verändert die Atemströmung und signalisiert dem Körper, dass alles in Ordnung ist, keine Gefahr droht und er sich entspannen darf.

Entspannung durch Fühlen

Bei der dieser Übung empfiehlt es sich, die gesamte Meditation ruhig und mit Pausen zum Fühlen mit einem geeignetem Medium aufzunehmen, z. B. mit einem Smartphone:

- Schließen Sie Ihre Augen.
- Sitzen Sie in Ihrem Stuhl so aufrecht, wie es für Sie angenehm ist.
- Legen Sie Ihre Zunge auf den Mundboden. Öffnen Sie Ihren Mund hierzu ein wenig, sodass Ihr Kiefer entspannt ist.
- Atmen Sie nun tief ein und aus.
- Spüren Sie, wie jeder Einatemzug Ihren Brustkorb weitet, Ihr Zwerchfell dehnt, Ihren Bauch aufwölbt.
- Spüren Sie, wie jeder Ausatemzug die Luft wieder aus Ihren Lungen schiebt, das Zwerchfell und der Bauch entspannen.
- Fühlen Sie Ihre Füße auf dem Boden und wie sich die Fußsohlen auf diesem anfühlen.
- Fühlen Sie Ihren Kontakt mit dem Boden unter sich.
- Wie fühlt sich das an?
- Gehen Sie nun langsam Ihren Körper von unten nach oben durch. Nehmen Sie sich Zeit für jeden einzelnen Körperteil. Spüren Sie, wie er sich anfühlt. Wie sich das Gefühl verändert,

wenn Sie den Körperteil aktiv anspannen und entspannen:
  - die Zehen, die Füße, die Sprunggelenke, die Unterschenkel, die Knie, die Oberschenkel, das Gesäß
  - der Unterbauch, der Oberbauch, der Brustkorb
  - der untere Rücken, der obere Rücken, die Schulterpartie
  - die Hände, die Unterarme, Oberarme
  - der Hals, der Nacken und der Kopf
- Erspüren Sie gleichzeitig immer wieder Ihren eigenen Atemrhythmus.
- Bleiben Sie präsent.
- Während Sie sich selbst wahrnehmen, seien Sie sich des Lebens um Sie herum bewusst:
  - Was hören Sie?
  - Wie sind die Töne? Wie ist die Stille zwischen den Lauten?
  - Was fühlen Sie?
  - Wie warm oder kalt ist es um Sie herum?
- Spüren Sie Ihrem Atemrhythmus ein weiteres Mal nach.
- Machen Sie eine weitere Reise durch Ihren Körper und entspannen sorgsam jede Partie.
- Öffnen Sie nun die Augen.
- Spüren Sie Ihre Fußsohlen im Kontakt mit dem Boden.
- Sagen Sie dem Hier und Jetzt Hallo.

11.6 Nahrungsmittel und ihr therapeutischer Nutzen

Wie bereits zur Ernährungsumstellung (S. 157) ausgeführt, soll durch die Ernährung und eine entsprechende Lebensmittelwahl die Versorgung mit lebensnotwendigen Nährstoffen sichergestellt werden. Dabei gibt es verschiedene Nahrungsmittel und Nährstoffe, die für die Hormonsynthese wichtig sind.

11.6.1 Nahrungsmittel zur Förderung der Hormonsynthese

Verschiedene Lebensmittel können die Synthese von Hormonen unterstützen und sollten bei einem festgestellten Mangel dieser Hormone bevorzugt verzehrt werden. Genannt ist eine Auswahl bewährter Nahrungsmittel, die beim Ausgleich bestehenden Hormonmangels nützlich sind (**Tab. 11.2**).

11.6.2 Zufuhr von an der Hormonsynthese beteiligten Nährstoffen

An dieser Stelle folgt ein Überblick über die verschiedenen an der Hormonsynthese beteiligten Mineralstoffe, Spurenelemente und Vitamine (**Tab. 11.3**).

Tab. 11.2 Bewährte Nahrungsmittel zum Ausgleich eines bestehenden Hormonmangels.

Mangel an	Lebensmittel
DHEA	Vollkornprodukte, Weizenkeime, Kakao, schwarzer Tee, Krabben, Pilze, Bierhefe
Östradiol	Eier, Kokosöl, Granatapfel, Schmalz, Bier, Mandeln (auch als Öl oder Marzipan), Hülsenfrüchte, Schmalz und sämtliche tierischen Fette, Lakritz
Östriol	Eiklar, Leinsamen, Leinöl, Fischöl, Krillöl
Melatonin	Cranberrys, Champignons, Pfifferlinge, Steinpilz, Mais, Hafer, Reis, Gerste, Weizen, Senf, getrocknete Tomaten, Paprika
Progesteron	Schokolade, Karamell, alle Milchprodukte, Eier, Maca-Wurzel, Walnüsse, Walnussöl
Serotonin	Avocado, Schokolade, Walnüsse
Testosteron	Hafer, Kokosnuss, Olivenöl, Petersilie, Chili, Brennnessel, Kürbis, Fleisch

Tab. 11.3 Übersicht über die verschiedenen an der Hormonsynthese beteiligten Mineralstoffe, Spurenelemente und Vitamine.

Mineralstoffe, Spurenelemente und Vitamine	Einfluss auf die Hormonsynthese und weitere wichtige Stoffwechselprozesse	Lebensmittel, die reich an diesen Nährstoffen sind
Biotin (Vitamin B_7, Vitamin H)	Cholesterinproduktion	Eigelb, Hefe und Bierhefe, Haferflocken, Vollkornreis, Avocado, Hering, Spinat, Bananen
Kalzium	Östrogenmetabolisierung, Umwandlung von L-Tyrosin zu L-Dopa	alle Milchprodukte außer Quark, Brokkoli, Blattspinat, teilweise Mineralwasser
Chrom	unterstützt die Bindung von Insulin an Rezeptoren	Milchprodukte, Tomaten, Erdbeeren, Honig, Schokolade, Fleisch, Hülsenfrüchte
Eisen	Mitochondrienstoffwechsel, Östrogenmetabolisierung, Umwandlung von Dopamin zu Noradrenalin, Schilddrüsenhormonsynthese, TPO-Aktivität	Leber, Fleisch, Linsen, Weizenkleie, Hirse, Quinoa, Haferflocken, Vollkornnudeln, Spinat, Rote Bete, getrocknete Pfirsiche, Aprikosen, Feigen, Basilikum, Kürbiskerne, Pistazien (Einnahme vorzugsweise kombiniert mit Vitamin C)
Folsäure (Vitamin B_9)	Umwandlung von Phenylalanin zu L-Tyrosin, L-Tyrosin zu L-Dopa, Noradrenalin zu Adrenalin, L-Tryptophan zu 5-Hydroxytryptophan (5-HTP); gesteigerter Bedarf bei Substitution hormoneller Kontrazeptiva	Hülsenfrüchte, Salat, Weizenkeime, Kartoffeln, Nüsse, Vollkornprodukte, Orangen, Milch, Eier, Leber, Tomaten, Spargel, Kohl
Glutathion	zelluläres Antioxidans, Entgiftung, Stärkung des Immunsystems	Spargel, Avocado, Walnüsse, Kartoffeln, Spinat, Fleisch, rohe Tomaten, Papaya, Gurke (Ein ausreichender Selenspiegel ist Voraussetzung zur Aufnahme von Glutathion in den Zellen.)
Kalium	Mitochondrienstoffwechsel	Vollkornprodukte, Bananen, Aprikosen, Karotten, Kartoffeln, Nüsse, Kohlrabi, Avocado, Tomaten
Kupfer	Umwandlung von Dopamin zu Noradrenalin, DAO-Aktivität und Histaminabbau	Hülsenfrüchte, Vollkorngetreide, Nüsse, Samen, Kakao, Kaffee, Fisch, Innereien, Leber
Magnesium	Mitochondrienstoffwechsel, Umwandlung von Phenylalanin zu L-Tyrosin, L-Tryptophan zu 5-HTP, Pregnenolon zu Progesteron, Östradiolsynthese, Kortisolsynthese, DAO-Aktivität und Histaminabbau; gesteigerter Bedarf bei Substitution hormoneller Kontrazeptiva	Mandeln, Haferflocken, Bohnen, Hülsenfrüchte, weiße Bohnen, Linsen, Erbsen, Kartoffeln, Sonnenblumenkerne, Naturreis, Vollkornbrot, Marzipan
Mangan	Mitochondrienstoffwechsel, Testosteronsynthese, DAO-Aktivität und Histaminabbau	Vollkornprodukte und Getreideprodukte (z. B. Brot, Haferflocken, Weizenkeime, Hirse und Reis), Nüsse, grünes Gemüse, Leinsamen, Nüsse, Heidelbeeren, Trockenpflaumen, Aroniabeeren

► **Tab. 11.3** Fortsetzung.

Mineralstoffe, Spurenelemente und Vitamine	Einfluss auf die Hormonsynthese und weitere wichtige Stoffwechselprozesse	Lebensmittel, die reich an diesen Nährstoffen sind
ω-3-Fettsäuren	Schilddrüsenhormonsynthese, Östrogenmetabolisierung	Fisch, Leinöl/Leinsamen, Walnussöl/Walnüsse, Chiasamen, Weizenkeimöl
Phosphor	Knochen- und Zahnfestigkeit, Säure-Basen-Haushalt, Zellenergie, DNA-Aufbau	Weizenkleie, Hirse, Grünkern, Haferflocken, Reis, Mayonnaise, Fisch (insbesondere Seelachs, Lachs, Sardinen und Heringe), Wurst, Geflügel, Käse, alle Kohlsorten, Hülsenfrüchte, Artischocken
Selen	Mitochondrienstoffwechsel, Schilddrüsenhormonsynthese; wirkt als 5α-Reduktasehemmer	regional: Fleisch, Fisch, Eier überregional*: Pilze, Zwiebelgemüse, Kohlgemüse, Spargel, Linsen und Paranüsse
Vitamin A (Retinol)	Östrogensynthese, Testosteronsynthese, Spermienbildung und -reifung	Milch, Eigelb, Butter, Fisch, Fleisch in pflanzlichen Lebensmitteln als β-Karotin (Vorstufe von Vitamin A): Karotten, Kürbis, Süßkartoffeln, Brokkoli, Spinat, Tomaten, Aprikosen
Vitamin B_1 (Thiamin)	Östrogenmetabolisierung; gesteigerter Bedarf bei Substitution hormoneller Kontrazeptiva	Vollkornprodukte, Hülsenfrüchte, Brokkoli, Blumenkohl, Kartoffeln
Vitamin B_2 (Riboflavin)	Östrogenmetabolisierung; gesteigerter Bedarf bei Substitution hormoneller Kontrazeptiva	Innereien (z. B. Leber), Getreidekeime/Vollkornprodukte, Hefe, Milchprodukte, Seelachs
Vitamin B_3 (Niacin)	Östrogenmetabolisierung, Umwandlung von 5-HTP zu Serotonin	Fleisch, Innereien (z. B. Leber), Fisch, Eier, Milchprodukte, Vollkornprodukte, Erdnüsse, Cashewkerne, Hülsenfrüchte, Datteln, Kaffee
Vitamin B_6 (Pyridoxin)	Mitochondrienstoffwechsel, Umwandlung von L-Dopa zu Dopamin, Noradrenalin zu Adrenalin, L-Tryptophan zu 5-HTP, 5-HTP zu Serotonin, Serotonin zu Melatonin, Homocystein zu Glutathion, DAO-Aktivität und Histaminabbau; gesteigerter Bedarf bei Substitution hormoneller Kontrazeptiva	grünes Gemüse, Hülsenfrüchte, Bananen, Avocados, Fleisch, Fisch, Tomaten, Feldsalat
Vitamin B_{12} (Cobalamin)	Umwandlung von Noradrenalin zu Adrenalin, Serotonin zu Melatonin, Folsäuremetabolismus, gesteigerter Bedarf bei Substitution hormoneller Kontrazeptiva	Milchprodukte, Eier, Fleisch, Fisch, Meeresfrüchte, Sanddornbeeren
Vitamin C	Hypophysenaktivität, Mitochondrienstoffwechsel, Östrogenmetabolisierung, Umwandlung von Dopamin zu Noradrenalin, 5-HTP zu Serotonin, DAO-Aktivität und Histaminabbau; gesteigerter Bedarf bei Substitution hormoneller Kontrazeptiva	alle Obst- und Gemüsesorten: Chilischoten, Johannisbeeren, Petersilie, Paprika, Kohl, Sanddorn, Hagebutte, Birnen, Cranberrys, Papayas, Zitronen, Orangen usw. (Einnahme vorzugsweise kombiniert mit Eisen)

▶ **Tab. 11.3** Fortsetzung.

Mineralstoffe, Spurenelemente und Vitamine	Einfluss auf die Hormonsynthese und weitere wichtige Stoffwechselprozesse	Lebensmittel, die reich an diesen Nährstoffen sind
Vitamin D (Kalziferol)	Rezeptoraktivität, Regulation der Transportproteine, Schilddrüsenhormonsynthese, Umwandlung von Androstendion zu Testosteron, Regulation des Kalzium-Phosphat-Haushalts, Immunsystem, Knochenzellreifung, Östrogenmetabolisierung; wirkt antiöstrogen, wirkt als 5α-Reduktasehemmer	wird vom Körper bei genügend Sonneneinstrahlung selbst hergestellt; in geringen Mengen enthalten in Lachs, Hering, Makrele, Avocados, Eiern, Champignons, Leber und Camembert (Über die Nahrung allein gelingt es kaum, ausreichend hohe Vitamin-D-Spiegel aufzubauen.)
Vitamin E (Tocopherol)	Umwandlung von Pregnenolon zu Progesteron	Leinöl, Maiskeimöl, Olivenöl, Kokosfett, Margarine, Pistazien, Himbeeren, Wirsingkohl, Erdnüsse, Erdnussöl, Mandeln, Haselnüsse, Sonnenblumenöl
Vitamin K	wirkt antiöstrogen	grüne Gemüsesorten, grüne Blattsalate, grüne Kohlsorten, Sonnenblumenöl, Walnussöl, Maiskeimöl, Olivenöl, Butter, Hülsenfrüchte, Schnittlauch, Haferflocken, Vollkornweizen
Zink	beteiligt an > 300 enzymatischen Funktionen, u. a. an der Bildung von Aromatase; Mitochondrienstoffwechsel, Testosteronsynthese; wirkt als 5α-Reduktasehemmer, Hautstoffwechsel, Entgiftung, DAO-Aktivität und Histaminabbau; gesteigerter Bedarf bei Substitution hormoneller Kontrazeptiva	Fleisch, Fisch, Käse, Milch, Eier, schwarze und rote Johannisbeeren, Erdbeeren, Bananen, Brombeeren

* Aufgrund der Selenarmut der Böden v. a. in Deutschland, Dänemark, Schottland, Finnland und einigen Balkanländern ist es hierzulande schwieriger, den Selenbedarf über regionale pflanzliche Nahrung zu decken.

Mithilfe einer Substitution dieser Nährstoffe können leichte Hormondysbalancen reguliert werden. Bei schweren Hormondysbalancen sollten diese Nährstoffe unbedingt zugeführt werden, um den Körper in die Lage zu versetzen, die fehlenden Hormone in ausreichendem Umfang zu synthetisieren – allerdings wird hier eine alleinige Nährstoffsubstitution für die Therapie nicht ausreichen.

Exkurs

Medikamente und Noxen, die Einfluss auf das Hormonsystem nehmen Sobald wir uns mit dem Hormonsystem beschäftigen, kommen wir nicht umhin, auch den Einfluss von Medikamenten und anderen Stoffen auf die Hormondrüsen und die Hormonsynthese zu betrachten. Dass hormonelle Kontrazeptiva (S. 106) das Hormonsystem stören könnten, leuchtet noch ein. Doch was ist mit anderen für den Patienten notwendigen Medikamenten?

Die meisten Probleme entstehen dadurch, dass vom Körper Nährstoffe verbraucht werden, damit das Medikament abgebaut werden oder überhaupt erst wirken kann. Um dem entgegenzuwirken, sollte man wissen, welche Vitamine, Spurenelemente und Mineralien in diesem Fall vermehrt benötigt werden. Folgende Liste vermittelt einen Überblick über Arzneimittel und Noxen, die den Wirkspiegel der genannten Nährstoffe reduzieren können:

- **Biotin (Vitamin B_7, Vitamin H):** Antibiotika, Alkoholkonsum
- **Kalzium:** Kortikosteroide, Magnesium, Antazida (Medikamente gegen Sodbrennen), Antiepileptika
- **Coenzym Q 10:** Statine (Cholesterinsenker)
- **Eisen:** Azetylsalizylsäure (z. B. ASS), Antazida
- **Folsäure (Vitamin B_9):** hormonelle Kontrazeptiva, Azetylsalizylsäure, Serotonin-Wiederaufnahmehemmer (Antidepressiva), Antiepileptika, Antibiotika mit dem Wirkstoff Trimethoprim (z. B. Cotrimoxazol), Antazida, Triamteren (Diuretikum), Rauchen, Alkoholkonsum
- **Kalium:** Herzglykoside, Laxanzien (Abführmittel)
- **Kupfer:** Antazida
- **Magnesium:** hormonelle Kontrazeptiva, Antazida, Alkoholkonsum, Laxanzien
- **Phosphor:** Antazida
- **Selen:** Alkoholkonsum, Rauchen
- **Vitamin A:** Alkoholkonsum
- **Vitamin B_1:** hormonelle Kontrazeptiva, Alkoholkonsum, Laxanzien
- **Vitamin B_2:** hormonelle Kontrazeptiva, Laxanzien, Antiepileptika, Psychopharmaka mit dem Wirkstoff Imipramin
- **Vitamin B_6:** hormonelle Kontrazeptiva, Laxanzien, Rauchen, Alkoholkonsum, Antiepileptika
- **Vitamin B_{12}:** hormonelle Kontrazeptiva, Laxanzien, Antazida, Azetylsalizylsäure, Rauchen, Alkoholkonsum
- **Vitamin C:** hormonelle Kontrazeptiva, Azetylsalizylsäure, Antibiotika, Rauchen, Alkoholkonsum
- **Vitamin D (Kalziferol):** Antiepileptika, Kortikosteroide, Antazida, Alkoholkonsum
- **Vitamin E:** Alkoholkonsum, Rauchen
- **Vitamin K:** Antibiotika, Gerinnungshemmer (Phenprocoumon, z. B. Marcumar; Warfarin), Antiepileptika
- **Zink:** hormonelle Kontrazeptiva, Antazida, Alkoholkonsum, Rauchen

Sollten Sie also immer wieder feststellen, dass die Nährstoffspiegel Ihres Patienten abfallen und sich kaum stabilisieren lassen, beginnen Sie damit, Nachforschungen anzustellen, welches der ansonsten substituierten Medikamente einen Nährstoffentzug verursachen könnte. Das nährstoffverbrauchende Medikament lassen Sie nachfolgend selbstverständlich nicht einfach absetzen! Stattdessen führen Sie gezielt mit speziellen Präparaten die benötigten Nährstoffe in mindestens der empfohlenen Tagesdosis zu. Solange Ihr Patient das Arzneimittel anwenden oder einnehmen muss, sollte auch eine gesonderte Nährstoffversorgung erfolgen, bei manchen Menschen ein Leben lang.

Übrigens können sogar dann geleerte Nährstoffdepots vorliegen, wenn sich Ihr Patient ausgewogen ernährt, bei guter Darmgesundheit ist und möglicherweise sogar Nährstoffpräparate zuführt! Vergessen Sie darüber hinaus nicht, dass selbstverständlich ebenso Erkrankungen zu spezifischem Nährstoffmangel führen können. Zu nennen wären hier Diabetes mellitus Typ 2, Morbus Parkinson, alle destruierenden Darmerkrankungen, chronische Erkrankungen des Magen-Darm-Trakts, Nierenfunktionsstörungen, koronare Erkrankungen, entzündliche Prozesse, Infekte, Tumore usw.

12 Krankheiten infolge hormonell bedingter Störungen und ihre Behandlung

In diesem Kapitel finden Sie einen umfassenden Katalog zu den Erkrankungen infolge hormonell bedingter Störungen und Hormondysbalancen. Zu jedem Krankheitsbild sind neben einer kurzen Definition mit den Leitsymptomen die möglichen Ursachen der hormonellen Störung, wichtige Differenzialdiagnosen (u. a. zum Ausschluss von Notfällen und anderen Erkrankungen), die Diagnostik und die Therapie mit einem Therapievorschlag über mehrere Sitzungen und Fallbeispiel aufgeführt.

12.1 Grundsätzliches zum therapeutischen Vorgehen

Bei der Therapie von Hormondysbalancen und hormonell bedingten Störungen sind folgende grundlegende Aspekte zu beachten.

12.1.1 Einsatz von Einzel- und Komplexmitteln

In der klassischen Homöopathie werden Einzelmittelgaben bevorzugt. Hierzu repertorisiert man ein sehr gut passendes Mittel für den Patienten, verabreicht ihm eine Dosis und gibt dem Körper eine gewisse Anzahl von Tagen Zeit, mit dieser Information umzugehen. Meiner Erfahrung nach ist es bei der Behandlung von Hormondysbalancen allerdings erforderlich, dass die Gaben häufiger erfolgen. Oft benötigt der Körper zudem mehrere Kommunikationswege in Form von verschiedenen Mitteln, um ihn „umzustimmen".

Ich nutze neben Einzelmitteln und Phytotherapeutika gerne organotrope, konstitutionelle und/oder miasmatische homöopathische Präparate. Dies gilt für jeden einzelnen Therapieschritt. Bei der Verordnung mehrerer Mittel ist die zeitliche Abfolge bei der Einnahme wichtig. Hierbei stehen der vorliegende Mangel, die Aktivität der Hormondrüsen sowie ihre Stärkung und Rhythmisierung (S. 171) im Vordergrund.

Meine Erfahrung zeigt, dass man verschiedene Präparate, auch homöopathische und phytotherapeutische, durchaus zum gleichen Zeitpunkt einnehmen kann und nicht zwingend einen gewissen zeitlichen Abstand zwischen der Einnahme verschiedener Präparate einhalten muss. Auch muss für die meisten Mittel kein Abstand vor oder nach dem Essen eingehalten werden. Es spricht während der homöopathischen Therapie – aus meiner Sicht – auch nichts gegen die morgendliche Tasse Kaffee oder den gelegentlichen Konsum eines Gläschens Wein am Sonntagabend auf der Terrasse – sofern dem Körper beides vertraut ist.

Sollten mehrere Präparate zur Auswahl stehen, die in Bezug auf ihre Wirkung als gleichwertig zu betrachten sind, testen Sie entweder aus (z. B. mithilfe kinesiologischer Tests, Bioresonanztestung), welches für Ihren Patienten das zur Zeit am besten verträglichste ist, oder ordnen Sie Ihrem Patienten das Präparat zu, von dem Sie annehmen, dass es für ihn besonders geeignet ist. Zu den bewährten Präparaten für die Hormondrüsen (S. 181) sind die wichtigesten Inhaltsstoffe aufgeführt, die im Folgenden nur aufgegriffen werden, wenn dies von besonderer therapeutischer Relevanz ist.

Bei der Einnahme von Nahrungsergänzungsmitteln gibt es hingegen einzelne Einschränkungen, so wird die Resorption von Eisen z. B. durch Koffein vermindert und durch Vitamin C gesteigert. Eventuelle Einschränkungen bzw. Verzehrempfehlungen sind auf den Beipackzetteln der Präparate aufgeführt.

Sind Sie als Therapeut noch in anderen Therapieformen ausgebildet, ergänzen Sie die von mir vorgeschlagene Therapie bei Bedarf mit weiteren, zum Patiententypus und zur Symptomlage passenden Medikamenten.

12.1.2 Dosierung und Einsatz homöopathischer Präparate

Generell können Sie bei einem Hormonmangel, der sich im Grenzbereich oder knapp unter den von Ihrem Labor genannten Referenzwerten befindet, homöopathisch aufbereitete Hormone in der Potenz D 4 einsetzen.

Praxistipp

Die Normwerte entnehmen Sie den Referenzdaten Ihres Labors und legen ggf., wenn Ihr Labor dies nicht bereits für Sie übernimmt, selbst eine grafische Darstellung der Istkurve an (vgl. **Abb. 12.1**).

Bei einem **leichten Mangel**, also Werten, die kaum von der Norm abweichen (vergleichen Sie hierzu immer die von Ihrem Labor angegebenen Referenzwerte), beim Patienten aber starke Missempfindungen auslösen, werden D 4-Globuli eingesetzt. Fangen Sie immer mit einer niedrigen Dosis an, z. B. 1 × täglich 2 Globuli.

Liegt bei dem Patienten ein **schwerwiegender Mangel** vor, ist die transdermale Applikation (S. 175) vorzuziehen. Hierzu wird 1 × täglich eine kleine Portion einer D 4-Creme aufgetragen, beginnend mit einer erbsengroßen Portion, die jederzeit gesteigert werden kann.

Merke

Bei einem Kortisolmangel (S. 210) gilt es, sehr genau abzuwägen, ob eine Zufuhr erforderlich ist. Adrenalin und Noradrenalin werden nicht substituiert, sondern – wenn überhaupt – über die Synthesewege beeinflusst.

Es ist durchaus möglich, dass bei einem Patient derzeit kein messbarer Mangel vorliegt, sondern das **Verhältnis der Hormone** zueinander nicht stimmt und das Befinden dadurch schlecht ist. Hinzu kommt, dass der „Wohlfühlbereich“ bezüglich eines Hormons von Mensch zu Mensch verschieden ist. Beispielsweise fühlen sich manche Frauen mit einem Verhältnis von Östrogenen zu Progesteron von 1 : 60 bereits wohl, während andere zwingend ein Verhältnis von 1 : 120 erreichen müssen. In diesem Fall können Sie normalerweise direkt mit der Hormondrüsenaktivierung und der Zufuhr von Nährstoffen beginnen.

Cave

Verwendet Ihre Patientin hormonelle Kontrazeptiva, dürfen Sie keinesfalls Progesteron geben, da dies die verhütende Wirkung aufheben kann.

Einschleichen von Präparaten

Vergegenwärtigen Sie sich immer wieder, dass jeder Körper einzigartig ist und dass man deshalb bei den homöopathischen Dosen nur ungefähre Richtwerte angeben kann! Manche Menschen brauchen eine höhere Menge als andere. Insofern sind eine niedrige Einstiegsdosierung und eine schrittweise, langsame Erhöhung – das **Einschleichen** – am sinnvollsten und verträglichsten.

Überdosierungen führen leicht zu größeren Problemen, als sie der Patient bereits hat: Eine Überdosierung quittiert der Körper entweder mit einer Überreaktion oder mit dem Einstellen seiner eigenen Hormonproduktion. Eine Überreaktion bestünde beispielsweise darin, dass der Körper ein Überangebot an Progesteron in Testosteron umwandelt. Ist der Hormonspiegel zu hoch, ist der Rückkopplungsmechanismus gestört: So bewirkt z. B. ein Überschuss von zugeführten Östrogenen in der 1. Zyklushälfte, dass LH und FSH vermindert ausgeschüttet werden – ein Eisprung findet nicht statt.

Auf Dauer veranlasst eine Hormonüberdosierung, auch in Form von Globuli, die Zelle dazu, Rezeptoren für dieses Hormon abzubauen, also zur Down-Regulation (S. 19). Deshalb sollte eine Hormongabe immer nur zeitlich begrenzt und mit großem Bedacht gewählt werden.

Hierbei gilt folgende Richtschnur: Sollte sich kein Erfolg einstellen, nachdem die Dosis mittlerweile auf 2 × täglich je 10 Globuli angehoben wurde, ist die Verwendung einer Creme angeraten, da hiermit die Rezeptoren direkter angesprochen werden. Auch hier ist jedoch nur eine begrenzte Erhöhung möglich, um den Effekt der Down-Regulation zu vermeiden. Eine Erhebung der Laborwerte zur Kontrolle ist entsprechend unerlässlich.

Praxistipp

Die Rhythmisierung und Aktivierung aller beteiligten Hormondrüsen und Stoffwechselvorgänge sowie die Etablierung einer ungestörten Aufnahme aller wichtigen Bausteine ist elementar. Je eher die Medikation und jedwede hormonelle Gabe, selbst als D 4-Potenz, wieder stetig verringert (ausgeschlichen) werden kann, ohne dass die alte Beschwerdesymptomatik erneut auftritt, desto besser kann der Patient eigenständig regenerieren.

Mögliche Einschränkungen

Folgende Hormone werden nicht oder nur unter besonderen Voraussetzungen substituiert.

Da **Kortisol** im Körper eine Stressreaktion auslösen kann, ist dessen Einsatz, auch als D 4-Globuli, nur im Ausnahmefall angeraten. Dies ist der Fall, wenn ein erheblicher Kortisolmangel, wie es bei einem Burn-out der Fall ist, vorliegt (**Abb. 12.1**) oder die Symptome eindeutig für eine derartige Unterstützung sprechen (der Patient ist gleichsam sehr müde, erschöpft, antriebslos und kommt morgens nur schwer aus dem Bett).

Sollten Sie sich entschieden haben, Kortisol-D 4-Globuli zu verabreichen, beginnen Sie mit einem einzigen Globulus! Zu beachten ist dabei der typische Tagesverlauf der Kortisolausschüttung (S. 73), der bei einem gesunden Menschen morgens seinen Höchststand hat und bei der Mittelgabe unbedingt nachzuempfinden ist.

Merke

Eine Kortisolunterstützung ist nur indiziert, wenn annähernd alle Hormonwerte (> 75 %) im Tagesverlauf unterhalb der Norm liegen. Die Gabe ist grundsätzlich an die physiologische Kortisolausschüttung anzupassen!

Dies bedeutet: Da der physiologische Kortisolspiegel morgens höher ist als abends, erfolgt die Gabe des Hormonpräparats bei einem erniedrigten Spiegel morgens. Eine abendliche Unterstützung sollten Sie vermeiden, da der Patient ansonsten nicht mehr schlafen kann – Kortisol ist der Gegenspieler zu Melatonin, dem Schlafhormon. Außerdem treibt Kortisol den Körperstoffwechsel an. Liegt kein erheblicher Kortisolmangel vor, substituieren Sie nur die anderen Hormone, die vermindert vorliegen.

Die Hormone **Adrenalin** und **Noradrenalin** werden grundsätzlich nicht zugeführt, bei Bedarf wird ihr Syntheseweg gestärkt und die Vorstufen werden substituiert (**Abb. 3.11**).

12.1.3 Ärztlich verordnete Medikamente

Die Einnahme ärztlich verordneter Medikamente wird selbstverständlich fortgesetzt, auch wenn diese Einfluss auf die Hormonsynthese nehmen sollten oder es sich um bioidentische Hormone handelt. Ihre Therapie erfolgt stets begleitend.

! Cave

Eine Verunsicherung der Patientinnen und Patienten in Bezug auf die Einnahme von Medikamenten ist unbedingt zu vermeiden. Erläutern Sie verständlich die Zusammenhänge und treten Sie in Absprache mit Ihrem Patienten mit dem behandelnden Arzt in Kontakt!

Der Patient sollte seine vom Arzt erhobenen Werte jedoch in kürzeren Abständen kontrollieren lassen, sodass der Arzt eine möglicherweise notwendig gewordene Korrektur der Medikation veranlassen kann.

Zu beachten ist dabei auch, dass allein eine Ernährungsumstellung mit Gewichtsreduktion den Bedarf einiger Medikamente (u. a. blutdrucksenkender Medikamente, oraler Antidiabetika) erheblich beeinflussen kann. Ein Ziel der Therapie kann es sein, den Bedarf dieser Medikamente kontinuierlich zu reduzieren, um im Optimalfall ganz darauf verzichten zu können, sofern dies möglich ist.

Info

Bei einer Ernährungsumstellung geht es selbstverständlich nicht um eine Crash-Diät. Vielmehr sollte Ihr Patient lernen, sich ausgewogen zu ernähren und das Gewicht auf eine gesunde Art zu reduzieren (oder auch aufzubauen). Dies sollte immer mit Blick auf die Darmgesundheit und das Hormonsystem geschehen, da eine Hormondysbalance oder eine Darmdysbiose den Erfolg einer Gewichtsreduktion nachhaltig beeinträchtigen oder sogar verhindern können. Generell weisen das Gewicht und das Hormonsystem einen engen Zusammenhang zueinander auf. So kann beispielsweise die Testosteronsynthese mit einer Gewichtsreduktion und dem Aufbau von Muskulatur angeregt werden. Auch auf die Fruchtbarkeit haben Über- oder Untergewicht einen Einfluss. Insofern werden Sie in der Therapie immer wieder mit diesem Thema konfrontiert sein.

Gelingt die Gewichtsreduktion und die Ernährungsumstellung, sollte der Patient ermuntert werden, sich regelmäßig bei seinem Arzt vorzustellen und die Werte überprüfen zu lassen, damit keine Überdosierung entsteht, da die Dosierung einiger Medikamente mit dem Körpergewicht korreliert.

Ich trete bei der Behandlung gerne in einen offenen, direkten Austausch mit dem behandelnden Arzt. Möglicherweise können Sie gemeinsam mit dem behandelnden Arzt auf Dauer eine Reduktion verschiedener Präparate erreichen. Es empfiehlt sich in jedem Fall, in einem guten Austausch zu stehen.

12.1.4 Dauer der Therapie

Die hier vorgestellten Therapievorschläge umfassen einen Therapiezeitraum von etwa 6 bis 12 Monaten. Viele hormonelle Dysbalancen lassen sich in diesem Zeitraum harmonisieren. Bei schweren Erkrankungen, beispielsweise Depression und Burn-out, kann die Therapie auch deutlich länger dauern. Begleiten Sie Ihren Patienten so lange, bis er sich wohlfühlt und die Hormonwerte im Normbereich bleiben.

Behalten Sie bei jedem der Termine, bei allen Patientengesprächen und allen Untersuchungen die möglichen Differenzialdiagnosen im Hinterkopf – es besteht immer die Gefahr, dass neue Symptome oder Erkrankungen hinzukommen.

Sie sollten die Behandlung auch über den 6. im Folgenden beschriebenen Termin hinaus fortsetzen, wenn dies erforderlich ist. Die grundlegenden Prinzipien bleiben immer erhalten: Harmonisieren, Entgiften, Stabilisieren, Stärken, Aufbau mentaler Fähigkeiten. Zu beachten ist dabei, dass Sie einen überwiegenden Besserungstrend sehen.

Auf Dauer sollte der Patient, wenn es irgendwie möglich ist, genesen oder zumindest einen Zustand erreichen, in dem der Körper das Erreichte selbst erhalten und Ihr Patient fortan möglichst ohne Therapie und Medikation leben kann.

In manchen Fällen müssen bestimmte Substitutionen allerdings beibehalten werden. Das ist in Ordnung. Wenn man alles versucht hat, und der Körper es trotzdem nicht schafft, sich wieder vollständig selbst zu regulieren, muss man ihn eben weiterhin unterstützen. Das ist allemal besser, als einen Rückfall zu erleben. Wenn der Patient wieder Lebensfreude verspürt, sein Körper die täglichen Aufgaben erfüllen kann und Ihr Patient insgesamt eine gute Lebensqualität erreicht hat, wurde ein wichtiger Heilerfolg erzielt.

12.2 Erkrankungen der Nebennieren

Erkrankungen der Nebenniere umfassen verschiedene Krankheitsbilder. Dies ist abhängig davon, wie viele und welche Bereiche der Nebenniere betroffen sind. Tatsächlich können die Erkrankungen nur eine bestimmte Zone der Nebenniere (S. 43) betreffen. Dies ist häufig beim Burn-out der Fall. Sie können jedoch auch mehrere oder alle Zonen beeinträchtigen. Dieses Bild kann man beispielsweise beim chronischen Erschöpfungssyndrom gut erkennen. Die bestehenden Symptome leiten sich von den Aufgaben der Nebennierenhormone Kortisol, DHEA, Adrenalin, Noradrenalin und Aldosteron ab.

Ein isolierter Mangel von Hormonen, die nur in geringen Mengen in der Nebenniere und hauptsächlich in anderen Drüsen synthetisiert werden (z. B. Testosteron, Androsteron, Progesteron und/oder den Östrogenen), während gleichzeitig kein expliziter Mangel der eigentlichen Nebennierenhormone vorliegt, ist in den überwiegenden Fällen nicht auf eine Nebennierenerkrankung zurückzuführen.

12.2.1 Nebennierenschwäche, -insuffizienz und -unterfunktion

Definition

Bei einer Nebennierenunterfunktion, d. h. einer Schwäche der Nebennieren, sind für gewöhnlich mehr oder minder alle Zonen der Nebenniere betroffen, sodass entsprechend die Synthese aller Nebennierenhormone beeinträchtigt wird. Je nach Ausprägung und Verortung der Schwäche entstehen unterschiedliche Auffälligkeiten.

Die Leitsymptome einer Nebennierenunterfunktion sind folgende:

- Salzhunger
- Hypotonie
- Hyponatriämie und Hyperkaliämie
- Ödembildung
- erschwerter Aufbau körperlicher Fitness oder Muskelkraft
- schnell entstehende Atemnot bei körperlicher Betätigung
- Hypothyreose
- Entzündungen
- Infektanfälligkeit
- hauptsächlich am Bauch gebildete Fettansammlung
- Ausfall des Kopfhaars
- bei Frauen Haarwachstum am Kinn
- trockene Haut
- Wundheilungsstörungen
- Konzentrations-, Denk- und Merkstörungen
- verringerte Stressresistenz
- erhöhte Ängstlichkeit
- depressive Verstimmungen
- Schwierigkeiten, morgens wach zu werden und in den Tag zu starten
- Tagesmüdigkeit
- allgemeines Schwächegefühl
- Erschöpfung

Die Patientinnen und Patienten berichten häufig, dass sich ihre Symptome verschlimmern, sobald die Person unter größeren Druck gerät. Dies kann Stress auf der Arbeit oder mit dem Partner sein, Operationen, Unfälle, jedoch auch körperlich (überfordernde) Anstrengungen. Selbst ein gut gemeintes sportliches Programm kann die Beschwerden verschlechtern, wenn diese Aktivität die Möglichkeiten der Nebenniere zur hormonellen Synthese übersteigt.

Ursachen und hormonelle Störungen

Ursachen einer Nebennierenschwäche gibt es verschiedene, die jedoch auch gemeinsam zur Nebennierenunterfunktion beitragen können. Liegen mehrere Auslöser vor, wird der Krankheitsverlauf häufig beschleunigt und schwerer. Insbesondere kommen folgende Ursachen infrage:

- Pfeiffer-Drüsenfieber (ausgelöst durch das Epstein-Barr-Virus)
- massive Stressbelastung über längere Zeiträume
- seelische Traumata
- Hypothyreose/Hashimoto-Thyreoiditis
- Hypophyseninsuffizienz
- ggf. anhaltender Progesteronmangel
- ggf. die Substitution hormoneller Kontrazeptiva

Allen genannten potenziellen Auslösern ist die Störung der Nebennierenfunktion gemein, wobei die Störung primär oder sekundär bedingt sein kann:

- Bei der primären Nebennierenschwäche weist die Nebenniere eine ungenügende Syntheseleistung auf.
- Die sekundäre Nebennierenunterfunktion ist Folge einer Hypophysenschwäche, durch die die Nebenniere in zu geringem Ausmaß zur Sezernierung ihrer Hormone stimuliert wird.
- Eine weitere Form der sekundären Nebenniereninsuffizienz beruht auf einem Mangel der Prohormone bzw. Hormonvorstufen vor, wodurch die Nebenniere über zu wenige Bausteine für die Hormonsynthese verfügt.

Differenzialdiagnose

Ausschluss von Notfällen und anderen Erkrankungen

Die Kombination der Symptome lässt zunächst nur den Verdacht auf eine Nebenniereninsuffizienz zu. Jedoch muss die Nebennierenschwäche, bei der das Organ nicht destruiert ist, zwingend von der Erkrankung Morbus Addison abgegrenzt werden!

Der **Morbus Addison** ist eine irreversible Erkrankung der Nebenniere, die zumeist erst dann in Erscheinung tritt, wenn das erste Mal eine Addison-Krise auftritt. Zu diesem Zeitpunkt sind jedoch bereits große Teile der Nebenniere zerstört. Morbus Addison entsteht durch Infektionen oder Autoimmunentzündungen der Nebenniere sowie nach einer operativen Entfernung oder Verletzung einer oder beider Nebennieren.

Vorzeichen, an denen man Morbus Addison erkennen kann, sind eine gesunde Brauntönung der Haut durch Melaninsynthese (S. 55), Salzhunger, Hypotonie, Müdigkeit bis hin zur Erschöpfung, Gewichtsverlust mit einhergehendem Appetitmangel, Übelkeit, Erbrechen, Bauchweh, Depressionen, Apathie. Bei Kindern treten Wachstumsstörungen auf.

 Cave

Die Addison-Krise ist, bedingt durch den vollständigen Ausfall der hormonellen Synthese der Nebennierenhormone, akut lebensbedrohlich und bedarf unbedingt sofortiger notärztlicher Behandlung!

Die **Symptome der Addison-Krise** sind starker Blutdruckabfall, massiver Flüssigkeitsverlust (Harnausscheidung) mit drohender Dehydrierung, starke Bauchschmerzen, Übelkeit, Erbrechen, Schwindel, Hypoglykämie, Fieber, Kreislaufkollaps bis hin zu einem akuten Schock und Kreislaufversagen.

Auslöser einer Addison-Krise können starke körperliche oder seelische Stresssituationen, Unfälle, Operationen, Traumata sowie Einnahmefehler von Medikamenten bei einem bereits therapeutisch eingestellten Morbus Addison sein.

Ein Morbus Addison kann naturheilkundlich nicht behandelt, sondern höchstens unterstützend begleitet werden! Die Betroffenen benötigen unbedingt eine gute endokrinologische Betreuung mit einer Hormonersatztherapie. Da Morbus Addison mit einer fortschreitenden Gewebedegeneration einhergeht, muss der Patient diese Hormone zeitlebens einnehmen und die Dosierung immer wieder durch Endokrinologen überprüfen lassen.

Tumore der Nebenniere erzeugen eher Hormonüberschüsse.

Feststellen der Rahmenparameter

Sobald Sie das Vorliegen eines Morbus Addison ausschließen konnten, müssen Sie herausfinden, ob die Nebennierenschwäche primär oder sekundär bedingt ist. Erfragen Sie also bei der Anamnese Folgendes:

- Vorliegen von Symptomen einer Nebennierenschwäche (S. 213)
- Vorliegen von Auslösern einer Nebennierenschwäche (S. 213)
- Erkrankungen der Schilddrüse
- Burn-out in der Vergangenheit
- Symptome, die auf eine Hypophysenschwäche hinweisen wie Zyklusstörungen, Sterilität oder Infertilität
- Darmerkrankungen, die zu Malabsorption führen, wodurch die Aufnahme benötigter Nährstoffe eingeschränkt sein kann
- Mangelernährung
- Einnahme von Präparaten mit Hormonwirkung, beispielsweise hormonelle Kontrazeptiva (derzeit oder in der Vergangenheit)

Praxistipp

Denken Sie daran, dass eine Hypophysenschwäche oder ein Mangel an Hormonvorstufen die gleichen Probleme und Symptome auslösen kann wie eine primäre Nebennierenschwäche.

Da sich die Symptome einer Hypothyreose und einer Nebennierenschwäche in weiten Teilen ähneln, ist es bei unklaren Symptombildern durchaus sinnvoll, beide Hormondrüsen zu überprüfen.

Diagnostik

Sobald mehrere der aufgeführten Leitsymptome auftreten, sollte entsprechend die Überprüfung der Nebenniere im Mittelpunkt stehen. Um zwischen einer primären und sekundären Nebennierenschwäche zu differenzieren, sollte ggf. das Hypophysenhormon ACTH geprüft werden. Außerdem ist die Werteerhebung der Vorläuferstufen wie Progesteron, DHEA und Dopamin sinnvoll.

Da eine Nebennierenschwäche durch eine Hypothyreose verschärft werden kann, kann auch eine Überprüfung der Schilddrüsenwerte ebenfalls sinnvoll sein.

Zu erheben sind gleichzeitig folgende Laborparameter:

- Kortisol- und DHEA-Tagesprofil (Speichel)
- Adrenalin, Noradrenalin (Urin)
- Dopamin, Serotonin, Histamin, N-Methylhistamin (Urin)
- Aldosteron (Urin)
- Östradiol, Progesteron, Testosteron (Speichel)
- ggf. auch TSH, T_4 und T_3 (Blut), wenn mehrere Symptome einer Hypothyreose (S. 252) vorliegen

Die Werte können alle zu niedrig sein, müssen es jedoch nicht. Bei einer Schwäche der Nebennierenhormone Kortisol und Adrenalin steigen teilweise die Histamin- und Testosteronwerte an bzw. befinden sich im Normbereich. Auf diese Art versucht der Körper, eine Stabilisierung der Körperfunktionen zu erreichen.

Weiterführende Informationen zur Analyse der Hormone sind den jeweiligen Hormonsteckbriefen (S. 51) zu entnehmen, das diagnostische Vorgehen wird im Kapitel zur Hormondiagnostik (S. 136) beschrieben.

Therapie

Zunächst einmal sollte geklärt sein, ob allein die Nebenniere geschwächt ist oder ob auch Störungen der Hypophyse und/oder Schilddrüse vorliegen, da sich danach die Therapie ausrichtet. Die Hypophyse sollte ohnehin bei jeder Hormondrüsentherapie stimuliert werden, um sie zu ihrem funktionellen Rhythmus zurückzuführen. Besteht die Nebenniereninsuffizienz parallel zu einer Hypothyreose (S. 252) sollten beide Drüsen gleichzeitig therapiert werden.

An dieser Stelle werde ich Ihnen einen Vorschlag zur alleinigen Therapie der allgemeinen Nebennierenschwäche, bei der mehrere Zonen und Hormone der Nebennieren in Mitleidenschaft gezogen sind, vorstellen.

1. Termin:

- Anamneseerhebung mit Erfassung der Symptome
- Übergabe der Testmedien an den Patienten bzw. Durchführung der Tests direkt in Ihrer Praxis

2. Termin (nach dem Eintreffen der Analyseergebnisse):

- Beginnen Sie mit der Unterstützung der Nebenniere (S. 156) durch Substitution wichtiger Bausteine für die Hormonsynthese (als Einstiegsdosierung zum Aufbau der Nährstoffspiegel sollte deren Tagesbedarf vorübergehend wenigstens verdoppelt werden):
  - Rhodiola Rosea, 100–600 mg/Tag, je nach Bedarf
  - Grüntee-Extrakt, bis zu 600 mg/Tag, je nach Bedarf
  - Vitamine B_1, B_2, B_3, B_5, B_6, B_{12}, C und D (doppelter Tagesbedarf)
  - Folsäure (doppelter Tagesbedarf)
  - Magnesium (doppelter Tagesbedarf)
  - Zink (doppelter Tagesbedarf)
  - L-Tyrosin (doppelter Tagesbedarf)
  - oder alternativ Kombinationsmittel, z. B. Intercell Pharma Adrenal-Intercell, 1 × täglich 1–2 Kapseln

Praxistipp

L-Tyrosin, die Vorstufe für Dopamin, Noradrenalin und Adrenalin, sollte bei einer validierten Nebennierenschwäche unbedingt ebenfalls verabreicht werden, keinesfalls jedoch bei erhöhten Dopaminspiegeln, da durch L-Tyrosin ggf. Beschwerdebilder wie Bluthochdruck oder Psychosen progredient verlaufen könnten. Erheben Sie vor einer Verordnung von L-Tyrosin also unbedingt den Dopaminspiegel!

- ggf. Beginn mit der Substitution von Hormonen, die in zu geringer Konzentration vorliegen, mit D4-Präparaten (S. 173), z. B. von Progesteron, Dopamin oder Kortisol (S. 211)

3. Termin (ca. 4 Wochen nach dem 2. Termin):

- Wichtig ist nun die Aktivierung der Hormondrüsen. In diesem Fall sollten Sie die (Hypothalamus-)Hypophyse-Nebennieren-Achse (S. 23) stimulieren, dabei allerdings sehr vorsichtig vorgehen. Die Nebenniere soll zwar angeregt, jedoch keinesfalls überfordert werden. Es gibt verschiedene Präparate zur Stärkung der Nebennieren (S. 185), die alle gleichwertig in ihrer Wirkweise zu sehen sind. Die Auswahl erfolgt entweder durch Testung oder passend zu Symptombild und Patiententypus:
  - **Dr. Reckeweg Glandulae-F-Gastreu R19 Dilution** (Mann), 1–3 × täglich je 5 Tropfen. Sie stimuliert die Hypophyse, die Schilddrüse, die Thymusdrüse, die Nebennieren, das Pankreas und die Hoden.
  - **Dr. Reckeweg Glandulae-F-Gastreu R20 Dilution** (Frau), 1–3 × täglich je 5 Tropfen. Sie regt die Hypophyse, die Schilddrüse, die Thymusdrüse, die Nebennieren, das Pankreas und die Ovarien an.

Cave

Glandulae-F-Gastreu R19 und R20 dürfen nicht gleichzeitig mit Schilddrüsenmedikamenten wie L-Thyroxin angewendet werden.

- **Steierl Phyto-C, Steierl Phytocortal N, Steierl Phyto-L**, 1–3 × täglich je 20–50 Tropfen pro Präparat, gerne in etwas Wasser aufgelöst. Diese Mittel unterstützen die Funktion der Hypophyse, der Nebennieren und der Gonaden. Aus dieser neuen Stärke heraus, können sich die Hormondrüsen harmonisieren.
- **Wala Hypophysis/Stannum, Glandulae suprarenales comp., Ovaria/Argentum** (Frau) bzw. **Testes/Argentum** (Mann), jeweils 3–5 Globuli/Gabe. Diese Präparate enthalten homöopathisch aufbereitete Zellen der Hormondrüsen. Auf diese reagiert der Körper für gewöhnlich mit einer Aktivierung der Drüsen.

Praxistipp

Da es für die Drüsen relevant ist, im Rhythmus zu arbeiten, verabreiche ich die Mittel von Steierl bzw. Wala entsprechend rhythmisch, also entweder morgens Mittel 1, mittags Mittel 2 und abends Mittel 3 bei einem eher phlegmatischen Patiententypus oder an Tag 1 Mittel 1, an Tag 2 Mittel 2 und an Tag 3 Mittel 3 bei einem als eher sensibel einzustufenden Patienten. Alle Mittel gleichzeitig zu geben, bringt meiner Erfahrung nach keinen Mehrwert.

- Fortführung und ggf. Anpassung der Hormonsubstitution mit D4-Präparaten (S. 173) nach Symptomlage: Die Dosierung muss bei einer anhaltenden Erstverschlimmerung verringert, bei einer sehr schwach ausfallenden Reaktion erhöht werden.
- Fortsetzen der Substitution der Nährstoffe, ggf. Korrektur der Dosierung nach Symptomlage: Zum Einstieg wird der doppelte Tagesbedarf verabreicht, sofern einzelne Präparate nicht den Höchstwert der möglichen Tagesdosis überschreiten. Bei zu geringen Wirkeffekten kann die Dosis auf den 3-fachen Tagesbedarf erhöht werden (wichtig ist, dass Sie niemals die schädlichen Obergrenzen einzelner Nährstoffe erreichen oder diese überschreiten, z. B. bei Selen, L-Tyrosin). Sobald die Regulation gut funktioniert, kann die Substitution zunächst auf den 1,5-fachen Tagesbedarf und schließlich auf den Tagesbedarf reduziert werden.
- Beginnen Sie mit der mentalen Aufarbeitung – finden Sie Wege, den Stress im Leben Ihres Patienten zu reduzieren, Traumata aufzuarbeiten und seine Resilienz (S. 201) aufzubauen bzw. die Ursache der Nebennierenschwäche zu eliminieren.

4. Termin (ca. 5 Wochen nach dem 3. Termin):

- Beginn der Darmsanierung (S. 151) und der Leberunterstützung (S. 153)
- Wenn es der Zustand zulässt, ermuntern Sie Ihren Patienten, spätestens jetzt wieder mit moderater, regelmäßiger Bewegung zu beginnen.
- Anpassung der Aktivierung/Stärkung der Hormondrüsen und Hormonsubstitution (Termine 1–3)
- Fortsetzung der mentalen Aufarbeitung

5. Termin (nach weiteren ca. 5 Wochen):

- Entgiftung und Ausleitung von Medikamenten (S. 163), insbesondere von hormonellen Kontrazeptiva, Kortisonpräparaten und Schmerzmitteln
- Anpassung der Aktivierung/Stärkung der Hormondrüsen und Hormonsubstitution (Termine 1–4)
- Fortsetzung der mentalen Aufarbeitung
- Übergabe der Testmedien an den Patienten für eine Nachtestung

6. Termin (nach weiteren ca. 6 Wochen):

- Anpassung der Aktivierung/Stärkung der Hormondrüsen und Hormonsubstitution (Termine 1–5), nachdem Ihnen die Ergebnisse des neuen Hormonstatus aus der Nachtestung vorliegen!
- Fortsetzung der mentalen Aufarbeitung

Die Therapie einer Nebennierenschwäche benötigt häufig mindestens 12 Monate. Setzen Sie Ihre Termine und Anpassungen so lange fort, bis Ihr Patient genesen ist bzw. sich stabil fühlt. Die Substitution der Nährstoffe kann darüber hinaus über einen längeren Zeitraum erforderlich sein.

Fallbeispiel

Nebennierenschwäche

Termin 1

Die Patientin, Mitte 30, suchte mich auf, nachdem sie vor 6 Wochen während einer mehrtägigen Wanderung massive Wassereinlagerungen in den Beinen entwickelt hatte, die erst nach 1 Woche langsam wieder verschwunden waren. Während der Wanderung ging es ihr täglich schlechter. Sie berichtete, dass sie während der Aufstiege unter Luftnot gelitten und deutlich langsamer und mit mehr Pausen als andere Wanderer die Berge erklommen habe. Seither habe sie sich nicht mehr erholt, vielmehr habe sie den Eindruck, dass es ihr zunehmend schlechter gehe und sie immer weniger leisten könne.

Durch die Anamnese stellte sich eine lange Krankengeschichte dar:

- schweres Pfeiffer-Drüsenfieber in der Jugend
- hormonelle Kontrazeptiva ab dem 14. Lebensjahr, für insgesamt 10 Jahre
- Behandlung wegen Depressionen mit 19 Jahren, 6 Monate Einnahme von Antidepressiva
- Burn-out mit 23 Jahren, völlige Erschöpfung und massive Rückenschmerzen, Sitzen war kaum noch möglich, nach Jobveränderung langsame Besserung
- schwere Bauchfell- und Eileiterentzündung mit 24 Jahren, mehrwöchiger Krankenhausaufenthalt, zuvor Spontanabort in der 7. Schwangerschaftswoche, danach mehrere Monate Blasenschwäche
- Diagnose einer ausgeprägten Hypothyreose mit 28 Jahren, seither eingestellt mit L-Thyroxin, womit sie gut zurechtkomme. Sie berichtete mir, dass es ihr mit dem Medikament zwar nicht mehr so schlecht ginge wie zu dem Zeitpunkt, zu dem sie kein L-Thyroxin substituiert habe. Doch sie sei immer irgendwie müde und ihre alte Leistungsfähigkeit habe sie seit dem Pfeiffer-Drüsenfieber und insbesondere nach dem Burn-out nie wieder erreicht.
- verhaltene Fehlgeburt (Missed Abortion) in der 11. Schwangerschaftswoche mit 34 Jahren, keine Ausschabung, sondern Gebären des toten Fetus, danach massive Zyklusprobleme mit Oligomenorrhö (Zyklus von bis zu 50 Tagen!) und Menorrhagie (sehr starke Blutungen mit Koageln, teilweise über 14 Tage) seit 1,5 Jahren, gynäkologisch ohne besonderen Befund
- seit der Wanderung mehrmalige nächtliche Toilettengänge, um Harn abzusetzen

Sie hatte in ihrer Jugend viel Sport getrieben, doch dem ging sie aufgrund ihres Zustands immer weniger nach. Sie war wegen der verschiedenen Erkrankungen immer wieder in Therapie gewesen, jedoch ohne dauerhafte Besserung oder einen Effekt auf den Zyklus.

Ich fragte sie, ob sie viel Appetit auf Salz habe. Sie bejahte dies, sie esse es pur. Je gestresster sie sich fühle, desto mehr Salzgier verspüre sie. Abends habe sie immer leicht geschwollene Beine. Außerdem litte sie unter massivem Haarausfall. Sie war überwiegend schlank, am Bauch zeigten sich hingegen Fetteinlagerungen.

Sie habe keinen übermäßigen Stress – sie möge ihren Beruf, habe ein gutes Familienleben, stabile Freundschaften. Und obwohl sie noch immer traurig über den Verlust ihrer beiden Kinder sei, habe sie ihre Themen aufgearbeitet und fühle sich mental stabil. Sie ernähre sich überwiegend vegetarisch und ausgewogen. Es schien, dass ihr Problem tatsächlich nur noch körperlicher Natur war.

Ich hatte den Verdacht, dass die Patientin an einer Nebennierenschwäche leiden könnte und gab ihr einen Hormonspeicheltest für Progesteron, Östradiol, Testosteron und für ein DHEA-/Kortisoltagesprofil zur Durchführung in der 2. Zyklushälfte sowie Urintestsets für Aldosteron (24-h-Sammelurin) und für Adrenalin, Noradrenalin, Dopamin, Histamin, N-Methylhistamin und Serotonin mit.

Termin 2

Die Ergebnisse der Tests zeigten eine Nebennierenunterfunktion mit erheblichem Adrenalinmangel, starkem Progesteronmangel, Aldosteronmangel, Histaminüberschuss bei gleichzeitig erhöhtem N-Methylhistaminspiegel und einer chaotischen Kortisolkurve im Tagesverlauf, bei der die Referenzwerte sowohl über- als auch unterschritten wurden. Alle anderen Einzelwerte befanden sich im Normbereich. Das Verhältnis von Östradiol zu Progesteron belief sich auf 1 : 14, das von Ös-

tradiol zu Testosteron auf 1 : 7,65. Es lagen also erhebliche hormonelle Mangelzustände vor – angesichts der Schwere der Symptomatik der Patientin ist das wenig verwunderlich.
Wir begannen die Therapie mit folgenden Präparaten (bei Fortsetzung der ärztlich verordneten L-Thyroxineinnahme):

- Intercell Pharma Adrenal-Intercell, 1 × täglich 2 Kapseln
- Pure Encapsulations Vitamin E, 1 × täglich 1 Kapsel
- Nicapur 5-HTP50 SeroBalance, 1 × täglich 1 Kapsel, 30 Min. vor dem Schlafengehen
- Pure Encapsulations Vitamin D_3 liquid, 1 × täglich 4 000 IE (enthält pro Tropfen 1000 IE)
- Progesteron D 4 als Creme, bis zum Eisprung 1 × täglich 2 Hübe, ab dem Eisprung 1 × täglich 4 Hübe

Termin 3
Nach 4 Wochen trafen wir uns wieder. Sie fühlte sich bereits etwas fitter. Nachts müsse sie nur noch einmal raus. Sie stellte außerdem fest, dass sie nachmittags nicht mehr in ein ausgeprägtes Müdigkeitsloch fiele. Der Haarausfall habe sich reduziert. Die Zykluslänge sei zwar unverändert, jedoch höre die Blutung nach 10 Tagen auf und sei weniger stark. Sie brauche nun auch nicht mehr Tampon und Binde alle 2 h wechseln, sondern es genüge ein Tamponwechsel alle 3–4 h.
Wir ergänzten die vorherigen Präparate um das rhythmisierende Element der Hormondrüsenstimulation:

- Ab sofort sollte sie zusätzlich Steierl Phytocortal-N morgens, Steierl Phyto-C mittags und Steierl Phyto-L abends, jeweils 40 Tropfen, einnehmen.
- Während der Regel sollte sie zusätzlich Dr. Reckeweg Secale-Gastreu R28 einnehmen, und zwar 4 × täglich je 5 Tropfen.

Ich zeigte ihr zudem Atemübungen, die sie gerne umsetzen wollte. Von sportlicher Aktivität riet ich ihr noch ab. Wenn sie wollte, sollte sie hin und wieder leichte Spaziergänge unternehmen.

Termin 4
Weitere 4 Wochen später berichtete sie mir fröhlich, dass sie schon gar nicht mehr gewusst habe, wie es sei, tagsüber wach, fit und leistungsfähig zu sein. Sie war begeistert. Sie hatte den Antrieb verspürt, sich wieder zu bewegen, und dem trotz meinem anderslautenden Rat nachgegeben. Sie habe mit 2-mal pro Woche Radfahren auf ihrem E-Bike mit leichten Strecken begonnen. Sie war darüber sehr glücklich. Auch der Salzhunger habe etwas nachgelassen. Wir beschlossen, die Therapie wie gehabt fortzusetzen.

Termin 5
Wir trafen uns erneut nach 4 Wochen. Sie hatte wieder ihre Regel gehabt, Zykluslänge unverändert, doch die Blutung dauerte nun nur noch 8 Tage und hatte eine normale Stärke. Sie erzählte mir außerdem, dass sie morgens nun einfach wach würde und aufstehen könne, und nicht mehr 1 h lang den Wecker überhören würde, um sich anschließend mühsam aus dem Bett zu quälen – wie sie es seit Jahren kannte. Außerdem gäbe es Nächte, in denen sie nun vollständig durchschliefe und nicht mehr zur Toilette müsse. Ihre sportlichen Aktivitäten hatte sie ausgeweitet und machte nun zusätzlich zu ihren kleinen Radtouren 1-mal pro Woche eine kurze, sehr leichte Fitnesseinheit über 15 Min. mithilfe einer Fitness-App.
Wir setzten die Therapie fort und ergänzten sie um Heel Hepeel N, 2 × täglich je 2 Tabletten. Ich gab ihr neue Testsets mit.

Termin 6
Die Patientin zeigte mir 6 Wochen später stolz ihre vielen nachwachsenden Haare. Sie hatte das erste Mal wieder ihre Menstruation nach 29 Tagen bekommen – wie sie es von der Zeit vor ihrer letzten Fehlgeburt kannte. Die Blutung verlief unauffällig. Weiterhin fühlte sie sich fit und leistungsfähig, konnte zumeist durchschlafen und morgens erholt aufstehen. Neuerdings hinterließen ihre Socken abends keine tiefen Einschnitte mehr in den Beinen, sondern nur noch leichte Abdrücke.
Ihre Werte hatten sich gebessert. Alle Werte waren innerhalb der Referenzbereiche, teilweise jedoch sehr knapp. Die Kortisolkurve war harmonischer. Das Verhältnis von Östradiol zu Progesteron lag bei 1 : 52.

Wir setzten die Steierl-Präparate und das Heel Hepeel N ab und vereinbarten die Reduktion von Adrenal-Intercell auf 1 × täglich 1 Kapsel und von Vitamin D auf 1 × täglich 2000 IE.
Zur Ausleitung der in der Vergangenheit substituierten hormonellen Kontrazeptiva sollte sie parallel zu den unterstützenden Mitteln Nux vomica C 30 (1 × täglich 5 Globuli) und Silicea D 30 (1 × täglich 10 Globuli) ab sofort für 3 Wochen 1 × täglich 5 Globuli der Nosode Levonorgestrel (der Wirkstoff ihrer früher verwendeten Kontrazeptiva) einnehmen.

Weitere Termine
Über das nachfolgende halbe Jahr wurde die Dosis der Progesteron-D 4-Creme schrittweise reduziert, bis sie diese ebenfalls absetzen konnte.
Sie wird die Nährstoffe weiterhin substituieren, da jede Reduktion eine Verschlechterung ihres Zustands zur Folge hatte. Ein diesbezüglich erhobener Darmstatus zeigte keine besonderen Auffälligkeiten. Sie möchte die Schilddrüsenmedikation ebenfalls beibehalten.
Sie ist sehr zufrieden über ihre neue Leistungsfähigkeit und ihrer wiedererlangten sportlichen Möglichkeiten.

12.2.2 Burn-out/ Burn-out-Syndrom

Definition

Das Burn-out (auch Burn-out-Syndrom) ist einen Zustand tiefer emotionaler, körperlicher und geistiger Erschöpfung. Beim Burn-out fühlen sich die Betroffenen, dem Namen entsprechend, ausgebrannt.

Die Leitsymptome eines Burn-out-Syndroms sind folgende:

- emotionale Erschöpfung*
- körperliche Erschöpfung°
- Antriebslosigkeit
- reduzierte berufliche Leistungsfähigkeit*°
- zunehmende geistige Distanz oder negative Haltung zum eigenen Job°
- nachlassender sportlicher Elan
- Verlust der Lebensfreude, anhaltende Traurigkeit
- verminderte Stressresistenz
- Verlust der Empathiefähigkeit
- Zynismus*
- Entzündungen
- Schmerzen unklarer Genese
- sozialer Rückzug
- ggf. Essstörungen

Die mit * gekennzeichneten Symptome sind die Symptome, die per Definition einen Burn-out kennzeichnen. Meiner Erfahrung nach ist jedoch nicht jeder am Burn-out Erkrankte zynisch. Die anderen Symptome treten genauso häufig auf und lassen schnell an eine Depression (S. 276) denken. Diese beiden Erkrankungen müssen differenzialdiagnostisch voneinander abgegrenzt werden (**Tab. 12.1**).

Nach der Internationalen statistischen Klassifikation der Krankheiten und verwandter Gesundheitsprobleme in der 10. Revision (ICD-10), die von der WHO herausgegeben wird, ist das Burn-out-Syndrom ein „Syndrom mit Bezug auf Schwierigkeiten bei der Lebensbewältigung“ und stellt keine eigenständige Diagnose dar.

Ab 2022 wird es eine neue Klassifikation geben. In der ICD-11 wird Burn-out dann als „Syndrom durch anhaltenden Stress am Arbeitsplatz, der nicht erfolgreich verarbeitet werden kann“ geführt sein, mit den mit ° gekennzeichneten Leitsymptomen.

Auch diese neue Beschreibung ist aus meiner Sicht unzureichend. Zum einen wird ein Burn-out zwar häufig, jedoch nicht ausschließlich durch Schwierigkeiten am Arbeitsplatz ausgelöst. Zum anderen suggeriert die Formulierung, dass der Burn-out ein rein psychisches Problem sei. Dies ist so nicht korrekt, da sich durchaus Burn-out-spezifische Laborbefunde erheben lassen!

Der Burn-out stellt eine Form der Nebennierenschwäche dar, bei der allerdings häufig nur die Synthese von Kortisol, teilweise auch die von Dopamin und Adrenalin/Noradrenalin beeinträchtigt ist, jedoch seltener die von Aldosteron.

Ursachen und hormonelle Störungen

Ein Burn-out ist für gewöhnlich die Folge einer lang anhaltenden, chronischen, seelischen Belastung. Diese kann am Arbeitsplatz durch Mobbing, Zeitdruck oder anderweitige Überforderung entstehen, jedoch auch durch problematische Beziehungen, häusliche Pflege von Angehörigen, Kinderbetreuung, Scheidung oder zu hohe Alltagsansprüche an die Person.

Im Allgemeinen sind Menschen betroffen, die überaus motiviert sind. Sie lieben ihre Arbeit oder das, was sie in ihrem Alltag tun, sind sehr engagiert und wollen alles perfekt machen. Die viele Arbeit ist zumeist nicht das Problem, das sie aus der Bahn wirft. Der hohe Anspruch an sich selbst, es allen recht machen zu müssen, und die eigene Erwartungshaltung, alles perfekt erledigen zu müssen, ehe es auch nur annähernd genügt, führen zu einer andauernden Anspannung. Hinzu kommen oft Schlafmangel und viele mit ihrer Tätigkeit zugebrachte Stunden, die oft wenig oder gar nicht vom Umfeld honoriert werden. Auf diesen Stress reagiert der Körper mit einer Aktivierung der Stressachse (S. 23).

Im schlimmsten Fall kommt noch Mobbing hinzu – ein Angriff, auf den man zumeist weder mit körperlicher Gegenwehr noch durch Flucht reagieren kann. Der Körper reagiert auf diese Bedrohung, indem er Stresshormone ausschüttet, um jederzeit verteidigungs- oder fluchtbereit zu sein. Hält dieser Zustand längere Zeit an, ist die Nebenniere eines Tages erschöpft. Die Kortisolauschüttung fällt ab.

Gleichzeitig bestehende chronische Erkrankungen, Entzündungen, Progesteronmangel, Fehlernährung, Bewegungsmangel oder die Verwendung hormoneller Kontrazeptiva beschleunigen den Erschöpfungsprozess.

> **Praxistipp**
> Sowohl das Burn-out wie auch das chronische Erschöpfungssyndrom (S. 229) können auch dann entstehen, wenn die Nebenniere zwar ausreichend viel Kortisol ausschüttet, jedoch zu viele der synthetisierten Hormone an Transportproteine (S. 100) gebunden und damit für den Körper nicht nutzbar sind.

Zwar bedarf ein Burn-out einer mentalen Therapie zur Resilienzstärkung, zur Überwindung entstandener Traumata und dem Aufbau neuer Strategien, wie in Zukunft ein Burn-out vermieden werden kann. Doch ohne die Behandlung der körperlichen Auswirkungen können sich viele Burn-out-Therapien über lange Zeiträume hinziehen, ohne dass sich bei den Betroffenen eine Besserung einstellt.

Diese Zusammenhänge sollte man seinen Patientinnen und Patienten unbedingt darlegen, damit sie verstehen, dass ein Burn-out nichts damit zu tun hat, dass sie nicht belastbar wären, sondern dass das Burn-out tatsächlich eine körperliche Erkrankung ist! Ein wichtiger „Nebeneffekt" besteht darin, dass sich viele der Patientinnen und Patienten endlich wahr- und ernstgenommen fühlen, da diese oft das Gefühl haben, verrückt oder hypochondrisch zu sein.

Differenzialdiagnose

Ausschluss von Notfällen und anderen Erkrankungen

Notfälle treten nur auf, wenn es dem Patienten so schlecht geht, dass er bereits **Suizidgedanken** hegt. In diesem Fall müssen Sie selbstverständlich als Erstes darauf reagieren und beispielsweise den Sozialpsychiatrischen Dienst oder psychiatri-

Tab. 12.1 Vergleich zwischen einer Depression und einem Burn-out.

Depression	Burn-out
Zwar kommt es zur Aktivierung der Hypothalamus-Hypophysen-Nebennieren-Achse (S. 23) mit Hyperkortisolismus, doch die Rezeptoren reagieren nicht mehr auf die Kortisolausschüttung. Andauernder Kortisolüberschuss führt zur verminderten Empfindlichkeit der Glukokortikoidrezeptoren.	Die Hypothalamus-Hypophysen-Nebennieren-Achse (S. 23) ist insuffizient und wird nur noch in geringem Ausmaß aktiviert.
Serotonin ↓, Melatonin ↓	Serotonin ↓, Melatonin ↓
Kortisol ↑ Die morgendliche Kortisolsekretion ist erhöht.	Kortisol ↓ Die morgendliche Kortisolsekretion ist niedrig. Der Kortisolspiegel ist zunächst ganztägig stark erhöht, dann entstehen durch die dauerhafte Erhöhung chaotische Kurvenverläufe mit starken Schwankungen im Tagesverlauf, bis die Kortisolausschüttung schließlich abfällt (**Abb. 12.1c**).
Adrenalin ↑, Dopamin ↑, Noradrenalin ↑ Die Aktivierung der Hypothalamus-Hypophysen-Nebennieren-Achse führt zu einer Erhöhung der Ausschüttung von Nebennierenhormonen.	Adrenalin ↓, Noradrenalin ↓, Dopamin ↓ Die Dopaminwerte sind zunächst stark erhöht, während die medulläre Aktivität abnimmt und zu einer drastischen Adrenalinabnahme führt, schließlich erfolgt der Abfall des Dopaminspiegels.
Die Sensibilität monoaminer Rezeptoren, die Serotonin, Noradrenalin, Dopamin und Histamin aufnehmen, bleibt zwar erhalten, allerdings sinkt ihre Affinität. Die Folge: Trotz gesteigerter Neurotransmitterausschüttung entsteht ein funktioneller Mangel.	Die Empfindlichkeit der Glukokortikoidrezeptoren sinkt, die Entzündungsneigung steigt an.
hypothalamische Überaktivität: CRH ↑, ACTH ↑	ACTH ↓, Kortisol ↓ (häufig: DHEA ↑)
Schuldgefühle ↑, Gefühl vom Kampf gegen Windmühlen ↑	Gedächtniskonsolidierung ↓, Orientierungssinn ↓
Bewegung und Sport verbessern das Befinden.	Bewegung und Sport verschlechtern das Befinden und die körperliche Krankheitssituation.

sche und psychosomatische Ambulanzen einschalten!

Eine Abgrenzung zur Depression (S. 276) ist durch die Bestimmung des Hormonstatus der Nebennierenhormone möglich (**Tab. 12.1**).

Feststellen der Rahmenparameter

Ein Burn-out ohne Beteiligung des Hormondrüsensystems ist mir persönlich bislang nicht begegnet, auch wenn dieser Aspekt in der ICD-10/ICD-11 keine Berücksichtigung findet, daher ist es wichtig, den Hormonstatus zu erheben.

Ehe der Körper den Zustand eines vollständigen Burn-outs erreicht, wird zunächst die Stressachse (S. 23) aktiviert – bei der Diagnostik wird sich entsprechend eine erhöhte Kortisolausschüttung zeigen, die Kortisolkurve liegt über dem Normalbereich. Bleibt dieser Zustand über längere Zeit bestehen, kann der Körper die Syntheseleistung nicht mehr in diesem Ausmaß aufrechterhalten. Was dann passiert, unterscheidet (u. a.) ein Burn-out-Syndrom von einer Depression (**Tab. 12.1**).

Ein Vergleich der **Kortisolkurven im Tagesverlauf** gibt Aufschluss über eventuell zugrunde liegende hormonelle Dysbalancen (**Abb. 12.1**). Die Kurven sind für das Erkennen und die Unterscheidung verschiedener Zustände zweckdienlich, allerdings können aus diesen keine Messwerte abgeleitet werden, da sie den Verlauf nur rein schematisch aufzeigen sollen. Die Normwerte differieren je nach Labor und Testmethode (Speichel oder Blut).

Diagnostik

Die Diagnostik umfasst die Erhebung folgender Hormonwerte im Speichel:

- insbesondere Kortisol (↓) und DHEA (im Verhältnis zu Kortisol) im Tagesverlauf (**Abb. 12.1**)
- Progesteron (↓) und Testosteron (↓)
- in schweren Fällen zusätzlich Dopamin (↓) und Serotonin (↓)
- bei anhaltendenden Durchschlafstörungen Kortisol (↑) und Melatonin (↓) als Nachtprofil

Weiterführende Informationen zur Analyse der Hormone sind den jeweiligen Hormonsteckbriefen (S. 51) zu entnehmen, das diagnostische Vorgehen wird im Kapitel zur Hormondiagnostik (S. 136) beschrieben.

Therapie

1. Termin:

- Anamneseerhebung mit Erfassung der Symptome
- Übergabe der Testmedien bzw. Durchführung des/der Tests direkt in Ihrer Praxis
- Da es den Menschen psychisch häufig sehr schlecht geht, sollten Sie direkt mit der psychischen Stabilisierung beginnen! Sofern es Ihrem Patienten ein Bedürfnis ist, lassen Sie ihn unbedingt berichten, wie der Krankheitsverlauf war. Beim Einstieg in die Burn-out-Therapie geht es für die Patientinnen und Patienten darum, verstanden zu werden und zu verstehen, dass sie krank und nicht verrückt sind.
- Präparate wie **Weleda Neurodoron® Tabletten**, mit Kaliumphosphat, Gold, Eisenquarz in homöopathisch aufbereiteter Form, tagsüber (4–5 × täglich je 2 Tabletten) und **Weleda Calmedoron® Mischung** bzw. **Globuli**, mit Hopfen, Baldrian, Passionsblume, Hafer, Kaffee in homöopathisch aufbereiteter Form, am Abend (1 × täglich 15 Globuli oder 15–20 Tropfen direkt vor dem Schlafengehen) sind wundervolle Ersthelfer, die Sie Ihrem Patienten unbedingt verabreichen sollten! Sie wirken beruhigend, entspannend und schlaffördernd.

2. Termin (nach dem Eintreffen der Analyseergebnisse):

- Beginnen Sie mit der Unterstützung der Nebenniere (S. 156) durch Substitution wichtiger Bausteine für die Hormonsynthese (als Einstiegsdosierung zum Aufbau der Nährstoffspiegel sollte deren Tagesbedarf vorübergehend wenigstens verdoppelt werden):
  - Rhodiola Rosea, 100–600 mg/Tag, je nach Bedarf
  - Grüntee-Extrakt, bis zu 600 mg/Tag, je nach Bedarf
  - Vitamine B_1, B_2, B_3, B_5, B_6, B_{12}, C und D (doppelter Tagesbedarf)
  - Folsäure (doppelter Tagesbedarf)
  - Magnesium (doppelter Tagesbedarf)
  - Zink (doppelter Tagesbedarf)
  - L-Tyrosin (doppelter Tagesbedarf)
  - oder alternativ Kombinationsmittel, z. B. Intercell Pharma Adrenal-Intercell, 1 × täglich 1–2 Kapseln

Praxistipp

L-Tyrosin, die Vorstufe für Dopamin, Noradrenalin und Adrenalin, sollte bei einer validierten Nebennierenschwäche unbedingt ebenfalls verabreicht werden, keinesfalls jedoch bei erhöhten Dopaminspiegeln, da durch L-Tyrosin ggf. Beschwerdebilder wie Bluthochdruck oder Psychosen progredient verlaufen könnten. Erheben Sie vor einer Verordnung von L-Tyrosin also unbedingt den Dopaminspiegel!

- Beginnen Sie bei Bedarf mit der Substitution von Hormonen, die in zu geringer Konzentration vorliegen, mit D4-Präparaten (S. 173), z. B. von Progesteron, Dopamin oder Kortisol (S. 211). Die Dosierung erfolgt nach Bedarf.

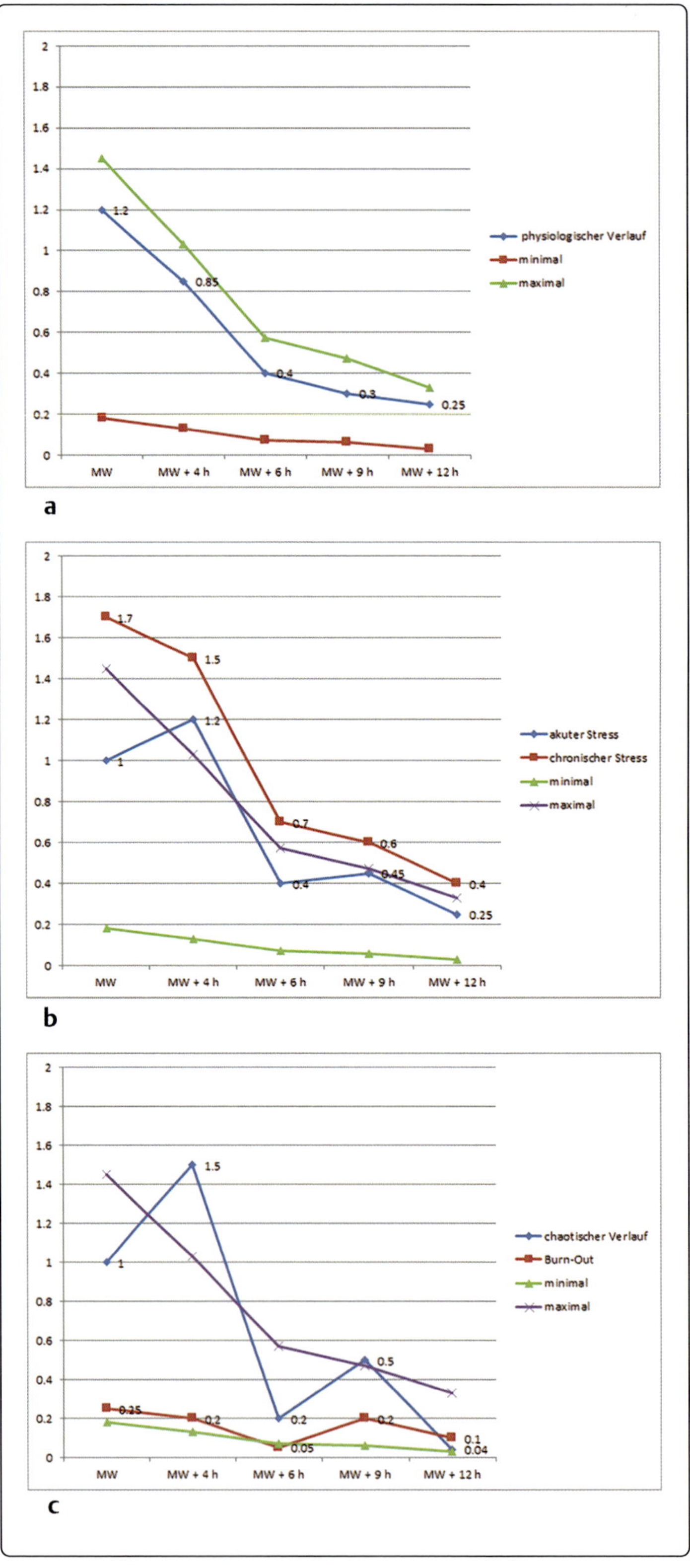

Abb. 12.1 Kortisolkurven im Tagesverlauf. Die Normwerte differieren je nach Labor und Testmethode (Speichel oder Blut) – diese Beispiele dienen als Schema. MW = Morgenwert.

a Physiologische Kortisolkurve.

b Kurvenverlauf bei akutem oder chronischem Stress.

c Chaotischer Verlauf und Verlauf bei bestehendem Burn-out.

- Besteht ein Melatoninmangel, sollte statt der Gabe von Melatonin zunächst entweder L-Tryptophan (z. B. ZeinPharma L-Tryptophan 500 mg, 1–2 Kapseln etwa 30 Min. vor dem Schlafengehen) oder noch besser 5-HTP (z. B. ZeinPharma Griffonia simplicifolia 5-HTP Kapseln 200 mg, 1 Kapsel zu einer Mahlzeit) substituiert werden.
- Setzen Sie die mentale Begleitung fort. Wenn Ihr Patient bereits dazu in der Lage ist, neue Strategien für die Zukunft zu entwickeln – beginnen Sie sofort damit! Finden Sie gemeinsam mit Ihrem Patienten heraus, was in der Vergangenheit besonders problematisch war und wie man damit anders umgehen kann.
- Wichtig ist nun die Aktivierung der Hormondrüsen. In diesem Fall sollten Sie die (Hypothalamus-)Hypophyse-Nebennieren-Achse (S. 23) stimulieren, dabei allerdings sehr vorsichtig vorgehen. Die Nebenniere soll zwar angeregt, jedoch keinesfalls überfordert werden. Es gibt verschiedene Präparate zur Stärkung der Nebennieren (S. 185), die alle gleichwertig in ihrer Wirkweise zu sehen sind. Die Auswahl erfolgt entweder durch Testung oder passend zu Symptombild und Patiententypus:
  - **Dr. Reckeweg Glandulae-F-Gastreu R19 Dilution** (Mann), 1–3 × täglich je 5 Tropfen. Sie stimuliert die Hypophyse, die Schilddrüse, die Thymusdrüse, die Nebennieren, das Pankreas und die Hoden.
  - **Dr. Reckeweg Glandulae-F-Gastreu R20 Dilution** (Frau), 1–3 × täglich je 5 Tropfen. Sie regt die Hypophyse, die Schilddrüse, die Thymusdrüse, die Nebennieren, das Pankreas und die Ovarien an.

Cave

Glandulae-F-Gastreu R19 und R20 dürfen nicht gleichzeitig mit Schilddrüsenmedikamenten wie L-Thyroxin angewendet werden.

- **Steierl Phyto-C, Steierl Phytocortal N, Steierl Phyto-L**, 1–3 × täglich je 20–50 Tropfen pro Präparat, gerne in etwas Wasser aufgelöst. Diese Mittel unterstützen die Funktion der Hypophyse, der Nebennieren und der Gonaden. Aus dieser neuen Stärke heraus, können sich die Hormondrüsen harmonisieren.
- **Wala Hypophysis/Stannum, Glandulae suprarenales comp., Ovaria/Argentum** (Frau) bzw. **Testes/Argentum** (Mann), jeweils 3–5 Globuli/Gabe. Diese Präparate enthalten homöopathisch aufbereitete Zellen der Hormondrüsen. Auf diese reagiert der Körper für gewöhnlich mit einer Aktivierung der Drüsen.

Praxistipp

Da es für die Drüsen relevant ist, im Rhythmus zu arbeiten, verabreiche ich die Mittel von Steierl bzw. Wala entsprechend rhythmisch, also entweder morgens Mittel 1, mittags Mittel 2 und abends Mittel 3 bei einem eher phlegmatischen Patiententypus oder an Tag 1 Mittel 1, an Tag 2 Mittel 2 und an Tag 3 Mittel 3 bei einem als eher sensibel einzustufenden Patienten. Alle Mittel gleichzeitig zu geben, bringt meiner Erfahrung nach keinen Mehrwert.

- Fortführung und ggf. Anpassung der Hormonsubstitution mit D 4-Präparaten (S. 173) nach Symptomlage: Die Dosierung muss bei einer anhaltenden Erstverschlimmerung verringert, bei einer sehr schwach ausfallenden Reaktion erhöht werden.
- Fortsetzen der Substitution der Nährstoffe, ggf. Korrektur der Dosierung nach Symptomlage: Zum Einstieg wird der doppelte Tagesbedarf verabreicht, sofern einzelne Präparate nicht den Höchstwert der möglichen Tagesdosis überschreiten. Bei zu geringen Wirkeffekten kann die Dosis auf den 3-fachen Tagesbedarf erhöht werden (wichtig ist, dass Sie niemals die schädlichen Obergrenzen einzelner Nährstoffe erreichen oder diese überschreiten, z. B. bei Selen, L-Tyrosin). Sobald die Regulation gut funktioniert, kann die Substitution zunächst auf den 1,5-fachen Tagesbedarf und schließlich auf den Tagesbedarf reduziert werden.
- Fortsetzung der mentalen Aufarbeitung: Wenn möglich können Sie nun damit beginnen, ggf. bestehende Traumata aufzuarbeiten. Sollte dies nicht in Ihren Fachbereich fallen, verweisen Sie Ihren Patienten an einen Traumatherapeuten,

der parallel zu Ihrer Therapie die Traumatherapie durchführt.

4. Termin (ca. 5 Wochen nach dem 3. Termin):

- Wenn es der Zustand zulässt, ermuntern Sie Ihren Patienten, spätestens jetzt wieder mit moderater, regelmäßiger Bewegung zu beginnen.
- Anpassung der Aktivierung/Stärkung der Hormondrüsen und Hormonsubstitution (Termine 1–3)
- Fortsetzung der mentalen Aufarbeitung
- ggf. Darmsanierung (S. 151) und Leberunterstützung (S. 153)
- Besprechen Sie mit Ihrem Patienten dessen Ernährung. Ermuntern Sie ihn – falls notwendig – dazu, Mahlzeiten selbst aus frischen Zutaten zuzubereiten.

5. Termin (nach weiteren ca. 5 Wochen):

- Entgiftung und Ausleitung von Medikamenten (S. 163), insbesondere von hormonellen Kontrazeptiva, Kortisonpräparaten und Schmerzmitteln
- Anpassung der Aktivierung/Stärkung der Hormondrüsen und Hormonsubstitution (Termine 1–4)
- weitere Begleitung des Bewegungsprogramms und der Ernährungsumstellung
- Fortsetzung der mentalen Aufarbeitung
- Übergabe der Testmedien an den Patienten für eine Nachtestung

6. Termin (nach weiteren ca. 6 Wochen):

- Anpassung der Aktivierung/Stärkung der Hormondrüsen und Hormonsubstitution (Termine 1–5), nachdem Ihnen die Ergebnisse des neuen Hormonstatus aus der Nachtestung vorliegen!
- Fortsetzung der mentalen Aufarbeitung

Die Therapie des Burn-outs benötigt häufig mindestens 12 Monate. Setzen Sie Ihre Termine und Anpassungen so lange fort, bis Ihr Patient genesen ist bzw. sich stabil fühlt. Die Substitution der Nährstoffe kann darüber hinaus über einen längeren Zeitraum erforderlich sein.

Fallbeispiel

Burn-out

Termin 1

Der Patient ist – wie er selbst sagt – im besten Alter mit Anfang 50, hat eine tolle Ehefrau, eine schöne Wohnung und arbeitet seit Jahren erfolgreich als Partner in einer großen Rechtsanwaltskanzlei. Er spielt eigentlich gerne Tischtennis und trifft sich mit Freunden. Eigentlich. In letzter Zeit falle es ihm immer schwerer, alles unter einen Hut zu bringen und allen Anforderungen gerecht zu werden. Die Klienten vereinnahmen ihn, er habe keine Lust mehr, zum Sport zu gehen, und sei generell lieber zu Hause, als sich mit seinen Freunden zu treffen. Er schlafe schlecht ein, wache mehrmals in der Nacht auf. Er sei immerzu müde und neuerdings habe er Potenzprobleme entwickelt. Schließlich habe seine Frau ihm mitgeteilt, dass es so nicht weitergehe. Deshalb sei er nun bei mir. Seinen Arbeitsalltag beschreibt er als stressig und hektisch, der Druck sei hoch. Er wolle für seine Klienten immer die bestmöglichen Ergebnisse vor Gericht erstreiten und manche Schicksale trieben ihn um. Überstunden leiste er häufig, damit er allen gerecht werde.
Da diese Beschreibungen für mich den Verdacht auf ein Burn-out nahelegten, gab ich ihm einen Speicheltest zur Erhebung eines Kortisol- und DHEA-Tagesprofils sowie für Testosteron, Progesteron und Östradiol mit, außerdem einen Urintest zur Bestimmung der Dopamin- und Serotoninwerte.

Termin 2

Der Patient rutschte unruhig auf seinem Sessel hin und her und schaute mich verunsichert an. „Die Werte haben nichts ergeben, oder, Frau Bellermann?“, wollte er wissen. „Ich bin einfach alt, ich kann nicht mehr so viel leisten wie die jungen Spunde. Ich gehöre eben doch zum alten Eisen.“ Mit 53 altes Eisen? Dabei hatten die Werte durchaus Auffälligkeiten ans Licht gebracht: Seine Kortisolkurve bewegte sich entlang der unteren Referenzwerte, seine Testosteron- und Serotoninspiegel waren zu niedrig. Dopamin fristete im unteren

Drittel der Normwerte sein Dasein, DHEA war unauffällig.
Wir besprachen seine Ergebnisse und er war erleichtert. Es gab körperliche Anzeichen einer Erkrankung, es fand nicht alles bloß in seinem Kopf statt!
Ich fragte ihn, was er im Leben alles erreicht habe, und er zählte ein paar Dinge auf: das Jurastudium, Partner in der Kanzlei, Ehrenamt, ... Er sollte die Liste zu Hause fortsetzen und sich einmal verdeutlichen, wie viel er immer getan hatte. So viel Elan, Begeisterung, Enthusiasmus und Perfektion an jedem Tag fordert Kraft. Das darf man wertschätzen!
Als Medikation wählte ich Adrenal-Intercell, 2 × täglich je 1 Kapsel, zur Unterstützung der Nebennieren und abends Nicapur 5-HTP50 SeroBalance, 1 × täglich 2 Kapseln, für einen besseren Schlaf und zur Erhöhung des Serotoninspiegels. Zur Anhebung des Testosteronspiegels verordnete ich Testosteron D 4, 2 × täglich je 3 Globuli, Pure Encapsulations Vitamin D_3 liquid, 3 000 IE täglich (enthält pro Tropfen 1000 IE), und Pure Encapsulations Vitamin A, 1 × täglich 1 Kapsel.

Termin 3

Der Patient sagte mir 4 Wochen später, dass er etwas besser ein- und durchschlafe und sich auch nicht mehr ganz so müde fühle. Die Hausaufgaben habe er fortgesetzt und zeigte mir eine recht ansehnliche Liste der Dinge, die er bisher erarbeitet und erreicht hatte. „Meine Verdienste so aufgelistet zu sehen, macht mich tatsächlich stolz", sagte er mit einem leichten Lächeln. Das verschwand jedoch gleich wieder. Geknickt erzählte er weiter, dass seine Libido noch nicht wiederhergestellt sei. Deshalb wollte ich nun seine Hormondrüsen aktivieren. Ich verordnete zusätzlich zur bereits gewählten Medikation Dr. Reckeweg Glandulae-F-Gastreu R19 Dilution, 3 × täglich je 5 Tropfen, und aufgrund seiner Libidoprobleme Steierl Viragil, 3 × täglich je 10 Tropfen.
Zudem erklärte ich dem Patienten dass er, bis mindestens zu unserem nächsten Termin, grundsätzlich auf Sex verzichten solle – es nicht einmal versuchen solle. Mein Vorschlag stieß auf wenig Gegenliebe, doch ich wollte ihm damit den Erwartungsdruck nehmen. Das konnte ich ihm natürlich nicht sagen, denn erfahrungsgemäß würde mit dieser Information der Erwartungsdruck trotzdem steigen, weil man auf die Erfüllung seiner Wünsche durch die Hintertür hofft. Meine Gründe behielt ich also für mich und beharrte lediglich auf dieser Anweisung. Ob er sich daran halten würde?

Termin 4

Weitere 5 Wochen später saß mir der Patient wieder gegenüber. Freudestrahlend berichtete er mir, dass er vor 3 Tagen nachts seine Frau geweckt habe, weil er plötzlich große Lust verspürt habe, und sie hatten miteinander schlafen können. Ich freute mich mit ihm, meine Taktik hatte offenbar funktioniert. Dann erzählte er mir, dass er sich mittlerweile wieder so fit fühle, dass er seinen Sport wieder ausführen könne. Das tue ihm gut. Ansonsten sei es ein „Auf und Ab", wie er es ausdrückte.
Das war für mich der Hinweis, dass sein Hormondrüsensystem versuchte, wieder einen eigenen Rhythmus zu finden. Es war Zeit, die Hormondrüsen wieder miteinander in Einklang zu bringen. Da er auf das Steierl-Präparat gut angesprochen hatte, beschloss ich, die Rhythmisierung mit Steierl-Präparaten im täglichen Wechsel fortzuführen: an Tag 1 Steierl Phytocortal-N (50 Tropfen), an Tag 2 Steierl Phyto-C (40 Tropfen), an Tag 3 Steierl Phyto-L (30 Tropfen), an Tag 4 Steierl Hepaplex für die Leber (2 × täglich je 5 Tropfen), an Tag 5 Pause, an Tag 6 wieder das Präparat von Tag 1 usw. Parallel dazu sollte er alle vorher verordneten Medikamente weiter einnehmen und nur die Arznei von Dr. Reckeweg absetzen.
Wir besprachen, wie er seinen Arbeitsalltag besser strukturieren und seine Zeiten zukünftig besser einteilen könne, dass er manches an das Assistenzteam delegieren müsse und er nur so viele Mandanten betreuen könne, wie es für ihn zeitlich möglich sei. Es ist niemandem geholfen, wenn man einem ausgelaugten Anwalt gegenübersitzt, der einen kaum verteidigen kann, weil er zu viele Mandanten gleichzeitig betreut. Außerdem sprach ich an, dass er zu Hause nicht ständig über sein Handy erreichbar sein sollte. Ich schlug vor, dass er sein Geschäftstelefon und -laptop abends ab 20.00 Uhr aus- und erst am nächsten Morgen um

8.00 Uhr wieder einschalten solle. Auch das rief seinerseits Zähneknirschen hervor, doch er stimmte zu.
Ich gab ihm neue Testsets mit.

Termin 5
Nach 6 Wochen kam der Patient mit seiner Frau in meine Praxis. Sie bedankte sich überschwänglich, und er erzählte mir, dass er sich wieder fit fühle und sie – wenngleich nicht immer, doch zumindest häufig – ohne Probleme Sex haben könnten. Sein Geschäftshandy und -laptop schaltete er vereinbarungsgemäß um 20.00 Uhr aus. Damit habe er sich 2 Wochen lang sehr unwohl gefühlt und dann bemerkt, dass nichts Nachteiliges passiert war. Im Gegenteil, er sei seiner Frau nun wieder deutlich zugewandter.
Seine Testergebnisse zeigten eine stabilisierte Kortisolkurve, seine Serotonin- und Dopaminspiegel hatten sich normalisiert, der DHEA-Wert blieb weiterhin unauffällig. Lediglich seine Testosteronwerte waren im Verhältnis zu Östradiol noch etwas zu niedrig. Bei Männern ab 55 Jahren sollte das Verhältnis von Östradiol zu Testosteron bei 1 : ≥ 30 liegen. Nun war er noch etwas jünger, doch dieses Verhältnis sollte er wenigstens erreichen. Bei jüngeren Männern und Sportlern geht man von einem Verhältnis von 1 : ≥ 50 aus. Sein Verhältnis lag bei 1 : 26. Da war also noch Luft nach oben.
Wir setzten die Medikation wie gehabt fort. Ich gab ihm den Auftrag, ab sofort 3–4-mal pro Woche Sport zu treiben, für wenigstens 25–30 Min. Spontan beschloss er, ab sofort einfach mit dem Fahrrad in die 6 km entfernte Kanzlei zu fahren.

Termin 6
Weitere 8 Wochen später trafen wir uns erneut. Der Patient sah trainierter und schlanker aus. Er hatte alle meine Vorschläge umgesetzt und beibehalten und war sehr stolz auf sich. Augenzwinkernd erklärte er, dass man ihn wohl doch nicht zum alten Eisen werfen müsse. Wir entschieden, alle Präparate über die kommenden 6 Wochen auszuschleichen. Dazu sollte er die Einnahmemenge jedes Präparats wöchentlich um ⅙ kürzen, bis alle Dosierungen bei null wären.

Weitere Termine
Der Patient kommt seither 4-mal im Jahr zu mir, um seine Hormonwerte überprüfen zu lassen und ggf. neue strategische Tipps abzuholen, wenn ihn das Gefühl beschleicht, dass der Stress wieder über ihn hereinzubrechen droht. Dadurch bleibt er stabil, fit und sexuell aktiv.
Bei diesem Patienten konnte ein rasche Besserung seines Zustands erfolgen, weil er sehr früh gegengesteuert hat. Langjährig bestehende Burn-out-Syndrome können deutlich längere Behandlungszeiträume umfassen. Begleiten Sie Ihre Patienten so lange, wie sie es benötigen. Es geht immer wieder darum, die Körperdepots aufzufüllen, das System zu stabilisieren, die Hormondrüsen zu rhythmisieren und die Patienten psychisch zu unterstützen.

12.2.3 Chronisches Erschöpfungssyndrom

Definition

Das chronische Erschöpfungssyndrom, auch als Chronic-Fatigue-Syndrom (CFS) oder myalgische Enzephalomyelitis (ME) bezeichnet, ist gekennzeichnet von Zuständen massiver körperlicher und geistiger Erschöpfung, die sehr rasch und sogar infolge einfacher Alltagsverrichtungen wie Lesen oder Treppensteigen auftreten können.

Der Köper reagiert auf die Anforderung mit einem deutlichen Leistungsverlust bis hin zu Fieberschüben. Der Alltag kann nicht mehr selbstständig bewältigt werden, einer geregelten Arbeit nachzugehen, wird unmöglich. Ein gemeinsames Abendessen mit Freunden kann beispielsweise teilweise tagelange Erholungsphasen erfordern, selbst Vorfreude auf ein bestimmtes Ereignis oder einfachste Tätigkeiten wie Zähneputzen können zur Erschöpfung führen. Bei besonders schweren Krankheitsverläufen entstehen Bettlägerigkeit und Pflegebedürftigkeit. In manchen Fällen führt bereits die Ansprache des Patienten zur vollständigen Erschöpfung, sodass anschließend lange Erholungsphasen benötigt werden.

Die Leitsymptome eines chronischen Erschöpfungssyndroms sind folgende:

- schwere Fatigue (körperliche Schwäche), die weder durch Willenskraft noch mittels regelmäßiger sportlicher Aktivität bezwingbar ist – im Gegenteil, diese Versuche verschlimmern häufig die Beschwerden
- geistige Erschöpfung mit Konzentrations-, Denk- und Wortfindungsstörungen
- körperliche Schwäche
- Schmerzen in Muskulatur und/oder Gelenken
- Symptome einer Infektion bis hin zu Fieberschüben, Infektanfälligkeit
- Gefühl, schwer krank zu sein

Daneben können weitere begleitende Symptome vorliegen:

- Blutdruckprobleme (inklusive Schwindel), Absencen und Herzrasen
- Lymphknotenschwellungen
- Hypersensitivität auf Geräusche und Licht

Ursachen und hormonelle Störungen

Ein chronisches Erschöpfungssyndrom kann als Folge von viralen Erkrankungen, z. B. durch das Epstein-Barr-Virus oder SARS-CoV-2, oder gemeinsam mit anderen schweren Krankheiten auftreten. Manche Personen geben auch an, dass sie zuvor einen Unfall erlitten haben, der als Krankheitsauslöser in Betracht kommt.

Beim chronischen Erschöpfungssyndrom als eigenständiger Erkrankung sind trotz eingehender Forschung bislang sowohl die Ursachen als auch der Krankheitsverlauf weitgehend unklar. Diskutiert wird, ob es sich um eine Autoimmunerkrankung handeln könnte. Es liegt eine Dysregulation durch das Hormon-, das Nerven- und/oder das Immunsystem vor.

Als Auslöser oder Beschleuniger des chronischen Erschöpfungssyndroms wären ebenfalls eine Darmdysbiose, Entzündungen, eine mangelnde Anpassung des mitochondrialen Stoffwechsels sowie eine Belastung des Körpers durch sog. „Nitrostress“, d. h. eine Belastung des Körpers durch Stickstoffradikale, denkbar.

Differenzialdiagnose

Ausschluss anderer Erkrankungen

Da es bisher keine Testroutine zur Diagnose eines chronischen Erschöpfungssyndroms gibt, ist es wichtig, dass andere mögliche Erkrankungen sorgsam abgeklärt und ausgeschlossen werden. Da theoretisch jeder schwere Infekt und jede schwere virale Erkrankung als Ursache infrage kommen könnten, ist eine Auflistung aller eventuell auslösenden Erkrankungen an dieser Stelle nicht sinnvoll.

Checkliste der Hormone

Um bei der Vielzahl der möglichen Hormonstörungen einen Anhaltspunkt zu finden, mit dem Sie beginnen können, ist bei der Erfassung der Symptome die gesamte Hormoncheckliste (S. 344) heranzuziehen. Diese wird Ihnen darüber Aufschluss geben, welche Hormone Sie unbedingt zuerst abklären sollten.

Diagnostik

In der Praxis fallen beim Vorliegen eines chronischen Erschöpfungssyndroms die vielen Aspekte eines Burn-outs (S.220) bzw. eine sehr verschärfte Form der Nebennierenschwäche (S.213) auf. Das chronische Erschöpfungssyndrom erscheint als eine Krankheit der Dysregulation und der Starre. Außerdem sollte die Darmgesundheit überprüft werden, da diese möglicherweise im Zusammenhang mit den Schmerzen und einem fehlgesteuerten Immunsystem steht.

Entsprechend ist die Ermittlung folgender Werte ein guter Einstieg – allerdings sollten diese nicht gleichzeitig, sondern beginnend mit den aus Ihrer Sicht wichtigsten Parametern erhoben werden:

- Adrenalin (↓), Noradrenalin (↓), Dopamin (↓), Serotonin (↓), Histamin (↓) [Urin]
- Kortisol (↓) und DHEA (im Verhältnis zu Kortisol) im Tagesprofil (Speichel)
- Progesteron (↓), Östrogene (↓ , im Verhältnis ↑), Testosteron (↓), ggf. auch 17α-Hydroxyprogesteron (↓) [Speichel]
- TSH (↓), T_4 (↓), T_3 (↓) [Blut]
- Nitrostressbelastung: Cystathionin, Tyrosin, 4-Hydroxy-3-Nitrophenylessigsäure, Citrullin, Methylmalonsäure (Urin)
- Darmgesundheit: Entzündungsparameter, Leaky-Gut-Syndrom, Darmflora (Stuhl)
- Nährstoffspiegel, insbesondere der B-Vitamine, Vitamin C, Vitamin D, Eisen, Zink und Magnesium (↓) [Blut]
- CBG (↑)
- Glutathion (S.165) (↓)

Weiterführende Informationen zur Analyse der Hormone sind den jeweiligen Hormonsteckbriefen (S.51) zu entnehmen, das diagnostische Vorgehen wird im Kapitel zur Hormondiagnostik (S.136) beschrieben.

Therapie

Bislang gibt es keine offizielle therapeutische Vorgehensweise. Da das chronische Erschöpfungssyndrom bei jedem Patienten sehr verschieden ausgeprägt sein kann und zudem unterschiedliche Auslöser möglich sind und die auslösenden Faktoren und körperlichen Vorgänge bislang durch die Forschung nicht hinlänglich geklärt werden konnten, ist eine umfangreiche Laborbefundung der Ausgangspunkt der Therapie. Bei der Betreuung dieser Patientinnen und Patienten muss Ihnen bewusst sein, dass ein bestimmtes Präparat bei einem Patienten sehr gut wirken kann, bei einem anderen hingegen überhaupt nicht. Deshalb ist das Medikament nicht schlecht; es konnte nur bei diesem Patienten und seiner individuellen Konstellation nichts ausrichten.

Einer der wichtigsten Grundsätze bei der Therapie des chronischen Erschöpfungssyndroms lautet „Weniger ist mehr". Sie müssen ein besonderes Augenmerk darauf legen, die Ressourcen Ihres Patienten nicht übermäßig zu belasten. Die Substitution von Präparaten, die die Leistungsfähigkeit steigern, kann beispielsweise dazu führen, dass sich die Patientinnen und Patienten überfordern: Der Spaziergang wird genossen, das Abendessen gekocht – und dann bricht das System zusammen. Aufgrund der Zufuhr des leistungssteigernden Mittels wurde dem Körper suggeriert, dass er etwas zu leisten vermag, wobei dies seine Ressourcen (noch) übersteigt.

Hintergrund ist die starke Erschöpfung der Ressourcen des Patienten durch die Anforderungen, denen er über lange Zeit ausgesetzt war. Patientinnen und Patienten mit chronischem Erschöpfungssyndrom haben zumeist nur noch ein sehr geringes Energiedepot, sodass auch die Therapie ressourcenschonend erfolgen muss.

Daher müssen Sie höchst behutsam vorgehen! Optimalerweise sind die Abstände zwischen den einzelnen Terminen nie größer als 4 Wochen, damit Sie immer zeitnah auf mögliche negative Auswirkungen eines neuen Präparats reagieren können! Beherzigen Sie dabei stets folgende **Folgendes**:

- Die Erfahrung zeigt, dass es gerade beim chronischen Erschöpfungssyndrom wichtig ist, zunächst einen Nährstoffmangel auszugleichen. Dabei ist häufig eine Hochdosistherapie notwendig, bei der die empfohlenen Tagesdosen von Vitaminen und Spurenelementen für einen gewissen Zeitraum teilweise um das Vierfache überstiegen werden. Es folgt eine Übersicht be-

währter Präparate bei der Therapie des chronischen Erschöpfungssyndroms:
- Intercell Pharma Adrenal-Intercell, 1–2 × täglich 2 Kapseln
- Pure Encapsulations Rhodiola Rosea, 100–600 mg/Tag, je nach Bedarf
- Pure Encapsulations Reduziertes Glutathion oder ZeinPharma L-Glutathion, jeweils 2 × täglich 1 Kapsel
- Vitamine B_1, B_2, B_3, B_5, B_6, B_{12}, C, D, E (Dosierung nach Bedarf, sofern keine Komplexmittel verabreicht werden)
- Pure Encapsulations L-Tyrosin (1 × täglich 1 Kapsel) oder ZeinPharma L-Tyrosin (1 × täglich 2 Kapseln), ggf. bis zur doppelten Dosierung, sofern Ihr Patient keine Serotonin-Wiederaufnahmehemmer substituiert – falls er diese substituiert, darf L-Tyrosin nicht verordnet werden!
- Nicapur 5-HTP50 SeroBalance oder Pure Encapsulations Hydroxytryptophan (5-HTP), 1 × täglich 2 Kapseln, 30 Min. vor dem Schlafengehen
- Taigawurzel, z. B. Pure Encapsulations Eleuthero, 1 × täglich 1 Kapsel
- Roter Ginseng, z. B. KGV Roter Ginseng Extrakt Hartkapseln, 1–2 × täglich 1 Kapsel
- Cistus incanus (Zistrose), z. B. Heidelberger Chlorella Zistrose Kapseln, 3 × täglich 1 Kapsel
- Heilpilze Reishi (z. B. ZeinPharma Reishi Mono Kapseln, 2 × täglich 2 Kapseln), Cordyceps sinensis (z. B. ZeinPharma Cordyceps, 1 × täglich 2 Kapseln)
- Folsäure (doppelter Tagesbedarf)
- Magnesium (doppelter Tagesbedarf)
- Zink (doppelter Tagesbedarf)
- Grüntee-Extrakt, 600 mg/Tag

- Daneben ist die Substitution von Hormonen in D 4-Potenzen (beispielsweise von Progesteron, Pregnenolon oder Kortisol – je nach Laborbefund) erforderlich.
- Eine Hormondrüsenstimulation sollte erst etwa 4–5 Monate nach dem Nährstoffdepotaufbau beginnen, in schweren Fällen sogar erst nach einem 6 oder 9 Monaten.
- Eine Darmsanierung (S. 151) ist häufig notwendig, sollte jedoch sehr kleinschrittig angegangen werden. Die Mittelwahl erfolgt anhand der erhaltenen Laborwerte, jedes Mittel wird über wenigstens 2 Wochen eingeschlichen, beginnend mit Minimaldosierungen (z. B. 2 × täglich je 1 Tropfen). Instruieren Sie Ihren Patienten, sofort zur letzten vertragenen Dosierung zurückzukehren, sollten sich nach einer Dosiserhöhung Unpässlichkeiten (Durchfall, vermehrte Erschöpfung etc.) einstellen. Die Präparate für die Darmsanierung werden anhand des Laborbefunds ausgewählt.
- Die mentale Begleitung dieser Patientinnen und Patienten konzentriert sich auf folgende Aspekte:
  - Umgang mit dieser schweren Erkrankung
  - Auflösung von Traumata
  - Erarbeitung von Resilienzstrategien und Abgrenzungsmöglichkeiten
  - Aufspüren von Potenzialen
- Sobald dem Patienten wieder mehr Energie zur Verfügung steht, sollten kreative Tätigkeiten und rhythmische Bewegungen als Hausaufgaben aufgegeben werden: Ein kleines Bild malen, ein Lied mitsingen, die Handgelenke kreisen lassen, sind für den Anfang völlig ausreichend. Selbstverständlich darf die Tätigkeit mit der Zeit gesteigert werden – der Körper soll auch auf dieser Ebene aus der Starre geholt werden.
- Geduld, Geduld, Geduld – es wird immer wieder Rückschritte geben, und dann geht es wieder vorwärts. Gerade beim chronischen Erschöpfungssyndrom ist dies nahezu immer der Fall. Wichtig ist hierbei, dass sich insgesamt betrachtet ein Besserungstrend zeigt!
- Da CFS bisher wenig erforscht ist, ist es möglich, dass sich körperliche Vorgänge abspielen, von denen wir bislang keine Kenntnis haben, sodass eine ursächliche Therapie unmöglich ist. Dennoch: Selbst wenn dieser Fall bei Ihrem Patienten vorliegt, wird es ihm umso besser gehen, je stabiler und balancierter das Hormonsystem, die Darmgesundheit etc. sind.

Fallbeispiel

Chronisches Erschöpfungssyndrom

Termin 1

Wie die meisten Patientinnen und Patienten mit chronischen Erschöpfungssyndrom hatte diese 43-jährige Patientin bereits eine Odyssee an Befunderhebungen über sich ergehen lassen. Sie kam auf Anraten einer Freundin in meine Praxis. Wir sprachen darüber, dass CFS-Therapien langwierig sein und kompliziert verlaufen können und nicht zwingend zu einer Besserung führen müssen, weil man bis heute nicht genau weiß, was diese Erkrankung auslöst und wie sie verläuft. Ich würde zwar mein Bestes geben – aber versprechen könne ich nichts. Sie war damit einverstanden und meinte, selbst eine Besserung um 20 % würde ihr schon helfen.

Ihre Symptome waren schwere geistige und körperliche Fatigue, Konzentrations- und Wortfindungsstörungen, Fieberschübe nach kleinsten Anstrengungen, Infektanfälligkeit sowie Hypersensitivität auf Geräusche und Licht.

Die Anamneseerhebung wurde von ihrem Mann begleitet, der immer wieder das Antworten übernehmen musste, weil sie so erschöpft war. Sie leide am Epstein-Barr-Virus, der Virus sei derzeit nicht aktiv. Sie habe als Kind unter Asthma gelitten, heutzutage träte es jedoch kaum noch auf. Häufig habe sie Durchfall. Sie habe 20 Jahre lang hormonell verhütet, die hormonellen Kontrazeptiva jedoch vor 10 Jahren abgesetzt. Hernach habe sie 2 Kinder im ersten Trimenon verloren. Ihr Zyklus sei unregelmäßig mit schwachen Blutungen. Am chronischen Erschöpfungssyndrom leide sie seit etwa 8 Jahren. Sie sei arbeitsunfähig. Die Schilddrüse zeigte im mitgebrachten Blutbild keinerlei Auffälligkeiten, allerdings lag ein Mangel der meisten Vitamine vor. Hierzu war sie bereits mit Hochdosis-Nährstoffpräparaten vom Arzt versorgt worden.

Das Ehepaar wollte so viel wie möglich gleichzeitig abklären, deshalb gab ich ihnen folgende Tests mit nach Hause:

- Stuhltest zur Darmmikrobiomanalyse
- Urintest zum Test der Nitrostressbelastung
- Urintest zur Erhebung der Konzentrationen von Adrenalin, Noradrenalin, Dopamin, Serotonin und Histamin
- Speicheltest zur Feststellung der Kortisol- und der DHEA-Tagesprofilkurve
- Speicheltest zur Erhebung der Konzentrationen von Progesteron, 17α-Hydroxyprogesteron, Östradiol und Testosteron

Die Tests wollten sie im Laufe der nächsten 3 Wochen nach und nach durchführen, um Frau M. nicht zu überfordern.

Termin 2

Die umfassenden Testergebnisse lagen mir 5 Wochen später in Gänze vor. Wir sprachen online per Videosprechstunde miteinander, da der Mann der Patientin keinen Urlaub bekommen hatte, um seine Frau zu mir zu bringen. Ohnehin sollten heute zunächst nur die Testergebnisse sowie die von mir vorgeschlagene Medikation besprochen werden, insofern stellte sich die Videosprechstunde als recht unproblematisch dar.

Der Darmbefund zeigte starke Entzündungen und ein Leaky-Gut-Syndrom. Der Nitrostresstest war unauffällig.

Die Hormonanalyse zeigte, dass die Spiegel von Kortisol, 17α-Hydroxyprogesteron, Adrenalin, Dopamin und Serotonin unterhalb der Referenzwerte lagen. Progesteron und DHEA waren überraschend stabil, Testosteron und Östradiol leicht erhöht. Aufgrund des ansehnlichen Progesteronspiegels bei gleichzeitig abgesunkenem 17α-Hydroxyprogesteron schien die Synthese von Progesteron zu Kortisol eingeschränkt zu sein. Eine Pregnenolon- oder Progesteronsubstitution würde hier keinen Mehrwert bringen. Insofern musste die Kortisolsynthese direkt unterstützt werden. Sie sollte morgens 3 Globuli Kortisol D 4 einnehmen, mittags noch 1 × 2 Globuli.

Für den Darm sollte sie Laves Colibiogen tropfenweise einschleichen: in der 1. Woche 2 × täglich je 1 Tropfen, in der 2. Woche 2 × täglich je 3 Tropfen, in der 3. Woche 2 × täglich je 5 Tropfen usw., bis sie bei 2 × täglich je 20 Tropfen angekommen wäre. Diese Dosierung sollte sie bis zur Flaschenneige beibehalten.

Außerdem sollte sie zur Unterstützung der Hormon- und Neurotransmittersynthese Pure Encapsulations Magnesium aus Magnesiumglycinat, 3 × täglich 1 Kapsel, Pure Encapsulations L-Tyrosin, 2 × täglich 1 Kapsel, sowie Nicapur 5-HTP50 Sero-Balance, 1 × täglich 2 Kapseln, 30 Min. vor dem Schlafengehen, einnehmen. Die Zufuhr von B-Vitaminen und Vitamin C, D und E sowie Folsäure und Zink waren vom Arzt bereits abgedeckt worden.
Wir ergänzten noch Grüntee-Extrakt (Pure Encapsulations Grüner Tee Extrakt, 2 × täglich 1 Kapsel) und Taigawurzel (Pure Encapsulations Eleuthero, 1 × täglich 1 Kapsel) zur Unterstützung des Hormonstoffwechsels und für insgesamt mehr Energie.

Termine 3–5
Nach 4 Wochen wurde die Patientin wieder von ihrem Mann zu meiner Praxis gefahren. Sie fühlte sich gut genug, mich alleine aufzusuchen, sodass ihr Mann im Auto sitzen blieb und dort arbeitete. Sie sagte, dass sie nun an manchen Tagen morgens gut aufstehen und hin und wieder sogar ein Mittagessen zubereiten könne, ohne dass sie danach für mehrere Tage erschöpft wäre.
Ich fragte sie, was ihr vorherrschendes Gefühl neben der Erschöpfung sei. Sie überlegte eine Zeit lang und meinte dann, dass es wohl Wut und Enttäuschung seien. Worüber sie wütend und enttäuscht sei, wollte ich wissen. Und sie erwiderte: auf das Leben, wie unfair es mit ihr umgegangen wäre, dass sie diese Krankheiten habe bekommen müssen, sie keine Kinder auf die Welt bringen könne und sie ihrem Mann so viele Sorgen bereite. Sie wolle es ihm und sich selbst so gerne schön machen, ein normales Leben führen – doch das sei nicht möglich. Dann schämte sie sich plötzlich darüber, dass sie wütend war. Ich sagte ihr, dass es gut sei, wenn sie wütend sei und diese Wut rauslasse. Unterdrückte Wut raubt viel Lebensenergie!
Als Hausaufgabe sollte sie, wenn sie Kraft und Muße hatte, Seelenbilder malen und ihren Emotionen freien Raum geben: Sie sollte auf diesen in Farben ausdrücken, wie es ihr gerade geht – und ein Bild malen, wie sie sich wünschen würde, dass es ihr geht.
An der Medikation veränderten wir nichts.

Die weiteren Termine verliefen ähnlich, wir erhöhten die Kortisolgabe 2-mal um 1 Globulus je Gabe, was ihr guttat.

Termine 6–8
Ab sofort trafen wir uns alle 6 Wochen. Zwischenzeitlich fühlte sich die Patientin etwas besser. Zwar konnte sie noch immer kaum das Haus verlassen, selbst kleine Spaziergänge überforderten sie. Jedoch konnte sie wieder lesen und fast jeden Tag ein Mittagessen zubereiten. Im Anschluss brauche sie zwar einen 2- bis 3-stündigen Mittagsschlaf, doch nach diesem wäre sie wieder ansprechbar und fühle sich so fit, dass sie sich abends mit ihrem Mann unterhalten könne. Hin und wieder kämen Freunde zu Besuch. Trotz ihrer Freude über diese Begegnungen brauche sie anschließend leider weiterhin etwa 2 Tage zur Erholung.
Beim 7. Termin war sie sehr traurig, weil sie während ihrer Periode völlig zusammengebrochen war. Der Blutverlust hatte ihr viel Energie geraubt. Sie weinte. Wir ergänzten die Medikamentengabe um Vitality Nutritionals Iron Kapseln, 1 × täglich 1 Kapsel, während der Periode, um den Eisenverlust auszugleichen.
Die Patientin sprach über ihre geplatzten Lebensträume und darüber, wie schön ihr Leben war, ehe sie krank wurde. Wir arbeiteten daran, den Blick in die Zukunft zu richten, die Vergangenheit anzusehen und dann loszulassen.
Ihre Medikation veränderten wir, indem die Taigawurzel und der Grüntee-Extrakt durch Roten Ginseng und den Heilpilz Cordyceps sinensis ausgetauscht wurden, da der Behandlungserfolg mit den zunächst gewählten Mitteln nicht zufriedenstellend ausfiel. Außerdem ergänzten wir die Darmtherapie um Laves Probiogast, 2 × täglich 1 Kapsel, zur Wiederherstellung ihrer Darmflora.

Termine 9–11
Die Terminabstände beliefen sich weiterhin auf 6 Wochen. Obwohl die Patientin im 9. und 11. Termin berichtete, dass sie mehrere Tage erlebt habe, an denen es ihr sehr schlecht ging, und sie sich quasi ans Bett gefesselt gefühlt habe, war der allgemein festzustellende Trend positiv: Ihr Antrieb steigerte sich und sie hatte Tage, an denen sie sogar Hausarbeit erledigen konnte, ohne danach völlig ausgelaugt zu sein. Manchmal empfand sie

große körperliche Unruhe, was sie sehr besorgte. Ich riet ihr davon ab, sich ins Bett zu legen, wie sie es bisher bei Unruhe getan hatte. Sie sollte sich stattdessen lieber bewegen, d. h., die großen Gelenke rhythmisch zu Musik kreisen lassen oder, wenn sie sich dazu in der Lage fühle, auch mal ein kleines Tänzchen einlegen. Unruhe kommt häufig vor, wenn der Körper in eine Regulation eintritt. Dann scheinen die Hormone schubweise ausgeschüttet zu werden, was die Unruhe verursacht. Diese sollte dann in Bewegung umgesetzt werden, damit der Impuls des Körpers unterstützt wird.
Zum 10. Termin wurden (bis auf den Nitrostresstest) alle Werte erneut erhoben. Die Kortisolkurve hatte sich etwas angehoben, obwohl der Spiegel von 17α-Hydroxyprogesteron relativ unverändert geblieben war – das war das Ergebnis der Kortisol-D 4-Substitution. Der Darmbefund zeigte keine Auffälligkeiten mehr. Die Konzentrationen von Adrenalin, Dopamin und Serotonin befanden sich im unteren Grenzbereich der Normwerte. Die Werte für Progesteron und DHEA waren weiterhin stabil, der Testosteron- und der Östradiolwert leicht erhöht.
Neben der bisherigen Substitution wollten wir nun ganz sanft die Nebenniere zu einer vermehrten Aktivität anregen. Dazu sollte sie Wala Glandulae suprarenales comp. einnehmen: in der 1. Woche jeden 2. Tag 1 Globulus, in der 2. Woche täglich 1 Globulus, in der 3. Woche täglich 2 Globuli usw., bis sie bei 1 × 5 Globuli angekommen war. Gleichzeitig wurde Pure Encapsulations Reduziertes Glutathion, 1 × täglich 1 Kapsel, mit in den Therapieplan aufgenommen.

Termine 12–14
Die alle 6 Wochen stattfindenden Termine hatten sich bewährt. Beim 12. Termin konnten die Kortisolgaben auf morgens 3 Globuli und mittags 2 Globuli Kortisol D 4 gesenkt werden. Das war ausreichend.
Die Patientin schmiedete neuerdings Zukunftspläne. Da sie mittlerweile nicht nur 2 × täglich Essen kochen und hin und wieder putzen, sondern auch kleine Spaziergänge und Treffen mit Freunden gut bewältigen konnte, war sie guter Dinge. Die Patientin haderte seltener mit ihrem Schicksal und ihrer derzeitigen Arbeitsunfähigkeit. In ihren alten Beruf als Teamassistentin wollte sie ohnehin nicht mehr zurückkehren. Doch sie konnte sich vorstellen, ihren Mann zu unterstützen, der sich kürzlich selbstständig gemacht hatte.

Weitere Termine
Der Aufwärtstrend der Patientin setzte sich fort. In weiteren Terminen wurde die Hormonunterstützung angepasst und zudem die Präparate Cistus incanus (Heidelberger Chlorella Zistrose Kapseln, 3 × täglich 1 Kapsel) und Reishi-Pilz (ZeinPharma Reishi Mono Kapseln, 2 × täglich 2 Kapseln) ergänzt. Wala Glandulae suprarenales comp. wurde nach einem halben Jahr wieder abgesetzt.
Mittlerweile ist die Patientin in der Lage, ihrem Mann an 2–3 Tagen in der Woche für 3–4 h mit dem Papierkram zu helfen. Sie kocht und erledigt ihren Haushalt weitgehend selbstständig. Sie kann sich auch mit Freunden treffen. Mit dem Auto unterwegs zu sein, gelingt ihr zwischenzeitlich im kleinen Radius ebenfalls.

12.3 Schmerzerkrankungen

Schmerzerkrankungen sind Erkrankungen, die durch wiederkehrenden und/oder anhaltenden Schmerz geprägt sind. Betrachtet man den Einfluss des Hormonsystems auf Schmerzentstehung, -wahrnehmung und -unterdrückung, ist es naheliegend, bei Schmerzerkrankungen ebenfalls das Hormonsystem zu untersuchen, sofern sich keine anderen Ursachen bzw. nachhaltigen Lösungsansätze finden lassen.

Verschiedene Hormone sind direkt oder indirekt am Schmerzgeschehen beteiligt. Eine schmerzlindernde Wirkung haben Adrenalin, Kortisol, Endorphine, Noradrenalin, Oxytocin, Pregnenolon, Progesteron, Serotonin und TRH. Dopamin verstärkt seinerseits die Serotoninwirkung. Histamin und Prostaglandine verstärken hingegen den Schmerz. Diesen Effekt haben auch niedrige Konzentrationen der schmerzlindernden Hormone.

Häufig gehen Schmerzen mit entzündlichen Prozessen einher. Auch an diesen sind Hormone beteiligt. Entzündungshemmend wirken Kortisol, DHEA, Pregnenolon, Progesteron und Testosteron. Verstärkt wird eine Entzündung durch andauernd erhöhte Konzentrationen oder eine schubweise Ausschüttung von Histamin, Prostaglandinen und Parathormon bzw. durch einen Mangel der antiinflammatorischen Hormone.

Indirekt können weitere Hormondysbalancen zu Schmerzen führen. Dies geschieht immer dann, wenn ein Hormon beispielsweise Einfluss auf den Blutdruck nimmt und durch eine entstehende Hypertonie Kopf- oder Herzschmerzen einsetzen. Hier wäre an die Schilddrüsenhormone, an Adrenalin sowie an die Hormone des RAAS (S. 25) zu denken. Ein Östriolmangel führt zu Gelenkschmerzen und Schmerzen im Bereich der Schleimhäute. Ein Östradiolüberschuss kann zu Ödemen führen, wodurch aufgrund des erhöhten Drucks auf das umliegende Gewebe Entzündungen und Schmerzen entstehen können.

Ein Mangel an schmerzstillenden und antiinflammatorischen Hormonen und/oder ein Überschuss von schmerzverstärkenden und entzündungssteigernden Hormonen kann zu anhaltenden Schmerzen führen. Dies zeigt sich beispielsweise bei Migräne (S. 235) und Fibromyalgie (S. 242).

> **Praxistipp**
> Testen Sie grundsätzlich Dysbalancen des Hormonsystems, wenn Ihr Patient darüber klagt, immerzu an diffusen Schmerzen zu leiden. Verwenden Sie bei der Anamnese die Hormoncheckliste (S. 344), um herauszufinden, welche Hormone Sie testen müssen.

12.3.1 Migräne

Definition

Die Migräne ist eine spezielle Form des starken Kopfschmerzes, der wiederkehrend auftritt.

Bei vielen Migränepatientinnen und Migränepatienten kündigt sich ein nahender Anfall an: Sie fühlen sich unausgeglichen, sind angespannt, erleben Störungen in Bezug auf den Appetit und die Verdauung oder haben bereits erste Sehstörungen, wodurch Lesen oder Schreiben schwerfällt.

Die nächste häufige Vorstufe ist die Wahrnehmung einer sog. „Aura". Die **Aura** beschreibt Wahrnehmungsstörungen wie Schwindel, Sprachstörungen, Kribbeln in oder Lähmung der Extremitäten, Gesichtsfeldausfälle, das Auftreten von Lichtblitzen, schwarzen Flecken im Blickfeld (negatives Skotom) oder bunte Farben, die auf einmal Teil der Sicht werden (positives Skotom, insbesondere bei Kindern).

Je nach Ausprägung bestehen während der Migräneattacke Licht- und/oder Geräuschempfindlichkeit, Übelkeit, Erbrechen und/oder Sehstörungen, beispielsweise dunkle Flecken, die durch das Sichtfeld wandern. Bei jeder Migräneattacke können sowohl die Anfallsdauer als auch die Schmerzstärke variieren.

Die Schmerzqualität kann von pochend bis zu dem Gefühl reichen, dass der Kopf platzen wird, weil er so sehr schmerzt. Er befindet sich zumeist auf einer Seite des Kopfes – entweder ist die gesamte linke oder die gesamte rechte Kopfhälfte betroffen. Sport oder andere körperliche Belastungen verstärken den Schmerz. Während der Migräne sind die meisten Patientinnen und Patienten nicht in der Lage, ihren Alltag zu bewältigen oder ihrer Arbeit nachzugehen.

Für gewöhnlich dauert ein Migräneanfall durchgängig mehrere Stunden, in einigen Fällen hält er bis zu 3 Tage an. In seltenen Fällen besteht der Schmerz länger als 3 Tage. Bei derart langen Migräneattacken sollte unbedingt eine ärztliche Abklärung erfolgen, um Schäden durch die während des Anfalls möglicherweise bestehende Minderdurchblutung auszuschließen.

Nach der Attacke flaut der Schmerz langsam ab. Im Gegensatz zu manchen Patientinnen und Patienten, die während des Schmerzrückgangs euphorische Phasen erleben, geht es den meisten Migränikern nach dem Anfall schlecht. Sie sind ausgelaugt und benötigen Erholung von den massiv anstrengenden Schmerzen.

Ursachen und hormonelle Störungen

Eine Migräneerkrankung entsteht aufgrund einer oder mehrerer der nachstehenden Faktoren:

- hormonelle Dysbalancen, z. B. Östrogendominanz und Progesteronmangel
- Schilddrüsenstörungen
- Darmentzündungen und Darmdysbiose
- Histaminintoleranz
- Nährstoffmangel, insbesondere von Vitamin D und Eisen
- Substitution hormoneller Kontrazeptiva
- Beschwerden der Hals-, ggf. auch der Brustwirbelsäule
- Bewegungsverlust der Schädelknochen
- Verspannungen der Kiefer- und/oder Nackenmuskulatur
- Hypertonie
- Durchblutungsstörungen des Gehirns
- Schwermetallbelastungen, toxische Belastungen
- ggf. Ungleichgewicht des Serotoninhaushalts (der Serotoninspiegel im Gehirn ist zu hoch, im restlichen Körper zu niedrig)
- möglicherweise genetische Prädisposition

Unterschiedliche Triggerfaktoren (Auslöser) erschweren zuweilen die Ursachensuche. So können neben hormonellen Schwankungen auch der Genuss von Alkohol oder verschiedenen Lebensmitteln (**Tab. 12.4**), mentale Belastungen (z. B. Stress, Traumaerleben), unzureichend lange Schlafphasen oder schlicht der Wechsel der Luftdrucklage (von Tief- zu Hochdruck oder umgekehrt) einen Migräneanfall auslösen.

Differenzialdiagnose

Ausschluss von Notfällen und anderen Erkrankungen

Treten Migräneanfälle erstmals auf, können sie sehr beunruhigend sein, da die Symptome einem **Schlaganfall** ähneln. Tatsächlich ist es notwendig, einen Schlaganfall auszuschließen, obgleich der Migräneanfall für gewöhnlich langsam beginnt und schleichend an Stärke zunimmt, während ein Schlaganfall eher plötzlich auftritt.

> **! Cave**
> Ein Schlaganfall stellt einen akuten Notfall dar, der sofortiger Notfallmaßnahmen bedarf!

Die Symptome eines Schlaganfalls sind anhand des **FAST-Tests** abzuklären. Es treten nicht zwingend alle Symptome auf. FAST (engl. für „schnell") steht im Einzelnen für Folgendes:

- **F**ace (Gesicht): Bitten Sie den Betroffenen, zu lächeln. Bewegt sich ein Mundwinkel nicht, ist dies ein Hinweis für eine Lähmungserscheinung durch einen möglichen Schlaganfall.
- **A**rms (Arme): Der Betroffene soll die Arme nach vorne ausstrecken und die Handflächen nach oben drehen. Gelingt dies nicht oder nur einseitig, während sich der andere Arm nicht anheben lässt oder wieder wegdreht, ist dies ebenfalls ein Hinweis für einen Schlaganfall.
- **S**peech (Sprache): Kann der Betroffene einen einfachen Satz nicht flüssig und klar nachsprechen, ist die Aussprache möglicherweise undeutlich und verwaschen, könnte eine Sprachstörung aufgrund des Schlaganfalls vorliegen.
- **T**ime (Zeit): Rufen Sie sofort den Notarzt! Jede Sekunde zählt! Sollten Sie die vorgenannten

Symptome in Ihrem Umfeld, bei Ihren Patientinnen und Patienten oder sich selbst bemerken, muss der Notruf sofort per Telefon (Nummer: 112) gewählt werden. Es ist besser, Sie rufen den Notarzt an und irren sich, als anders herum.

Weitere auftretende Symptome eines Schlaganfalls können sein:

- Schwindel
- Gangunsicherheit
- sehr starke Kopfschmerzen
- Sehstörungen
- Sprachstörungen
- Denk-/Verständnisstörungen

Ebenfalls ärztlich abzuklären ist das Vorliegen eines **Gehirntumors**. Die Symptome eines benignen (gutartigen) oder eines malignen (bösartigen) Tumors im Kopf sind folgende:

- starke, anhaltende Kopfschmerzen
- Sehstörungen
- Sprachstörungen
- Lähmungserscheinungen
- Koordinationsstörungen
- Krampfanfälle
- Übelkeit und Erbrechen
- Persönlichkeitsveränderungen

Erst, wenn sowohl ein Schlaganfall als auch ein Gehirntumor ausgeschlossen werden konnten, darf man von einem Migränepatienten sprechen!

Praxistipp

Nur bildgebende diagnostische Möglichkeiten wie Computertomografie (CT), Magnetresonanztomografie (MRT) bzw. Elektroenzephalografie (EEG) können Aufschluss darüber geben, was im Gehirn vor sich geht. Diese Abklärung sollte ebenfalls erfolgen, wenn der Patient „seine" Migräne bereits kennt und weiß, wie sie typischerweise abläuft, und sich etwas bei einem Anfall grundlegend anders anfühlt.

Feststellen der Rahmenparameter

Bei der Vielzahl möglicher Ursachen ist es sinnvoll, zunächst die Rahmenparameter weiter einzugrenzen. Dabei können folgende Fragen hilfreich sein:

- Tritt die Migräne zyklisch auf, z. B. immer kurz vor der Periode, rund um den Eisprung oder jeden Dienstag? Wurde oder wird mit hormonellen Kontrazeptiva verhütet? Wurden die Migräneattacken nach einer Schwangerschaft seltener oder weniger heftig? Dann ist eine hormonelle Ursache am wahrscheinlichsten. Zu beachten ist dabei, dass eine hormonbedingte Migräne nicht zwingend regelmäßig während des Menstruationszyklus auftritt. Bei schweren Formen liegen oft gemeinsam mit der hormonellen Migräne andere Migräneauslöser vor, wodurch das zeitliche Auftreten einer Migräneattacke diffus wird.
- Tritt die Migräne nach Alkoholgenuss auf? Bestehen Verdauungsstörungen? Ist die Haut fahl und blass, und es bestehen Wundheilungsstörungen? Dann sind eine Histaminintoleranz, ein Nährstoffmangel oder ein Geschehen im Darm wahrscheinlich.
- Bestehen immer wieder Schmerzen und Verspannungen im Hals- und Nackenbereich? Gab es in der Vergangenheit Unfälle, Schleudertraumen oder Bandscheibenvorfälle? Trägt der Patient eine Knirschschiene? Als mögliche Ursache kommen chronische Muskelverspannungen und Fehlstellungen infrage. Dann könnte die Migräne z. B. durch eine osteopathische Therapie gelindert werden.
- Gab es in der Vergangenheit Schwierigkeiten nach Impfungen? Hat der Patient Amalgamfüllungen? Besteht am Arbeitsplatz Kontakt zu chemischen Substanzen? Möglicherweise ist die Ursache der Migräne eine Belastung durch Schwermetalle oder toxische Stoffe.
- Bestehen regelmäßig Kreislaufbeschwerden, Schwindel, Hypertonie oder Herzrhythmusstörungen? Die Ursachensuche sollte sich in diesen Fällen auf das Herz-Kreislauf-System konzentrieren.

Checkliste der Hormone

Zur Eruierung, welche Hormone möglicherweise zur Migräne führen könnten, ist die Hormoncheckliste (S. 344) heranzuziehen.

Diagnostik

Die Labordiagnostik orientiert sich daran, welche möglichen Ursachen während der Anamnese und der Prüfung der Hormoncheckliste (S. 344) als Hauptauslöser infrage kommen können:

- Hormonsystem: Progesteron (↓), Östrogene (↑) und Serotonin (↑)
- Darmstatus: Darmflora und -entzündungen
- Liegt eine Histaminintoleranz vor?

Lassen Sie die Werte am besten während eines Anfalls erheben, da zu diesem Zeitpunkt die jeweilige Ursache deutlich anhand der Werte abzulesen sein sollte.

Therapie

Die Migränetherapie ist langwierig und führt nicht immer zum vollständigen Verschwinden der Migräneattacken, da häufig sehr viele verschiedene ursächliche Faktoren vorliegen, die nicht unbedingt therapeutisch greif- und beeinflussbar sind. Das ist zwar nicht einfach, doch es lohnt sich allemal, denn die Patientinnen und Patienten berichten mir, dass bereits eine Reduktion der Anfallshäufigkeit einen deutlichen Zuwachs an Lebensqualität bedeutet.

> **! Cave**
> Eine Therapie von Migränepatientinnen und Migränepatienten darf nur nach Ausschluss eines Schlaganfallgeschehens und/oder eines Gehirntumors erfolgen.

Bei dem nachstehenden Therapievorschlag erfolgt der Einstieg über eine Therapie des Hormonsystems. Sollten bei dem Migränepatienten jedoch andere Beschwerden markanter im Vordergrund stehen, die beispielsweise verstärkt auf eine Histaminintoleranz (S. 326) oder Verdauungsbeschwerden, also eine Darmdysbiose (S. 151), hinweisen, ist die Reihenfolge entsprechend anzupassen.

1. Termin:

- Anamneseerhebung mit Erfassung der Symptome
- Übergabe der Testmedien bzw. Durchführung des/der Tests direkt in Ihrer Praxis
- Für Migränepatientinnen und Migränepatienten gibt es eine Reihe spezieller Präparate, die auch als Notfallmedikation während eines Migräneanfalls eingesetzt werden können. Diese sollten bereits täglich angewendet und bei einem Migräneanfall höher dosiert werden. Einzunehmen ist eines der Mittel – passend zur Grundsymptomatik des Patienten:
  - **Hevert Contramigren Hevert Tropfen**, mit Gelbem Jasmin und Schwertlilie (gegen Kopfschmerzen/Migräne), Eisenhut und Tollkirsche (gegen nervlich bedingte Schmerzen) sowie Nitroglyzerin und Mutterkorn (gegen Gefäßspasmen) in homöopathisch aufbereiteter Form, 1–3 × täglich je 5 Tropfen, im Akutfall bis zu 6 × täglich je 5 Tropfen
  - **Dr. Reckeweg Migräne-Gastreu M R16 Dilution**, mit Trauben-Silberkerze, Gelbem Jasmin, Buntfarbiger Schwertlilie, Kanadischer Blutwurz und Spigelie in homöopathisch aufbereiteter Form (gegen ausgeprägte Kopfschmerzen und Migräne sowie Begleitsymptome wie Lichtempfindlichkeit, Übelkeit, Erbrechen), 3 × täglich je 5 Tropfen, während einer akuten Migräneattacke alle 30–60 Min. je 5 Tropfen, maximal 6-mal pro Tag
  - **Heel Spigelon Tabletten bzw. Tropfen**, mit Spigelie, Kieselsäure, Tollkirsche, Zaunrübe, Gelbem Jasmin, Steinklee, Natriumkarbonat und Thuja in homöopathisch aufbereiteter Form (bei Kopfschmerzen, z. B. durch nervöse Störungen, begleitend zu Überlastungs- und Erschöpfungszuständen), 3 × täglich je 1 Tablette bzw. 10 Tropfen, während einer akuten Migräneattacke alle 15 Min. 1 Tablette bzw. 10 Tropfen, über maximal 2 h
  - **Pascoe Antimigren Tropfen**, mit Buntfarbiger Schwertlilie, Jasmin, Alpenveilchen, Einbeere in homöopathisch aufbereiteter Form (gegen Kopfschmerzen und Migräne),

3 × täglich je 5 Tropfen, während einer akuten Migräneattacke alle 30–60 Min. je 5 Tropfen, maximal 6-mal pro Tag

- **Steierl Dolfin Tropfen**, mit Alpenveilchen, Buntfarbiger Schwertlilie, Kanadischer Blutwurzel in homöopathisch aufbereiteter Form (besonders geeignet für Frauen, gegen Begleiterscheinungen einer Migräne wie Übelkeit und Erbrechen, Menstruationsmigräne und Kopfneuralgie), 3 × täglich je 5 Tropfen, während einer akuten Migräneattacke alle 30–60 Min. je 5 Tropfen, maximal 6-mal pro Tag
- **Schüßler-Salz Nr. 10 Natrium sulfuricum D 6 Tabletten**, 3 × täglich je 3 Tabletten, während eines akuten Migräneanfalls alle 10 Min. 2 Tabletten, bis der Schmerz nachlässt. Dieses Präparat bietet sich aufgrund seiner Einnahmehäufigkeit im Akutfall nur bei Migränepatientinnen und Migränepatienten an, deren Attacken für gewöhnlich mehrere Stunden anhalten.

Praxistipp

Empfehlenswert ist außerdem eine begleitende osteopathische Behandlung. Sind Sie selbst ausgebildeter Osteopath, erheben Sie in der 1. Sitzung direkt die osteopathische Anamnese und beginnen Sie ggf. die Behandlung, ansonsten erfolgt eine Überweisung an einen Osteopathen.

2. Termin (nach dem Eintreffen der Analyseergebnisse):

- Substitution der im Mangel befindlichen Hormone mit D 4-Präparaten (S. 173): Die Applikationsform (Globuli oder Creme) und die Dosierung sind abhängig vom ermittelten Laborwert und Symptombild. Vergleichen Sie hierzu auch – je nach vorliegender Hormondysbalance – die Therapievorschläge zu den Schilddrüsenerkrankungen (S. 248) und der Östradiol-/Progesterondysbalance (S. 284).
- Beginnen Sie, wenn Bedarf besteht, mit der Substitution von Eisen und Vitamin D. Gegebenenfalls müssen weitere Nährstoffe aufgefüllt werden.
- Besprechen Sie, ob die Migräne ernährungsabhängig sein könnte. Wenn dies in Betracht kommt, lassen Sie ein **Ernährungstagebuch** führen. In diesem soll alles aufgeführt werden, was der Patient über den Tag hinweg zu sich nimmt: Essen, Getränke, Süßigkeiten, Medikamente usw.
- Häufig nehmen Migränepatientinnen und Migränepatienten bereits seit sehr langer Zeit verschiedene Schmerzmittel in hoher Dosierung ein. Zu den meisten Schmerzmitteln gibt es mittlerweile Nosoden (S. 167) in Globuliform. Beginnen Sie mit der Ausleitung der Schmerzmittelinformationen.
- Bringen Sie Ihrem Patienten bei, seine Kiefermuskulatur zu entspannen und die Zunge locker im Mund liegen zu lassen, und zeigen Sie ihm atemtherapeutische Übungen (S. 202). Insbesondere die Kieferentspannung sollte Ihr Patient täglich mehrfach durchführen.

3. Termin (ca. 4 Wochen nach dem 2. Termin):

- Setzen Sie alle Maßnahmen aus den vorangegangenen beiden Terminen fort.
- Greifen Sie bei Bedarf das Ernährungstagebuch auf und besprechen Sie, ob und wie man die Ernährung verändern muss oder kann, damit die Migränehäufigkeit und -stärke verringert werden kann.
- Beginnen Sie mit der Darmsanierung (S. 151).
- Beginnen Sie mit der Rhythmisierung der Drüsen: Zum Einsatz kommen die Präparate von Steierl oder von Wala – entweder morgens Mittel 1, mittags Mittel 2 und abends Mittel 3 bei einem eher phlegmatischen Patiententypus oder an Tag 1 Mittel 1, an Tag 2 Mittel 2 und an Tag 3 Mittel 3 bei einem als eher sensibel einzustufenden Patienten:
  - **Steierl Phyto-C, Steierl Phytocortal N, Steierl Phyto-L**, 1–3 × täglich je 20–50 Tropfen pro Präparat, gerne in etwas Wasser aufgelöst. Diese Mittel unterstützen die Funktion der Hypophyse, der Nebennieren und der Gonaden. Aus dieser neuen Stärke heraus, können sich die Hormondrüsen harmonisieren.

- **Wala Hypophysis/Stannum, Glandulae suprarenales comp., Ovaria/Argentum** (Frau) bzw. **Testes/Argentum** (Mann), jeweils 3–5 Globuli/Gabe. Diese Präparate enthalten homöopathisch aufbereitete Zellen der Hormondrüsen. Auf diese reagiert der Körper für gewöhnlich mit einer Aktivierung der Drüsen.
- Sollte sich Ihr Patient in einem sehr geschwächten Zustand befinden, stellen Sie die Rhythmisierung noch einmal zurück und beginnen Sie zunächst mit stimulierenden Präparaten. Bewährt haben sich hierbei folgende:
  - **Dr. Reckeweg Glandulae-F-Gastreu R19 Dilution** (Mann), 1–3 × täglich je 5 Tropfen. Sie stimuliert die Hypophyse, die Schilddrüse, die Thymusdrüse, die Nebennieren, das Pankreas und die Hoden.
  - **Dr. Reckeweg Glandulae-F-Gastreu R20 Dilution** (Frau), 1–3 × täglich je 5 Tropfen. Sie regt die Hypophyse, die Schilddrüse, die Thymusdrüse, die Nebennieren, das Pankreas und die Ovarien an.

Cave

Glandulae-F-Gastreu R19 und R20 dürfen nicht gleichzeitig mit Schilddrüsenmedikamenten wie L-Thyroxin angewendet werden.

4. Termin (nach weiteren ca. 4–6 Wochen):

- Setzen Sie alle Maßnahmen aus den vorangegangenen Terminen fort.
- Beginnen Sie mit der Unterstützung von Leber (S. 153), Nieren (S. 155) und Lymphsystem (S. 167).

5. Termin (nach weiteren ca. 4–6 Wochen)

- Setzen Sie alle Maßnahmen aus den vorangegangenen Terminen fort.
- Nun sollte die Funktionalität der Entgiftungsorgane wieder so weit hergestellt sein, dass weitere Maßnahmen zur Entgiftung und Ausleitung von Medikamenten (S. 167) möglich sind, ohne durch eine Überlastung der Entgiftungsorgane einen weiteren Migräneanfall auszulösen.
- Etablieren Sie im Leben Ihres Patienten regelmäßige Bewegung.
- Übergabe der Testmedien an den Patienten für eine Nachtestung

6. Termin (nach weiteren ca. 4–6 Wochen):

- Anpassung und Fortsetzung der Maßnahmen aus den Terminen 1–5 anhand der Ergebnisse der Nachtestung

Die Therapie der Migränepatientinnen und Migränepatienten wird nach diesem Schema mindestens so lange fortgesetzt, bis der Patient mit dem erreichten Status quo zufrieden ist bzw. die Migräneanfälle nicht mehr auftreten.

Fallbeispiel

Migräne

Termin 1

Die Patientin, 64 Jahre, litt seit Jahren an Migräne. Sie nahm starke Schmerzmittel ein, die sie immer häufiger einsetzen musste. Die Anfälle erfolgten zwischenzeitlich nahezu wöchentlich. Massiv verschärft hatten sich ihre Beschwerden seit Beginn der Wechseljahre vor etwa 15 Jahren. Da die Attacken mittlerweile quasi omnipräsent waren, war eine Differenzierung der Auslöser anhand der Anamnese nicht möglich: Ob beispielsweise bestimmte Lebensmittel die Situation verschlechterten, war nicht zu eruieren. Es gab keine Hinweise auf eine Toxinanhäufung. Auffallend war jedoch der Beginn der Verschlimmerung: ihre Wechseljahre. Früher hatte sie einige Jahre die Hormonspirale verwendet. Außerdem war sie vor ca. 17 Jahren an Brustkrebs erkrankt.

Als Notfallmedikation gab ich ihr Steierl Dolfin Tropfen. Hiervon sollte sie während einer akuten Migräneattacke alle 30–60 Min. 5 Tropfen (maxi-

mal 6-mal pro Tag) einnehmen, ansonsten 3 × täglich je 5 Tropfen.
Ich gab ihr Testsets für die Erhebung der Konzentrationen von Progesteron, Östradiol und Testosteron aus dem Speichel und von Histamin aus dem Urin mit. Den Darmbefund stellten wir aus finanziellen Gründen zurück.

Termin 2
Die Patientin litt an einem starken Progesteronmangel, einer Östradioldominanz bei normalen Östradiolwerten und einer leichten Histaminintoleranz. Da sie während unseres Termins bereits wieder unter einem Migräneanfall litt, schrieb ich ihr nur die neue Medikation auf und sie wurde von ihrer Tochter nach Hause gefahren.
Folgende Präparate waren von der Patientin anzuwenden: Progesteron-D 4-Creme morgens und abends 1 Hub, Vitality Nutritionals Complete Vitamin E 1 × täglich 1 Kapsel, Vitality Nutritionals Vitamin D 3 flüssig 1 × täglich 2 Tropfen (= 5 000 IE) täglich und Vitality Nutritionals Iron 1 × täglich 1 Kapsel gegen 17.00 Uhr, da Eisen zu diesem Zeitpunkt am besten aufgenommen wird.

Termin 3
Nach 4 Wochen ging es der Patientin bereits etwas besser. Die Häufigkeit ihrer Migräneanfälle war zwar unverändert, allerdings hatten sich die Schmerzstärke und die Anfallsdauer reduziert. Sie wertete dies bereits als Erfolg und war gespannt auf weitere Therapievorschläge von mir.
Ich bat sie, ab sofort ein Ernährungstagebuch zu führen und überreichte ihre eine Liste mit den als Histaminliberatoren geltenden Lebensmitteln (**Tab. 12.4**). Außerdem zeigte ich ihr, wie sie ihre Kiefermuskulatur entspannen kann, und erklärte ihr, dass ihre Zunge dabei auf dem Mundboden liegen sollte; wird sie an den Gaumen gepresst, wird eine hohe Muskelspannung bis in den Nackenbereich erzeugt. Ich machte ihr auch ein paar Atemübungen vor. Ihre Nachahmungsversuche führten bei ihr zu großer Erheiterung, da sie einige Schwierigkeiten hatte, die Übungen richtig umzusetzen. Sie nahm sich vor, die Übungen zu Hause ausgiebig zu trainieren.
Die Medikationen der vorangegangenen Termine wurde fortgesetzt, hinzu kam außerdem die Hormondrüsenrhythmisierung, und zwar nach folgendem Schema: an Tag 1 Steierl Phyto-C 40 Tropfen, an Tag 2 Steierl Phytocortal N 30 Tropfen, an Tag 3 Steierl Phyto-L 50 Tropfen, an Tag 4 Pause, am Tag 5 wieder das Präparat von Tag 1 usw.
Zudem begannen wir mit der Ausleitung der Wirkstoffe ihrer verwendeten Schmerzmittel anhand der zugehörigen Nosoden als Globuli in der Potenz C 30, 1 × täglich 5 Globuli, gemeinsam mit Nux vomica C 30, 1 × täglich 5 Globuli, und Silicea D 10, 2 × täglich je 10 Globuli.
Ich gab ihr einen Stuhltest mit, um ihr das nächste Mal einen auf sie zugeschnittenen Plan zur Darmsanierung erstellen zu können.

Termin 4
Sechs Wochen später berichtete mir die Patientin, dass sich die Anfallsdauer und die Schmerzstärke weiterhin nicht verändert hätten. Allerdings hätten sich nun die Abstände vergrößert. Sie war darüber hocherfreut. Sie zeigte mir ihr Ernährungstagebuch. Drei der 4 Migräneanfälle war der Verzehr eines Histaminliberators vorangegangen. Sie wollte diese nun gänzlich aus ihrem Ernährungsplan streichen.
Heute erzählte sie mir aus ihrem Leben, von dem Stress, den sie erlebe, da sie ihre schwerkranke Schwiegermutter pflege und gleichzeitig einen Halbtagsjob als Verkäuferin ausübe. Ihr wachse das alles immer wieder über den Kopf, zumal sie aufgrund ihrer Migräne ständig ausgefallen sei. Sie mache sich große Sorgen um ihre Schwiegermutter, insbesondere darum, dass diese möglicherweise versterben könne, während sie gerade nicht im Haus sei.
Aufgrund ihres Darmbefunds verordnete ich ihr parallel zu den bisherigen Arzneien Omni-Biotic 10. Davon sollte sie 2 × täglich je 1 Beutel nach Herstellerangaben substituieren. Außerdem schrieb ich ihr Weleda Neurodoron® (4–5 × täglich je 2 Tabletten) zur Nervenstärkung auf.

Termin 5
Weitere 6 Wochen später saß mir eine strahlende Patientin gegenüber. Sie habe seit unserem letzten Termin nur einen einzigen Migräneanfall gehabt. Der habe zwar einen Tag lang angehalten, doch sei er lange nicht so stark gewesen wie früher. Sie habe komplett auf Schmerzmittel verzich-

ten können, das Notfallmedikament Steierl Dolfin habe sehr gute Dienste geleistet.
Ihre Schwiegermutter war auf eigenen Wunsch in ein Pflegeheim umgezogen und dort sehr zufrieden. Die Patientin fühle sich zwar einerseits etwas schuldig, weil sie dies zugelassen habe, sei aber andererseits erleichtert, dass sich ihre Schwiegermutter zu diesem Schritt entschlossen habe.
Ergänzt wurden nun alle bereits verabreichten Mittel mit den Präparaten Hevert Heweberberol für die Niere und Hepar Hevert Lebertropfen, jeweils 2 × täglich je 5 Tropfen, die die Entgiftungs- und Ausleitungsorgane unterstützen. Die Progesteron-D 4-Creme sollte sie ab sofort nur noch 1 × täglich (1 Hub) auftragen, außerdem die Anwendung pro Woche an 2 Tagen am Stück pausieren.

Termin 6
Nach 8 Wochen: Auf weitere Analysen wollte die Patientin aus finanziellen Gründen vorerst verzichten. Für sie war es aufgrund der nachlassenden Probleme klar, dass sich ihre Werte gebessert haben mussten. Sie sollte alle Entgiftungspräparate und die Mittel zur Hormondrüsenrhythmisierung in den kommenden 6 Wochen langsam reduzieren und dann absetzen. Die Nährstoffeinnahme sollte sie fortsetzen und nach Abschluss des Ausschleichens der Präparate die Progesteron-D 4-Creme nur noch jeden 2. Tag anwenden. Diese sollte sie nach 8 Wochen ebenfalls absetzen. Sollte sich die Anfallshäufigkeit, -stärke oder -dauer wieder verschlechtern, wollte sie wieder vorstellig werden.

12.3.2 Fibromyalgie/ Fibromyalgiesyndrom

Definition

Fibromyalgie setzt sich aus „Fiber" für Faser und „Myalgie" für Muskelschmerz zusammen. Diese Bezeichnung beschreibt das augenfälligste Symptom: chronische Schmerzen in den Muskelfasern (ggf. auch auf der Haut und in den Gelenken) in mehreren oder sogar allen Körperregionen.

Folgeerscheinungen der anhaltenden Schmerzen sind muskuläre Verspannungen, Schlafstörungen und Müdigkeit bis hin zur Erschöpfung sowie Konzentrationsschwierigkeiten, Verstimmungszustände, Depressionen und Ängste. Wetterwechsel und nasskalte Wetterlagen verstärken die Symptome.

Obwohl teilweise massive Schmerzen bestehen, werden durch die Fibromyalgie keine Körperstrukturen geschädigt.

Etwa 2 % der deutschen Bevölkerung leiden an Fibromyalgie. Dabei weisen Frauen zwischen 40 und 60 Jahren die höchste Prävalenz auf.

Ursachen und hormonelle Störungen

Die Entstehungsursache der Fibromyalgie ist laut Leitlinien unbekannt. Man vermutet neben einer genetischen Prädisposition auch Traumata und eine chronische Stressbelastung als mögliche Auslöser. Betreut man Fibromyalgiepatientinnen und Fibromyalgiepatienten, fallen darüber hinaus weitere Gemeinsamkeiten auf, die einem Therapieansatz dienlich sein können.

Die meisten Betroffenen weisen verringerte Spiegel der Hypophysen-, Schilddrüsen- und Steroidhormone, insbesondere von Kortisol, auf. Dabei handelt es sich also auch um schmerzlindernde Hormone (S. 235), sodass es vorstellbar ist, dass ein Absinken dieser Hormonspiegel ein erhöhtes Schmerzempfinden zur Folge haben kann. Bekannt ist außerdem, dass Traumata und chronischer Stress u. a. zu niedrigen Kortisol- und Progesteronwerten sowie zu einer Nebennierenschwäche führen können. Bestätigt sich dies durch die Laborwerte, ist durchaus eine körperliche, ursachenorientierte Therapie vorstellbar.

Des Weiteren leidet die Mehrheit der an Fibromyalgie Erkrankten an einer Darmdysbiose und teilweise ebenfalls an Darmentzündungen. Durch den daraus entstehenden Nährstoffmangel können die Hormone nicht mehr in ausreichender Menge synthetisiert werden. Dies beeinflusst teilweise auch den Metabolismus von L-Tryptophan, woraus ein Serotonin- und Melatoninmangel resultieren kann. Dies begünstigt oder verschärft Schlafstörungen.

Auffallend ist, dass etwa ein Drittel der an Fibromyalgie leidenden Personen angibt, zuvor an einer chronischen bakteriellen oder viralen Erkrankung wie Pfeiffer-Drüsenfieber oder Borreliose erkrankt gewesen zu sein. Neben einem hohen Nährstoffverbrauch durch diese Erkrankungen sinken aufgrund des Heilungsversuchs des Körpers oft die Kortisolspiegel, da die Nebennieren durch die chronische Mehrbelastung geschwächt werden.

Eine Belastung mit Schadstoffen und Umwelthormonen kann sowohl die Hormonsynthese als auch die Zellfunktionen einschränken. Durch eine eingeschränkte Zellfunktion reduziert sich u. a. die Entgiftungsleistung und die Pregnenolonsynthese.

Differenzialdiagnose

Ausschluss anderer Erkrankungen

Zur Differenzierung ist ein **Magnesiummangel** abzuklären. Dieser kann ähnliche Beschwerden wie eine Fibromyalgie auslösen und ist durch hohe und kontinuierliche Magnesiumgaben zu beheben. Daneben sollte die Ursache des Magnesiummangels gefunden und möglichst beseitigt werden.

Obwohl die Fibromyalgie eine Form des Weichteilrheumas ist, lassen sich keine **Rheuma**faktoren im Blut erheben. Dies erschwert die Diagnosestellung, da die Diagnose lediglich anhand der Symptomlage gestellt werden kann. Liegen Rheumafaktoren vor, gilt dies als differenzialdiagnostischer Ausschluss einer Fibromyalgie.

Checkliste der Hormone

Um festzustellen, welche Hormone als eventuelle Auslöser für die Fibromyalgie infrage kommen könnten, ist die Hormoncheckliste (S. 344) heranzuziehen.

Diagnostik

Besprechen Sie mit Ihren Patientinnen und Patienten, welche Lebensumstände vorliegen, ob Belastungen durch Giftstoffe bekannt sind und ob hormonelle Kontrazeptiva oder andere in das Hormonsystem eingreifende Medikamente substituiert wurden oder werden.

Je nachdem, welche Hormone aufgrund der Checkliste (S. 344) auslösend sein könnten, erheben Sie zielgerichtet die wahrscheinlichsten Werte. Auf jeden Fall sollten Sie gleichzeitig eine Stuhlanalyse anfordern, da bei der Fibromyalgie die Hormone und der Darm parallel therapiert werden.

Hormone, die im Speichel nachgewiesen werden können, sollten Sie über eine Speichelprobe erheben. Der Nachweis von Kortisol oder Melatonin erfolgt als Tages- bzw. Nachtprofil geführt.

Therapie

Obwohl die Erkrankung als unheilbar gilt, können durch die Therapie durchaus eine Schmerzreduktion, eine deutliche Verbesserung der Lebensqualität und beschwerdefreie Phasen erreicht werden.

Der nachstehende Therapievorschlag umfasst die gleichzeitige Therapie des Hormonsystems, des Darms, der Auffüllung der Nährstoffdepots und die Stressbewältigung, um die Schmerzen so schnell wie möglich zu lindern. Ist Ihr Patient sehr geschwächt, beginnen Sie mit dem vordringlichsten Bereich und nehmen den oder die anderen Bereiche in einem späteren Termin hinzu.

1. Termin:

- Anamneseerhebung mit Erfassung der Symptome
- Übergabe der Testmedien bzw. Durchführung des/der Tests direkt in Ihrer Praxis
- Verordnen Sie eines der folgenden Notfallpräparate gegen Schmerzen in Muskeln und im Bewegungsapparat. Die Auswahl erfolgt entweder

durch Testung oder passend zu Symptombild und Patiententypus:
- **Steierl Diluplex Dilution**, mit Koloquinte, Seidelbast, Knolligem Hahnenfuß in homöopathisch aufbereiteter Form, 3 × täglich je 5 Tropfen, oder
- **Heel Rhododendroneel SN Tropfen**, mit sublimierter Benzoesäure, Eisenhut, Vogelmiere, Knolligem Schwalbenwurzel, Mädesüß, Sumpfporst, Lithiumbenzoat, Küchenschelle, Alpenrose, Bittersüßem Nachtschatten in homöopathisch aufbereiteter Form, 3 × täglich je 5 Tropfen, in Kombination mit
- **Heel Rheuma-Heel Tabletten**, mit Bergwohlverleih, Zaunrübe, Hahnemanns Ätzstoff, Eisenphosphat, Giftsumach in homöopathisch aufbereiteter Form, 3 × täglich je 1 Tablette, oder
- **Dr. Loges neuroLoges Tropfen**, mit Koloquinte, Spigelie, Giftsumach in homöopathisch aufbereiteter Form, 3 × täglich je 5 Tropfen

2. Termin (nach dem Eintreffen der Analyseergebnisse):
- Substitution der im Mangel befindlichen Hormone mit D 4-Präparaten (S. 173): Die Applikationsform (Globuli oder Creme) und die Dosierung sind abhängig vom ermittelten Laborwert und Symptombild. Vergleichen Sie hierzu auch – je nach vorliegender Hormondysbalance – die Therapievorschläge zu der Hypothyreose (S. 252), dem Burn-out (S. 220), der Nebennierenschwäche (S. 213) und der Östradiol-/Progesterondysbalance (S. 284). Ist der Kortisolwert sehr niedrig und Sie entscheiden sich auch hier für eine Substitution des Hormons, beginnen Sie mit Kortisol-D 4-Globuli, 1 × täglich 1 Globulus morgens.

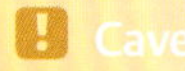

Verwendet Ihre Patientin hormonelle Kontrazeptiva, dürfen Sie keinesfalls Progesteron geben, da dies die verhütende Wirkung aufheben kann.

- Beginnen Sie anhand der Laborergebnisse mit der Darmsanierung (S. 151).
- Beginnen Sie mit dem Auffüllen der Nährstoffdepots: Sind die Nebennieren bzw. deren Hormone betroffen, ist Intercell Pharma Adrenal-Intercell, 1 × täglich 2 Kapseln, vorzuziehen, ansonsten wählen Sie Multivitaminpräparate, z. B.
  - Pure Encapsulations All-in-one, 2–3 × täglich je 1 Kapsel, oder
  - Nicapur FamilyVit liquid, 1 × täglich 10 ml, und zusätzlich Nicapur Calcium Magnesium Citrat, 3 × täglich je 1 Kapsel.
- Besprechen Sie, welche Stressoren oder Traumata zu der Erkrankung beigetragen haben könnten. Beginnen Sie mit der Erarbeitung einer größeren Resilienzfähigkeit (S. 201).
- Bringen Sie Ihrem Patienten bei, seine Kiefermuskulatur zu entspannen und die Zunge locker im Mund liegen zu lassen. Diese Hausaufgabe sollte Ihr Patient täglich mehrfach durchführen.
- Bringen Sie ihm ebenfalls Atemübungen (S. 202) bei.

3. Termin (ca. 6 Wochen nach dem 2. Termin):
- Setzen Sie alle Maßnahmen aus den vorangegangenen Terminen fort.
- Besprechen Sie mit Ihrem Patienten, wie er rhythmische Abläufe in seine Tages-, Wochen- und Monatsroutine integrieren kann. Verordnen Sie Pausen und Auszeiten. Das wird Ihr Patient womöglich zunächst als sehr schwierig empfinden, zumal die Patientinnen und Patienten in den weniger schmerzbehafteten Phasen versuchen, alles aufzuholen, was vorher liegengeblieben ist. Setzen Sie dies dennoch durch: Regenerationsphasen helfen dem Körper, zu Kräften zu kommen und bei Kräften zu bleiben, Ressourcen besser einzuteilen und den Kortisolhaushalt zu rhythmisieren.
- Beginnen Sie mit der Rhythmisierung der Drüsen: Zum Einsatz kommen die Präparate von Steierl oder von Wala – entweder morgens Mittel 1, mittags Mittel 2 und abends Mittel 3 bei einem eher phlegmatischen Patiententypus oder an Tag 1 Mittel 1, an Tag 2 Mittel 2 und an Tag 3 Mittel 3 bei einem als eher sensibel einzustufenden Patienten:

- **Steierl Phyto-C, Steierl Phytocortal N, Steierl Phyto-L**, 1–3 × täglich je 20–50 Tropfen pro Präparat, gerne in etwas Wasser aufgelöst. Diese Mittel unterstützen die Funktion der Hypophyse, der Nebennieren und der Gonaden. Aus dieser neuen Stärke heraus, können sich die Hormondrüsen harmonisieren.
- **Wala Hypophysis/Stannum, Glandulae suprarenales comp., Ovaria/Argentum** (Frau) bzw. **Testes/Argentum** (Mann), jeweils 3–5 Globuli/Gabe. Diese Präparate enthalten homöopathisch aufbereitete Zellen der Hormondrüsen. Auf diese reagiert der Körper für gewöhnlich mit einer Aktivierung der Drüsen.

- Sollte sich Ihr Patient in einem sehr geschwächten Zustand befinden, stellen Sie die Rhythmisierung noch einmal zurück und beginnen Sie zunächst mit stimulierenden Präparaten. Bewährt haben sich hierbei folgende:
  - **Dr. Reckeweg Glandulae-F-Gastreu R19 Dilution** (Mann), 1–3 × täglich je 5 Tropfen. Sie stimuliert die Hypophyse, die Schilddrüse, die Thymusdrüse, die Nebennieren, das Pankreas und die Hoden.
  - **Dr. Reckeweg Glandulae-F-Gastreu R20 Dilution** (Frau), 1–3 × täglich je 5 Tropfen. Sie regt die Hypophyse, die Schilddrüse, die Thymusdrüse, die Nebennieren, das Pankreas und die Ovarien an.

> **! Cave**
> Glandulae-F-Gastreu R19 und R20 dürfen nicht gleichzeitig mit Schilddrüsenmedikamenten wie L-Thyroxin angewendet werden.

4. Termin (nach weiteren ca. 6 Wochen)

- Setzen Sie alle Maßnahmen aus den vorangegangenen Terminen fort.
- Beginnen Sie mit der Entgiftung und der Ausleitung von Medikamenten (S. 167).
- Vereinbaren Sie mit Ihrem Patienten die Einhaltung einer **Schlafhygiene**:
  - Jede Nacht sollte eine Schlafdauer von mindestens 7 h erreicht werden.
  - Spätestens 1 h vorm Zubettgehen werden das Smartphone, das Tablet, der Laptop etc. weggelegt; kein Gebrauch dieser Geräte im Schlafzimmer, da durch die blauen Lichtanteile der Bildschirme die Melatoninsynthese gestört wird.
  - Im Schlafzimmer wird auch nicht ferngesehen.
  - Im Bett wird grundsätzlich nicht gearbeitet.
  - Nickt Ihr Patient während des Fernsehens auf der Couch ein, sollte er, sobald der dies bemerkt, unverzüglich aufstehen und ins Bett gehen.

5. Termin (nach weiteren ca. 6 Wochen):

- Setzen Sie alle Maßnahmen aus den vorangegangenen Terminen fort.
- Beginnen Sie mit der Unterstützung von Leber (S. 153), Nieren (S. 155) und Lymphsystem (S. 167).
- Etablieren Sie im Leben Ihres Patienten regelmäßige Bewegung.
- Übergabe der Testmedien an den Patienten für eine Nachtestung

6. Termin (nach weiteren ca. 6 Wochen):

- Anpassung und Fortsetzung der Maßnahmen aus den Terminen 1–5 anhand der Ergebnisse der Nachtestung

Begleiten Sie Ihre Patientinnen und Patienten so lange wie nötig – auch über den 6. Termin hinaus. Fibromyalgieerkrankte können Langzeitpatienten werden, da sie immer wieder Korrekturen des Hormonhaushalts und eine Begleitung in stressbehafteten Phasen oder nach erneuten traumatischen Belastungen benötigen. Eine kontinuierliche Begleitung bewirkt eine deutliche Stabilisierung der Betroffenen.

Fallbeispiel

Fibromyalgie

Termin 1

Die Patientin war sichtlich genervt. Sie habe ihre beiden kleinen Kinder gerade bei einer Freundin unterbringen müssen, weil ihr Mann erneut alkoholisiert wäre – dabei wollte sie doch pünktlich bei mir sein. Es war ihr sogar fast gelungen, sie kam lediglich 10 Min. zu spät.

Sie erzählte mir übergangslos von ihren allgegenwärtigen muskulären Schmerzen, die immer dann schlimmer würden, wenn ihr Mann trank. Rheumafaktoren seien keine nachgewiesen, die Diagnose Fibromyalgie sei bereits gestellt worden. Während unseres weiteren Gesprächs notierte ich mir, dass sie hormonell verhütet, schlecht schlafe, mehrmals in jeder Nacht erwache, immer müde, oft gereizt und selten schmerzfrei sei und regelmäßig unter schlimmen Blähungen litte. Sie hatte Amalgamfüllungen, die sie derzeit jedoch nicht ersetzen konnte, da die finanziellen Mittel dafür nicht ausreichten. Eine Erkrankung wie Pfeiffer-Drüsenfieber, Borreliose o. Ä. waren ihr nicht bekannt.

Ich wollte die Werte von Progesteron, Serotonin, Kortisol im Tagesprofil und den Darmstatus erheben. Dazu gab ich ihr die verschiedenen Testsets mit.

Als Erste Hilfe sollte sie Steierl Diluplex, 3 × täglich je 5 Tropfen, und Dr. Loges neuroLoges, 3 × täglich je 5 Tropfen, einnehmen.

Termin 2

Nach 3 Wochen lagen ihre Laborwerte vor. Sie hatte eine leichte Darmschleimhautentzündung, eine aufgewucherte Escherichia-coli-Bakterienbesiedlung, einen starken Progesteron- und Serotoninmangel sowie einen erniedrigten Kortisolspiegel über den gesamten Tagesverlauf.

Da die Patientin eine weitere Schwangerschaft von ihrem alkoholkranken Mann um jeden Preis verhindern wollte, war die Abänderung der Verhütungsmethode keine Option, womit eine Progesteronsubstitution ausschied. Die Kortisolkonzentration war zwar niedrig, aber noch innerhalb der Referenzbereiche, sodass eine Kortisolsubstitution ebenfalls derzeit nicht in Betracht kam.

Wir entschieden uns für eine breit aufgestellte Nährstoffzufuhr:

- Nicapur 5-HTP50 SeroBalance, 1 × täglich 2 Kapseln, etwa 30 Min. vor dem Schlafengehen, zur Bereitstellung der Melatonin- und Serotoninvorstufe 5-HTP
- Nicapur FamilyVit liquid, 1 × täglich 10 ml
- Nicapur Calcium Magnesium Citrat, 3 × täglich je 1 Kapsel

Darüber hinaus sollte sie Laves Colibiogen einnehmen, und zwar über 2 Wochen einschleichend, bis eine Dosis von 2 × täglich je 1 Teelöffel erreicht ist, und ab dann zusätzlich Laves Probiogast nach Herstellerangaben. Die Notfallmediaktion aus dem 1. Termin sollte sie beibehalten.

Wir sprachen über ihre Ehe mit dem alkoholkranken Mann und den beiden kleinen Kindern. Sie fühlte sich oft überfordert, denn sie musste den Haushalt und die Kinderbetreuung alleine bewältigen. Zudem arbeitete sie im Schichtdienst bei einem Automobilzulieferer am Band. An manchen Tagen hatte sie derart starke Schmerzen, dass sie kaum etwas tun konnte, was sie an anderen Tagen mit Mehrarbeit auszugleichen versuchte.

Ich zeigte ihr, wie sie ihre Kiefermuskulatur mehrmals täglich lockern sollte. Um daran zu denken, sollte sie die Entspannung der Muskulatur gedanklich mit jedem Türöffnen verbinden. Außerdem zeigte ich ihr Atemübungen und Meditationstechniken.

Sie überlegte, an einem Programm für Angehörige Alkoholkranker teilzunehmen, wozu ich sie ausdrücklich ermutigte.

Termin 3

Vier Wochen später wurde die Patientin erneut vorstellig. Ihr Mann saß wieder alkoholisiert daheim, ihre Kinder waren abermals bei ihrer Freundin. Weinend dachte sie über eine Trennung nach. Dem Programm für Angehörige Suchterkrankter hatte sie sich noch nicht anschließen können. Ihr fehlten schlicht die Zeit und die Energie. Immerhin: Ihre Muskelschmerzen waren bereits nach dieser kurzen Zeit weniger stark und anhaltend, ihre Blähungen hatten nachgelassen, und manchmal schlief sie durch.

Wir besprachen, wie sie aktiv Pausen und Ausruhtage in ihr Leben integrieren könnte, um wenigstens hin und wieder entspannen zu können. Zunächst versetzte sie der Gedanke in Panik: Wie sollte sie die Kinder versorgen? Was sollte aus dem Haushalt werden? Wie sollte sie die liegengebliebene Arbeit jemals wieder aufholen? Schließlich sei auf ihren Mann kaum Verlass.
Wir sprachen lange über ihre Lebenssituation, bis sie schließlich tief seufzte und beschloss, ihrem Mann ein Ultimatum zu stellen: Entweder würde er trocken oder ein geschiedener Mann sein.
Sie sollte alle Präparate weiter einnehmen und zusätzlich zur Aktivierung ihrer Hormondrüsen Dr. Reckeweg Glandulae-F-Gastreu R20 Dilution, 3 × täglich je 5 Tropfen, ergänzen. Aufgrund der Einnahme der Antibabypille kam eine Rhythmisierung nicht in Betracht, da diese durch das hormonelle Kontrazeptivum unterdrückt werden würde.

Termin 4

Die Patientin kam 5 Wochen später in meine Praxis. Sie wirkte aufgeräumt und zufriedener als bei den vorangegangenen Terminen. Ihr Mann hatte sich bereit erklärt, an einem Programm der Anonymen Alkoholiker teilzunehmen, das er dieses Mal unbedingt durchziehen wollte. Die Patientin hatte einmal einen Ruhetag integrieren können, der ihr sehr gut getan habe, obgleich sie vorher große Angst davor gehabt hatte.
Da sich ihre Muskelschmerzen zwar weiter gebessert hatten, sie jedoch noch immer nicht richtig schlafen konnte, beschlossen wir, eine später stattfindende Entgiftung mithilfe der Unterstützung der Leber, Nieren und Lymphe vorzubereiten. Außerdem sollte sie eine Schlafhygiene (s. o.) einführen. Für gewöhnlich besuchte sie mittels ihres Smartphones abends im Bett liegend noch verschiedene Social-Media-Plattformen, was ab jetzt nicht mehr im Bett und nur noch bis spätestens 1 h vor dem Schlafengehen stattfinden sollte.
Das Laves Colibiogen war zwischenzeitlich zur Neige gegangen. Da ich aufgrund ihrer Schilderungen und der nicht mehr auftretenden Blähungen davon ausging, dass sich der Darm nun weitestgehend beruhigt hatte, konnte sie die Anwendung von Colibiogen einstellen.
Die bisherigen Mittel wurden um folgende Präparate ergänzt: Soluna Heilmittel Solunat Nr. 8, 2 × täglich je 10 Tropfen, für die Leberstärkung, Soluna Heilmittel Solunat Nr. 16, 2 × täglich je 5 Tropfen, zur Unterstützung ihrer Nierentätigkeit, sowie Soluna Heilmittel Solunat Nr. 9, 2 × täglich je 10 Tropfen, für die Lymphe und die erste Anregung der Entgiftungsleistung.
Für den nächsten Termin sollte sie alle Tests wiederholen.

Termin 5

Nach 7 Wochen kam die Patientin wieder, damit wir ihre neuen Laborwerte und ihre Fortschritte besprechen konnten. Ihr Darm war tatsächlich ausgeheilt. Der Progesteronmangel hatte sich leicht gebessert. Dass er sich nicht normalisieren würde, war nicht überraschend, schließlich verhütete die Patientin weiterhin mit hormonellen Kontrazeptiva. Erfreulicherweise hatte sich ihr Kortisolspiegel jedoch deutlich der Normkurve angenähert, und der Serotoninspiegel war nun unauffällig.
Sie berichtete mir, dass es ihr recht gut ginge. Sie habe nur noch selten Schmerzen, sie traten insbesondere während ihrer Regel auf. Sie fühlte sich ausgeglichener und konnte häufig durchschlafen. Sie setzte das Schlafhygienekonzept akribisch um und war selbst überrascht, wie gut es ihr tat. Ihr Mann war weiterhin trocken und beteiligte sich etwas mehr am Familienleben.
Nun wollte ich die Zellaktivierung voranbringen und mit der Ausleitung der in den Zellen sitzenden Giftstoffe beginnen. Zusammen mit den vorher bereits verordneten Präparaten ergänzte ich ihren Therapieplan um Pure Encapsulations Reduziertes Glutathion, morgens und mittags jeweils 1 Kapsel, sowie die Gundelrebe als Urtinktur, Ceres Glechoma hederacea Urtinktur, 1 × täglich 5 Tropfen. Außerdem sollte sie Soluna Heilmittel Solunat Nr. 6, 1 × täglich 5 Tropfen, einnehmen, um den Hautstoffwechsel während der Entgiftung zu unterstützen.
Ihre Ruhetage und ihre Pausen sowie die Schlafhygiene sollte sie fortsetzen. Zusätzlich riet ich ihr, nun wieder leichte Bewegung in ihren Alltag zu integrieren. Sie wollte wieder mit Volleyball beginnen. Das war zwar keine leichte Bewegung, doch

ihre Augen strahlten – in der Jugend war sie recht erfolgreich gewesen. Sie hatte aufgrund der anhaltenden Muskelschmerzen aufgehört und war nun voller Vorfreude, ihren Herzenssport wieder betreiben zu können. Ich drückte ihr die Daumen, dass dieses Vorhaben gelingen möge.

Termin 6

Acht Wochen später trafen wir uns wieder. Die Patientin hatte zwischenzeitlich viele Pickel entwickelt, die aber wieder abgeheilt waren. Da ich sie auf diese Möglichkeit der Entgiftungsreaktion vorbereitet hatte, sei sie aber gut damit zurechtgekommen.

Für die Zukunft sollte sie die Vitaminpräparate, Dr. Loges neuroLoges und das Glutathion dauerhaft einnehmen.

Das Steierl Diluplex sollte sie auf eine Dosis von 1 × täglich 5 Tropfen reduzieren und diese Einnahme noch 6 Wochen beibehalten. Bei zurückkehrenden Schmerzen kann sie die Dosis wieder erhöhen, ansonsten wird das Präparat nach dieser Zeit abgesetzt und nur noch an Schmerztagen angewendet.

Alle anderen Präparate sollte sie in den kommenden Wochen wöchentlich um die Hälfte der Einnahmemenge reduzieren, bis jedes ausgeschlichen war.

Weitere Termine

Die Patientin sucht etwa alle 4 Monate meine Praxis auf, damit wir sofort gegensteuern können, sollte sich ihr Zustand wieder verschlechtern, und um ihre Gedanken zu sortieren, wie sie es nennt.

12.4 Schilddrüsenerkrankungen

Die Schilddrüsenhormone sind quasi der „Gashebel“ des Körpers. Werden viele Schilddrüsenhormone ausgeschüttet, gibt der Körper Gas, der Stoffwechsel beschleunigt, viele Körperfunktionen werden stimuliert und intensiviert, wie dies im Übermaß bei einer Hyperthyreose (S. 248) der Fall ist. Werden (zu) wenige Hormone sezerniert, verlangsamt sich alles, die Körperfunktionen werden gebremst – es liegt eine Hypothyreose (S. 252) vor. Die Hashimoto-Thyreoiditis (S. 256) ist eine Autoimmunerkrankung, bei der infolge der Zerstörung von Schilddrüsengewebe langfristig ebenfalls eine Hypothyreose entsteht.

Die Aufgaben der Schilddrüse (S. 38), die Schilddrüsenhormone (S. 64) und die Steuerung ihrer Ausschüttung durch TSH (S. 61), die Symptome und möglichen Ursachen einer Überfunktion (S. 114) wurden bereits ausführlich beschrieben.

12.4.1 Hyperthyreose (Schilddrüsenüberfunktion)

Definition

Eine Hyperthyreose ist die Überfunktion der Schilddrüse. Eine spezielle Form der Hyperthyreose ist die Autoimmunerkrankung Morbus Basedow (S. 249).

Differenzialdiagnose

Ausschluss und Prävention von Notfällen

Wurde eine Hyperthyreose festgestellt, muss mittels eines Szintigramms überprüft werden, ob der Patient in seiner Schilddrüse sog. „heiße Knoten“ hat. Diese Untersuchung muss bei einer Hyperthyreose regelmäßig durchgeführt werden.

Heiße Knoten entstehen aufgrund fehlgeleiteter Zellteilungsprozesse und Wachstumsinformationen. Sie produzieren weiterhin Schilddrüsenhormone und nutzen dazu das vorliegende Jod. Die Problematik der heißen Knoten liegt darin, dass Rückkopplungsmechanismen in diesen Zellen nicht greifen. Heiße Knoten produzieren ihre Hormone völlig autark in ihrem eigenen Takt. Da sich die Zellen der heißen Knoten ebenfalls ausbreiten, nehmen die heißen Knoten mit steigendem Lebensalter zu. Ihren Namen erhielten die heißen Knoten übrigens aufgrund der Färbung in den Szintigrammaufnahmen. Heiße Knoten sind sehr aktiv und deshalb rot eingefärbt.

 Cave

Die Gabe jodhaltiger Präparate (z. B. Algen) ist beim Vorliegen heißer Knoten kontraindiziert, da Jod die Schilddrüsenaktivität, insbesondere die der heißen Knoten, befeuert.

Das Wissen über das Bestehen von heißen Knoten ist für die therapeutische Vorgehensweise wichtig. Außerdem muss Ihr Patient Kenntnis von möglichen heißen Knoten haben, da diese das Risiko einer **thyreotoxischen Krise** erheblich erhöhen. Die Symptome einer thyreotoxischen Krise sind folgende:

- Sinustachykardie > 150/Min. und/oder Tachyarrhythmie mit Vorhofflimmern
- Herzinsuffizienz
- Hyperthermie mit Schwitzen
- Flush-Symptomatik
- Übelkeit, Erbrechen
- Zittern/Tremor
- Unruhe
- gesteigerter Bewegungsdrang
- Exsikkose/Dehydrierung

 Cave

Eine thyreotoxische Krise ist ein Notfall, der sofortiger Notfallmaßnahmen bedarf!

Ausschluss anderer Erkrankungen

Bei der Differenzialdiagnose einer Hyperthyreose müssen Sie das Vorliegen eines **Morbus Basedow** ausschließen. Morbus Basedow, auch Immunhyperthyreose oder Basedow-Krankheit genannt, ist eine Autoimmunerkrankung der Schilddrüse. Neben den typischen Schilddrüsenüberfunktionssymptomen fallen insbesondere die Strumabildung sowie das Hervortreten der Augäpfel (endokrine Orbitopathie) auf.

Beim Morbus Basedow sind die TRAK-Werte im Blut erhöht. Thyreotropin- bzw. TSH-Rezeptor-Autoantikörper (TRAK) greifen die TSH-Rezeptoren an und zerstören sie. Dadurch steigen die T_4- und T_3-Spiegel im Blut an und führen zu einer Hyperthyreose.

Da TRAK plazentagängig sind, kann bei einer bestehenden Erkrankung der Mutter ein Morbus Basedow bereits während der Schwangerschaft auf das Kind übertragen werden. Die schleichend beginnende Erkrankung tritt zumeist verstärkt während starker mentaler Belastungen auf.

Die Behandlung dieser Autoimmunerkrankung erfolgt häufig operativ (totale Thyreoidektomie) oder mittels Radiojodtherapie.

Naturheilkundlich ist der Ansatz der Hyperthyreosetherapie möglich, hat jedoch seine Grenzen. Ein schnelles Fortschreiten der Beschwerden lässt schließlich nur noch eine begleitende naturheilkundliche Therapie zu.

Eine weitere differenzialdiagnostische Abklärung betrifft die Unterscheidung zwischen einer Hyperthyreose und einer **Stresserkrankung**, bei der die Nebenniere sehr aktiv ist, wodurch die Kortisolspiegel erhöht sind. Besteht diese Möglichkeit, ist die Erhebung eines Kortisol- und DHEA-Tagesprofils erforderlich. Beim Vorliegen einer Stresserkrankung werden nervenstärkende Präparate eingesetzt und mit den Patientinnen und Patienten an der Stressbewältigung und Resilienzsteigerung gearbeitet, um die Entstehung eines Burn-out-Syndroms (S. 220) zu verhindern.

Diagnostik

Zur Abklärung der Hyperthyreose sollten Sie folgende Hormonwerte im Blut erheben:

- TSH:
  - bei einer primären Hyperthyreose ↓
  - bei einer sekundären Hyperthyreose durch Überaktivität der Hypophyse ↑
- Thyroxin (T_4) [↑], Trijodthyronin (T_3) [↑]

Da sich die Symptome einer Hyperthyreose und einer Stressbelastung ähneln können, ist es bei unklaren Symptombildern sinnvoll, zusätzlich folgende Hormone zu prüfen (Speichel):

- Kortisol
- DHEA

Durch Palpation sollten Sie eruieren, ob Ihr Patient bereits eine Struma entwickelt hat oder ob möglicherweise knotige Veränderungen tastbar sind. Bei einem auffälligen Befund muss dieser ärztlich abgeklärt werden, damit mögliche Karzinomentwicklungen schnellstmöglich entdeckt und therapiert werden können.

Daneben sollte mittels Szintigrafie das mögliche Vorliegen heißer Knoten ärztlich abgeklärt werden.

Therapie

1. Termin:

- Anamneseerhebung mit Erfassung der Symptome
- Blutabnahme zur Erhebung der Schilddrüsenwerte
- ggf. Erhebung der DHEA- und Kortisolwerte mit einer Speichelanalyse im Tagesprofil

2. Termin (nach dem Eintreffen der Analyseergebnisse):

- Da der Körper Ihres Patienten derzeit bedingt durch die Hyperthyreose mehr Nährstoffe verbraucht, besteht die Möglichkeit, dass diese für andere Vorgänge nicht mehr in ausreichender Menge zur Verfügung stehen:
  - Beginnen Sie deshalb mit der Schilddrüsenunterstützung durch die Zufuhr von L-Tyrosin, ω-3-Fettsäuren, Eisen, Folsäure, Kalium, Magnesium, Selen und Vitamin D.
  - Jod sollten Sie nicht zuführen, um die Aktivität der Schilddrüse nicht noch mehr anzuregen. Homöopathisch potenziertes Jod wirkt hingegen – außer bei bestehendem Morbus Basedow und heißen Knoten – oft regulierend bei einer Hyperthyreose.
- Verordnen Sie eines der folgenden speziellen Schilddrüsenpräparate, die die Schilddrüse beruhigen. Die Auswahl erfolgt entweder durch Testung oder passend zu Symptombild und Patiententypus:
  - **Arsencium album C 30 Globuli**, z. B. von DHU, täglich 1 × 5 Globuli. Weißes Arsenik bringt den Körper aus den Extremen zurück in seine Mitte.
  - **Flor de piedra D 12 Globuli**, z. B. von DHU, 3 × täglich je 10 Globuli (enthält Spuren von Jod)
  - **Hevert Hewethyreon N Tabletten**, mit Wolfstrapp, Meerschwamm, Efeu, Jod, Herzgespann in homöopathisch aufbereiteter Form, 3 × täglich je 1 Tablette. Das Präparat reguliert und normalisiert die Schilddrüsenfunktion. In akuten Fällen verordnen Sie 12 × täglich je 1 Tablette. Diese Tabletten enthalten Jodum in der Potenz D 15.
  - **Lachesis C 30 Globuli**, z. B. von DHU, 1 × täglich 6 Globuli. Das Gift der Buschmeisterschlange bringt den Körper aus den Extremen zurück in seine Mitte und hilft dabei, sich wieder auf das Leben zu fokussieren.
  - **Ceres Lycopus europaeus Urtinktur**, 3 × täglich je 3 Tropfen. Der Gemeine Wolfstrapp (S. 195) hemmt das Schilddrüsenhormon L-Thyroxin (T_4).
  - **Pascoe Thyreo-Pasc Tabletten**, mit Virginischem Wolfstrapp, Blasentang, Meerschwamm in homöopathisch aufbereiteter Form, 1–3 × täglich je 1 Tablette. Dieses Präparat beruhigt die Schilddrüsenüberaktivität.
  - **Soluna Heilmittel Solunat Nr. 4 Tropfen**, mit kolloidalem Silber, Silbercitrat, Tabak in homöopathisch aufbereiteter Form, 4 × täglich je 8 Tropfen (einschleichend, s. u.), zusammen mit **Soluna Heilmittel Solunat Nr. 14 Tropfen**, mit Beifuß, Mistel, Pfingstrose, Christrose, Ammonium-, Kalium- und Natriumbromid in homöopathisch aufbereiteter Form, 3 × täglich je 10 Tropfen, wirkt beruhigend und entschleunigend auf die Schilddrüse. Solunat Nr. 4 ist einzuschleichen: beginnend mit 1 × 4 Tropfen, 2 Tage später 2 × 4 Tropfen, 2 Tage später 3 × 4 Tropfen, 2 Tage später 4 × 4 Tropfen, 2 Tage später jeweils an jedem 2. Tag 1 Tropfen mehr pro Gabe, bis 4 × täglich je 8 Tropfen erreicht sind.

- **Steierl Vegital Hyper Dilution**, mit Steinblüte in homöopathisch aufbereiteter Form, individuelle Dosierung. Bewährt hat sich in der 1. Woche eine hohe Dosierung von stündlich 4 Tropfen (zwischen 9.00 Uhr und 21.00 Uhr). In der 2. Woche wird die Dosis reduziert auf 4 × täglich je 4 Tropfen. Ab der 3. Woche 3 × täglich je 4 Tropfen, ab der 4. Woche 2 × täglich je 4 Tropfen. Diese Dosierung wird beibehalten. Die in diesem Arzneimittel verwendete Steinblüte enthält Jod, das über den Herstellungsprozess potenziert wurde.
- **Loges thyreoLoges comp. Tropfen**, mit Gemeinem Wolfstrapp, Geweihschwamm in homöopathisch aufbereiteter Form, morgens und abends 8–10 Tropfen. Dieses Präparat ist einzuschleichen: beginnend mit 1 × 1 Tropfen, 2 Tage später 2 × 1 Tropfen, 2 Tage später 1 × 2 und 1 × 1 Tropfen, 2 Tage später 2 × 2 Tropfen usw., bis die angestrebte Dosierung erreicht wurde. Das Präparat senkt effektiv die Schilddrüsenüberaktivität.
- **Wala Thyreoidea comp. Globuli**, 1–3 × täglich je 5–10 Globuli. Das Präparat beruhigt eine Schilddrüsenüberfunktion.
- **Wala Thyreoidea comp. Ampullen** zur subkutanen Injektion, 2–3 × wöchentlich 1 ml. Das Präparat beruhigt eine Schilddrüsenüberfunktion.

- Bringen Sie Ihrem Patienten bei, seine Kiefermuskulatur zu entspannen und die Zunge locker im Mund liegen zu lassen. Diese Übung soll Ihr Patient täglich mehrfach durchführen.

3. Termin (ca. 4 Wochen nach dem 2. Termin):

- Fortsetzen der Nährstoffsubstitutionen
- Die Wahl und die Dosierung des Schilddrüsenpräparats ist zu überprüfen, ggf. ist es zu ersetzen oder die Dosis anzupassen. Ansonsten wird die Einnahme wie gehabt fortgesetzt.
- Bringen Sie Ihrem Patienten Atemübungen (S. 202) bei. Die Lockerung der Kiefer- und Kaumuskulatur muss fortgesetzt werden.
- Ergänzen Sie die Therapie durch passende stressreduzierende Aktivitäten wie Yoga, ruhige Spaziergänge oder Meditationen. Zu beachten sind dabei die Präferenzen des Patienten. Eine körperliche, ruhige Bewegung ist zur Beruhigung der Schilddrüse und zur Senkung des Stresslevels essenziell.
- Blutabnahme zur Durchführung einer Blutanalyse in Ihrer Praxis für eine Nachtestung. Sinnvollerweise lassen Sie den Status der Hormone erneut erheben, die Sie zu Beginn der Therapie als vermutlich in Dysbalance befindlich identifiziert haben.

4. Termin (nach weiteren ca. 4–6 Wochen):

- Beginn der Darmsanierung (S. 151) und der Leberunterstützung (S. 153)
- Besprechen Sie mit Ihrem Patienten, ob (und falls ja wie) dessen Ernährung umgestellt werden könnte, damit ein möglicherweise bereits entstandenes Gewichtsdefizit wieder ausgeglichen werden kann.
- Erarbeiten Sie, wo und wann Ihr Patient zu viel leistet, sich Dinge zu sehr zu Herzen nimmt, sich überfordert. Erarbeiten Sie Strategien, wie er dies in Zukunft vermeiden kann. Er soll lernen, dass man auch dann noch ein guter Mensch ist, wenn man einmal Nein sagt.
- Anpassung der Maßnahmen aus den Terminen 2 und 3 anhand der Ergebnisse der Nachtestung

5. Termin (nach weiteren ca. 6 Wochen):

- Entgiftung und Ausleitung von Medikamenten (S. 167), insbesondere von hormonellen Kontrazeptiva, Kortisonpräparaten und Schmerzmitteln
- Anpassung der Maßnahmen aus den Terminen 2–4
- Fortsetzen der Erarbeitung von Strategien zur Stressreduktion und Lebensbewältigung
- Blutabnahme zur Durchführung einer Blutanalyse in Ihrer Praxis für eine Nachtestung

6. Termin (nach weiteren ca. 6 Wochen):

- Anpassung der Maßnahmen aus den Terminen 2–5 anhand der Ergebnisse der Nachtestung
- Fortsetzen der Erarbeitung von Strategien zur Stressreduktion und Lebensbewältigung.

12.4.2 Hypothyreose (Schilddrüsenunterfunktion)

Definition

Eine Hypothyreose ist die Unterfunktion der Schilddrüse. Eine spezielle Form der Hypothyreose ist die Autoimmunerkrankung Morbus Hashimoto (S. 256).

Die Aufgaben der Schilddrüse (S. 38), die Schilddrüsenhormone (S. 64) und die Steuerung ihrer Ausschüttung durch TSH (S. 61), die Symptome und möglichen Ursachen einer Unterfunktion (S. 114) wurden bereits ausführlich beschrieben.

Differenzialdiagnose

Bei einem Mangel an Schilddrüsenhormonen – einer Hypothyreose – besteht ein erhöhtes Risiko für erniedrigte Blutzuckerspiegel. Sie sollten deshalb prüfen, ob der Patient an **Diabetes mellitus** leidet.

Die Symptome eines **Schilddrüsenkrebses** unterscheiden sich zwar in weiten Teilen von denen der Hypothyreose. Dennoch ist es denkbar, dass diese differenzialdiagnostische Möglichkeit nicht in Betracht gezogen wird, da die Aufmerksamkeit ausschließlich der Hypothyreose gilt und sich manche der Beschwerden decken. Sollten bei einem Patienten außerdem Symptome wie Druckgefühl im Bereich des Schlunds, Schluck- und Atembeschwerden, Heiserkeit, Hustenreiz und vergrößerte Lymphknoten im Halsbereich vorliegen, muss unbedingt eine ärztliche Abklärung zum Ausschluss eines Schilddrüsenkarzinoms durchgeführt werden.

Diagnostik

Zur Abklärung der Hypothyreose sollten alle Schilddrüsenwerte geprüft werden! Gerade bei einer rT_3-induzierten Hypothyreose steigt der TSH-Wert nicht zwangsläufig an. Eine vollständige Schilddrüsenanalyse umfasst also die Erhebung folgender Blutwerte:

- TSH (unverändert oder ↓)
- Thyroxin (T_4) [↓], Trijodthyronin (T_3) [↓]
- freies Thyroxin (fT_4, fT_3) [↓], Trijodthyronin (T_3) [↓]
- reverses T_3 (rT_3) [↑]

Da sich die Symptome einer Hypothyreose und einer Nebennierenschwäche (S. 213) in weiten Teilen ähneln, ist es bei unklaren Symptombildern sinnvoll, beide Hormondrüsen zu überprüfen. Da darüber hinaus auch andere Steroidhormone als Auslöser infrage kommen können, testen Sie zusätzlich folgende Hormone (Speichel):

- Progesteron
- Östradiol
- Kortisol

Durch Palpation sollten Sie eruieren, ob Ihr Patient bereits eine Struma entwickelt hat oder möglicherweise knotige Veränderungen tastbar sind. Bei einem auffälligen Befund muss dieser ärztlich abgeklärt werden, damit mögliche Karzinomentwicklungen schnellstmöglich entdeckt und therapiert werden können.

Therapie

1. Termin

- Anamneseerhebung mit Erfassung der Symptome
- Blutabnahme zur Durchführung der Blutanalyse in Ihrer Praxis
- ggf. Erhebung der Progesteron-, Östradiol- und Kortisolwerte mit einer Speichelanalyse im Tagesprofil

2. Termin (nach dem Eintreffen der Analyseergebnisse):

- Beginnen Sie mit der Unterstützung der Schilddrüse durch die Zufuhr von L-Tyrosin, ω-3-Fettsäuren, Eisen, Folsäure, Kalium, Magnesium, Selen und Vitamin D.

Praxistipp

Nimmt Ihre Patientin gleichzeitig hormonelle Kontrazeptiva ein, sollte das Präparat Nicapur mediBalance Pilco, mit den Vitaminen B_2, B_6, B_{12}, C, Folsäure, Magnesium, Zink, dauerhaft substituiert werden.

- Verordnen Sie eines der folgenden speziellen Schilddrüsenpräparate, die die Schilddrüse aktivieren. Die Auswahl erfolgt entweder durch Testung oder passend zu Symptombild und Patiententypus:
  - **Graphites D 6 oder D 12 Globuli**, z. B. von DHU, individuelle Dosierung. Reißblei eignet sich zur unterstützenden Behandlung bei einer Hypothyreose.
  - **Hevert Hewethyreon Tabletten** regulieren und normalisieren die Schilddrüsenfunktion. In akuten Fällen sind 12 × täglich je 1 Tablette, bei bereits chronischen Verlaufsformen 3 × täglich je 1 Tablette einzunehmen.
  - **Soluna Heilmittel Solunat Nr. 22 Tropfen**, mit Braunwurz, Eiche, Isländischem Moos, Schachtelhalm, Tang, Antimonjodid in homöopathisch aufbereiteter Form, 2–3 × täglich je 5–10 Tropfen
  - **Steierl Vegital Hypo Dilution**, individuelle Dosierung. Das Präparat enthält Reißblei, das unterstützend bei einer Hypothyreose eingesetzt werden kann.
  - **Wala Thyreoidea/Ferrum Ampullen** zur subkutanen Injektion, 2–3 × wöchentlich 1 ml. Das Präparat stimuliert die Schilddrüse und steigert die Ausschüttung der Schilddrüsenhormone.
  - **Wala Thyreoidea/Ferrum Globuli**, 1–3 × täglich je 5–10 Globuli. Das Präparat stimuliert die Schilddrüse und steigert die Ausschüttung der Schilddrüsenhormone.
- Der Heilpilz Cordyceps sinensis (S. 196), täglich laut Dosierungsangaben des Herstellers (z. B. ZeinPharma Cordyceps, 1 × täglich 2 Kapseln) eingenommen, vermag das Körpersystem zu unterstützen und zu stärken. Auch die zugeführten Nährstoffe helfen dem Stoffwechsel.
- Manche Schilddrüsenunterfunktionen scheinen durch Lebenskrisen ausgelöst zu werden. Trifft dies bei Ihrem Patienten zu, betreuen Sie ihn selbstverständlich auch mental. Stärken Sie den Selbstausdruck des Patienten.

3. Termin (ca. 4 Wochen nach dem 2. Termin):

- Wichtig ist nun die Aktivierung der Hormondrüsen. In diesem Fall sollten Sie die Hypothalamus-Hypophysen-Nebennierenrinden- (S. 23) und die Hypothalamus-Hypophysen-Gonaden-Achse (S. 26) rhythmisieren. Zum Einsatz kommen die Präparate von Steierl oder von Wala – entweder morgens Mittel 1, mittags Mittel 2 und abends Mittel 3 bei einem eher phlegmatischen Patiententypus oder an Tag 1 Mittel 1, an Tag 2 Mittel 2 und an Tag 3 Mittel 3 bei einem als eher sensibel einzustufenden Patienten:
  - **Steierl Phyto-C, Steierl Phytocortal N, Steierl Phyto-L**, 1–3 × täglich je 20–50 Tropfen pro Präparat, gerne in etwas Wasser aufgelöst. Diese Mittel unterstützen die Funktion der Hypophyse, der Nebennieren und der Gonaden. Aus dieser neuen Stärke heraus, können sich die Hormondrüsen harmonisieren.
  - **Wala Hypophysis/Stannum, Glandulae suprarenales comp., Ovaria/Argentum** (Frau) bzw. **Testes/Argentum** (Mann), jeweils 3–5 Globuli/Gabe. Diese Präparate enthalten homöopathisch aufbereitete Zellen der Hormondrüsen. Auf diese reagiert der Körper für gewöhnlich mit einer Aktivierung der Drüsen.
- Fortsetzen der Nährstoffsubstitutionen
- Die Wahl und die Dosierung des Schilddrüsenpräparats ist zu überprüfen, ggf. ist es zu ersetzen oder die Dosis ist anzupassen. Ansonsten wird die Einnahme wie gehabt fortgesetzt.
- Sofern sich bisher keine oder nur eine geringe Besserung gezeigt hat, sollte ggf. die Substitution von Progesteron als D 4-Globuli erfolgen. Bei Frauen sollten diese erst ab dem (sicher bestimmten) Eisprung bis zum Einsetzen der nächsten Regelblutung angewendet werden, dann 1 × täglich 5 Globuli.
- Beibringen der Atemübungen (S. 202), Hausaufgabe: Singen (auch schiefes Singen gilt)
- Fortsetzung der mentalen Aufarbeitung

- Blutabnahme zur Durchführung einer Blutanalyse in Ihrer Praxis für eine Nachtestung. Sinnvollerweise lassen Sie den Status der Hormone erneut erheben, die Sie zu Beginn der Therapie als vermutlich in Dysbalance befindlich identifiziert haben.

4. Termin (nach weiteren ca. 4–6 Wochen)
- Beginn der Darmsanierung (S. 151) und der Leberunterstützung (S. 153)
- Anpassung der Maßnahmen aus den Terminen 2 und 3 anhand der Ergebnisse der Nachtestung
- Fortsetzung der mentalen Aufarbeitung
- Singen bleibt weiterhin Hausaufgabe, daneben ist zusätzlich auf anderen Wegen der Selbstausdruck des Patienten zu stärken.
- Besprechen Sie mit Ihrem Patienten, ob (und falls ja wie) dessen Ernährung umgestellt werden könnte, damit ein möglicherweise bereits entstandenes Übergewicht abgebaut werden kann.

5. Termin (nach weiteren ca. 6 Wochen):
- Entgiftung und Ausleitung von Medikamenten (S. 167), insbesondere von hormonellen Kontrazeptiva, Kortisonpräparaten und Schmerzmitteln
- Anpassung der Maßnahmen aus den Terminen 2–4
- Fortsetzung der mentalen Aufarbeitung
- Ergänzen Sie die Ernährungsumstellung durch passende sportliche Aktivitäten. Wozu hat Ihr Patient Lust? Welchen Sport kann er leisten? Bewegung ist für die Rhythmisierung der Drüsen essenziell.
- Blutabnahme zur Durchführung einer Blutanalyse in Ihrer Praxis für eine Nachtestung

6. Termin (nach weiteren ca. 8 Wochen):
- Anpassung der Maßnahmen aus den Terminen 2–5 anhand der Ergebnisse der Nachtestung
- Fortsetzung der mentalen Aufarbeitung

Fallbeispiel

Hypothyreose

Termin 1

Die Patientin, 32 Jahre, kam mit einem Bündel zusammengefalteter Papiere in meine Praxis und überreichte es mir. Die Diagnose Hypothyreose war in ihrer Hausarztpraxis bereits aufgrund einer umfassenden Befunderhebung gestellt worden. Die TSH-Werte waren erhöht, die T_4- und T_3-Werte zu niedrig. Ein Morbus Hashimoto war bereits ausgeschlossen worden. Die Patientin hatte L-Thyroxin verschrieben bekommen, mochte es jedoch nicht einnehmen. Sie wollte gerne wissen, ob ihr Körper möglicherweise regenerieren könne.

In der Anamnese stellte sich heraus, dass die Patientin 10 Jahre hormonell verhütet hatte. Nach der Trennung von ihrem Freund vor 2 Jahren hatte sie die Antibabypille abgesetzt. Im vergangenen Jahr war ihre Mutter nach einer langjährigen Krebserkrankung verstorben. Die Auflösung des Haushalts und die Verwaltung des Erbes hatte sie, insbesondere nach der Trennung, übermäßig viel Kraft gekostet. Wir sprachen über ihre omnipräsente Trauer, die sie aufgrund des Verlusts ihres Freundes und des Todes ihrer Mutter immer noch spürte. Ihre weiteren Symptome waren ständiges Frieren, Müdigkeit, massiver Haarausfall, Gewichtszunahme von 5 kg und vermehrte Weinerlichkeit.

Sie sollte Iceberg VitalComplex Premium Schilddrüse, 2 × täglich je 1 Stick, und Pure Encapsulations L-Tyrosin, 1 × täglich 1 Kapsel, sowie Soluna Heilmittel Solunat Nr. 22, 3 × täglich je 10 Tropfen, und Wala Thyreoidea/Ferrum Globuli, 2 × täglich je 8 Globuli, einnehmen; zur Unterstützung ihrer Trauerbewältigung außerdem 2-mal pro Woche Natrium chloratum C 200, je 5 Globuli.

Außerdem gab ich ihr einen Speicheltest zur Bestimmung der Konzentration von Östradiol, Progesteron und Testosteron mit.

Termin 2

Nach 4 Wochen kam die Patientin wieder in die Praxis. Sie fühlte sich etwas vitaler und nicht mehr so müde. Auch die Ergebnisse der Speichelanalyse lagen vor. Sie zeigten einen ausgeprägten Progesteronmangel und – dadurch bedingt – einen relativen Östradiolmangel.

Zusätzlich zu den beim vorherigen Termin verordneten Präparaten schrieb ich der Patientin Progesteron-D 4-Creme, 1 × täglich 1 Hub, ab dem Eisprung bis zum Einsetzen der Periode auf.

Ich erkundigte mich auch nach ihrem seelischen Befinden. Sie berichtete mir, dass sie in der Erbangelegenheit wieder ein Stück vorangekommen sei und der Verkauf der Wohnung anstünde. Sie schien recht erleichtert darüber zu sein.

Termin 3

Weitere 4 Wochen später zeichnete sich weiterhin ein Aufwärtstrend ab. Die Wohnung war verkauft worden. Die Patientin wachte etwas erholter auf und fror nicht mehr ganz so stark. Auch der Haarausfall hatte sich ein wenig reduziert.

Zusätzlich zu den bisherigen Präparaten wollte ich ab sofort ihre Hormondrüsen stimulieren und rhythmisieren. Sie sollte im täglichen Wechsel jeweils 5 Globuli von Wala Hypophysis/Stannum, Wala Thyreoidea/Ferrum, Wala Glandulae suprarenales comp. und Wala Ovaria/Argentum einnehmen.

Zudem erhielt sie die Hausaufgabe, zu singen – täglich unter der Dusche, im Auto, wo auch immer. Sie stimmte zu, solange sie es niemandem vortragen müsse.

Heute war die Patientin recht vergnügt. Wir genossen diese Stimmung, und ich griff ihre Trauer nicht auf.

Termin 4

Die Patientin brachte 6 Wochen später neue Laborergebnisse von ihrer Hausärztin mit. Ihre Werte hatten sich normalisiert. Das war eine überraschend schnelle Regeneration. Sie erzählte mir, dass sie Freude am Singen entwickelt habe und dies fortsetzen würde. Sie fühle sich wach, der Haarausfall habe aufgehört und sie friere nur noch selten.

Heute brach sich die Trauer über das Ende ihrer Beziehung Bahn und mit ihr der Kummer darüber, ihn weder zurückgewonnen noch jemand Neuen gefunden zu haben, während er längst verheiratet war und sein 1. Kind erwartete. Am Ende unserer Sitzung fühlte sie sich besser und beschloss, ihren Exfreund nun endlich auch mental gehen zu lassen und nicht mehr auf seine Rückkehr zu warten.

Ich riet ihr, die Progesteron-D 4-Creme nun nicht mehr zu verwenden, die Nährstoffsubstitution und die Drüsenrhythmisierung aber weiter fortzusetzen.

Termin 5

Nach 8 Wochen kam die Patientin wieder. Sie hatte bereits abgenommen und befand sich auf einem guten Weg zu ihrem alten Gewicht. Sie sollte nun sämtliche Globuli absetzen und die Nährstoffsubstitution fortsetzen. Ausschleichen sollte sie diese nur dann, wenn sie den Tagesbedarf anderweitig abdecken könnte. Andernfalls würde eine kontinuierliche Substitution nicht schaden.

Weitere Termine

Die Patientin schrieb mir 8 Monate später eine E-Mail, in der sie mir von ihrer neuen Beziehung berichtete. Sie fühle sich sehr wohl und habe endlich das Gefühl, mit ihrer Vergangenheit abgeschlossen zu haben.

12.4.3 Hashimoto-Thyreoiditis/ Morbus Hashimoto

Definition

Der Morbus Hashimoto ist eine Autoimmunerkrankung, bei der sich das Schilddrüsengewebe selbst angreift und zerstört.

Zu Beginn der Krankheit überwiegen hyperthyreotische Symptome, da während der entzündlichen Gewebezerstörung die darin gespeicherten Hormone gleichzeitig und sehr schnell freigesetzt werden. Sie erzielen sofort ihren Wirkeffekt. Durch den schmerzlosen Gewebeverlust kann die Schilddrüse im Krankheitsverlauf jedoch immer weniger Schilddrüsenhormone produzieren. Es entsteht die Symptomatik der Hypothyreose (S. 114). Phasen, in denen die Schilddrüse sich selbst zerstört, treten immer wieder auf. In einem akuten Schub entstehen erneut die Symptome einer Hyperthyreose (S. 114).

Ursachen

Warum diese Autoimmunerkrankung entsteht, ist noch ungeklärt. Vermutet werden einzelne oder mehrere Faktoren wie genetische Disposition, Infektionserkrankungen, Stress und andere Hormondysbalancen.

Diagnostik

Die über die Laborerhebung der Hypothyreose hinausgehenden Befunde erstellen Sie dann, wenn Ihnen Ihr Patient berichtet, dass er zunächst die typischen Symptome einer Hyperthyreose verspürt hat, dann jedoch müde und abgeschlagen war. Diese Kombination muss vorliegen. Ohne die auffallenden Schübe ist davon auszugehen, dass die Person nicht an einem Morbus Hashimoto leidet!

Bei der Diagnostik einer Hashimoto-Thyreoiditis gehen Sie vor wie bei der Hypothyreose (S. 252): Sie prüfen alle Schilddrüsenhormonwerte sowie die Hormone mit einer Wirkung auf die Schilddrüsenhormone:

- TSH
- T_4, T_3
- fT_4, fT_3
- rT_3
- Progesteron
- Östradiol
- Kortisol

Außerdem werden im Blut folgende spezifische Entzündungsmarker erhoben:

- Mikrosomale Antikörper (MAK) bzw. Thyreoperoxidase-Antikörper (TPO-AK): Antikörper gegen die Schilddrüsenzellen und das Enzym TPO. Bei Morbus Hashimoto sind diese Werte zumeist erhöht.
- Thyreoglobulin-Antikörper (TAK), auch Tg-AK: Dies sind Antikörper gegen den Schilddrüsenhormonbaustein Thyreoglobulin. Auch diese Werte sind bei Morbus Hashimoto erhöht.
- TSH-Rezeptor-Autoantikörper (TRAK): Hierbei handelt es sich um Antikörper, die die TSH-Rezeptoren angreifen und zerstören. Dadurch steigen die T_4- und T_3-Werte im Blut an. Die Erhöhung dieses Werts spricht eher für eine Hyperthyreose, sollte jedoch bei der Befunderhebung nicht vernachlässigt werden.

Merke

Wer sich jetzt wie in Entenhausen fühlt, kann gerne als Merkhilfe die Entengeschwister Tick, Trick und Track heranziehen. Hauptsache, Sie vergessen die Werte nicht!

Therapie

Aufgrund des Gewebeverlusts ist eine pharmazeutische L-Thyroxinsubstitution häufig unumgänglich. In frühen Stadien ist eine naturheilkundliche Therapie geeignet, in späteren Stadien wird naturheilkundlich begleitet.

Während der hypothyreotischen Phasen erfolgt die Therapie wie zur Hypothyreose (S. 252) beschrieben. Ein besonderes Augenmerk sollte bei der Therapie der Hashimoto-Thyreoiditis jedoch auf einen schnellen Ausgleich eines möglichen Progesteronmangels mithilfe einer Progesteron-D4-Creme (S. 176) und auf eine effektive Stressreduktion gelegt werden.

In Phasen akuter Schübe sind folgende Präparate einzusetzen:

- **Ceres Lycopus europaeus Urtinktur**, 1–3 × täglich je 3 Tropfen, oder
- **Pascoe Thyreo-Pasc Tabletten**, mit Virginischem Wolfstrapp, Blasentang, Meerschwamm in homöopathisch aufbereiteter Form, 3 × täglich je 1 Tablette,
- zusätzlich in jedem Fall **Heel Traumeel S Tropfen**, mit Tollkirsche, Blauem Eisenhut, Beinwell, Ringelblume, Virginischer Zaubernuss, Schafgarbe, Kamille, Sonnenhut, Johanniskraut, Quecksilber, Kalkschwefelleber, Arnika, Gänseblümchen in homöopathisch aufbereiteter Form, 3 × täglich je 50 Tropfen

12.5 Koronare Erkrankungen

Koronare Erkrankungen wie Herzmuskelschwäche, Hypertonie (S.260) oder Tachykardie (S.268) können durch unterschiedliche Hormondysbalancen, -mangelzustände oder -überschüsse ausgelöst werden, da verschiedene Hormone auf das Herz-Kreislauf-System Einfluss nehmen:

- Adrenalin: Erhöhung der Herzfrequenz und des Blutdrucks, Erweiterung der Herzkranzgefäße
- Aldosteron als Teil des RAAS: Steigerung des Blutdrucks
- Kortisol: Erhöhung der Herzfrequenz und des Blutdrucks
- Histamin: Erhöhung der Herzfrequenz und des Blutdrucks
- Schilddrüsenhormone: Regulation der Herzfrequenz und des Blutdrucks
- Testosteron: verhilft zu Herzkraft (Muskelkraft), wirkt schützend auf das Herz und die Gefäße

Des Weiteren beeinflussen ANP, BNP, Dopamin, Glutamat, Östradiol, Parathormon, Serotonin und TRH das Herz-Kreislauf-System.

Beeinflussen die Hormone direkt den Blutdruck oder die Herzfrequenz, ist ein problematischer Einfluss von Hormondysbalancen auf das Herz-Kreislauf-System offensichtlich. Bei Testosteron würde man den Zusammenhang zunächst nicht vermuten. Studien zufolge besteht bei Männern mit Testosteronmangel allerdings ein deutlich erhöhtes Risiko, an den Folgen einer koronaren Herzerkrankung (KHK) zu versterben [28] [40]. Auch bei Frauen steigt bei einem Testosteronmangel die Gefahr, an einer KHK zu erkranken oder daran zu versterben. Ein Mangel an Progesteron und Östrogenen bzw. eine Östradioldominanz kann das Risiko verschärfen. Dies mag u. a. auch am Einfluss der Östrogens auf die Blutgerinnung (s. Exkurs) liegen.

Praxistipp

Tritt aus heiterem Himmel ein Herzinfarkt auf, sollte, nachdem der Patient wieder stabil ist, der Testosteronwert mehrfach geprüft und ggf. über eine Stabilisierung, z. B. mit der Zufuhr einer geeigneten täglichen Dosis Testosteron, nachgedacht werden.

Bei anhaltenden Problemen mit der Herzfrequenz oder dem Blutdruck ist die Überprüfung des Hormonsystems, vornehmlich der oben zuerst genannten Hormone, bei unklarem oder unzureichendem Befund auch die der weiteren aufgelisteten Hormone relevant.

Exkurs

Hormone und Blutgerinnung Schneiden wir uns in den Finger, kleben wir ein Pflaster darauf und denken nicht mehr darüber nach. Der Körper wird schon dafür sorgen, dass sich die Wunde schließt und wir nicht verbluten. Anschließend sorgt der Körper für die Abheilung der Wunde. Bei großen Wunden soll der Mechanismus der Blutgerinnung verhindern, dass wir verbluten. Gleichzeitig muss die Gerinnung gezielt stattfinden, da das restliche Blut im Körper weiter fließen muss und sich nicht plötzlich in eine dickflüssige Masse verwandeln darf.

Die Blutgerinnung ist eine sehr komplizierte, biochemische Kaskade. Viele Faktoren tragen dazu bei, dass am Ende dieser Reaktionskette mittels der Thrombozyten (Blutplättchen) die Wunde verklebt und ggf. mit einem Netz aus Fibrin verstärkt wird. Dadurch ist der entstandene Schaden im Gewebe verschlossen. Das restliche Blut kann an dieser Stelle wieder vorbeifließen und tritt nicht mehr aus den Blutgefäßen in anderes Gewebe oder nach außen über.

An der Blutgerinnung sind mehrere Hormone mehr oder minder direkt beteiligt:

- Vitamin K ist wichtig für die Blutgerinnung, da es die in der Leber gebildeten Gerinnungsfaktoren in ihre wirksame Form überführt. Außerdem wirkt Vitamin K antiöstrogen. Physiologische Vitamin-K-Spiegel verhindern oder minimieren eine Östradioldominanz. Das ist interessant, weil Östradiol (S. 79) die Produktion von Fibrinogen und Gerinnungsfaktoren in der Leber fördert. Dadurch hat Östradiol eine gerinnungsfördernde Wirkung. Bei einer Östradioldominanz (S. 117) steigt aufgrund dieses Effekts die Gefahr von Infarkten, Schlaganfällen, Thrombosen und Fehlgeburten! Leider erhöhen auch überdosierte bioidentische Östrogene die Thromboserisiken.
- Kalzium ist ein weiterer wichtiger Faktor der Blutgerinnung, da es an verletzten Gefäßen eine versiegelnde Wirkung entfaltet. Damit der Kalziumspiegel im Blut konstant bleibt, sind die Hormone Parathormon (Nebenschilddrüse) und Kalzitonin (Schilddrüse) relevant (**Abb. 3.10**). Parathormon sorgt dafür, dass Kalzium aus den Knochen herausgelöst wird und dem Körper u. a. für die Blutgerinnung zur Verfügung steht. Kalzitonin senkt den Blutkalziumspiegel wieder, indem es dafür sorgt, dass Kalzium in die Knochen eingelagert wird. Bei einem Kalzitoninüberschuss oder einem Parathormonmangel steht dem Körper nicht mehr genügend Kalzium für die Blutgerinnung zur Verfügung. Die Blutungsgefahr erhöht sich.
- Serotonin (S. 98) wird in den Thrombozyten aufgenommen und gespeichert. Das Enzym Thrombin ist für viele Abläufe in der Blutgerinnungskaskade verantwortlich. Die Thrombinwirkung wird durch das in den Thrombozyten gespeicherte Serotonin verstärkt und die Thrombozytenaggregation beschleunigt.
- Auch Adrenalin (S. 69) verstärkt die Blutgerinnung.

Störungen des Hormonsystems können zur erhöhten Thrombosebildung beitragen. Folglich besteht bei Dysbalancen der oben genannten Hormone das erhöhte Risiko zu Gewebeinfarkten, Embolien, Schlaganfällen, Herzinfarkten, Problemen in der Schwangerschaft (z. B. Präeklampsie; HELLP-Syndrom, HELLP = hemolysis, elevated liver enzyme levels, low platelet count) oder allgemein für Fehlgeburten.

Die Einnahme von hormonellen Kontrazeptiva kann einen negativen Einfluss auf die Blutgerinnung haben, wenn zu der Anwendung nicht gleichzeitig die vermehrt verbrauchten Nährstoffe zugeführt werden. Durch einen Mangel der Vitamine B_6 und B_{12} kann die Homocysteinmetabolisierung zu Glutathion sowie der Folsäurestoffwechsel nur ungenügend erfolgen. Dadurch steigt der Homocysteinspiegel an und Folsäure kann nicht in ihre aktive Form umgewandelt werden. Während Folsäure an der Blutbildung beteiligt ist, schädigt Homocystein in hohen Konzentrationen die Endothelzellen der Blutgefäße. Dadurch steigt die Thrombosegefahr (S. 107).

Neben den allopathischen therapeutischen Möglichkeiten wie dem Einsatz von Azetylsalizylsäure (ASS) oder Heparin gibt es naturheilkundliche Präparate, die WSTC II (WSTC = Water Soluble Tomato Concentrate, lycopinfreies Konzentrat aus Tomaten) enthalten. Der Wirkstoff hemmt die Thrombozytenaggregation, sodass ein normaler Blutfluss gefördert wird. Die ausgelöste Inhibition stört jedoch nicht den Wundverschluss. Präparate mit WSTC II sind beispielsweise Biofrid Thrombosol aktiv oder Wörwag Pharma Syntrival. Ob die Gabe von WSTC II bei einer Gerinnungserkrankung ausreichend ist, muss von fachärztlicher Seite abgeklärt werden!

12.5.1 Hypertonie (Bluthochdruck)

Definition

Hypertonie bezeichnet den Zustand eines zu hohen Blutdrucks im arteriellen Blutkreislauf. Definitionsgemäß besteht laut WHO ab 140/90 mmHg ein Bluthochdruck (**Tab. 12.2**).

> **Info**
>
> Bei einer Blutdruckmessung werden der systolische und der diastolische Blutdruck in mmHg erfasst. Die Systole ist die Kontraktionsphase des Herzens, durch die das Blut aus dem Herz gepresst wird. Die Diastole bezeichnet den Zustand, bei dem der Herzmuskel erschlafft und sich das Herz mit Blut füllt.

Schwankungen des Blutdrucks sind normal. Nachts sinkt der Blutdruck beispielsweise physiologisch ab, tagsüber, beim Sport oder in stressigen Momenten steigt der Blutdruck. Nach der Beanspruchung fällt er wieder in den Normbereich ab. Nach sportlichen Einheiten können die Werte sogar niedriger sein als zu Beginn der Aktivität. Auch während einer Schwangerschaft kann der Blutdruck physiologisch ansteigen.

Ursachen und hormonelle Störungen

Ein pathologischer Bluthochdruck kann primär oder sekundär ausgelöst sein:

- primäre Auslöser:
  - Adipositas
  - anhaltender Bewegungsmangel
  - metabolisches Syndrom
  - Rauchen
  - Alkohol
  - dauerhaft erhöhte Kochsalzaufnahme
- sekundäre Auslöser, d. h. Erkrankungen, die eine Hypertonie zur Folge haben können:
  - endokrine Hypertonie aufgrund von Hormondysbalancen (Wechseljahre, Hyperthyreose, Pseudohyperaldosteronismus, Akromegalie)
  - chronische Kortisolhochlage durch Stress, Schmerzen oder Angststörungen
  - Cushing-Syndrom (mit dauerhaft erhöhten Ausschüttungen von ACTH und Kortisol)
  - Conn-Syndrom (zu hoher Aldosteronspiegel, teilweise durch das benigne Tumorwachstum)

Tab. 12.2 Einteilung und Klassifikation der Blutdruckwerte nach WHO.

systolischer/diastolischer Blutdruck in mmHg	Klassifikation	Organschäden und Folgeerkrankungen
< 120/ < 80	optimal	–
120–129/80–84	normal	–
130–139/85–89	hoch normal	–
140–159/90–99	milde Hypertonie (Grad 1)	keine Organschäden
160–179/100–109	mittlere Hypertonie (Grad 2)	Entstehung von Organschäden möglich, z. B. durch Plaquebildung in den größeren Blutgefäßen, Schädigungen der Nierengefäße oder Netzhautschädigungen
≥ 180/ ≥ 110	schwere Hypertonie (Grad 3)	Entstehung schwerer Folgeerkrankungen möglich, z. B. Herzinfarkt, periphere arterielle Verschlusskrankheit (pAVK) oder Schlaganfall
> 140/ < 90	isolierte systolische Hypertonie	–

- renale Hypertonie durch Erkrankungen oder Schädigungen der Nieren
- Aortenklappeninsuffizienz oder andere Erkrankungen der Gefäße, z. B. Stenosen oder Entzündungen der Blutgefäße
- Tumorerkrankungen, z. B. Phäochromozytom (mit schubartiger Adrenalin- und Noradrenalinausschüttung), Morbus Cushing (erhöhte ACTH- und Kortisolausschüttungen durch einen Tumor in der Hypophyse)

Die bei Weitem häufigste Variante der adulten Hypertonie ist die primäre Form, zu deren Entstehung viele der angeführten Faktoren beitragen können; die Ursachen sind noch nicht vollständig geklärt. Bei Kindern wird Bluthochdruck hingegen zumeist sekundär ausgelöst.

Viele der Betroffenen merken lange nicht, dass sie einen Bluthochdruck haben. Sie fühlen sich agil und leistungsfähig. Treten schließlich Symptome einer Hypertonie auf, sind dies für gewöhnlich Kopfschmerzen, Übelkeit, Schwindel, Tinnitus oder Ohrensausen, Unruhe, Nervosität und Schlafstörungen, teilweise auch eine zunehmende Gesichtsröte.

Besprechen Sie mit Ihren Patientinnen und Patienten, in welcher Lebensphase sich diese gerade befinden. Haben sie einen stressbehafteten Alltag oder Beruf? Treiben sie regelmäßig Sport? Achten sie auf eine ausgewogene, der Bewegung angepasste Ernährung? Könnten Wechseljahre die Hypertonie verursachen? Bestehen Ängste, Depressionen? Wird geraucht, viel Alkohol getrunken oder werden hormonelle Kontrazeptiva substituiert?

Generell gilt, dass alle Ursachen, die einen Konzentrationsanstieg von T_4/T_3, Östradiol oder Kortisol nach sich ziehen, zu einer Hypertonie führen können.

Differenzialdiagnose

Ausschluss von Notfällen

Die **hypertensive Krise**, bei der der Blutdruck rasant auf Werte von über 200/100 mmHg ansteigt, ist ein Notfall. Doch auch unterhalb dieser Werte liegende Messergebnisse schließen eine Bluthochdruckkrise nicht aus. Sie bahnt sich langsam an und führt zu Symptomen wie (Druck-)Kopfschmerz, Nasenbluten, einem geröteten Kopf, Übelkeit bis hin zum Erbrechen, starkem Zittern. Bei bereits länger bestehendem Bluthochdruck ist es möglich, dass diese Phase nicht deutlich zutage tritt. Tritt die eigentliche hypertensive Krise ein, äußert sie sich durch ein beängstigendes Engegefühl in der Brust, Brustschmerzen, Atemnot, Schwindel, Sprechstörungen, Sehstörungen, Benommenheit, Taubheitsgefühle, Übelkeit und Erbrechen, Nasenbluten, Krämpfe oder Lähmungen.

> **! Cave**
> Eine hypertensive Krise ist akut lebensbedrohlich! Setzen Sie deshalb umgehend den Notruf über die Telefonnummer 112 ab!

Ausschluss anderer Erkrankungen

Eine Hypertonie kann schwerwiegende gesundheitliche Folgen nach sich ziehen und sollte keinesfalls auf die leichte Schulter genommen werden. Zunächst müssen alle zuvor genannten, nicht hormonellen Erkrankungen ausgeschlossen werden. Dies gilt insbesondere für den Ausschluss von Tumor-, Gefäß- und Nierenerkrankungen. Außerdem müssen die primären Auslöser abgeklärt und möglichst zeitnah reduziert bzw. eliminiert werden.

Da auch verschiedene Medikamente und Drogenabusus zu Hypertonie führen können, sollten Sie diese Möglichkeiten in Ihrer Anamnese ebenfalls abklären. Blutdrucksteigernde Medikamente sind u. a. kortisolhaltige Medikamente, Serotonin-Wiederaufnahmehemmer oder hormonelle Kontrazeptiva.

Wurden alle diese Aspekte mit dem Patienten besprochen und kommen nicht als alleinige Ursache infrage, sind die Hormonwerte zu kontrollieren.

Diagnostik

Zunächst prüfen Sie den **Blutdruck** des Patienten, und zwar erst, nachdem er sich bereits mindestens 20 Min. in Ihrer Praxis aufhält und zur Ruhe kommen konnte. Messen Sie den Blutdruck, während Ihr Patient sitzt, nacheinander an beiden Armen. Sollten die Ergebnisse um mehr als 10 mmHg voneinander abweichen, kann dies ein Hinweis auf eine mangelnde Durchblutung (z. B. durch Plaquebildung in den Gefäßen) sein. In diesem Fall überweisen Sie den Patienten noch einmal an einen Facharzt.

Praxistipp

Achten Sie auf die richtige Manschettengröße und führen Sie am besten die klassische Blutdruckmessung mit Pumpe und Stethoskop durch. Falls Unsicherheit darüber besteht, ob die erhobenen Messwerte korrekt sind, lassen Sie etwa 30 Min. vergehen und wiederholen Sie die Messung erst dann. Messen Sie den Blutdruck nicht mehrmals direkt hintereinander, da dies das Ergebnis verfälschen könnte.

Sind Sie zu dem Schluss gekommen, dass eine **endokrine Hypertonie** vorliegen könnte, sind folgende Hormone zu prüfen:

- Östradiol (↑), Progesteron (↓) und deren Verhältnis zueinander (Speichel)
- TSH, T_4, T_3 (↑) [Blut]
- Aldosteron (↑) und Renin (↑ ↓) [Blut], inklusive Bestimmung des Aldosteron-Renin-Quotienten (bei einer aldosteronbedingten Hypertonie wäre Aldosteron erhöht und Renin verringert)
- Adrenalin (↑) und Noradrenalin (↑) [Urin]
- Kortisol (↑) als Tagesprofil (Speichel)
- Histamin (↑) und Histaminmetabolismus (Urin)

Praxistipp

In der Praxis zeigt sich, dass auch eine Darmdysbiose von Bluthochdruck begleitet sein kann, insbesondere wenn diese mit entzündlichen Prozessen einhergeht. Nach Regulation der Darmflora und dem Abklingen der Entzündung sinkt entsprechend der Blutdruck. Beim Auftreten von Therapieblockaden sollten Sie daher ebenfalls eine Darmanalyse in Betracht ziehen.

Therapie

Generell gilt: Setzen Sie die ärztlich verordnete Blutdruckmedikation nicht eigenmächtig ab! Ihre Therapie kann parallel zu dem blutdrucksenkenden Medikament erfolgen. Die Werte sollten während der Therapie jedoch häufiger kontrolliert werden. Sollte die begleitende Behandlung erfolgreich sein, ist eine Reduktion der täglichen Blutdruckmedikamente und eventuell sogar das vollständige Absetzen in Rücksprache mit dem behandelnden Arzt möglich.

Zu Hause misst Ihr Patient regelmäßig selbst den Blutdruck und führt ein Tagebuch über die Messergebnisse. Das Tagebuch sollte ebenfalls sportliche Aktivitäten und ein Stimmungsbarometer abbilden.

Sport und **Gewichtsreduktion** sind grundsätzlich wichtige Bestandteile der Hypertonietherapie. Regelmäßiger Sport kann den systolischen Wert um bis zu 20 mmHg senken! Bei der Wahl der sportlichen Aktivität sollte darauf geachtet werden, dass sie rhythmisch durchgeführt werden kann und die Atmung und die Herzfrequenz konstant bleiben. Zudem sollte der Sport bei den Betroffenen keinen Stress auslösen, da dies den Blutdruck weiter anheben würde. Geeignet scheinen somit alle ruhigen und entspannenden Ausdauersportarten wie Walking, Yoga, Laufen, Schwimmen oder Radfahren, etwa 3–4-mal pro Woche für 30–40 Min. Wer sich dazu nicht in der Lage fühlt, sollte sich wenigstens zu ein wenig körperlicher Aktivität motivieren, denn alles ist besser als Nichtstun. Selbst ein kurzer täglicher Spaziergang kann zu einer Blutdruckabsenkung von 4 mmHg führen. Zusätzlich senkt jedes verlorene Kilogramm den Blutdruck um weitere etwa 1,5 mmHg. Rein rechnerisch würde der Blutdruck bei einer Gewichtsabnahme von 10 kg um 15 mmHg sinken.

Eine **Reduktion des Salzkonsums** kann beim Vorliegen eines salzsensitiven Bluthochdrucks ebenfalls zu einer Blutdrucksenkung beitragen. Dieser liegt allerdings nicht bei allen Hypertonikern vor, sodass eine geringe Natriumzufuhr keinen oder sogar einen nachteiligen Effekt haben kann. Eine ausgewogene, gesunde Ernährung mit einem normalen Salzkonsum von maximal 6 g am

Tag dürfte für die Blutdruckregulation geeignet sein, beim salzsensitiven Bluthochdruck ist eine restriktivere Zufuhr mit Einsatz alternativer Würzmittel sinnvoll.

Kommen wir nun zu den Hormonen: Während ein Hypoaldosteronismus mit einer Unterstützung der Nebenniere behoben werden kann, ist die **Absenkung des Aldosteronspiegels** mit alternativen Mitteln schwierig. Geprüft werden könnten die Spiegel von Progesteron und Dopamin. Liegen diese beiden Aldosteronantagonisten in zu geringer Konzentration vor, könnte der Aldosteronanstieg auf die fehlende hemmende Wirkung zurückzuführen sein. Bei einer Regulation der Progesteron- und Dopaminspiegel in die Normbereiche, besteht die Möglichkeit, dass der Aldosteronspiegel wieder sinkt (sofern kein Tumorgeschehen vorliegt).

Info

Schulmedizinisch wird das Conn-Syndrom, bei dem ein Hyperaldosteronismus vorliegt, je nach Ursache behandelt. Ist ein tumoröses Geschehen auslösend, wird der Tumor operativ entfernt. Bei einer Vergrößerung der Nebennieren wird zeitlebens ein Medikament substituiert, das die Aldosteronrezeptoren besetzt, aber keinen weiteren Wirkeffekt auslöst. Dadurch wird die Überproduktion des Hormons zwar nicht reduziert, die körpereigenen Aldosteronmoleküle können jedoch die Zielrezeptoren nicht mehr vollständig besetzen, während der Körper gleichzeitig zurückgemeldet bekommt, dass die Aldosteronsynthese zu hoch ist. Folglich sinken die körpereigene Aldosteronproduktion und der Blutdruck ab.

Liegt eine Östradioldominanz (S. 284), Hyperthyreose (S. 248) oder Histaminintoleranz (S. 326) vor, sind die entsprechenden Therapievorschläge zu befolgen und mit dem hier dargelegten Therapieschema zu kombinieren.

Nachfolgend wird die **Hypertoniebehandlung bei Kortisol- und/oder Adrenalinhochlage** vorgestellt.

1. Termin:

- Anamneseerhebung mit Erfassung der Symptome
- Prüfung des Blutdrucks
- Übergabe der Testmedien bzw. Durchführung des/der Tests direkt in Ihrer Praxis
- Als Erste Hilfe verordnen Sie zur Senkung des Blutdrucks eines der folgenden Präparate. Bei einem zu starken akuten Blutdruckanstieg muss zusätzlich ein Arzt konsultiert werden. Die Auswahl erfolgt entweder durch Testung oder passend zu Symptombild und Patiententypus:
  - **Pascoe Hypercoran Tropfen**, mit Bariumbikarbonat, Weißdorn, Glyzerolnitrat, Mistel in homöopathisch aufbereiteter Form, 3 × täglich je 5 Tropfen
  - **Soluna Heilmittel Solunat Nr. 14 Tropfen**, mit Beifuß, Mistel, Pfingstrose, Christrose, Ammonium-, Kalium- und Natriumbromid in homöopathisch aufbereiteter Form, 3 × täglich je 10 Tropfen, im Akutfall stündlich 5 Tropfen
  - **Steierl Coragil Urtinktur**, mit Mistel, 3 × täglich je 5 Tropfen, im Akutfall alle 30–60 Min. je 5 Tropfen, maximal 12 × täglich
  - **Weißdorn** zur Herzstärkung, z. B. Hevert Bomacorin 450 mg oder Dr. Willmar Schwabe Crataegutt 450 mg Herz-Kreislauf-Tabletten, jeweils 2 × täglich 1 Tablette unzerkaut mit viel Flüssigkeit einnehmen.
  - **Biogena Blutdruck Formula**, mit Kalium, Magnesium, Schwarzkümmel, Grüntee-Extrakt, Lycopin, 2 × täglich je 1 Kapsel zu einer Mahlzeit

Cave

Biogena Blutdruck Formula darf nicht verwendet werden, wenn der Patient bereits blutdrucksenkende Medikamente (ACE-Hemmer), kaliumsparende Diuretika oder Herzglykoside einnimmt.

- Sollte der Patient noch kein **Bluthochdrucktagebuch** führen, sollte er nun damit beginnen. Darin wird täglich Folgendes notiert:

- Blutdruck morgens
- Blutdruck abends
- Stimmung über den Tag
- sportliche Aktivität über den Tag
- eingenommene Mahlzeiten und Getränke
- Schlafdauer und -qualität

2. Termin (nach dem Eintreffen der Analyseergebnisse):

- Prüfung des Blutdrucks
- In diesem Beispiel sind die Kortisol- und die Adrenalinwerte erhöht, während sich alle anderen Hormonspiegel innerhalb der Referenzbereiche befinden.
- Beginnen Sie zur Unterstützung der Nebennieren (S. 185) mit den wichtigen Bausteinen, die jedoch nicht den Kortisol- oder Adrenalinspiegel anheben dürfen. Bei dieser Unterstützung geht es in erster Linie darum, eine aufgrund der chronisch erhöhten Hormonausschüttung drohende Depoterschöpfung zu verhindern. Geeignet ist hierfür beispielsweise das Nährstoffpräparat Pure Encapsulations All-in-one, 1 × täglich 1 Kapsel.
- Verordnen Sie ein Ashwagandha-Präparat (S. 185), um den Kortisolspiegel zu senken, z. B. Pure Encapsulations Ashwagandha, 2 × täglich je 1 Kapsel, oder Biogena Ashwagandha Formula, mit Schlafbeere, Magnesium, aktiviertem Vitamin B_6, 1 × täglich 1 Kapsel.
- Besprechen Sie, wie und welche regelmäßige Bewegung in den Alltag integriert werden kann, um den Adrenalinspiegel und den Blutdruck zu senken.
- Klären Sie die Ernährungsgewohnheiten ab. Lassen Sie Ihren Patienten ggf. seine Kost umstellen. Auf dem Speiseplan sollten viel Gemüse und Obst, komplexe Kohlenhydrate wie Hülsenfrüchte, Vollkornprodukte, Kartoffeln und selten bis gar kein Fleisch und dessen Produkte (Wurst) stehen.
- Beginnen Sie mit der mentalen Aufarbeitung – finden Sie Wege, den Stress im Leben Ihres Patienten zu reduzieren und seine Resilienz (S. 201) aufzubauen.
- Fortsetzen der Maßnahmen (Präparateinnahme und Blutdrucktagebuch) aus dem 1. Termin

3. Termin (ca. 3 Wochen nach dem 2. Termin):

- Prüfung des Blutdrucks
- Eine Hypertonie ist für mich eine Krankheit, die Starre ausdrückt. Aus diesem System muss Ihr Patient ausbrechen. Dazu kann der Körper animiert werden, indem man Präparate im rhythmischen täglichen Wechsel verordnet. Ich persönlich bevorzuge homöopathische Mittel, allerdings können auch Bachblüten oder Schüßler-Salze eingesetzt werden. Die beiden Mittel, die im täglichen Wechsel verabreicht werden, sollten zu Ihrem Patienten passend gewählt werden. Denkbar wären z. B. folgende:
  - Aurum metallicum – Bambusa (z. B. von DHU) als C 30-Potenzen, jeweils 1 × täglich nach Bedarf
  - Lycopodium – Crataegus (z. B. von DHU) als C 30-Potenzen, jeweils 1 × täglich nach Bedarf
- Diesem Ansatz folgend ist es ebenfalls wichtig, tagsüber Pausen zu etablieren. Pausen sollten regelmäßig erfolgen und echte Pausen sein! Wer dabei telefoniert oder die Nachrichten guckt, entspannt nicht. Das Essen soll in Ruhe und im Sitzen eingenommen werden. Fällt gelegentlich eine Pause aus, ist das im Allgemeinen unproblematisch, gibt es jedoch regelmäßig keine Mittagspause o. Ä., „verlernt" der Körper die Gegenregulation nach Stressphasen.
- Feste Ruhetage sind ebenfalls wichtig. Zwei Tage im Monat, am besten aufeinanderfolgend, sollten dafür fest terminiert werden. An diesen passiert dann nichts anderes außer Schlafen, Essen, Genießen, Rumliegen, Lesen – nur das, worauf man in diesem Moment Lust hat. Wichtig: In dieser Zeit werden auch keine Verabredungen mit Freunden geplant. Es spricht nichts gegen ein spontanes Treffen, wenn man das in diesem Moment gerne möchte. Doch es sollte keine Zeit im Kalender stehen, auf die man achten und für die man bereit sein muss. Keine Termine, kein Aufstehzwang, sondern nur in den Tag leben. Das mag für den Patienten zu Beginn schier unvorstellbar erscheinen – trotzdem sollte er es versuchen. Nach dem 3. Monat gewöhnt sich der Körper daran. Die Ruhetage helfen bei der Regulierung – und nach diesen 2 Tagen ist jeder wieder leistungsfähiger als zuvor!

- Die Maßnahmen aus den ersten beiden Terminen sind fortzuführen und ggf. anzupassen, wenn kein Wirkeffekt eingetreten ist bzw. eine Unverträglichkeit bestehen sollte. Die Einnahme eines blutdruckregulierenden Präparats und die Nährstoffzufuhr sollten beibehalten werden.

4. Termin (nach weiteren ca. 4 Wochen):
- Prüfung des Blutdrucks
- Fortsetzung und ggf. Anpassung der Maßnahmen aus den Terminen 1–3. Die Einnahme eines blutdruckregulierenden Präparats und die Nährstoffzufuhr sollten beibehalten werden.
- Beginn der Darmsanierung (S. 151) und der Leberunterstützung (S. 153)
- Bringen Sie Ihrem Patienten Atemübungen (S. 202) bei.

5. Termin (nach weiteren ca. 4 Wochen):
- Prüfung des Blutdrucks
- Fortsetzung und ggf. Anpassung der Maßnahmen aus den Terminen 1–4. Die Einnahme eines blutdruckregulierenden Präparats und die Nährstoffzufuhr sollten beibehalten werden.
- Beginn mit der Entgiftung und der Ausleitung von Medikamenten (S. 167), insbesondere von hormonellen Kontrazeptiva, Kortisonpräparaten und Schmerzmitteln

6. Termin (nach weiteren ca. 4 Wochen):
- Prüfung des Blutdrucks
- Fortsetzung und ggf. Anpassung der Maßnahmen aus den Terminen 1–5. Die Einnahme eines blutdruckregulierenden Präparats und die Nährstoffzufuhr sollten beibehalten werden.

In dieser Form setzen Sie die Therapie weiter fort. Die Therapie einer Hypertonie bedarf oft längerfristiger Betreuung. Wichtig ist die Reduktion des Körpergewichts, der rhythmische Wechsel zwischen Spannung und Entspannung und die Etablierung einer ausgewogenen Work-Life-Balance. Diese umfassenden Veränderungen gelingt allerdings nicht von heute auf morgen.

Fallbeispiel

Hypertonie

Termin 1

Der Patient, 37 Jahre, war ein Geschäftsmann, wie man ihn sich vorstellt: immer beschäftigt, immer adrett gekleidet, sehr gepflegtes Äußeres, aber – wenngleich gekonnt kaschiert – etwas übergewichtig. Er legte seine beiden Mobiltelefone neben sich auf den Sessel und schilderte mir sein Problem: Er habe immerzu erhöhten Blutdruck. Er läge regelmäßig bei ungefähr 150/95 mmHg, manchmal höher. Sein Hausarzt habe ihm blutdrucksenkende Medikamente verschrieben, doch zum einen schnelle sein Blutdruck dennoch immer wieder nach oben, zum anderen wolle er in seinem Alter noch nicht damit beginnen, regelmäßig Tabletten einnehmen zu müssen. Während er mir schilderte, dass er jede Woche mindestens 50 h arbeite, immer erreichbar sein müsse und für Sport einfach keine Zeit übrig bleibe, klingelte das eine Mobiltelefon mehrmals. Er nahm zwar nicht ab und entschuldigte sich für die Störung, prüfte aber jedes Mal, wer anrief, und schaltete auch den Ton nicht aus. Dabei war er durchaus gesundheitsbewusst: Er achtete auf eine ausgewogene, biologische Ernährung, hatte vor Jahren das Rauchen aufgegeben, trank kaum Alkohol und verzichtete auf Süßigkeiten. Der Bluthochdruck mache ihm Angst, gestand er. Sein Vater war an den Folgen eines nicht behandelten Bluthochdrucks verstorben, und er wollte ihm nicht auf diese Art und Weise in seinen jungen Jahren nachfolgen.
Das war überaus verständlich. Ich verordnete ihm 3 × täglich je 5 Tropfen Pascoe Hypercoran. Diese konnte er parallel zu der verordneten Blutdruckmedikation des Arztes einnehmen. Ich wies ihn

an, sich sofort bei einem Arzt vorzustellen, sollte der Blutdruck rasant ansteigen.
Nach etwa 20 Min. Praxisaufenthalt prüfte ich seinen Blutdruck nacheinander an beiden Armen. Die Differenz des Drucks zwischen den beiden Armen lag bei systolisch 3 mmHg, im Mittel lag er bei 153/97 mmHg. Er legte mir bereits erhobene Befunde vor, die keinerlei Auffälligkeiten zeigten: Die TSH-, Aldosteron- und Reninwerte lagen im Normbereich.
Ich bat ihn, ab sofort ein Bluthochdrucktagebuch zu führen. Außerdem gab ich ihm Speicheltestsets für die Erhebung von Testosteron, Östradiol, Progesteron sowie Kortisol und DHEA im Tagesprofil sowie einen Urintest zur Erhebung von Adrenalin, Noradrenalin, Dopamin, Serotonin, Histamin und den Histaminmetabolismus mit.

Termin 2
Die Werte des Patienten zeigten eine deutliche, anhaltende Kortisolhochlage und an die obere Referenzgrenze heranreichende Adrenalinwerte. Meine Frage, ob er den Test an einem besonders stressigen Tag gemacht habe, verneinte er. Es sei ein für ihn gewöhnlicher Tag gewesen.
Ich prüfte seinen Blutdruck an beiden Armen. Die Druckdifferenz lag bei 4 mmHg, im Mittel betrug der Wert 148/93 mmHg.
Nun besprachen wir seine Werte und die Maßnahmen, wie er sie in den Griff bekommen könnte. Natürlich sollte er die ärztlich verordnete Medikation fortsetzen, ebenso die Einnahme von Pascoe Hypercoran. Zunächst einmal wollte ich verhindern, dass sein System demnächst zusammenbrach, und verordnete vorsorglich Pure Encapsulations All-in-one, 1 × täglich 1 Kapsel, sowie außerdem Pure Encapsulations Ashwagandha, 2 × 1 Kapsel, zur Senkung des Kortisolspiegels.
Zu einer dauerhaften Senkung und Rhythmisierung der Kortisol- und Adrenalinspiegel sollte eine Veränderung seiner Lebensweise beitragen. Nachdem seine Mobiltelefone heute abwechselnd läuteten, bat ich ihn, beide stummzuschalten und in irgendeiner Tasche zu verstauen. Wir vereinbarten neben der Weiterführung seines Blutdrucktagebuchs eine strikte Einhaltung von Ruhephasen. Das bedeutete, dass er bei seinen Terminen mit mir, wenn er mit seiner Familie am Esstisch saß und zwischen 20.30 Uhr und 7.00 Uhr sein Arbeitshandy ausschalten sollte. Kognitiv war sein Verständnis für diese gravierende Veränderung seines Alltags durchaus gegeben, dennoch war seine Sorge groß, dass dies Probleme mit seinem Arbeitgeber nach sich ziehen würde. Nachdem sich im weiteren Gespräch herausstellte, dass es bei den Anrufen oder E-Mails nach 20.30 Uhr nicht um einen Austausch über eine laufende Produktion ging, sondern manche Kollegen einfach gerne zu diesen Zeiten arbeiteten, schlug ich ihm vor, dass er die nächtlichen Auszeiten für eine Woche ausprobieren und dann entscheiden sollte, ob dies tatsächlich problematisch sei oder nicht. Erleichtert stimmte er zu.
Zu diesem Zeitpunkt wog der Patient etwa 15 kg zu viel. Ich erklärte ihm, dass er sein Gewicht reduzieren und Sport treiben solle, und rechnete ihm vor, dass er seinen Blutdruck um ungefähr 22,5 mmHg senken könne, wenn er abnähme. Da sportliche Aktivität die Kortisol- und Adrenalinspiegel effektiv senke sowie als Nebeneffekt durch die Erhöhung der Testosteronkonzentration gleichsam Herzmuskelschutz betrieben würde, wäre das der beste Weg, um seine Hypertonie in den Griff zu bekommen. Durch sportliche Aktivität könne er seinen Blutdruck um weitere 20 mmHg senken – ein Weg zurück in den optimalen Blutdruckbereich. Nun war sein Ehrgeiz geweckt! Spontan beschloss er, sich ein Rudergerät als Hometrainer zu kaufen und sein tägliches Sportprogramm zu Hause zu absolvieren, damit er nicht noch länger von seiner Familie getrennt sein würde.

Termin 3
Drei Wochen später kam der Patient in meine Praxis und berichtete mir freudestrahlend von seinem neuen Hometrainer und wie viel Spaß es ihm mache, sich nahezu täglich daran auszupowern. Er merke bereits einen Effekt, denn er fühle sich kraftvoller. Das allabendliche Ausschalten des Arbeitshandys gelinge nicht immer, doch er bemühe sich sehr darum.
Ich fragte ihn, wie es sich für ihn angefühlt hatte, nun nicht mehr rund um die Uhr für seine Arbeit parat zu stehen und abends das Handy auszuschalten. Er meinte, dass es die 1. Woche sehr schwie-

rig gewesen sei. Er habe sich dadurch äußerst gestresst und unwohl gefühlt. Dann, am vorletzten Tag der vereinbarten experimentellen Woche, hatte ihm sein Chef gegen 21.00 Uhr auf die Mailbox gesprochen. Dessen Reaktion sei ausschlaggebend für eine Entspannung bei ihm gewesen: Sein Chef hatte ihm am nächsten Tag zurückgemeldet, dass es für ihn völlig in Ordnung sei, seinen Mitarbeiter nicht erreicht zu haben – schließlich benötige jeder einen Feierabend. Ich bat den Patienten darum, zusätzlich qualitative Pausenzeiten einzuplanen und auch über das Wochenende – von Freitagabend 20.30 Uhr bis Montagmorgen 7.00 Uhr sein Handy auszuschalten. Bereitwillig stimmte er zu.
Wieder prüfte ich an beiden Armen seinen Blutdruck. Eine Druckdifferenz war nicht ersichtlich oder zu gering, um sie exakt beziffern zu können. Der erhobene Wert betrug 141/90 mmHg. Die eingetretene Blutdrucksenkung spiegelte sich seit 1 Woche auch in seinem Blutdrucktagebuch wider.
Als Medikation sollte er alle vorher verordneten Medikamente weiter einnehmen und den Sport und die Auszeiten fortsetzen. Zudem verordnete ich ihm im täglichen Wechsel Nux vomica C 30, Crataegus C 30 und Bambusa C 30, jeweils 8 Globuli.

Termin 4
Nach 4 Wochen kam der Patient wieder in die Praxis. Sein Blutdrucktagebuch zeigte vor 2 Wochen erhöhte Werte um die 150/93 mmHg. Er sagte, das sei die Woche gewesen, in der ein Produktlaunch seines Projekts stattgefunden habe. Er habe sich sehr unter Druck gesetzt gefühlt, viel gearbeitet und keinen Sport gemacht. Danach sei er wieder zu unseren neuen Gewohnheiten zurückgekehrt. Nun lagen die Werte wieder um die 140/90 mmHg.
Nachdem er seinem Unmut über die Arbeitssituation Luft gemacht hatte, zeigte ich ihm zunächst die Atemübung zur schnellen Entspannung (S. 203). Er probierte diese direkt in der Praxis aus, zunächst etwas wackelig, doch beim 3. Durchgang bereits stabiler und ruhiger. Wir nahmen wieder Platz und besprachen, ob wir nun mit einer Unterstützung von Leber und Darm beginnen wollten. Da seine Verdauung keinerlei Auffälligkeiten zeigte, also weder Blähungen noch Durchfälle oder Verstopfung vorlagen, entschied ich, dass das beim letzten Termin verordnete Nux vomica C 30 vermutlich eine ausreichende stärkende Wirkung auf den Darm hatte. Die Leber wies zwar ebenfalls keinerlei Auffälligkeiten auf – die Erfahrung zeigt jedoch, dass eine Unterstützung der Leber bei Hypertoniegeschehen immer hilfreich ist. Er sollte deshalb die Einnahme aller vorherigen Medikamente fortführen und parallel 1 × täglich 10 Globuli Carduus marianus C 30 einnehmen. Dieses Mal prüfte ich am Ende des Termins seinen Blutdruck. Er lag bei 138/89 mmHg.

Termine 5–7
Der Patient suchte mich im Abstand von jeweils 4 Wochen auf. Wir sprachen über sein Arbeitsumfeld und Strategien, wie er sich an stressigeren Tagen besser abgrenzen könnte. Er setzte einige Ideen um und fühlte sich sehr wohl damit. So legte er beispielsweise 2 × täglich Uhrzeiten fest, an denen er seine E-Mails bearbeitete.
Beim 6. Termin wurde die Einnahme aller Globuli abgesetzt, lediglich die Einnahme von Pascoe Hypercoran, Pure Encapsulations All-in-one und Pure Encapsulations Ashwagandha sollte fortgeführt werden.
Er betrieb weiterhin seinen Sport zu Hause. Zu unserem 7. Termin hatte er deutlich Muskulatur aufgebaut und trotzdem 8 kg abgenommen, sein Blutdruck lag bei 129/85 mmHg. Sein Hausarzt hatte zwischenzeitlich die Blutdruckmedikation reduziert.

Termine 8–11
Ich begleitete den Patienten noch weitere 4 Monate, in denen der Arzt ihm schließlich, zu unserem 8. Termin, zum Absetzen der Blutdruckmedikation riet. Wir schlichen ab dem 9. Termin zunächst die Anwendung des Ashwagandha-Präparats aus und beobachteten, welchen Effekt dies auf seinen Blutdruck haben würde. Er blieb stabil. Der Patient begann, 1-mal pro Woche in einer Kampfkunstschule mit der Kampfsporttechnik Taekwondo. Diese hatte er als Jugendlicher mit viel Freude betrieben und wollte wieder einsteigen.

Im 10. Termin riet ich ihm, Pascoe Hypercoran nur noch als Notfallmedikation beizubehalten. Sein Blutdruck lag bei 124/83 mmHg. Zwischenzeitlich hatte er weitere 4 kg abgenommen und wollte dieses Gewicht halten und seinen Trainingszustand weiter ausbauen.

Im 11. Termin vereinbarten wir, dass er sich melden sollte, sobald er den Eindruck habe, es könnte wieder eine Verschlechterung auftreten. Ich entließ einen ausgeglichenen, sportlichen Mann mit einem gesunden Blutdruck von 120/79 mmHg.

12.5.2 Tachykardie („Herzrasen")

Definition

Die Tachykardie ist eine intensivierte, beschleunigte Herztätigkeit, die die altersübliche physiologische Herzfrequenz überschreitet. Beim Erwachsenen gilt für gewöhnlich ein Wert oberhalb des Grenzwerts von 100 Schlägen/Minute als tachykard. Bei Säuglingen und Kindern gelten andere Höchstwerte.

Selbstverständlich besteht die Tachykardie nicht nur pathologisch. Physiologisch steigert sich die Herzfrequenz bei Sport oder Aufregung, allerdings sollten auch dann bestimmte Werte nicht überschritten werden. Für die maximale Herzfrequenz während des Sports gilt folgende einfache Faustregel: 220 Schläge/Min. – Lebensalter. Das bedeutet beispielsweise, dass 40-Jährige weder beim Sport, beim Sex oder bei anderen schönen Tätigkeiten höhere Werte als 180 Schläge/Min. erreichen sollten.

Symptome für eine Tachykardie können folgende sein:

- Kurzatmigkeit
- Schwindelgefühle
- plötzliche Schwäche
- Flattern/Klopfen/Druckgefühl im Brustkorb – teilweise bis in den Hals spürbar
- Kopfschmerz
- Ohrensausen
- Übelkeit und Benommenheit bis hin zur Ohnmacht

Ursachen und hormonelle Störungen

In vielen Fällen entsteht die hormonelle Tachykardie aus der Kombination einer sehr aktiven Nebenniere (**Abb. 12.1b**) bzw. einer Nebenniere, die sich einer Ausschüttung ihrer Hormone annähert, die für ein Burn-out typisch ist, jedoch zu bestimmten Zeitpunkten versucht, eine normale Ausschüttungshöhe zu erlangen (**Abb. 12.1c**).

Häufig entsteht eine Tachykardie auch aufgrund eines Ungleichgewichts zwischen Progesteron und Östrogenen, teilweise auch von Östrogenen und Testosteron. Teilweise liegt auch ein DHEA-Mangel vor.

Daneben können verschiedene Hormone Herzrasen begünstigen bzw. auslösen. Damit Sie sich schnell einen Überblick verschaffen können, folgt eine alphabetische Auflistung. Der dem Hormon nachgestellte Pfeil zeigt an, ob der Hormonspiegel erhöht oder erniedrigt sein muss, damit Herzrasen ausgelöst wird:

- Adrenalin ↑
- Kortisol ↑ (auch Kortison als Vorstufe)
- Kortisol ↓ (auch Kortison als Vorstufe) – bei starker Verminderung plötzliche und kurzzeitige Ausschüttung von Kortisol mit dem Symptom der Tachykardie, z. B. während des Schlafs
- DHEA ↓
- Histamin ↑
- Noradrenalin ↑
- Östrogene ↓
- Östrogene ↑ (relativ zu Progesteron)

- Progesteron ↓
- Schilddrüsenüberfunktion: T_4/T_3 ↑ und/oder TSH ↑ – Cave: thyreotoxische Krise (S.248), Notfall!
- Testosteron ↓

Differenzialdiagnose

Ausschluss von Notfällen und anderen Erkrankungen

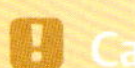

Cave

Da es sich bei allen hier aufgeführten Erkrankungen um potenzielle Notfälle handeln kann, ist bei begründetem Verdacht unbedingt eine ärztliche Abklärung erforderlich! Liegt ein Notfall vor, sind die entsprechenden Notfallmaßnahmen einzuleiten.

Die Tachykardie ist ein Leitsymptom für verschiedene Erkrankungen. Differenzialdiagnostisch sollten Sie in jedem Fall – ehe Sie sich auf das Hormonsystem konzentrieren – folgende Erkrankungen bzw. Ursachen ausschließen:

- kardiologische Abklärung, insbesondere Herzrhythmusstörungen und Hypertonie (Blutdruck > 140/90 mmHg, der nicht aufgrund von Schwangerschaft oder körperlicher Anstrengung vorliegt)

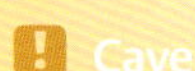

Cave

Zum Ausschluss von Herzinfarkt, Angina pectoris, KHK, Arrhythmien, Vorhofflimmern, Erregungsleitungsstörungen (AV- oder Sinusknoten) sollte beim Vorliegen von Arrhythmien oder Hypertonie mit Tachykardien grundsätzlich eine kardiologische Abklärung erfolgen.

- Schäden oder Beeinträchtigungen der Wirbelsäule – v.a. des 3. und 6. Thorakalwirbels (Th 3 und Th 6), ggf. auch weitere Bereiche der Hals- und der Brustwirbelsäule – sowie der Rippenbögen
- Medikamentenabusus (Überdosierung von z.B. kortisolhaltigen Medikamenten, Präparaten gegen Schilddrüsenunterfunktion, akuten trizyklischen Antidepressiva)
- Wechselwirkung von Medikamenten mit anderen Medikamenten oder Lebens- bzw. Genussmitteln, z.B. durch Grapefruit, die bei vielen Medikamenten die Wirkung verstärkt
- Intoxikationen (aller Art, z.B. Medikamentenabusus, Aufnahme von giftigen Substanzen oder Keimen, z.B. der Genuss von Fliegenpilzen oder mit Clostridium botulinum verseuchte Fleischkonserven)
- Entzündungen/Fieber (z.B. Peritonitis)
- karzinogenes Geschehen (z.B. Phäochromozytom)
- Hypoglykämie („Unterzucker")
- Anämie/Eisenmangel
- Allergien/anaphylaktischer Schock
- Serotonin ↑↑ – Cave: Serotoninsyndrom (S.98), Notfall!
- Schilddrüsenüberfunktion: T_4/T_3 ↑ und/oder TSH ↑ (keine Jodgabe, heiße Knoten!) – Cave: thyreotoxische Krise (S.248), Notfall!

Feststellen der Rahmenparameter

Konnten Sie Notfälle und die nicht hormonell bedingten Ursachen ausschließen, klären Sie im nächsten Schritt, **wie** bzw. **wann** die Symptome üblicherweise auftreten:

- Zu welcher Tageszeit tritt das Herzrasen für gewöhnlich auf?
- Tritt es eher in Ruhe oder unter Anstrengung auf?
- Gibt es einen zeitlichen Zusammenhang zu Wutausbrüchen, Freude, Trauer?
- Wie lange hält das Herzrasen an?
- Gibt es etwas, wodurch es aufhört?
- Was sind die Begleiterscheinungen?
- Wann ist es das erste Mal überhaupt aufgetreten?
- Wie häufig tritt es seither auf?
- Wann trat die Tachykardie zuletzt auf?
- Sind bei Ihrem Patienten alle Organe vorhanden? Insbesondere eine Ovariektomie, d.h. die Entfernung der Eierstöcke, kann problematisch werden.

Zur weiteren Differenzierung sollten Sie zudem Folgendes erfragen, da viele Auslöser für eine Hormondysbalance infrage kommen:

- Darmflorastatus: Beispielsweise können gasbildende Bakterien, wenn sie den Darm im Übermaß besiedeln, zum sog. „Roemheld-Syndrom", d. h. zu reflektorischen Herzbeschwerden, führen. Außerdem können histaminbildende Bakterien und/oder ein Mangel des histaminabbauenden Enzyms Diaminoxidase eine Tachykardie auslösen.
- Darmgesundheit (z. B. Colitis ulcerosa), entzündliche Vorgänge im Darm: Die Darmgesundheit hat aufgrund des Pfortadersystems und des First-Past-Effekts der Leber einen direkten Einfluss auf das Hormonsystem.
- Lebensumstände:
  - Bewegungsmangel (S. 197)
  - Stress (S. 23)
- weitere, mit dem Hormonsystem in Verbindung stehende, Hinweis gebende Erkrankungen:
  - Angststörungen (S. 274)
  - Burn-out (S. 220)
  - Depression (S. 276)
  - Wechseljahre (S. 313)
- Nahrungsgewohnheiten:
  - übermäßiger Verzehr von Glutamat (S. 97)
  - übermäßiger Verzehr von histaminhaltigen Produkten (**Tab. 12.4**)
  - Mangel- und/oder Fehlernährung, insbesondere ein Mangel an Magnesium, Kalzium, Kalium, B-Vitamine
  - Alkoholabusus

Checkliste der Hormone

Mithilfe der Hormoncheckliste (S. 344) können Sie herausfinden, welches der Hormone die Tachykardie vermutlich auslöst.

Diagnostik

Analysieren Sie alle Hormone, die Sie anhand der Hormoncheckliste (S. 344) als möglicherweise verursachend für die Tachykardie identifiziert haben.

Bei dem Beschwerdebild der Tachykardie sollten die Hormone DHEA und Kortisol grundsätzlich gemessen werden. Sinnvoll ist die Erhebung beider Werte im Tagesverlauf.

Das Verhältnis von Östrogenen zu Progesteron und von Östrogenen zu Testosteron sollte, sofern diese Hormone bestimmt werden, ebenfalls ermittelt werden. Die Verhältnisse der Hormone zueinander sind dem Kapitel zur Auswertung der Testergebnisse (S. 144) zu entnehmen.

Therapie

1. Termin:

- Anamneseerhebung mit Erfassung der Symptome, inklusive Hormoncheckliste (S. 344)
- Übergabe der Testmedien bzw. Durchführung des/der Tests direkt in Ihrer Praxis
- Als Erste Hilfe haben sich folgende Präparate bei Tachykardie bewährt, da diese den Herzschlag rhythmisieren. Ausgewählt wird eines der beiden:
  - **Pascoe Rytmopasc Tropfen**, mit Weißdorn, Tigerlilie, Hanfartigem Hundswürger, Wildem Jasmin, Glyzerolnitrat, Goldlack, Grünem Germer, Besenginster in homöopathisch aufbereiteter Form, 3 × täglich je 5 Tropfen
  - **Soluna Heilmittel Solunat Nr. 5 Tropfen**, mit Herzgespann, Johanniskraut, Melisse, Rose, Rosmarin, Weißdorn, Wiesenknopf, Goldchlorid in homöopathisch aufbereiteter Form, 2–3 × täglich je 4–8 Tropfen
- Je nach Begleitsymptomatik, wenn der Patient sehr nervös und ängstlich ist, wird zusätzlich z. B. das Präparat von Soluna oder die beiden Präparate von Weleda gegeben, die harmonisierend auf die Psyche wirken:
  - **Soluna Heilmittel Solunat Nr. 14 Tropfen**, mit Beifuß, Mistel, Pfingstrose, Christrose, Ammonium-, Kalium- und Natriumbromid in homöopathisch aufbereiteter Form, 2–3 × täglich je 5–10 Tropfen
  - **Weleda Neurodoron® Tabletten**, mit Kaliumphosphat, Gold, Eisenquarz in homöopathisch aufbereiteter Form, tagsüber (bis 17.00 Uhr); **Weleda Calmedoron® Mischung** bzw. **Globuli**, mit Hopfen, Baldrian, Passionsblume, Hafer, Kaffee in homöopathisch aufbereiteter Form, abends – Einnahme jeweils laut Herstellerangaben

2. Termin (nach dem Eintreffen der Analyseergebnisse):

- Substitution der im Mangel befindlichen Hormone mit D 4-Präparaten (S. 173): Die Applikationsform (Globuli oder Creme) und die Dosierung sind abhängig vom ermittelten Laborwert und vom Symptombild.
- Beginnen Sie zur Unterstützung der Drüsen mit den wichtigen Bausteinen, für die Nebenniere z. B. mit Rhodiola-Rosea-Präparaten, Grüntee-Extrakt, den Vitaminen B_6, B_{12} und C sowie Zink, oder mit Kombinationsmitteln wie Adrenal-Intercell, kombiniert mit einem Grüntee-Extrakt. Außerdem sollten Sie Nahrungsmittel empfehlen, die die Drüsen für die Hormonproduktion benötigen (**Tab. 11.2**).
- Beginnen Sie mit der mentalen Aufarbeitung – finden Sie Wege, den Stress im Leben Ihres Patienten zu reduzieren und seine Resilienz (S. 201) aufzubauen, gleichzeitig sollten Sport und Bewegung (S. 197) integriert werden.
- Die Einnahme der Präparate aus Termin 1 wird fortgesetzt, wenn der Patient weiterhin eine Medikation braucht, die das Nervenkostüm und einen guten Schlaf unterstützt.

3. Termin (ca. 4 Wochen nach dem 2. Termin):

- Wichtig ist nun die Aktivierung der Hormondrüsen. In diesem Fall sollten Sie die Hypothalamus-Hypophysen-Nebennierenrinden- (S. 23) und die Hypothalamus-Hypophysen-Gonaden-Achse (S. 26) rhythmisieren. Zum Einsatz kommen die Präparate von Steierl oder von Wala – entweder morgens Mittel 1, mittags Mittel 2 und abends Mittel 3 bei einem eher phlegmatischen Patiententypus oder an Tag 1 Mittel 1, an Tag 2 Mittel 2 und an Tag 3 Mittel 3 bei einem als eher sensibel einzustufenden Patienten:
  - **Steierl Phyto-C, Steierl Phytocortal N, Steierl Phyto-L**, 1–3 × täglich je 20–50 Tropfen pro Präparat, gerne in etwas Wasser aufgelöst. Diese Mittel unterstützen die Funktion der Hypophyse, der Nebennieren und der Gonaden. Aus dieser neuen Stärke heraus, können sich die Hormondrüsen harmonisieren.
  - **Wala Hypophysis/Stannum, Glandulae suprarenales comp., Ovaria/Argentum** (Frau) bzw. **Testes/Argentum** (Mann), jeweils 3–5 Globuli/Gabe. Diese Präparate enthalten homöopathisch aufbereitete Zellen der Hormondrüsen. Auf diese reagiert der Körper für gewöhnlich mit einer Aktivierung der Drüsen.
- Fortführung und ggf. Anpassung der Hormonsubstitution mit D 4-Präparaten (S. 173) nach Symptomlage: Die Dosierung muss bei einer anhaltenden Erstverschlimmerung verringert, bei einer sehr schwach ausfallenden Reaktion erhöht werden.
- Die Einnahme der Präparate aus Termin 1 wird fortgesetzt, wenn der Patient weiterhin eine Medikation braucht, die das Nervenkostüm und einen guten Schlaf unterstützt.
- Fortsetzung der mentalen Aufarbeitung
- Übergabe der Testmedien an den Patienten für eine Nachtestung. Sinnvollerweise lassen Sie den Status der Hormone erneut erheben, die Sie zu Beginn der Therapie als vermutlich in Dysbalance befindlich identifiziert haben.

4. Termin (nach weiteren ca. 4–6 Wochen):

- Darmsanierung (S. 151) und Leberunterstützung (S. 153)
- Bringen Sie Ihrem Patienten Atemübungen (S. 202) bei.
- Anpassung der Maßnahmen aus den Terminen 2 und 3 anhand der Ergebnisse der Nachtestung
- Fortsetzung der mentalen Aufarbeitung

5. Termin (nach weiteren ca. 6 Wochen):

- Entgiftung und Ausleitung von Medikamenten (S. 167), insbesondere von hormonellen Kontrazeptiva, Kortisonpräparaten und Schmerzmitteln
- Anpassung der Maßnahmen aus den Terminen 2–4
- Fortsetzung der mentalen Aufarbeitung
- Übergabe der Testmedien an den Patienten für eine Nachtestung

6. Termin (nach weiteren ca. 8 Wochen):

- Anpassung der Maßnahmen aus den Terminen 2–5 anhand der Ergebnisse der Nachtestung
- Fortsetzung der mentalen Aufarbeitung

Fallbeispiel

Tachykardie

Termin 1

Der Patient, 48 Jahre, konsultierte mich, da er an anfallsweiser Tachykardie, Bluthochdruck, Panikattacken und wiederkehrenden starken Bauchkrämpfen litt. Nachts wache er oft auf, sofern er denn überhaupt einschlafen könne. Er wache häufig zur gleichen Uhrzeit, gegen 2.30 Uhr (Winterzeit), auf. Er habe vor einiger Zeit aufgrund einer Darmschleimhautentzündung eine Behandlung erhalten, diese sei aber mittlerweile ausgeheilt. Der vorgelegte Arztbrief bestätigte dies. Kardiologisch gab es keinen besonderen Befund, die Hypertonie war vom Arzt gut eingestellt. Sein letztes großes Blutbild verdeutlichte leicht erhöhte Cholesterinwerte. In der Vergangenheit habe er bereits an Gallensteinen gelitten. Differenzialdiagnostisch konnte ich eventuelle Notfälle oder andere mögliche Erkrankungen ausschließen.
Der 48-jährige Mann wirkte ruhig und offen. Bezüglich seiner Lebensumstände beklagte er allerdings eine dauerhafte Auseinandersetzung mit seiner Schwiegermutter. Im Verlauf unseres Gesprächs stellte sich heraus, dass er diese Auseinandersetzung als existenziell bedrohlich empfand, da es immer wieder um viel Geld ging.
Als Erste Hilfe verordnete ich Pascoe Rytmopasc, 3 × täglich je 5 Tropfen, Weleda Neurodoron®, tagsüber 2 × täglich je 4 Tabletten, und Weleda Calmedoron®, 1 × täglich 5 Streukügelchen am Abend. Den mitgegebenen Speicheltest sollte er zu Hause durchführen.

Termin 2

Das Ergebnis der Speichelanalyse zeigte 1 Woche später eine chaotische Tagesverlaufskurve des Kortisols, die bereits in Richtung einer Burn-out-Kurve tendierte (**Abb. 12.1c**). Zudem offenbarte sich eine relative Östrogendominanz, mit gleichzeitig zu hohen Progesteron- und zu niedrigen Testosteronwerten. Da der Progesteronwert zwar zu hoch, aber die Testosteron- und Kortisolwerte zu niedrig waren, vermutete ich – neben der hohen emotionalen Belastung des Patienten – eine Schwäche im Umbauzyklus der Hormonkaskade (**Abb. 1.2**), d. h., die Synthese funktionierte nicht ausreichend, obwohl alle Vorstufen in ausreichender Konzentration vorlagen. Deshalb entschied ich mich dazu, zunächst auf die Gabe von Hormonen zu verzichten und das Hauptaugenmerk auf die Entlastung der Leber und des Herzens zu richten sowie eine mentale Entspannung anzustreben, um dadurch eine Entlastung und gleichzeitige Stärkung der Nebennieren zu erzielen.
Er sollte daher die Solunate Nr. 5 (2 × täglich 8 Tropfen) und Nr. 8 (2 × täglich 10 Tropfen) für die Herz- und die Leberstärkung sowie weiterhin die Präparate aus dem 1. Termin einnehmen. Außerdem erhielt er Adrenal-Intercell (1 × täglich 1 Kapsel) sowie Grüntee-Extrakt (600 mg/Tag) zur Stärkung der Nebennierenfunktion.
Ich gab ihm als Hausaufgabe auf, Atemübungen zu machen und spazieren zu gehen. Sollte er einen Anflug von Panik oder Herzrasen verspüren, sollte er sich bewegen und im Abstand von ca. 30 Min. jeweils 2 Tabletten Weleda Neurodoron® einnehmen, bis sich sein Zustand wieder normalisiert habe.

Termin 3

In der nächsten Sitzung 6 Wochen später besprachen wir die aufgekommenen Emotionen und suchten nach Lösungsansätzen. Körperlich hatte sich ebenfalls etwas getan: Bauchkrämpfe habe er keine mehr gehabt, er habe öfter durchschlafen können. Er gab an, zweimal eine Panikattacke erlitten zu haben, ansonsten habe er sich ruhiger gefühlt.
Adrenal-Intercell, Neurodoron, Calmedoron, den Grüntee-Extrakt und die Solunate Nr. 5 und Nr. 8 sollte er in gleicher Dosierung fortsetzen. Gleichzeitig begannen wir mit der Hormondrüsenstimulation und nutzten die Mittel Wala Hypophysis, Wala Epiphysis GL, Wala Glandulae suprarenales comp und Wala Testes/Argentum im täglichen Wechsel (jeweils 1 × täglich 5 Globuli).
Ich zeigte ihm eine Entspannungsübung, und wir arbeiteten an seinem eigenen, individuellen emotionalen Raum. Auch besprachen wir, wie er den Verletzungen durch die Schwiegermutter entgegentreten könne. Dabei kristallisierte sich heraus, dass er ihren bissigen Kommentaren gar keine Beachtung schenken musste – er konnte sich darauf beschränken, nur noch zu hören, was sich

zu hören lohnte, und sich guten Gewissens ihr gegenüber mental abgrenzen. Er musste nicht ihr gefallen, sondern seiner Frau und sich selbst.
Ich verordnete deshalb die homöopathischen Mittel Bellis perennis C 30 und Calcium carbonicum C 30, jeweils 1 × täglich 6 Globuli, um den mentalen Prozess zu unterstützen.
Außerdem sollte er sich zu Hause damit beschäftigen, warum die Schwiegermutter so einen großen Einfluss auf ihn habe: Welche Gefühle hat er dabei – außer Zorn?

Termin 4
Bei unserem 4. Termin, 4 Wochen später, gab er an, dass er sich fitter fühle und das Herzrasen seltener aufgetreten sei. Zuweilen habe er schlecht einschlafen können. Panikattacken habe er keine gehabt, dafür seien jedoch Verdauungsprobleme nach fettigem Essen aufgetreten. Er spüre, dass sich viel verändere, habe sich sogar einmal gegen die Schwiegermutter durchsetzen können. Das habe ihm ein sehr gutes Gefühl gegeben. Er könne sich besser abgrenzen.
Ich entschied mich dafür, die Einnahme aller Präparate aus den letzten Terminen fortzusetzen, außerdem sollte er Nutrimmun Probiotik Recur laut Packungsangabe für den Darm ergänzen. Als Hausaufgabe sollte er die Übungen der letzten Terminen fortsetzen, und wir übten neue Atemübungen ein. Außerdem gab ich ihm ein neues Testset zur Durchführung einer weiteren Speichelprobe mit, die er in 4 Wochen durchführen sollte.

Termin 5
Die Besprechung der Ergebnisse erfolgte während des Termins 5 Wochen später. Die Kortisolkurve hatte sich normalisiert, war insgesamt jedoch noch etwas zu niedrig. Der Progesteronwert befand sich nun im Referenzbereich, die relative Östrogendominanz hatte sich normalisiert, das Verhältnis von Östrogenen zu Progesteron lag in einem stimmigen Bereich von 1 : 32 (Soll: 1 : ≥ 30). Gleichzeitig war der Testosteronwert unter den unteren Referenzwert gefallen. Der Patient gab an, dass er sich momentan wenig durchsetzungsstark fühle, was zu dem erniedrigten Testosteronwert passte. Schlafen könne er jedoch, und die Beschwerden im Bauch seien nicht mehr aufgetreten. Er überlege, sich im Sportverein anzumelden und in seiner Freizeit wieder Fußball zu spielen. Herzrasen sei ein paarmal aufgetreten, zudem Schwindel. Der Internist habe daher die Blutdruckmedikation neu eingestellt und die Dosis dabei verringert.
Da sich die Hormonspiegel zwar in vielen Bereichen normalisiert hatten, aber der Testosteronwert weiterhin zu niedrig war, entschied ich mich – neben den vorherigen Maßnahmen, auf die der Patient gut angesprochen hatte – nun Testosteron zu ergänzen.
Es erfolgte entsprechend die Fortsetzung der Stimulation der Hormondrüsen mit den Wala-Produkten und dem Darmpräparat, außerdem mit Weleda Neuroderon und Calmedoron bei Bedarf, morgens eine Gabe Testosteron D 4, 3 Globuli, zudem Carduus marianus C 30 und Calcium carbonicum C 30 und Nux vomica C 30, jeweils 1 × täglich 5 Globuli. Das Adrenal-Intercell sollte er nur noch so lange nehmen, bis die Packung leer war, und es dann absetzen. Die Bewegung sollte er fortsetzen, seine Ernährung sollte nun vermehrt Hafer und Kürbis enthalten – Lebensmittel, die für die Testosteronproduktion hilfreich sind.

Termin 6
Bei unserem nächsten Termin nach 7 Wochen berichtete er davon, dass mit der Schwiegermutter eine gute und dauerhafte Lösung im Streit um die Finanzen gefunden worden sei. Die Blutdruckmedikation sei ein weiteres Mal gesenkt worden, auch die Cholesterinwerte hätten sich normalisiert. Er fühle sich tatkräftig und durchsetzungsstark. Die Atem-, Entspannungs- und Abgrenzungsübungen führe er weiterhin regelmäßig durch, da sie ihm guttäten. Zum Fußball gehe er nun 1 × wöchentlich, er fühle sich energiereicher, und seine Kondition käme auch zurück. Er habe festgestellt, dass er auf der Arbeit plötzlich anders wahrgenommen und ihm auch bei Entscheidungen mehr Gehör geschenkt werde.
Wir vereinbarten eine Fortsetzung der stimulierenden Hormondrüsentherapie ohne Wala Epiphysis GL, fügten jedoch die Mittel Lycopodium C 30, morgens 6 Globuli, und Sepia C 30, abends 4 Globuli, hinzu. Des Weiteren sollte die Einnahme des Darmpräparats nur noch bis zur Packungsneige er-

folgen. Die Testosterongabe wurde schrittweise um jeweils 1 Globulus alle 3 Wochen reduziert.

Termin 7
Nach 9 Wochen erfolgte ein weiterer Speicheltest, der Werte im Referenzbereich zeigte. Einen Tachykardieanfall oder Bauchbeschwerden habe er keine mehr gehabt. Er fühle sich in seiner Mitte, zur Schwiegermutter halte er weitestgehend Distanz, da er merke, dass ihn jede Begegnung stresse. Daran würde er mithilfe der Übungen weiterarbeiten. Die Hormondrüsenstimulation wurde entsprechend beendet. Zur weiteren Festigung des Therapieerfolgs verordnete ich weiterhin Carduus marianus C 30, Nux vomica C 30, zusätzlich Bambusa C 30 sowie parallel im Wechsel Pulsatilla C 30 und Calcium carbonicum C 30, jeweils 1 × täglich 5 Globuli.

Termin 8
Beim Abschlusstermin 8 Wochen später berichtete er mir, dass es ihm gut gehe. Die Hypertoniemedikation sei nach Absprache mit dem Arzt abgesetzt worden, da die Werte nun völlig unauffällig seien, eine Überprüfung würde aber fortgesetzt werden. Zu mir wolle er ab sofort halbjährlich zur Kontrolle kommen, damit er nichts übersehe, wie er sich ausdrückte, und man ihm schnell helfen könne, wenn sich wieder etwas einschleiche – mental oder körperlich.

12.6 Psychische Erkrankungen

Angststörungen und Depressionen (S. 276) gehören zu den häufigsten psychischen Erkrankungen. Ihre Symptome überschneiden sich zum Teil, auch da ihnen dieselben hormonellen Dysbalancen zugrunde liegen können.

12.6.1 Angststörungen

Definition

Ängste sind Teil des Lebens. Genau genommen sind sie eine evolutionäre Überlebensstrategie: Bedenkenträger leben länger, Ängste schützen uns vor Gefahren – sie sagen uns, dass wir nun besser schleunigst verschwinden oder keinen einzigen Schritt weiter gehen sollten. Sie teilen uns auch mit, mit wem wir uns besser nicht anlegen sollten oder dass wir nun sehr rasch reagieren müssen, wollen wir unser Kind vor einem Unfall bewahren. Durch Ängste sollen potenziell gefährliche Situationen so früh wie möglich erkannt und umgangen werden können.

Ängste zu haben, ist also normal – wenn sie angemessen und begründet sind. Wer jedoch immer öfter in gewöhnlichen Situationen übermäßige Sorge oder sogar Angst empfindet, wird in seinem Leben zunehmend Einschränkungen erfahren – und leidet eines Tages möglicherweise an einer sog. „Angststörung“.

Eine **Angststörung** beschreibt den Zustand, bei dem Betroffene Ängste vor Situationen, Gegenständen oder Lebewesen entwickeln, die objektiv betrachtet keine Bedrohung darstellen. Dies ist vielen Personen im Nachhinein häufig klar. Doch in dem Moment erleben sie die Situation als für sie bedrohlich, und eine kognitive Steuerung des eigenen Verhaltens und eine Beruhigung ist gewöhnlich nicht mehr möglich. Sowohl gedanklich als auch auf der Gefühlsebene empfinden Betroffene ihre Angst als derart real, dass der Körper Angstreaktionen ausbildet.

Es gibt verschiedene Formen von Angststörungen. Manche Menschen leben in (zumeist grundloser) ständiger Angst oder Sorge vor vielen unterschiedlichen Dingen. Hierbei handelt es sich um eine generalisierte Angststörung. Bei Phobien ist den Betroffenen hingegen durchaus bewusst, wovor sie Angst haben: Spinnen, Schlangen, enge Räume, Höhe, Knöpfe usw. Außerdem gibt es Panikstörungen, bei denen die Betroffenen ohne erkennbaren Auslöser plötzlich eine Panikattacke entwickeln.

Laut Statistik leiden in Deutschland etwa 15 % der Einwohner an einer Angststörung, wobei Frauen häufiger erkranken als Männer. Angststörungen treten im Schnitt mit 21 Jahren auf.

Ursachen und hormonelle Störungen

Als Ursache der Angststörung kommen verschiedene Faktoren infrage: Instinkt, erlerntes Verhalten, Genetik und chronischer, massiver Stress.

Aber auch körperliche Dysbalancen begünstigen Angststörungen: Insbesondere die Serotoninspiegel sind bei Angststörungen erniedrigt. Weitere Faktoren sind Dopaminmangel, eine Nebennierenschwäche, eine Schilddrüsenunterfunktion, eine Darmdysbiose sowie Progesteron-, Adrenalin- oder Kortisolmangel.

Differenzialdiagnose

Ausschluss von Notfällen und anderen Erkrankungen

Bei einer akuten Panikattacke oder großer Angst muss abgeklärt werden, ob möglicherweise tatsächlich in diesem Moment eine akut lebensbedrohliche Situation besteht. Dies können äußere Umstände sein, jedoch auch schwere und **lebensbedrohliche Erkrankungen** wie ein Herzinfarkt oder eine Lungenembolie. Wenn der Patient diesen Zustand, z. B. einen Asthmaanfall oder eine Panikattacke, bereits kennt, kann er möglicherweise selbst Auskunft darüber geben, ob dieser Anfall wie die anderen ist oder ob es Auffälligkeiten gibt.

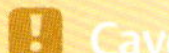

Cave

Bei dem Verdacht auf lebensbedrohliche Erkrankungen als Auslöser einer Panikattacke ist ein Notruf abzusetzen.

Keinesfalls darf man eine Person, die gerade eine akute Panikattacke durchlebt, alleine lassen. Auch muss anschließend geklärt werden, ob möglicherweise aufgrund einer Begleiterkrankung, beispielsweise einer Depression, die Gefahr der **Suizidalität** besteht. **Posttraumatische Belastungsstörungen** (PTBS) können Angststörungen jedweden Grades bedingen. Nehmen Sie die Situation in jedem Fall sehr ernst.

Nicht zuletzt ist zu erwähnen, dass Menschen während und nach **Drogenkonsum** an Ängsten und Panikattacken leiden können.

Feststellen der Rahmenparameter

Besprechen Sie mit Ihrem Patienten, ob bekannt ist, wann die Angst, Sorge oder Panik auftritt:

- Gibt es einen speziellen, benennbaren Auslöser?
- Tritt die Angst zu bestimmten Zeitpunkten auf – z. B. morgens, nachts, nur im Winter, bei Wetterwechseln, nach dem Genuss bestimmter Speisen oder Getränke etc.?
- Nimmt der Patient Drogen?
- Sind spezielle Situationen oder Personen bzw. Personentypen auslösend?
- Ist Ihr Patient in den Situationen noch handlungsfähig und ansprechbar?
- Empfindet Ihr Patient seine Bewertung der Situation auch im Nachhinein noch als richtig? Würde er jederzeit wieder sagen, dass diese beängstigend war? Oder würde er die Situation nun anders bewerten?

Die Kenntnis dieser Rahmenparameter hilft Ihnen dabei, die psychische Ebene bei der Behandlung einzubeziehen.

Praxistipp

Eine psychologische Betreuung ist sehr wichtig, da die wenigsten Angstpatientinnen und Angstpatienten ihre Krankheit ohne therapeutische Hilfe überwinden können. Überweisen Sie den Patienten bei Bedarf an einen Psychotherapeuten oder Psychiater.

Zur Therapie der körperlichen Auslöser erheben Sie nach Ausschluss der genannten anderen Erkrankungen die Laborwerte.

Checkliste der Hormone

Zunächst sind anhand der Hormoncheckliste (S. 344) diejenigen Hormone zu bestimmen, die als Auslöser für die Symptome des Patienten infrage kommen könnten, damit Sie wissen, wo Ihre Testroutine beginnen soll.

Diagnostik

Eine labordiagnostische Abklärung erfolgt zu nachstehenden Parametern:

- Serotonin (↓) [Urin]
- Progesteron (↓) [Speichel]
- Darmflorastatus/Darmmikrobiom [Stuhl]
- Adrenalin/Noradrenalin (↓) [Urin]
- Dopamin (↓) [Urin]
- TSH, T_4 und T_3 (↓) [Blut]
- Kortisol (↓) [Tagesprofil, Speichel]

Für gewöhnlich sind es Mangelzustände, die Angststörungen oder Panikattacken auslösen.

Therapie

Wie bereits besprochen ist es bei dieser Erkrankung besonders wichtig, bei der Behandlung sowohl die physische wie auch die psychische Ebene zu berücksichtigen. Es sollte nicht nur der Körper gesunden, sondern es müssen auch Ausstiegsstrategien und Konzepte der Angstbewältigung gefunden werden. Sollte dies nicht Ihrem Leistungsspektrum entsprechen, überweisen Sie Ihren Patienten parallel zu Ihrer medikamentösen Therapie an eine diesbezüglich ausgerichtete Fachkraft.

Die hormonelle Therapie richtet sich nach dem auslösenden Mangel. Entsprechend können Sie je nach Befund folgende Therapievorschläge in Betracht ziehen:

- Serotonin-, Dopamin-, Adrenalin-, Noradrenalinmangel: Nebennierenschwäche (S. 215)
- TSH-, T_4-, T_3-Mangel: Hypothyreose (S. 252)
- Progesteronmangel bzw. Östradioldominanz (S. 284)
- Kortisolmangel: Burn-out (S. 223)

Abweichend zu den vorgenannten Behandlungsschemata, bei denen erst zu einem späteren Zeitpunkt der Darm therapiert wird, verordnen Sie bei einer Angststörung am besten ab dem 1. Termin Nutrimmun MyBiotik Life+ (S. 151). Die Zusammensetzung der Wirkstoffe und Bakterien hat sich bei Angststörungen und hohen nervlichen Belastungen bewährt. Die Anwendung des Präparats erfolgt nach Herstellervorgaben.

12.6.2 Depressionen

Definition

Eine Depression ist eine gravierende Erkrankung, die es in verschiedenen Ausprägungen gibt:

1. Die **depressive Verstimmung** ist die Vorstufe einer Depression mit einigen der unten aufgeführten Symptome, die jedoch zumeist nicht in der gleichen Ausprägung und Intensität vorliegen wie bei einer Depression.
2. Die **unipolare Depression** besteht überwiegend aus traurigen Phasen, die von neutralen Phasen durchbrochen werden.
3. Die **bipolare Depression** oder manische Depression ist immer wieder von Hochphasen durchsetzt. Die Patientinnen und Patienten leben zwischen himmelhoch jauchzend und zu Tode betrübt. In den manischen Episoden zeigen die Betroffenen eine überzogene Heiterkeit, sind (oft grundlos) euphorisch und häufig distanzlos. Der Absturz in die Depression ist nach diesen Phasen besonders belastend.

Die Schwere der Erkrankung kann sich mit der Zeit zum Besseren oder zum Schlechteren entwickeln. Die Erkrankung äußert sich insbesondere durch psychische Verhaltensänderungen. Auf hormoneller Ebene können sich deutliche Verschiebungen des Hormon- und/oder Neurotransmitterstatus zeigen.

Leitsymptome einer Depression sind folgende:

- Traurigkeit
- Melancholie
- erhöhte Reizbarkeit
- geringere Belastbarkeit
- verminderte Leistungsfähigkeit
- Energiemangel
- Konzentrationsstörungen
- Antriebsminderung
- kein Empfinden von Freude
- Libidoverlust
- übersteigerte Schuldgefühle, selbst bei Dingen und Vorfällen, an denen der Depressive keinen Anteil hatte
- Appetitlosigkeit oder übersteigerte Nahrungsaufnahme, insbesondere von Süßigkeiten
- Schlafstörungen, aber vermehrtes Schlafbedürfnis
- Müdigkeit
- Schwierigkeiten, morgens aufzustehen, teilweise ist das Aufstehen erst mittags oder nachmittags möglich
- sozialer Rückzug
- ein Gefühl der Sinnlosigkeit des Lebens
- Verlust der Lebenslust bis hin zur Suizidalität

Die Depression begleitet die Betroffenen überallhin wie ein Schatten. Zeitweilig können sie ihn vergessen, doch dann übermannt dieser Schatten sie mit aller Macht. Es ist nicht möglich, diesen Zustand mit purer Willenskraft beiseite zu zwingen. Die Patientinnen und Patienten berichten davon, dass es ihnen oft schlecht geht und sie sich traurig fühlten, obwohl es augenscheinlich keinen Grund dazu gebe. Ständig in Tränen auszubrechen und sich schuldig zu fühlen, selbst am Wetter, ist für diese Menschen der Normalzustand.

Praxistipp

Eine psychologische Betreuung depressiver Patientinnen und Patienten ist sehr wichtig, da eine Depression mit Suizidgedanken/-versuchen einhergehen und ohne therapeutische Unterstützung zumeist nicht überwunden werden kann. Überweisen Sie den Patienten bei Bedarf an einen Psychotherapeuten oder Psychiater.

Aus diesem Zustand auszubrechen oder eine depressive Person zu einer Veränderung zu motivieren, ist ohne Therapie kaum möglich. Die allgemein gegebenen Ratschläge sind häufig nicht sehr nützlich: Eine Reise ist für Depressive nicht erholsam, sondern anstrengend. Ihr Zustand kann sich durch einen Urlaub durchaus verschlechtern. Die Aufforderung durch das Umfeld, sich zusammenzureißen, verschärft die Situation. Kognitiv ist den meisten Erkrankten durchaus bewusst, dass es sie im Leben schlimmer hätte treffen können – das verändert jedoch nichts an ihrer Gefühlslage. Im Gegenteil, das Bewusstsein, dass sie eigentlich froh und dankbar sein müssten, stürzt sie in nur noch größere Abgründe. Das Gleiche gilt für Aufmunterungen. Familienangehörige, Freunde und Arbeitskollegen können den Zustand lediglich aushalten und begleiten, sowie dem Depressiven eine Therapie anraten.

Depressionen fallen bei Männern übrigens häufig erst deutlich später auf als bei Frauen. Dies könnte an der kulturell geprägten Denkweise liegen, ein Mann müsse immer stark sein. Jedenfalls vertuschen Männer viel sorgfältiger und länger, dass es ihnen schlecht geht, als Frauen. Frauen neigen häufig früher dazu, sich jemandem anzuvertrauen. Behalten Sie dies im Hinterkopf, wenn Sie bei einem Mann sozialen Rückzug, erhöhte Reizbarkeit und einen verstärkten Hang, sich ohne besonderen Anlass in Arbeit einzugraben, beobachten.

Ursachen und hormonelle Störungen

Bei Depressionen unterscheidet man Ursachen und Auslöser. Ursachen sind eine ungünstige Kombination aus genetischer Disposition, Fehlsteuerungen von Hormonen und/oder Neurotransmittern, Persönlichkeitsfaktoren und dem äußeren Umfeld, in dem jemand aufwächst und lebt. Die Resilienz ist vermindert. Traumatische Erlebnisse oder anhaltende belastende und überfordernde Lebenssituationen können beim Vorliegen dieser Umstände eine Depression fördern.

Daneben kommen folgende Auslöser in Betracht:

- Störungen des Hormonsystems aufgrund von Erkrankungen
- operative Entfernung der Eierstöcke oder Hoden ohne gleichzeitige medikamentöse Einstellung der ab der Operation fehlenden Hormone
- Ende einer Schwangerschaft, wenn die Hormonspiegel schnell und stark abfallen; nach einer Fehlgeburt fallen die Spiegel ebenfalls rasant ab, wobei die Situation durch den Verlust des Kindes verschärft wird
- Belastungen durch endokrine Disruptoren
- Medikamente, die störend in den Hormon- oder Neurotransmitterhaushalt eingreifen – beispielsweise der Einsatz hormoneller Kontrazeptiva

Differenzialdiagnose

Ausschluss von Notfällen und anderen Erkrankungen

Die Depression ist eine schwere Krankheit, die aus sich selbst heraus nicht tödlich verläuft. Aufgrund der überaus erheblichen seelischen Belastung sterben jedoch bis zu 15 % der Patientinnen und Patienten mit wiederkehrenden depressiven Phasen am **Suizid**. Die Wahrscheinlichkeit eines (erfolgreichen) Suizidversuchs steigt mit zunehmendem Lebensalter, bei Einsamkeit, gleichzeitigem Suchtverhalten, Verlust des Arbeitsplatzes oder des sozialen Umfelds. Gab es in der Vergangenheit bereits Suizidversuche, steigt die Wahrscheinlichkeit einer erfolgreichen Selbsttötung sogar noch an.

Dabei liegt das größte Risiko zu einem Suizid nicht unbedingt in der Phase, in der die Menschen keine therapeutische Betreuung haben, sondern wenn sie sich bereits in einer Therapie befinden und ggf. Antidepressiva einnehmen. Durch die Gabe der Antidepressiva steigt der Antrieb bereits an, während es den Personen seelisch noch sehr schlecht geht. Deshalb haben die Betroffenen leider gerade in dieser Phase die höchste Motivation und gleichzeitig plötzlich die körperliche Energie, sich das Leben zu nehmen. Hier ist also besondere Vorsicht geboten.

> **Cave**
>
> Spricht eine Person von Suizid, glauben Sie ihr und nehmen Sie diese Absicht ernst! Die Annahme, dass Menschen, die über eine Suizidabsicht sprechen, keinen Suizid begehen würden, ist schlicht falsch. Ergreifen Sie die entsprechenden Maßnahmen, wenn jemand Ihnen gegenüber von Selbsttötungsabsichten spricht!

In der Therapie sollten mögliche Suizidgedanken angesprochen werden. Ein Mensch, der so krank ist, wird nicht erst durch Ihre Frage auf die Idee gebracht. Suizidgedanken sind da oder auch nicht. In der Therapie müssen Sie einschätzen können, woran Sie sind. Sie können dieser Frage nicht ausweichen.

> **Praxistipp**
>
> Die Betreuung depressiver Menschen gehört in die Hände von Psychotherapeuten bzw. Psychiatern! Von der alleinigen Depressionstherapie in der Heilpraktikerpraxis rate ich dringend ab. Sie können, sofern Sie ausreichend kompetent und gefestigt sind, jedoch begleitend zur psychotherapeutischen Therapie eine Behandlung durchführen. Idealerweise tauschen Sie sich dabei mit dem Therapeuten bzw. Arzt aus. Dies ist für den Patienten die bestmögliche Basis.

Feststellen der Rahmenparameter

Die Erkrankungen Burn-out und Depression werden häufig miteinander vermischt oder verwechselt, obwohl es einige wesentliche Unterschiede gibt (**Tab. 12.1**), wie bereits zum Burn-out (S. 220) aufgezeigt wurden. Anhand der dort genannten Symptome können beiden Erkrankungen voneinander abgegrenzt werden.

Checkliste der Hormone

Anhand der Hormoncheckliste (S. 344) können diejenigen Hormone bestimmt werden, die als Auslöser für die Symptome des Patienten infrage kommen könnten. Allerdings empfiehlt sich bei einer Depression grundsätzlich eine möglichst umfassende Labordiagnostik.

Diagnostik

Wird ein an Depressionen erkrankter Patient in Ihrer Praxis vorstellig, sollte Ihre Anamnese unbedingt die Erhebung der persönlichen Umstände, der möglichen Suizidalität, die derzeitige Therapie, die aktuell eingenommenen Medikamente und vergangene oder bestehende Traumata umfassen.

Sollte eine Frau derzeit hormonelle Kontrazeptiva anwenden, ist es ratsam, gemeinsam zu besprechen, ob und wie diese abgesetzt werden können. Aufgrund ihrer Funktionsweise können Sie eine Depression auslösen oder verschlechtern.

Erheben Sie am besten alle der nachfolgenden Laborwerte:

- Progesteron (↓), Östradiol, Testosteron (↓) [Speichel]
- TSH, T_4, T_3 (↓) [Blut]
- TBG (↑) [Blut]
- Kortisol (↑), DHEA im Tagesprofil [Speichel]
- Dopamin (↑), Serotonin (↓), Histamin (↑) [Urin]
- Adrenalin (↑), Noradrenalin (↑)
- Darmstatus zur Abklärung entzündlicher Prozesse und der Zusammensetzung der Darmflora, hauptsächlich der Besiedlung durch die Bakterienstämme Bifidobacterium longum R0175 und Lactobacillus helveticus R0052, wie zur Therapie des Darms (S. 151) aufgezeigt

Weiterführende Informationen zur Analyse der Hormone sind den jeweiligen Hormonsteckbriefen (S. 51) zu entnehmen, das diagnostische Vorgehen wird im Kapitel zur Hormondiagnostik (S. 136) beschrieben.

Therapie

1. Termin:

- Anamneseerhebung mit Erfassung der Symptome, inklusive Hormoncheckliste (S. 344)
- Übergabe der Testmedien bzw. Durchführung des/der Tests direkt in Ihrer Praxis
- Präparate, die harmonisierend auf die Psyche wirken, sind z. B.:
  - **Soluna Heilmittel Solunat Nr. 14 Tropfen**, mit Beifuß, Mistel, Pfingstrose, Christrose, Ammonium-, Kalium- und Natriumbromid in homöopathisch aufbereiteter Form, 2–3 × täglich je 5–10 Tropfen, und **Soluna Heilmittel Solunat Nr. 4 Tropfen**, mit kolloidalem Silber, Silbercitrat, Tabak in homöopathisch aufbereiteter Form, 3 × täglich je 10 Tropfen
  - **Weleda Neurodoron® Tabletten**, mit Kaliumphosphat, Gold, Eisenquarz in homöopathisch aufbereiteter Form, tagsüber (bis 17.00 Uhr); **Weleda Calmedoron® Mischung** bzw. **Globuli**, mit Hopfen, Baldrian, Passionsblume, Hafer, Kaffee in homöopathisch aufbereiteter Form, abends – Einnahme jeweils laut Herstellerangaben

Praxistipp

Möchten Sie andere Präparate verabreichen, stellen Sie sicher, dass keine Wechselwirkung mit möglicherweise bereits substituierten Antidepressiva entstehen kann.

- Als erstes stärkendes Mittel hat sich ebenfalls **Steierl Potagil**, mit Phosphorsäure, Kieselsäure, Selen, bewährt. In der 1. Woche nimmt Ihr Patient hiervon stündlich, in der 2. Woche alle 2 h zwischen 9.00 Uhr und 21.00 Uhr 5–10 Tropfen, ab der 3. Woche 1–3 × täglich je 5–10 Tropfen.

2. Termin (nach dem Eintreffen der Analyseergebnisse):

- Substitution der im Mangel befindlichen Hormone mit D 4-Präparaten (S. 173): Die Applikationsform (Globuli oder Creme) und die Dosierung sind abhängig vom ermittelten Laborwert und Symptombild. Häufig benötigen depressive Menschen Progesteron oder Pregnenolon. Setzen Sie hier die Creme ein.

> **Cave**
> Verordnen Sie keinesfalls Progesteron oder Pregnenolon, auch nicht als D 4-Potenz, wenn Ihre Patientin mit hormonellen Kontrazeptiva verhütet! Die Progesterongabe kann die verhütende Wirkung aufheben.

- Liegt gleichzeitig eine Hypothyreose (S. 252) vor, wird diese mit den entsprechenden Präparaten behandelt.
- Beginnen Sie zur Unterstützung der Drüsen mit den wichtigen Bausteinen, für die Nebenniere z. B. mit Rhodiola-Rosea-Präparaten, Grüntee-Extrakt, den Vitaminen B_6, B_{12} und C sowie Zink. Außerdem sollten Sie Nahrungsmittel empfehlen, die die Drüsen für die Hormonproduktion benötigen (**Tab. 11.2**).
- Beginnen Sie mit der mentalen Aufarbeitung – finden Sie Wege, den Stress im Leben Ihres Patienten zu reduzieren und seine Resilienz (S. 201) aufzubauen, gleichzeitig sollten Sport und Bewegung (S. 197) integriert werden.
- Die Einnahme der Präparate aus Termin 1 wird fortgesetzt, wenn der Patient weiterhin eine Medikation braucht, die das Nervenkostüm und einen guten Schlaf unterstützt.
- Je nach Krankheitsschwere können Sie bereits mit der Aktivierung der Hormondrüsen beginnen. Besprechen Sie mit Ihrem Patienten, ob er sich dazu in der Lage sieht, weitere Präparate einzunehmen, oder ob man dies besser noch zurückstellt. Eine Übersicht über die Präparate ist zu Termin 3 aufgeführt.

3. Termin (ca. 4 Wochen nach dem 2. Termin):

- Wichtig ist nun die Aktivierung der Hormondrüsen. In diesem Fall sollten Sie die Hypothalamus-Hypophysen-Nebennierenrinden- (S. 23) und die Hypothalamus-Hypophysen-Gonaden-Achse (S. 26) rhythmisieren. Zum Einsatz kommen die Präparate von Soluna oder von Wala – entweder morgens Mittel 1, mittags Mittel 2 und abends Mittel 3 bei einem eher phlegmatischen Patiententypus oder an Tag 1 Mittel 1, an Tag 2 Mittel 2 und an Tag 3 Mittel 3 bei einem als eher sensibel einzustufenden Patienten:
  - Die Präparate von **Soluna Heilmittel** helfen dem Körper, sich neu auszurichten, neuen Mut und neue Kraft zu schöpfen. Dazu verwenden Sie die Solunate Nr. 2, Nr. 4, Nr. 14, Nr. 17. Verordnen Sie immer 2 Solunate pro Tag und dann im Wechsel, z. B. am 1. Tag Nr. 2 und Nr. 4, am 2. Tag Nr. 14 und Nr. 17, am 3. Tag wieder die vom 1. Tag usw., jeweils 2–4 × täglich je 8 Tropfen. Bei einer bestehenden Hypothyreose wird zusätzlich Solunat Nr. 22 gegeben.
    - **Solunat Nr. 2 Tropfen**, mit Angelika, Anis, Chinabaum, Cola, Dost, Galgant, Ingwer, Johanniskraut, Koriander, Kubebe, Kümmel, Lavendel, Majoran, Meisterwurz, Melisse, Muskat, Schwarzem und Weißem Pfeffer, Rosmarin, Salbei, Tausengüldenkraut, Wacholder, Ysop, Zimt, Goldchlorid in homöopathisch aufbereiteter Form
    - **Solunat Nr. 4 Tropfen**, mit kolloidalem Silber, Silbercitrat, Tabak in homöopathisch aufbereiteter Form
    - **Solunat Nr. 14 Tropfen**, mit Beifuß, Mistel, Pfingstrose, Christrose, Ammonium-, Kalium- und Natriumbromid in homöopathisch aufbereiteter Form
    - **Solunat Nr. 17 Tropfen**, mit Herzgespann, Johanniskraut, Melisse, Rose, Rosmarin, Weißdorn, Wiesenknopf, Goldchlorid in homöopathisch aufbereiteter Form
    - **Solunat Nr. 22 Tropfen**, mit Braunwurz, Eiche, Isländischem Moos, Schachtelhalm, Tang, Antimonjodid in homöopathisch aufbereiteter Form, beim Vorliegen einer Hypothyreose, 2–3 × täglich je 5–10 Tropfen

- **Wala Hypophysis/Stannum, Glandulae suprarenales comp., Ovaria/Argentum** (Frau) bzw. **Testes/Argentum** (Mann), jeweils 3–5 Globuli/Gabe. Diese Präparate enthalten homöopathisch aufbereitete Zellen der Hormondrüsen. Auf diese reagiert der Körper für gewöhnlich mit einer Aktivierung der Drüsen.
- **Hypericum Steierl Potenzakkord Tropfen**, mit Johanniskraut in homöopathisch aufbereiteter Form, 1–3 × täglich je 5–10 Tropfen, wirken bei Verstimmungszuständen ausgleichend und beruhigend.

> **! Cave**
> Da Johanniskraut den Serotoninspiegel erhöht, darf es aufgrund der Gefahr von Wechselwirkungen nicht zeitgleich mit Antidepressiva oder anderen serotonergen Medikamenten verabreicht werden.

- Fortführung und ggf. Anpassung der Hormonsubstitution mit D4-Präparaten (S. 173) nach Symptomlage: Die Dosierung muss bei einer anhaltenden Erstverschlimmerung verringert, bei einer sehr schwach ausfallenden Reaktion erhöht werden.
- Die Einnahme der Präparate aus Termin 1 wird fortgesetzt, wenn der Patient weiterhin eine Medikation braucht, die das Nervenkostüm und einen guten Schlaf unterstützt.
- Fortsetzung der mentalen Aufarbeitung
- Übergabe der Testmedien an den Patienten für eine Nachtestung. Sinnvollerweise lassen Sie den Status der Hormone, die Sie zu Beginn der Therapie als vermutlich in Dysbalance befindlich identifiziert haben, erneut erheben.

4. Termin (nach weiteren ca. 4 Wochen):

- Beginnen Sie mit der Darmsanierung (S. 151) und der Leberunterstützung (S. 153).
- Bringen Sie Ihrem Patienten Atemübungen (S. 202) bei.
- Ermutigen Sie Ihren Patienten zu regelmäßiger, moderater Bewegung. Wenn sich Ihr Patient zu Beginn vorstellen kann, 1 Mal in der Woche für 10 Min. spazieren zu gehen, ist dies ein guter Anfang, den Sie unterstützen sollten. Vereinbaren Sie dieses Vorhaben fest mit Ihrem Patienten, damit er einen Ansporn hat. Bewegung hilft depressiven Menschen, wenngleich sie sich zunächst nicht aufraffen können. Im Nachhinein stellen sie zumeist fest, dass ihnen die Aktivität wirklich gutgetan hat.
- Anpassung der Maßnahmen aus den Terminen 1–3 anhand der Ergebnisse der Nachtestung
- Fortsetzung der mentalen Aufarbeitung

5. Termin (nach weiteren ca. 4–6 Wochen)

- Beginn mit der Entgiftung und der Ausleitung von Medikamenten (S. 167), insbesondere von hormonellen Kontrazeptiva, Kortisonpräparaten und Schmerzmitteln
- Anpassung der Maßnahmen aus den Terminen 1–4
- Fortsetzung der mentalen Aufarbeitung
- Übergabe der Testmedien an den Patienten für eine Nachtestung

6. Termin (nach weiteren ca. 4–6 Wochen):

- Anpassung der Maßnahmen aus den Terminen 1–5 anhand der Ergebnisse der Nachtestung
- Fortsetzung der mentalen Aufarbeitung

Bei Depressionen sind lange Behandlungsverläufe normal. Bleiben Sie in stetem Kontakt mit Ihrem Patienten. Das Ziel dieser Therapie ist immer eine Stabilisierung des Körpers und eine Verbesserung des psychischen Zustands.

Dies erreichen Sie u. a. mit Hausaufgaben, die Sie Ihrem Patienten auftragen. Diese sollen Ihren Patienten nicht überfordern, sondern ihn stärken. Die Hausaufgaben können kreativer Natur sein, regelmäßige Bewegung anregen oder auch die Aufarbeitung von Verhaltensmustern und Denkweisen beinhalten. Die Patientinnen und Patienten sollen lernen, wie sie sich selbst helfen können, wenn sie einen Tag haben, an dem es ihnen schlechter als an anderen Tagen geht: Sie müssen wissen, was ihnen guttut und was ihnen hilft, wenn der Bauch schon morgens nach dem Aufwachen wehtut, weil alles zu viel ist.

Fallbeispiel

Depressionen

Termin 1

Die Patientin, 28 Jahre, war seit Monaten wegen Depressionen krankgeschrieben. Sie nahm als Antidepressivum selektive Serotonin-Wiederaufnahmehemmer (SSRI) ein, war in psychotherapeutischer Behandlung und suchte nun zusätzlich alternative Hilfe. Aus eigenem Antrieb versicherte sie mir sehr nachdrücklich, dass sie keinerlei Suizidgedanken hege. Trotzdem fühle sie sich traurig, matt und antriebslos. Ihr fiele es schwer, vor dem Mittag aufzustehen, sich am Alltag zu beteiligen oder Freude zu empfinden. Sie habe zwischen dem 16. und 23. Lebensjahr hormonell verhütet. An besondere schwere Einschnitte in ihrem Leben könne sie sich nicht erinnern. Sie habe eine schöne Kindheit erlebt und einen Beruf ergriffen, der sie erfülle. Als gelernte Floristen sei sie nun bereits mehrere Jahre tätig. Sie lebe mit ihrem Freund und ihrer alten Katze in einer hübschen Eigentumswohnung. Eigentlich müsse sie zufrieden sein, sagte sie mir.

Ihre Schilddrüsenwerte waren bereits erhoben worden und ohne besonderen Befund. Da es ihr mit den SSRI besser ging, entschied ich mich vorerst gegen die Erhebung der Werte von Dopamin, Serotonin und Histamin. Stattdessen wollte ich gerne wissen, wie ihre Progesteron-, Östradiol-, Testosteronspiegel sowie die Kortisol- und DHEA-Tagesprofile aussahen. Die Patientin berichtete mir zwar nicht von Verdauungsstörungen, da Depressionen allerdings immer wieder zusammen mit Darmdysbiosen auftreten, wollte ich auf Nummer sicher gehen und den Darmbefund erheben.

Als erste Unterstützung sollte sie tagsüber (bis 17.00 Uhr) Weleda Neurodoron®, mindestens 4 × täglich je 2 Tabletten, und abends Weleda Calmedoron®, 1 × täglich 15 Streukügelchen vor dem Schlafengehen, einnehmen.

Termin 2

Die Befunde der Patientin zeigten eine Entzündung des Darms und eine Darmdysbiose, einen Progesteron- und Testosteronmangel sowie eine erhöhte Kortisolkurve im Tagesverlauf.

Da sie zu erschöpft für ein längeres Gespräch war, notierte ich ihr lediglich die Medikation: Aufgrund ihres Darmbefunds und den im Präparat enthaltenen Bakterienstämmen Bifidobacterium longum R0175 und Lactobacillus helveticus R0052 wählte ich Nutrimmun MyBiotikLife +, das sie nach Herstellerangaben einnehmen sollte: Einen Beutel mit dem Pulver in ein leeres Glas füllen und unter Rühren in ca. 100 ml stillem Wasser auflösen; auf leeren Magen mindestens 15 Min. vor einer Mahlzeit trinken. Die beiden Kapseln zu einer Mahlzeit mit etwas Flüssigkeit, z. B. einem Glas Wasser, einnehmen.

Gleichzeitig sollte sie zur Reduktion der Entzündungen Laves Colibiogen, in der 1. Woche 2 × täglich ½ Teelöffel, ab der 2. Woche 2 × täglich je 1 Teelöffel, einnehmen.

Außerdem schrieb ich ihr Pregnenolon-D 4-Creme, 2 × täglich je 2 Hübe, sowie zur Regulation des Kortisolspiegels Pure Encapsulations Rhodiola Rosea auf. Die Einnahme der Weleda-Präparate sollte sie fortsetzen.

Termin 3

Während dieses Termins, 3 Wochen nach dem vorangegangenen, konnten wir über ihr Befinden sprechen. Sie fühle sich leer und trostlos, habe jedoch ein paar Tage erlebt, an denen sie sich ein wenig hatte freuen können. Wir besprachen, was ihr früher immer gutgetan hatte, wenn es ihr schlecht ging. Sie sollte sich 2 Dinge aussuchen, die sie machen konnte, sobald sie bemerke, dass es ihr nicht gut gehe. Es sollten leicht durchzuführende Aktivitäten sein. Sie wählte Lesen ihrer Lieblingsbuchreihe und Baden in der heimischen Badewanne.

Zusammen mit den bereits verordneten Präparaten wollte ich ihr nun helfen, neuen Mut und neue Kraft zu schöpfen und dafür ihre Drüsen stimulieren. Dazu wählte ich Soluna Heilmittel Solunat Nr. 4, morgens 8 Tropfen, und Nr. 14, nachmittags 8 Tropfen. Diese beiden Präparate enthalten kein Johanniskraut und können daher gemeinsam mit dem SSRI-Präparat eingenommen werden.

Termin 4

Vier Wochen später fühlte die Patientin sich ausgeglichener und mental stärker. Das morgendliche Aufstehen fiel ihr noch immer schwer, doch sie quälte sich nun vormittags, statt erst mittags aus dem Bett. Sie hatte wieder mit dem Lesen begonnen und sich 2-mal ein Bad eingelassen, als es ihr schlecht ging. Sie thematisierte die Dinge, die sie besorgten: Ob ihr Freund sie wegen ihrer Krankheit verlassen würde, ob ihre alte Katze bald sterben würde, ob sie jemals wieder gesund werden würde. Wir sprachen lange darüber und ich bat sie darum, mit dem Malen zu beginnen, um ihrem Kummer Ausdruck zu verleihen.

Sie sollte mit den bereits verordneten Präparaten fortfahren, doch ab sofort von der Pregnenolon-D4-Creme morgens 2 Hübe und abends 1 Hub auftragen und am Wochenende die Substitution pausieren. Für die Leber sollte sie nun Soluna Heilmittel Solunat Nr. 8, 2 × täglich je 10 Tropfen, einnehmen.

Ich brachte ihr ein paar Atemübungen bei und schlug ihr regelmäßige, moderate Bewegung zur weiteren Regulation ihres Kortisolspiegels vor. Sie erklärte sich bereit, 2-mal pro Woche einen kleinen Spaziergang zu unternehmen.

Weitere Termine

Insgesamt begleitete ich die Patientin 2 Jahre lang, in denen wir vieles besprachen. Sie fand eine neue Weltsicht und erarbeitete sich eine gute Resilienz.

Nach etwa 9 Monaten leiteten wir die früher verwendeten hormonellen Kontrazeptiva aus. Ihre Hormonspiegel besserten sich langsam, aber stetig.

Nach etwa 12 Monaten senkte sie in Absprache mit ihrer behandelnden Ärztin in mehreren Schritten die Dosierung ihres Antidepressivums.

Die alte Katze starb etwa 2 Monate später. Dies warf die Patientin in ihrem Heilungsprozess zwar zurück, doch sie nahm tapfer neuen Anlauf. Die Patientin war unglaublich stark, auch wenn sie es in diesem Moment nicht wahrnehmen konnte. Sie kehrte binnen 2 Monate in ihre alte Form, vor dem Verlust ihrer Katze, zurück – auch wenn die Trauer nicht vorbei war. Ihr Bewegungspensum weitete sie aus und sie ging nun täglich 30–60 Min. spazieren. Drei Monate später entschieden sie und ihr Freund, sich einen Welpen ins Haus zu holen. Das motivierte sie zusätzlich zu weiterer Bewegung.

Ein weiteres 1¾ Jahr später setzte sie mit dem Einverständnis der Ärztin ihr Antidepressivum ab. Zu diesem Zeitpunkt begann sie wieder als Minijobberin in dem Blumenladen zu arbeiten, in dem sie gelernt hatte. Die Patientin lebte nun ihr fröhliches, zugewandtes und liebevolles Wesen, in das sich ihr Freund verliebt hatte – mittlerweile waren sie verlobt.

Die Patientin sucht mich weiterhin etwa alle 4–5 Monate auf, wozu sie im Vorfeld jedes Mal anhand eines bereits mitgegebenen Speichel- und Urintests die Werte von Progesteron, Testosteron, Östradiol, Kortisol, DHEA, Dopamin und Serotonin erhebt. Sie will frühzeitig gegensteuern, sollte sich ein weiteres Mal eine Depression anbahnen.

12.7 Erkrankungen der Sexualorgane

Zu den Erkrankungen der Sexualorgane, die dem Einfluss der Hypothalamus-Hypophysen-Gonaden-Achse (S. 26) unterliegen, gehören die Östrogen- und die Testosterondysbalance (S. 289), deren Symptome und Ursachen bereits im Grundlagenteil vorgestellt wurden; im Folgenden werden die Diagnostik und die Therapieansätze erläutert. Daneben gibt es eine Reihe spezieller Erkrankungen wie PM(D)S (S. 296), polyzystisches Ovarialsyndrom (S. 302), Ovarialinsuffizienz (S. 309) sowie Sterilität (S. 309) und Wechseljahre bei Frau und Mann (S. 313). Auch wenn Ovarialzysten, Myomen, Brustknoten und der Endometriose (S. 321) eine unterschiedliche Genese zugrunde liegt, bestehen oft dieselben Hormondysbalancen, sodass prinzipiell derselbe Behandlungsansatz gewählt werden kann.

12.7.1 Östrogendominanz/ -dysbalance und Progesteronmangel

Definition

Die Symptome und Ursachen der Östradioldominanz (S. 117), des Östradiolmangels (S. 119) sowie des Progesteronmangels (S. 120) wurden bereits erläutert. Weitere Informationen sind den Hormonsteckbriefen zu Östradiol (S. 79) und Progesteron (S. 83) zu entnehmen.

Differenzialdiagnose

Sowohl bei einem Östradiolmangel als auch bei einer Östradioldominanz können die gleichen Symptome vorliegen. Daher ist in diesem Fall ein Test zur Feststellung der Hormonlage und zur Differenzierung unumgänglich. Gleichzeitig kann ein möglicher Progesteronmangel die Symptome verschärfen.

Veränderte Testosteronspiegel tragen zu einer Dysbalance von Östrogenen und Progesteron bei. Liegt keine isolierte Verschiebung der Testosteronwerte vor, ist die Differenzierung der auslösenden Hormondysbalancen allein auf Basis der bekannten Symptome zuweilen schwierig.

Ausschluss anderer Erkrankungen

Eine Hypothyreose (S. 252) kann leicht mit einer Östrogendominanz oder einem Progesteronmangel verwechselt werden. Da sich die Hormone in ihrer Wirkung gegenseitig beeinflussen, ist es immer ratsam, beide Formenkreise zu überprüfen.

Bei **Gelenkschmerzen** sollten Ursachen wie Arthrose, Arthritis, Gicht, Unfallschäden oder Borreliosefolgen ausgeschlossen werden. Sind diese Erkrankungen ausgeschlossen, ist es sinnvoll, den Östriolwert zu erheben. Ein Östriolmangel (S. 119) verursacht neben Trockenheit der Schleimhäute von Augen, Nase und Scheide auch eine innere Trockenheit der Schleimhäute. Bei unklaren Gelenkbeschwerden oder Schmerzen, auch Schwellungen, kann die Ursache ein Östriolmangel sein. Durch diesen werden die Gelenkknorpel weniger mit Feuchtigkeit versorgt. Das verursacht Schmerzen, insbesondere der großen Gelenke.

Checkliste der Hormone

Kommen sehr viele Möglichkeiten infrage, welche Hormone sich in Dysbalance befinden können und entsprechend zu testen wären, ist es sinnvoll, die gesamte Hormoncheckliste (S. 344) durchzugehen, um einen Abgleich mit anderen Hormonstörungen zu finden. Dadurch erhöht sich die Wahrscheinlichkeit, die im Mangel befindlichen Hormone schnell(er) zu identifizieren.

Diagnostik

Zunächst sind folgende Hormonwerte zu erheben:

- Progesteron
- Östradiol
- Östriol

Diese Ergebnisse sind auch im Hinblick auf ihr Verhältnis zueinander zu interpretieren.

Ergänzend, zur Differenzierung anderer Dysbalancen und Störungen oder bei unklaren Werten, kann es ebenfalls erforderlich sein, folgende Hormonwerte zu ermitteln:

- Testosteron
- DHEA
- Kortisol (Tagesprofil)
- TSH
- T_4/T_3

Der Fokus der Behandlung liegt auf der am stärksten ausgeprägten Dysbalance. Häufig rhythmisieren sich andere Drüsen ebenfalls dabei, sodass Sie von mehreren hintereinander folgenden Hormontherapien absehen können und höchstens noch kleine Korrekturen vornehmen müssen.

Therapie

Beim 1. Termin ermitteln Sie, z. B. anhand der Hormoncheckliste (S. 344), welche Hormone zu testen sind und führen die entsprechende Diagnostik durch bzw. lassen diese durchführen.

Bei einer Hormondrüsendysbalance ist es immer und ausnahmslos das Ziel, den verloren gegangenen Rhythmus wiederherzustellen. Die hormonbildenden Drüsen sollen dazu angeregt werden, wieder miteinander zu kooperieren und ihre Hormone in der korrekten Höhe und passend zum zirkadianen Rhythmus freizusetzen.

Ein Körpersystem, das sich über längere Zeiträume in einer Starre befindet, verbraucht viel Energie und ist dysregulativ. Eine Rhythmisierung und Aktivierung benötigt ebenfalls Kraft und Ressourcen. Bedenken Sie dies, ehe Sie die Drüsen stimulieren. In schweren Fällen ist es häufig notwendig, zunächst die Nährstoffdepots aufzufüllen und gezielt einzelne Drüsen zu aktivieren. Die Rhythmisierung folgt dann erst im nächsten Schritt.

1. Termin:

- Anamneseerhebung mit Erfassung der Symptome, inklusive Hormoncheckliste (S. 344)
- Übergabe der Testmedien bzw. Durchführung des/der Tests direkt in Ihrer Praxis
- Bestehen bereits Stimmungstiefs oder körperliche Symptome wie Herzrasen, sollten Sie dem Patienten eine Notfallmedikation mitgeben, die harmonisierend und beruhigend wirkt, wobei entweder das Präparat von Soluna oder die Präparate von Weleda gegeben werden:
  - **Soluna Heilmittel Solunat Nr. 14 Tropfen**, mit Beifuß, Mistel, Pfingstrose, Christrose, Ammonium-, Kalium- und Natriumbromid in homöopathisch aufbereiteter Form, 2–3 × täglich je 5–10 Tropfen
  - **Weleda Neurodoron® Tabletten**, mit Kaliumphosphat, Gold, Eisenquarz in homöopathisch aufbereiteter Form, tagsüber (bis 17.00 Uhr); **Weleda Calmedoron® Mischung** bzw. **Globuli**, mit Hopfen, Baldrian, Passionsblume, Hafer, Kaffee in homöopathisch aufbereiteter Form, abends – Einnahme jeweils laut Herstellerangaben
  - **Soluna Heilmittel Solunat Nr. 5 Tropfen**, mit Herzgespann, Johanniskraut, Melisse, Rose, Rosmarin, Weißdorn, Wiesenknopf, Goldchlorid in homöopathisch aufbereiteter Form, 2–3 × täglich je 4–8 Tropfen. Das Präparat hilft bei Herzrasen, indem es den Herzschlag rhythmisiert.

2. Termin (nach dem Eintreffen der Analyseergebnisse):

- Bei schweren Dysbalancen, die den Patienten sehr stark beeinträchtigen, beginnen Sie mit der Substitution der im Mangel befindlichen Hormone mit D4-Präparaten (S. 173): Die Applikationsform (Globuli oder Creme) und die Dosierung sind abhängig vom ermittelten Laborwert und Symptombild. Sind die Beschwerden für den Patienten zwar störend, aber noch nicht belastend, werden zunächst nur die anderen genannten Maßnahmen durchgeführt. Sollte sich der Zustand des Patienten allerdings verschlechtern, erfolgt auch in diesem Fall eine Substitution der Hormone.
- Unterstützen Sie den Hormonstoffwechsel mit geeigneten Nährstoffen. Hierzu eignen sich passende Komplexpräparate, z. B. von den Firmen Centrum, Orthomol, Biogena, Nicapur, daneben – auch wenn kein Kinderwunsch oder eine Schwangerschaft besteht – die Präparate von Elevit. Es ist wichtig, dass Sie so viele Vitamine und Spurenelemente zuführen wie nur irgend möglich. Achten Sie darauf, dass in dem von Ihnen gewählten Präparat kein Soja (S. 197) enthalten ist!
- Bei Gelenkbeschwerden, die durch Östriolmangel ausgelöst worden sein könnten, verordnen Sie eine handelsübliche Hyaluron-Creme (z. B. von Eucerin), die auf die betroffenen Gelenke aufgetragen wird. Dies kann bis zu 2 × täglich vorgenommen werden und ggf. noch jeweils einmal vor und nach sportlicher Aktivität. Hyaluron erhöht den Östriolspiegel und ist häufig die sanftere Alternative zu Hormongaben.
- Bestehen Ödeme, Wassereinlagerungen oder ungeklärte Schwellungen, ergänzen Sie die Therapie mit Präparaten, die das Lymphsystem unterstützen und die Lymphe ableiten, z. B.:
  - **Heel Lymphomyosot-Tabletten/-Tropfen**, 3 × täglich je 15–20 Tropfen oder 3 Tabletten
  - **Soluna Heilmittel Solunat Nr. 9 Tropfen**, mit Guajak, Rotem Sandelholz, Sarsaparille, Thuja, Walnuss in homöopathisch aufbereiteter Form, 2–3 × täglich je 5–15 Tropfen. Begonnen wird mit einer niedrigen Dosierung, die langsam gesteigert wird, falls die niedrige Dosierung einen zu geringen stimulierenden Effekt haben sollte.
- Suchen Sie ein zu den Symptomen passendes phytotherapeutisches Mittel (S. 188) aus. Dieses sollte täglich eingenommen werden.

- Beginnen Sie mit der Rhythmisierung der Drüsen: Zum Einsatz kommen die Präparate von Steierl oder von Wala – entweder morgens Mittel 1, mittags Mittel 2 und abends Mittel 3 bei einem eher phlegmatischen Patiententypus oder an Tag 1 Mittel 1, an Tag 2 Mittel 2 und an Tag 3 Mittel 3 bei einem als eher sensibel einzustufenden Patienten:
  - **Steierl Phyto-C, Steierl Phytocortal N, Steierl Phyto-L**, 1–3 × täglich je 20–50 Tropfen pro Präparat, gerne in etwas Wasser aufgelöst. Diese Mittel unterstützen die Funktion der Hypophyse, der Nebennieren und der Gonaden. Aus dieser neuen Stärke heraus, können sich die Hormondrüsen harmonisieren.
  - **Wala Hypophysis/Stannum, Glandulae suprarenales comp., Ovaria/Argentum** (Frau) bzw. **Testes/Argentum** (Mann), jeweils 3–5 Globuli/Gabe. Diese Präparate enthalten homöopathisch aufbereitete Zellen der Hormondrüsen. Auf diese reagiert der Körper für gewöhnlich mit einer Aktivierung der Drüsen.
- Sollte sich Ihr Patient in einem sehr geschwächten Zustand befinden, stellen Sie die Rhythmisierung noch einmal zurück und beginnen Sie zunächst mit stimulierenden Präparaten. Bewährt haben sich hierbei folgende:
  - **Heel Hormeel SNT Tropfen** (Frau), 3 × täglich je 10 Tropfen
  - **Dr. Reckeweg Glandulae-F-Gastreu R20 Dilution** (Frau), 1–3 × täglich je 5 Tropfen. Sie regt die Hypophyse, die Schilddrüse, die Thymusdrüse, die Nebennieren, das Pankreas und die Ovarien an.
  - **Steierl Viragil Mischung** (Mann), 1–3 × täglich je 10 Tropfen. Dieses Präparat hilft dem Mann aus Erschöpfungszuständen, insbesondere wenn es bei ihm bereits zu Potenzstörungen gekommen ist.
  - **Dr. Reckeweg Glandulae-F-Gastreu R19 Dilution** (Mann), 1–3 × täglich je 5 Tropfen. Sie stimuliert die Hypophyse, die Schilddrüse, die Thymusdrüse, die Nebennieren, das Pankreas und die Hoden.

> **! Cave**
> Glandulae-F-Gastreu R19 und R20 dürfen nicht gleichzeitig mit Schilddrüsenmedikamenten wie L-Thyroxin angewendet werden.

- Beginnen Sie mit der mentalen Aufarbeitung – finden Sie Wege, die Ursache der Dysbalance aufzuarbeiten, den Stress im Leben Ihres Patienten zu reduzieren und seine Resilienz (S. 201) aufzubauen.
- Die Einnahme der Präparate aus Termin 1 wird fortgesetzt, wenn der Patient weiterhin eine Medikation braucht, die das Nervenkostüm und einen guten Schlaf unterstützt.

3. Termin (ca. 4 Wochen nach dem 2. Termin):

- Falls Sie nicht mit der Rhythmisierung, sondern dem Einzelmittel in die Therapie eingestiegen sind, überprüfen Sie zunächst, ob sich der Zustand Ihres Patienten so weit gebessert hat, dass ihm eine Hormondrüsenrhythmisierung zuzumuten ist. Andernfalls setzen Sie zunächst die Einzelmitteltherapie fort.
- Überprüfen Sie, ob das phytotherapeutische Präparat weiter angezeigt ist oder ob nun möglicherweise ein anderes zuträglicher wäre.
- Fortführung und ggf. Anpassung der Hormonsubstitution mit D 4-Präparaten (S. 173) nach Symptomlage: Die Dosierung muss bei einer anhaltenden Erstverschlimmerung verringert, bei einer sehr schwach ausfallenden Reaktion erhöht werden. Ist durch die bisher erfolgte Therapie **ohne** Hormonsubstitution keine Besserung erzielt worden, sollten Sie nun damit beginnen.
- Die Einnahme der Präparate aus Termin 1 wird fortgesetzt, wenn der Patient weiterhin eine Medikation braucht, die das Nervenkostüm und einen guten Schlaf unterstützt.
- Fortsetzung der mentalen Aufarbeitung
- Besprechen Sie, wie sich Ihr Patient ab sofort ernähren kann, um die Hormonsynthese weiter zu unterstützen (**Tab. 11.3**).

- Hat sich bereits eine Besserung eingestellt, sollte der Patient dazu angeregt werden, Bewegung in seinen Alltag zu integrieren. Welchen Sport möchte und kann er betreiben?
- Übergabe der Testmedien an den Patienten für eine Nachtestung. Sinnvollerweise lassen Sie den Status der Hormone, die Sie zu Beginn der Therapie als vermutlich in Dysbalance befindlich identifiziert haben, erneut erheben.

4. Termin (nach weiteren ca. 4–6 Wochen):

- Beginnen Sie mit der Darmsanierung (S. 151) und der Unterstützung der Leber (S. 153).
- Bringen Sie Ihrem Patienten Atemübungen (S. 202) bei.
- Anpassung der Maßnahmen aus den Terminen 1–3 anhand der Ergebnisse der Nachtestung
- Fortsetzung der mentalen Aufarbeitung
- Daneben können 2 oder mehr homöopathische Mittel, die laut Mittelbild zu dem Patienten passen und sich in ihrer Gegensätzlichkeit ergänzen, im täglichen Wechsel gegeben (jeweils 5 Globuli) werden, um den Körper des Patienten wieder zur Regulation seiner eigenen Prozesse zu befähigen und seine Heilungskompetenz anzuregen. Möglich wären beispielsweise folgende Kombinationen:
  - Sepia C 30 – Bellis perennis C 30
  - Pulsatilla C 30 – Calcium carbonicum C 30
  - Lycopodium C 30 – Sepia C 30
  - Nitricum acidum C 30 – Silicea C 30

5. Termin (nach weiteren ca. 6 Wochen):

- Entgiftung und Ausleitung von Medikamenten (S. 167), insbesondere von hormonellen Kontrazeptiva, Kortisonpräparaten und Schmerzmitteln
- Anpassung der Maßnahmen aus den Terminen 1–4
- Fortsetzung der mentalen Aufarbeitung
- Übergabe der Testmedien an den Patienten für eine Nachtestung

6. Termin (nach weiteren ca. 6 Wochen):

- Anpassung der Maßnahmen aus den Terminen 1–5 anhand der Ergebnisse der Nachtestung
- Fortsetzung der mentalen Aufarbeitung

Fallbeispiel

Östrogendominanz

Termin 1

Die Patientin, 48 Jahre, suchte mich auf, da sie seit etwa 6 Monaten Knieschmerzen hatte. Die Ärzte wollten eine Kniespiegelung vornehmen, der Physiotherapeut intervenierte und meinte, dass das Knie gar nicht die Ursache sei – und so landete Frau L. auf Empfehlung bei mir.

Wir unterhielten uns eine Weile über ihre Krankheitsgeschichte, ihren beruflichen und privaten Alltag, über ihre Kümmernisse. Ich untersuchte ihre Knie, den Beckenstand und ihre Wirbelsäule. Zwar hatte sie tatsächlich eine Schwellung im linken Knie und manche Bewegungen schmerzten, allerdings war die Beweglichkeit nicht eingeschränkt. Auch an Becken und Wirbelsäule konnte ich keine Auffälligkeiten feststellen.

Die Patientin berichtete mir, dass sie noch einigermaßen regelmäßige Zyklen habe. Sie habe noch nie hormonell verhütet, die Schwangerschaften mit ihren 3 Kindern hätten sich schnell eingestellt und seien allesamt problemlos verlaufen, die Geburten wären spontan und zügig vonstattengegangen. In jüngster Zeit habe sie mehrere Todesfälle im engsten Familien- und Freundeskreis zu beklagen gehabt und ihr falle auf, dass sie ihre Tätigkeit im Konzern derzeit zermürbe. Außerdem habe sie ohne ersichtlichen Grund mehrere Kilos zugelegt, obwohl sie ihr Ess- oder Bewegungsverhalten nicht geändert habe. Ich fragte sie, ob sie manchmal starke Gelüste auf bestimmte Lebensmittel habe, was sie bejahte: Kurz vor der Periode wolle sie unbedingt Schokolade essen! Ansonsten ernähre sie sich ausgewogen, koche täglich frisch mit viel Gemüse und ohne Fix-Produkte. Für gewöhnlich habe sie mit ihrem Mann mehrmals in der Woche ausgedehnte Fahrradtouren unternommen und diese, bis ihr Knie angeschwollen sei, auch genossen.

Die Summe ihrer Symptome ließen mich einen Progesteronmangel und eine Östradioldominanz sowie möglicherweise eine veränderte Kortisolkurve vermuten. Sie nahm einen Speichelhormontest für ein Kortisol- und DHEA-Tagesprofil sowie zur Bestimmung der Östradiol-, Östriol-, Progesteron- und Testosteronwerte mit, den sie in ihrer 2. Zyklushälfte durchführen sollte.
Gegen die Knieschwellung sollte sie zunächst Heel Lymphomyosot, 3 × täglich je 15 Tropfen, einnehmen. Zur Besserung ihres Nervenkostüms schrieb ich ihr Weleda Neurodoron® Tabletten auf, von denen sie 3 × täglich je 3 Tabletten einnehmen sollte, im Akutfall alle 30 Min. 2 Tabletten.

Termin 2
Die Ergebnisse der Patientin zeigten 3 Wochen später unauffällige Kortisol- und DHEA-Kurven. Die Testosteron- und Östradiolwerte lagen im Referenzbereich, Progesteron und Östriol zeigten verringerte Spiegel auf, daneben lag eine leichte relative Östradioldominanz mit einem Verhältnis von Östrogenen zu Progesteron von 1 : 34 vor.
Ihr Knie war bisher unverändert schmerzhaft, jedoch etwas weniger geschwollen. Das Weleda Neurodoron® half ihr sehr, sie habe sich nun mehrere Packungen an unterschiedlichen Orten deponiert, um diese immer griffbereit zu haben – zu Hause, in der Handtasche, im Auto und im Schreibtisch am Arbeitsplatz.
Wir sprachen über ihre Verluste und darüber, wie sie die Arbeitszeit besser bewältigen könnte. Ich zeigte ihr die Atemübungen zur Entspannung und schlug vor, mit regelmäßigem Meditieren zu beginnen.
Die Einnahme von Heel Lymphomyosot und Weleda Neurodoron® sollte sie wie gehabt fortsetzen und zusätzlich Wala-Präparate einnehmen: morgens Hypophysis/Stannum, mittags Glandulae suprarenales comp. und abends Ovaria/Argentum, jeweils 3–5 Globuli/Gabe. Um die Hormonsynthese anzuregen, sollte sie außerdem Pure Encapsulations All-in-one 50 + , 2 × täglich je 2 Kapseln für 3 Wochen, dann entweder 1 × täglich 2 Kapseln oder 2 × täglich je 1 Kapsel, sowie Nicapur Mehrwert-Magnesium, 2 × täglich je 1 Kapsel, ergänzen. Darüber hinaus empfahl ich ihr im täglichen Wechsel Sepia C 30, 1 × täglich 4 Globuli, Bellis perennis C 30, 2 × täglich je 8 Globuli, sowie Ruta C 30, 2 × täglich je 4 Globuli. Ihr Knie sollte sie mit einer Hyaluron-Creme ihrer Wahl 2 × täglich einreiben.

Termin 3
Die Patientin suchte mich 6 Wochen später erneut auf. Die Schwellung des Knies hatte deutlich nachgelassen, der Schmerz war fast vollständig verschwunden. Vor der letzten Menstruation habe sie deutlich weniger Heißhunger auf Schokolade gehabt als in den vergangenen Monaten.
Das Kernthema unserer Sitzung war ein Unfall ihres erwachsenen Sohnes. Er war nach einem Autounfall schwer verletzt ins Krankenhaus eingeliefert worden, würde es jedoch überleben und vermutlich keine Folgeschäden davontragen. Dennoch wühlte sie dieser Vorfall verständlicherweise noch immer auf. Das Weleda Neurodoron® war in dieser Zeit eine sehr große Stütze für sie. Zur Verbesserung ihrer Nervenstärke sollte sie zusätzlich Soluna Heilmittel Solunat Nr. 14 und Solunat Nr. 17, jeweils 3 × täglich je 10 Tropfen, substituieren. Die Einnahme aller anderen Präparate wurde wie gehabt fortgesetzt.
Ich gab ihr ein neues Testset mit, um nochmals die Laborwerte erheben zu lassen.

Termin 4
Bei unserem nächsten Termin, 7 Wochen später, zeigten ihre Hormonwerte eine Normalisierung. Die Progesteron- und Östriolwerte lagen innerhalb der Referenzbereiche, allerdings noch im unteren Bereich. Die Östradioldominanz hatte sich mit einem Verhältnis von Östrogenen zu Progesteron von 1 : 58 ebenfalls verbessert, womit sie sich bereits ziemlich wohl fühlte. Sie gab an, sich wieder tatkräftiger, ausgeglichener und fröhlicher zu fühlen. Ihre Knieschwellung war gemeinsam mit den Schmerzen verschwunden. Ihr Sohn war aus dem Krankenhaus entlassen worden und nun in der Reha.
Ihr Arbeitsumfeld empfand sie weiterhin als belastend, wollte den Job jedoch aufgrund ihrer langjähren Konzernzugehörigkeit weder gefährden noch wechseln. Sie wollte sich jedoch mehr Ausgleichszeiten schaffen und zu Meditationszwecken einen Ashram aufsuchen.

Aufgrund der Laborwerte besprachen wir, dass sie alle homöopathischen Globuli absetzen und die Einnahme der Solunate auf 2 × täglich reduzieren sollte. Das Heel Lymphomyosot sollte sie langsam ausschleichen, die Nährstoffe wie gehabt und dauerhaft einnehmen.

Weitere Termine

Die Patientin suchte mich im nachfolgenden ¾ Jahr noch mehrfach auf, um besser mit ihren Verlusten und ihrer Situation am Arbeitsplatz umgehen zu können. Das Soluna Heilmittel Solunat Nr. 14 setzte sie in dieser Zeit ab. Das Soluna Heilmittel Solunat Nr. 17 und das Weleda Neurodoron® nahm sie weiterhin jeweils 1–2 × täglich ein, da es sie innerlich stabilisierte. Auch die Einnahme der Nährstoffergänzungen setzte sie fort. Schließlich fühlte sie sich für ihr Leben wieder genügend gewappnet, sodass wir keine weiteren Termine mehr vereinbarten.

Dennoch traf ich die Patientin in den nachfolgenden Monaten mehrmals zufällig. Ihr ging es weiterhin gut und sie strahlte mich jedes Mal an. Beim letzten Mal war ihr Sohn dabei – auch er war wieder vollständig genesen.

12.7.2 Testosteron- und Dihydrotestosterondysbalance

Definition

Die Symptome und Ursachen der Testosterondysbalancen (S. 121) wurden bereits erläutert. Weitere Informationen sind den Hormonsteckbriefen zu Testosteron (S. 86) und Dihydrotestosteron (S. 85) zu entnehmen.

Differenzialdiagnose

Ausschluss von Notfällen

Herzrhythmusstörungen und **Herzschwäche** – Symptome u. a. des Testosteronmangels – müssen unbedingt kardiologisch abgeklärt werden, ehe Sie mit der naturheilkundlichen Therapie beginnen können. Allerdings schließt sich eine gleichzeitige Therapie von Herzbeschwerden und Testosteronmangel keineswegs aus – Sie sollten nur wissen, woran Sie sind, und der Patient sollte ein geeignetes Herzmedikament verordnet bekommen, wenn kardiologische Befunde vorliegen.

Cave

Beim Vorliegen von Symptomen, die auf Herzbeschwerden hindeuten, ist eine kardiologische Abklärung durch einen Facharzt erforderlich!

Abgrenzung anderer hormonell bedingter Erkrankungen

Die Symptome der Testosterondysbalance ähneln denen einer DHT-Dysbalance, sodass die beiden Dysbalancen anhand von Laborwerten voneinander abgegrenzt werden müssen. Gleiches gilt für Östrogenstörungen, die ebenfalls eine ähnliche Symptomatik aufweisen können.

Diagnostik

Da bei einer Testosterondysbalance häufig Verschiebungen mehrerer Hormone auftreten, sollten Sie alle der genannten Hormone erheben und sie ins Verhältnis zueinander setzen:

- Testosteron
- DHT
- Progesteron
- Östrogene
- DHEA (Tagesprofil)
- Kortisol (Tagesprofil)

Ergänzend, zur Differenzierung anderer Dysbalancen und Störungen oder bei unklaren Werten, kann es ebenfalls erforderlich sein, folgende Hormonwerte zu ermitteln:

- TSH
- T_4/T_3

Die Schilddrüsentherapie erfolgt parallel zur Therapie der Testosterondysbalance, wenn es notwendig sein sollte.

Therapie

Testosteron wird zwar zumeist sehr gleichmäßig freigesetzt, allerdings ist es auch bei einer Testosterondysbalance wichtig, die Rhythmisierung der Hormondrüsen anzustreben, da diese untereinander in Wechselwirkung stehen. Dabei gilt weiterhin, dass Menschen mit einem geringen Energieniveau zunächst stabilisiert werden sollten, ehe mit der Rhythmisierung der Hormondrüsen begonnen wird.

1. Termin:

- Anamneseerhebung mit Erfassung der Symptome
- Übergabe der Testmedien bzw. Durchführung des/der Tests direkt in Ihrer Praxis
- Bestehen bereits Stimmungstiefs oder körperliche Symptome wie Herzrasen, sollten Sie dem Patienten eine Notfallmedikation mitgeben, die harmonisierend und beruhigend wirkt, wobei entweder das Präparat von Soluna oder die Präparate von Weleda gegeben werden:
  - **Soluna Heilmittel Solunat Nr. 14 Tropfen**, mit Beifuß, Mistel, Pfingstrose, Christrose, Ammonium-, Kalium- und Natriumbromid in homöopathisch aufbereiteter Form, 2–3 × täglich je 5–10 Tropfen
  - **Weleda Neurodoron® Tabletten**, mit Kaliumphosphat, Gold, Eisenquarz in homöopathisch aufbereiteter Form, tagsüber (bis 17.00 Uhr); **Weleda Calmedoron® Mischung** bzw. **Globuli**, mit Hopfen, Baldrian, Passionsblume, Hafer, Kaffee in homöopathisch aufbereiteter Form, abends – Einnahme jeweils laut Herstellerangaben
  - **Soluna Heilmittel Solunat Nr. 5 Tropfen**, mit Herzgespann, Johanniskraut, Melisse, Rose, Rosmarin, Weißdorn, Wiesenknopf, Goldchlorid in homöopathisch aufbereiteter Form, 2–3 × täglich je 4–8 Tropfen. Das Präparat hilft bei Herzrasen, indem es den Herzschlag rhythmisiert.

2. Termin (nach dem Eintreffen der Analyseergebnisse):

- Bei schweren Dysbalancen, die den Patienten sehr stark beeinträchtigen, beginnen Sie mit der Substitution der im Mangel befindlichen Hormone mit D4-Präparaten (S. 173): Die Applikationsform (Globuli oder Creme) und die Dosierung sind abhängig vom ermittelten Laborwert und Symptombild. Sind die Beschwerden für den Patienten zwar störend, aber noch nicht belastend, werden zunächst nur die anderen genannten Maßnahmen durchgeführt. Sollte sich der Zustand des Patienten allerdings verschlechtern, erfolgt auch in diesem Fall eine Substitution der Hormone.

> **Merke**
> Bei einem Testosteronmangel der Frau sollte kein Testosteron substituiert werden – denn dann wird sich ihr Zustand vermutlich verschlechtern. Gemäß der Steroidkaskade (**Abb. 1.2**) substituieren Sie das Prohormon DHEA und unterstützen die Verstoffwechselung zu Testosteron mit den geeigneten Nährstoffen!

- Suchen Sie ein zu den Symptomen passendes phytotherapeutisches Mittel (S. 188) aus. Dieses sollte täglich eingenommen werden.
- Bei sehr hohen DHT-Spiegeln und gleichzeitig bestehenden starken Symptomen ist über den Einsatz von phytotherapeutischen Aromatasehemmern nachzudenken. Geeignet wäre beispielsweise der Einsatz von **Serenoa repens** (Sägepalmfrucht). Dies muss jedoch sorgsam überwacht werden, da durch die Hemmung der Umwandlung von Testosteron zu DHT eine Östradioldominanz entstehen kann. Verwenden Sie Aromatasehemmer immer zurückhaltend!
- Unterstützen Sie den Hormonstoffwechsel mit geeigneten Nährstoffen. Hierzu eignen sich passende Komplexpräparate, z. B. von den Firmen Centrum, Orthomol, Biogena, Nicapur, daneben – auch wenn kein Kinderwunsch oder eine Schwangerschaft besteht – die Präparate von Elevit. Es ist wichtig, dass Sie so viele Vitamine und Spurenelemente zuführen wie nur irgend möglich. Achten Sie darauf, dass in dem von Ih-

nen gewählten Präparat kein Soja (S. 197) enthalten ist!

- Beginnen Sie mit der Rhythmisierung der Drüsen: Zum Einsatz kommen die Präparate von Steierl oder von Wala – entweder morgens Mittel 1, mittags Mittel 2 und abends Mittel 3 bei einem eher phlegmatischen Patiententypus oder an Tag 1 Mittel 1, an Tag 2 Mittel 2 und an Tag 3 Mittel 3 bei einem als eher sensibel einzustufenden Patienten:
  - **Steierl Phyto-C, Steierl Phytocortal N, Steierl Phyto-L**, 1–3 × täglich je 20–50 Tropfen pro Präparat, gerne in etwas Wasser aufgelöst. Diese Mittel unterstützen die Funktion der Hypophyse, der Nebennieren und der Gonaden. Aus dieser neuen Stärke heraus können sich die Hormondrüsen harmonisieren.
  - **Wala Hypophysis/Stannum, Glandulae suprarenales comp., Ovaria/Argentum** (Frau) bzw. **Testes/Argentum** (Mann), jeweils 3–5 Globuli/Gabe. Diese Präparate enthalten homöopathisch aufbereitete Zellen der Hormondrüsen. Auf diese reagiert der Körper für gewöhnlich mit einer Aktivierung der Drüsen.
- Sollte sich Ihr Patient in einem sehr geschwächten Zustand befinden, stellen Sie die Rhythmisierung noch einmal zurück und beginnen Sie zunächst mit stimulierenden Präparaten. Bewährt haben sich hierbei folgende:
  - **Heel Hormeel SNT Tropfen** (Frau), 3 × täglich je 10 Tropfen
  - **Dr. Reckeweg Glandulae-F-Gastreu R20 Dilution** (Frau), 1–3 × täglich je 5 Tropfen. Sie regt die Hypophyse, die Schilddrüse, die Thymusdrüse, die Nebennieren, das Pankreas und die Ovarien an.
  - **Steierl Viragil Mischung** (Mann), 1–3 × täglich je 10 Tropfen. Dieses Präparat hilft dem Mann aus Erschöpfungszuständen, insbesondere wenn es bei ihm bereits zu Potenzstörungen gekommen ist.
  - **Dr. Reckeweg Glandulae-F-Gastreu R19 Dilution** (Mann), 1–3 × täglich je 5 Tropfen. Sie stimuliert die Hypophyse, die Schilddrüse, die Thymusdrüse, die Nebennieren, das Pankreas und die Hoden.

> **! Cave**
> Glandulae-F-Gastreu R19 und R20 dürfen nicht gleichzeitig mit Schilddrüsenmedikamenten wie L-Thyroxin angewendet werden.

- Beginnen Sie mit der mentalen Aufarbeitung – finden Sie Wege, die Ursache der Dysbalance aufzuarbeiten, den Stress im Leben Ihres Patienten zu reduzieren und seine Resilienz (S. 201) aufzubauen.
- Die Einnahme der Präparate aus Termin 1 wird fortgesetzt, wenn der Patient weiterhin eine Medikation braucht, die das Nervenkostüm und einen guten Schlaf unterstützt.

3. Termin (ca. 4 Wochen nach dem 2. Termin):

- Falls Sie nicht mit der Rhythmisierung, sondern dem Einzelmittel in die Therapie eingestiegen sind, überprüfen Sie zunächst, ob sich der Zustand Ihres Patienten so weit gebessert hat, dass ihm eine Hormondrüsenrhythmisierung zuzumuten ist. Andernfalls setzen Sie zunächst die Einzelmitteltherapie fort.
- Überprüfen Sie, ob das phytotherapeutische Präparat weiter angezeigt ist oder ob nun möglicherweise ein anderes zuträglicher wäre.
- Fortführung und ggf. Anpassung der Hormonsubstitution mit D 4-Präparaten (S. 173) nach Symptomlage: Die Dosierung muss bei einer anhaltenden Erstverschlimmerung verringert, bei einer sehr schwach ausfallenden Reaktion erhöht werden. Ist durch die bisher erfolgte Therapie **ohne** Hormonsubstitution keine Besserung erzielt worden, sollten Sie nun damit beginnen.
- Die Einnahme der Präparate aus Termin 1 wird fortgesetzt, wenn der Patient weiterhin eine Medikation braucht, die das Nervenkostüm und einen guten Schlaf unterstützt.
- Fortsetzung der Nährstoffzufuhr
- Fortsetzung der mentalen Aufarbeitung
- Besprechen Sie, wie sich Ihr Patient ab sofort ernähren kann, um die Hormonsynthese weiter zu unterstützen (**Tab. 11.3**).
- Spätestens jetzt sollten Sie besprechen, welche Form des Sports oder der Bewegung Ihr Patient ausüben kann. Körperliche Betätigung ist für

die Regulation des Testosteronhaushalts elementar wichtig!
- Übergabe der Testmedien an den Patienten für eine Nachtestung. Sinnvollerweise lassen Sie den Status der Hormone, die Sie zu Beginn der Therapie als vermutlich in Dysbalance befindlich identifiziert haben, erneut erheben.

4. Termin (nach weiteren ca. 4–6 Wochen):
- Es ist nun an der Zeit für die Darmsanierung (S. 151) und die Leberunterstützung (S. 153).
- Bringen Sie Ihrem Patienten nun auch Atemübungen (S. 202) bei.
- Anpassung der Maßnahmen aus den Terminen 1–3 anhand der Ergebnisse der Nachtestung
- Fortsetzung der mentalen Betreuung
- Fortsetzung der Nährstoffzufuhr, ggf. mit Anpassung der Dosierung oder des Präparats
- Daneben können 2 oder mehr homöopathische Mittel, die laut Mittelbild zu dem Patienten passen und sich in ihrer Gegensätzlichkeit ergänzen, im täglichen Wechsel gegeben (jeweils 5 Globuli) werden, um den Körper des Patienten wieder zur Regulation seiner eigenen Prozesse zu befähigen und seine Heilungskompetenz anzuregen. Möglich wären beispielsweise folgende Kombinationen:
  - Sepia C 30 – Bellis perennis C 30
  - Pulsatilla C 30 – Calcium carbonicum C 30
  - Lycopodium C 30 – Sepia C 30
  - Nitricum acidum C 30 – Silicea C 30

5. Termin (nach weiteren ca. 6 Wochen):
- Die Entgiftung und die Ausleitung von Medikamenten (S. 167), insbesondere von hormonellen Kontrazeptiva, Kortisonpräparaten und Schmerzmitteln, sollte nun Teil der Therapie werden.
- Anpassung der Maßnahmen aus den Terminen 1–4
- Fortsetzung der mentalen Aufarbeitung
- Übergabe der Testmedien an den Patienten für eine Nachtestung

6. Termin (nach weiteren ca. 6 Wochen):
- Anpassung der Maßnahmen aus den Terminen 1–5 anhand der Ergebnisse der Nachtestung
- Fortsetzung der mentalen Aufarbeitung

Fallbeispiel

Testosterondysbalance

Termin 1

Der Patient, 43 Jahre, suchte mich auf, weil er unter anfallsweisem Herzstolpern litt. Kardiologisch war kein besonderer Befund festgestellt worden. Dennoch plagte den Patienten die Angst, demnächst an einem Herzinfarkt zu versterben. Der Patient war etwas adipös, seine Muskulatur gering ausgeprägt. Er gab an, dass er in letzter Zeit schneller als gewöhnlich gereizt sei, sich geistig und körperlich weniger leistungsfähig fühle, zudem leide er immer wieder an Rückenschmerzen. Sport mache er jedoch keinen. Der Patient war Abteilungsleiter in einer Kfz-Ersatzteilefabrik, gab aber an, dass er seine Arbeit gerne mache und sich von den Anforderungen normalerweise nicht überlastet fühle.

Aufgrund seiner Beschreibungen, in Kombination mit seinem Alter und seinem defizitären muskulären Status vermutete ich eine Testosteronschwäche, ggf. auch eine Kortisoldysbalance.

Ich verordnete ihm zur Rhythmisierung des Herzschlags Soluna Heilmittel Solunat Nr. 5, 3 × täglich je 8 Tropfen, und gab ihm einen Speicheltestset zur Erhebung von Testosteron, Progesteron und Östradiol sowie des DHEA- und des Kortisoltagesprofils mit.

Termin 2

Tatsächlich zeigten sich ein deutlicher Testosteronmangel und eine Östradioldominanz mit einem Verhältnis von Östradiol zu Testosteron von 1 : 32, wobei dieses eigentlich in seinem Alter bei 1 : ≥ 50 liegen sollte. Die Kortisol- und die DHEA-Kurve sowie der Progesteronspiegel waren unauffällig.

Ich vermutete, dass der Mangel durch seine geringe körperliche Aktivität wenn nicht ausgelöst, so zumindest verstärkt wurde. Wir besprachen außerdem seine Ernährungsgewohnheiten. Er gönne sich gerne einmal 1 oder 2 Feierabendbierchen und esse 2–3-mal pro Woche zum Frühstück ein Leberkäsbrötchen.

Der Patient nahm meine für ihn doch eher unerfreulichen Informationen stoisch auf: Zwar würden

wir vorerst Testosteron substituieren, um schnell seine Herzkraft zu stärken, die Aromatase etwas zu hemmen versuchen und um die Östradioldominanz zu reduzieren. Doch er musste ab sofort den Leberkäsekonsum einstellen und auf Bier verzichten. Stattdessen sollte er ausschließlich zu Muskelfleisch greifen, da dies die Testosteronsynthese unterstützt. Außerdem sollte er zukünftig 1-mal am Tag Hafer konsumieren – als Brei, Porridge oder Hafermilch, da auch Hafer der Testosteronsynthese dient. Beim Kochen riet ich ihm, zu Kokos- oder Olivenöl zu greifen. Zudem sollte er 5 kg abnehmen und mit Sport beginnen. Er konnte sich mit Schwimmen und Joggen anfreunden, das er jeweils 2-mal pro Woche durchführen wollte.
Zur Hormonsubstitution sollte er Testosteron-D 4-Globuli, 1 × täglich 5 Globuli, und als Aromatasehemmer Kürbiskernöl, täglich 2–3 Esslöffel, einnehmen. Als Nährstoffunterstützung verordnete ich Centrum Für Ihn, 1 × täglich 1 Tablette. Das Soluna Heilmittel Solunat Nr. 5 sollte er weiter einnehmen.
Auf eine Hormondrüsenrhythmisierung verzichtete ich zu diesem Zeitpunkt bewusst, weil ich davon ausging, dass die Veränderungen seiner Lebensgewohnheiten einen großen Effekt haben würden.

Termin 3
Der Patient kam 6 Wochen später erneut in meine Praxis. An seinem äußeren Erscheinungsbild hatte sich nach meinem Dafürhalten noch nichts verändert. Das läge daran, dass er den Sport noch nicht habe integrieren können, weil in seinem Betrieb gerade umfangreiche Umstrukturierungen stattfinden würden. Wenngleich er Haferbrei ziemlich abstoßend finde, halte er sich strikt an die neuen Ernährungsregeln und nehme auch die Medikamente akkurat ein. Das Herzstolpern sei jedenfalls seltener geworden, der Rückenschmerz unverändert.
Ich trug ihm noch einmal auf, sein Gewicht zu reduzieren und Sport zu treiben. Er versprach es mir erneut. Die Einnahme der Medikamente sollte er wie gehabt fortsetzen.

Termin 4
Weitere 6 Wochen später wirkte der Patient verändert. Seit 4 Wochen treibe er nun Sport. Das sei ihm anfangs sehr schwergefallen, doch nun beginne er, sich daran zu gewöhnen. Abgenommen habe er noch nicht. Das Herzstolpern sei nur noch 3 Mal aufgetreten. Rückenschmerzen habe er noch immer, aber weniger stark.
Wir vereinbarten eine weitere Fortsetzung seiner Medikamente und ein ernsthaftes Bemühen um einen muskulären Aufbau und eine Gewichtsreduktion. Zur Unterstützung seiner Motivation und zur Herzstärkung sollte er außerdem im täglichen Wechsel Lycopodium C 30, Arnica C 30 und Bambusa C 30, jeweils 5 Globuli, einnehmen.

Termin 5
Der Patient brachte mir 7 Wochen später ein selbst gebackenes Haferbrot mit. Mit diesem Brot könne er seinem Haferkonsum gut gerecht werden. Er habe 3 kg abgenommen und spüre, dass er langsam an Kondition gewinne. In der Tat wirkte er bereits etwas definierter und weniger schwammig. Sein Herzstolpern sei noch 2-mal in den ersten beiden Wochen nach unserem Termin aufgetreten, seither jedoch nicht mehr.
Ich zeigte ihm ein paar Atemübungen und verordnete ihm zusätzlich zu den vorherigen Medikamenten Heel Hepeel N, 2 × täglich je 3 Tabletten, zur Leberunterstützung. Die Testosteronglobuli sollte er nun wöchentlich um jeweils 1 Globulus reduzieren.
Am Ende der Woche, in der er kein Testosteron mehr einnahm, sollte er einen neuen Speicheltest zur Bestimmung der Progesteron-, Östradiol- und Testosteronwerte an das Labor senden.
Die Ernährung und die sportliche Aktivität sollte er beibehalten.

Termin 6
Nach weiteren 8 Wochen zeigte sein Befund einen guten Testosteronwert. Das Verhältnis von Östradiol zu Testosteron lag bei 1 : 51. Weiterhin trat kein Herzstolpern mehr auf. Seine Rückenschmerzen waren verschwunden. Mittlerweile hatte er insgesamt 6 kg abgenommen und fühlte sich fit. Wir besprachen eine Fortsetzung seiner neuen Ernährungs- und Sportgewohnheiten. Die Medikamente sollte er absetzen. Das Solunat Nr. 5 sollte er nur einsetzen, wenn Herzstolpern auftrat.

Exkurs

Sterilisation bei Mann (Vasektomie) und Frau (Tubenligatur) Eine Sterilisation, also die Durchtrennung der Keimzellenleiter, ist nicht gleichbedeutend mit einer Orchiektomie, bei der ein oder beide Hoden entnommen werden müssen, bzw. der Ovarektomie, bei der ein oder beide Eierstöcke entfernt werden. Eine Ovarektomie oder Orchiektomie erfolgt beim Menschen nicht zur Geburtenkontrolle, sondern v. a. zur Eindämmung von Krebsgeschehen. Nach Entfernung der Gonaden müssen die nun nicht mehr in ihnen produzierten Hormone Testosteron, Progesteron und Östrogene zeitlebens substituiert werden, da andernfalls folgenschwere Erkrankungen drohen.

Bei der **Sterilisation** werden hingegen die Samenleiter des Mannes bzw. die Eileiter der Frau durchtrennt. Dadurch wird lediglich der Transportweg der Keimzellen unterbrochen, jedoch nicht die Produktion der Spermien oder Eizellen. Da die Gonaden vorhanden sind, bleibt auch die Hormonsynthese erhalten. Die Sterilisation ist ein verstümmelnder Eingriff und darf daher nur mit Zustimmung (und Unterschrift) der Person, die sterilisiert werden soll, durchgeführt werden. Dafür ist lediglich die Zustimmung der betroffenen Person vonnöten. Die Zustimmung des Ehepartners ist nicht erforderlich. Da dieser Eingriff jedoch eine gewisse Endgültigkeit in der Familienplanung und eine einschneidende Veränderung für das Leben beider Partner bedeutet, sollte ein solcher Eingriff aus ethischer Sicht nur in Übereinstimmung beider Partner erfolgen.

Sterilisation des Mannes Es gibt verschiedene Arten der **Vasektomie**, auf die an dieser Stelle nicht näher eingegangen wird. Ihnen allen ist gemein, dass der Samenleiter unterbrochen wurde und dadurch bei einer Ejakulation des Mannes keine Spermien im Ejakulat enthalten sind. Eine Befruchtung der Frau ist entsprechend nicht mehr möglich. Der Mann wurde auf künstliche Weise unfruchtbar (steril) gemacht. Die Sicherheit dieser Methode hat einen Pearl-Index von 0,15. Das bedeutet, dass von 100 Frauen 0,15 % auch nach dieser Operation schwanger werden.

Ist der Eingriff beschlossen, kann er später zwar rückgängig gemacht werden (Refertilisierung), die Zeugungsrate sinkt jedoch. Je länger die Vasektomie bestand, desto geringer werden die Chancen auf eine natürliche Befruchtung nach Wiederherstellung der Durchgängigkeit.

Die Vasektomie wird zumeist ambulant unter örtlicher Betäubung durchgeführt und verläuft bei 98 % der Fälle komplikationslos. Die restlichen 2 % beinhalten diverse mögliche Komplikationen aufgrund der Vasektomie. In Bezug auf das Hormonsystem ist die Hodenatrophie zu nennen, wodurch eine verminderte Hormonsyntheseleistungen entstehen kann. Bei auftretenden Entzündungsprozessen nach der Sterilisation kann die Entzündung so stark werden, dass Teile des Hodens entnommen werden müssen. Auch in diesem Fall muss im Anschluss die Hormonsynthese überwacht, Hormone müssen ggf. substituiert werden.

Gab es keine Komplikationen bzw. sind diese abgeklungen, werden die in den Hoden produzierten Spermien weiterhin in den Nebenhoden transportiert, wo der Reifungsprozess vollendet wird. Aufgrund des verschlossenen Samenleiters müssen die Spermien im Nebenhoden und im Samenleiterstumpf wieder abgebaut werden. Durch die Abbauprozesse kommt es teilweise zu Vernarbungen des inneren Gewebes der Nebenhoden, wodurch weniger Spermien reifen können. Ob dadurch die Testosteronsynthese beeinflusst wird oder nicht, wird noch diskutiert. Zunächst besteht vermutlich keine Einschränkung. Im Laufe der Zeit dürfte jedoch dadurch, dass die Spermien nicht mehr aus dem Nebenhoden abgegeben werden und gleichzeitig Vernarbungsprozesse entstehen, die Stimulation zur Spermienproduktion sowie zur Testosteronsynthese sinken. Mögliche Folgen sind Beschwerden durch Hormondysbalancen, eine verfrühte Andropause und körperliche und/oder seelische Beschwerden aufgrund des niedrigen Testosteronspiegels. Die Therapie orientiert sich dann an dem Therapievorschlag zur Testosterondysbalance und umfasst, wenn nötig, eine seelische Begleitung.

Sterilisation der Frau Auch bei der Frau gibt es verschiedene Methoden, die Eileiter undurchlässig zu machen, auf die hier nicht näher eingegangen wird. Die **Tubenligatur** muss unter Vollnarkose durchgeführt werden, findet jedoch auch zunehmend ambulant statt. Nach dem Eingriff sind die Eileiter undurchgängig und können das gereifte Ei aus dem Follikel nicht mehr in den Uterus transportieren. Die Eizellreifung und die Hormonsynthese funktionieren weiterhin. Auch das Ei springt aus seinem Follikel. Da der Tubus das Ei nicht transportieren kann, verbleibt die Eizelle in der Bauchhöhle und wird dort abgebaut.

Leider kann die Sterilisation der Frau trotz erhaltener Ovarien zu einem Östradiol- und Progesteronmangel führen. Dies ist auf eine möglicherweise reduzierte Durchblutung der Ovarien nach dem Eingriff zurückzuführen, da die Blutgefäße zur Versorgung der Eierstöcke entlang der Eileiter verlaufen und während der Sterilisation verletzt werden können. Dadurch werden die Ovarien nicht mehr genügend versorgt und ihre Syntheseleistung sinkt. Therapeutisch sollte in erster Linie der Hormonmangel ausgeglichen werden. Möglicherweise muss die Hormonsubstitution zeitlebens durchgeführt werden.

12.7.3 Prämenstruelles (dysphorisches) Syndrom

Definition

Mit Sicherheit mussten Sie bereits Bekanntschaft mit PMS machen – bei sich selbst oder in Ihrem Umfeld oder bei Ihren Patientinnen. Das prämenstruelle dysphorische Syndrom (PMDS), auch „premenstrual dysphoric disorder“ (PMDD) genannt, ist eine besonders schwere Form des PMS.

Wie viele Frauen und Mädchen genau von PM(D)S betroffen sind, lässt sich nicht exakt beziffern. Je nach Studie leiden 20–90 % der Mädchen und Frauen im gebärfähigen Alter an PMS, davon wiederum etwa jede 10. an PMDS. Die Anzahl und die Schwere der Symptome variieren von Frau zu Frau, genauso die Dauer: Manche Frauen leiden ab ihrem Eisprung an PM(D)S, andere erst wenige Tage vor dem Beginn der Periode. Für gewöhnlich lassen die Beschwerden mit dem Einsetzen der Menstruation nach, bei manchen dauert es jedoch noch 1–2 Tage länger, bis sie wieder beschwerdefrei sind. Insgesamt scheinen adipöse Frauen stärker von PM(D)S betroffen zu sein.

Symptome eines PMS sind folgende:

- Kopfschmerzen bis hin zur Migräne (S. 235)
- schmerzhafte und/oder vergrößerte Brüste
- schmerzhafte Brustwarzen
- Wassereinlagerungen
- Gewichtszunahme
- Blähungen
- Verstopfungen
- Völlegefühl
- Übelkeit
- Unterleibsschmerzen
- Rückenschmerzen
- Müdigkeit, Erschöpfung
- verminderte körperliche Leistungsfähigkeit
- Antriebslosigkeit
- Libidoverlust
- depressive Verstimmungen
- grundlose Traurigkeit
- Reizbarkeit
- Angstzustände
- Panikattacken
- vermehrtes Schwitzen
- höhere Empfindsamkeit
- Konzentrationsschwierigkeiten
- Schlafstörungen
- gesteigerter Appetit auf Süßes, teilweise mit Heißhungerattacken
- vermehrt unreine Haut bis hin zu Akne/Acne inversa

Zusätzlich treten beim PMDS folgende Symptome auf:

- erhöhte Reizbarkeit bis hin zur Aggressivität oder Gewalttätigkeit
- Depression
- Konzentrationsschwierigkeiten
- schwächere Affektkontrolle
- vermindertes Bedürfnis nach Sozialkontakten
- Überforderung durch Alltagsanforderungen
- erhöhte Komorbidität, wenn gleichzeitig andere psychiatrische Erkrankungen bestehen

Nicht selten sind die PMDS-Symptome derart stark ausgeprägt, dass die Frauen den Job verlieren können oder dies zur Scheidung/Trennung vom Partner führt.

> **Info**
>
> Warten Paare auf das heiß ersehnte Baby stellt sich schnell die Frage: Ist das noch PMS oder ist das schon eine Schwangerschaft? Welche Unterschiede gibt es? Bedauerlicherweise fühlt sich vieles gleich an:
>
> - Meist ist der Muttermund zu Beginn der Schwangerschaft viel fester verschlossen als kurz vor der Regel, allerdings ist das nicht bei allen Frauen so.
> - Die Körpertemperatur bleibt erhöht. Da bei manchen Frauen die Temperatur erst während der Regelblutung abfällt, ist auch dies kein zuverlässiges Kriterium. Besteht die Temperaturhochlage jedoch bereits 18 Tage, ist eine Schwangerschaft sehr wahrscheinlich.
> - Bei manchen Frauen tritt in der Frühschwangerschaft eine vermehrte Schleimbildung auf, andere berichten davon, dass alles trocken gewesen sei. Bei manchen Frauen tritt die vermehrte Schleimbildung vor der Regel auf, andere sind zu diesem Zeitpunkt eher trocken.

- Übelkeit kann sowohl bei PMS als auch in der Frühschwangerschaft auftreten, da sie durch einen Magnesiummangel oder durch eine Veränderung des Progesteronspiegels ausgelöst werden kann. Die Schwangerschaftsübelkeit kann sowohl durch einen steigenden hCG-Spiegel als auch durch einen Progesteron- oder Magnesiummangel verursacht werden.
- Durchfälle scheinen eher bei PMS, Verstopfungen eher in der Frühschwangerschaft aufzutreten.
- Geschwollene, schmerzhafte Brüste treten bei PMS und in der Frühschwangerschaft auf, wobei die Brustwarzen eher in der Schwangerschaft empfindlich sind.
- Verdunkeln sich die Brustwarzenhöfe und die Schamlippen, spricht dies eher für eine Schwangerschaft. Manchmal werden die farblichen Veränderungen allerdings auch durch Schwankungen der Durchblutung ausgelöst.

Frauen, die bereits mehrere Schwangerschaften erlebt haben, berichten, dass jede Schwangerschaft anders gewesen sei – bleibt als sicheres Zeichen also doch nur das Warten auf das Ergebnis des Schwangerschaftstests.

Ursachen und hormonelle Störungen

Ursachen für PM(D)S gibt es einige. Die häufigste Ursache ist ein Progesteronmangel und/oder eine Östradioldominanz in der Lutealphase des Zyklus (2. Zyklushälfte ab dem Eisprung bis zum Einsetzen der Regel).

Die Ursachen für PM(D)S sind folgende:

- Progesteronmangel und/oder eine Östradioldominanz in der Lutealphase
- Hypothyreose
- Vitamin- und Nährstoffmangel, insbesondere von Eisen, Magnesium und Vitamin D
- Hyperprolaktinämie
- Serotoninmangel
- Histaminintoleranz (S. 326)
- (meiner Beobachtung nach) Darmentzündungen
- ggf. genetische Disposition, die zu einem Serotoninrezeptormangel führt

Differenzialdiagnose und Ausschluss von Notfällen

Durch das zyklusabhängige Auftreten von PM(D)S sind andere Erkrankungen recht zuverlässig als Verursacher auszuschließen. Allerdings kann der Leidensdruck bei PM(D)S während der symptomalen Phase zu **Selbstverletzungen** oder **Suizid** führen. Das Ausmaß und die Schwere der Belastung ist bei Frauen mit PM(D)S also unbedingt in Betracht zu ziehen, um ein Gefahrenpotenzial für diese Betroffenen abschätzen und notwendige Hilfen anbieten zu können.

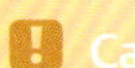

Cave

Bei Verdacht auf Suizidabsichten sind sofort die entsprechenden Notfallmaßnahmen einzuleiten.

Diagnostik

Orientierend an den Ursachen für PM(D)S sollten folgende Werte erhoben werden:

- Progesteron
- Östradiol
- Testosteron
- TSH
- T_4/T_3
- rT_3
- Vitamin- und Nährstoffversorgung, insbesondere Eisen, Magnesium und Vitamin D
- Serotonin
- Histamin
- Darmstatus und Darmflora

Manche Symptome können durch unterschiedliche Ursachen ausgelöst werden: Übelkeit kann beispielsweise sowohl durch einen Progesteron- (S. 284) als auch durch Magnesiummangel bedingt sein.

Therapie

1. Termin:

- Anamneseerhebung mit Erfassung der Symptome, inklusive Hormoncheckliste (S. 344)
- Übergabe der Testmedien bzw. Durchführung des/der Tests direkt in Ihrer Praxis
- Verabreichen Sie sofort Nährstoffpräparate, die speziell für PMS-Beschwerden entwickelt wurden, beispielsweise eines der folgenden:
  - **Biogena Nutrifem P-M-S Formula Kapseln**, mit B-Vitaminen, Vitamin D, Magnesium, Kalzium, Zink, Eisen, Kupfer, Ginkgo, Pinie, Mönchspfeffer, täglich 2 Kapseln
  - **amitamin PMS Redux Trocken- und Ölkapseln**, mit B-Vitaminen, Vitamin D, Vitamin E, Kupfer, Magnesium, Natrium, Petersilie, Brennnessel, Fenchel, Hopfen, Borretsch – Einnahme laut Herstellerangaben
  - wenn begleitend Schlafstörungen und depressive Verstimmungen vorliegen, zusätzlich 5-HTP (Vorstufe zu Serotonin), z. B. **Pure Encapsulations Hydroxytryptophan (5-HTP)** oder **Nicapur 5-HTP 50 SeroBalance**, 1 × täglich 2 Kapseln, 30 Min. vor dem Schlafengehen

2. Termin (nach dem Eintreffen der Analyseergebnisse):

- Bei schweren Dysbalancen, die die Patientin sehr stark beeinträchtigen, beginnen Sie mit der Substitution der im Mangel befindlichen Hormone mit D4-Präparaten (S. 173): Die Applikationsform (Globuli oder Creme) und die Dosierung sind abhängig vom ermittelten Laborwert und Symptombild. Sind die Beschwerden für die Patientin zwar störend, aber noch nicht belastend, werden zunächst nur die anderen genannten Maßnahmen durchgeführt. Sollte sich der Zustand der Patientin allerdings verschlechtern, erfolgt auch in diesem Fall eine Substitution der Hormone.
- Setzen Sie die Nährstoffgaben aus Termin 1 fort.
- Beginnen Sie mit der Rhythmisierung der Drüsen: Zum Einsatz kommen die Präparate von Steierl oder von Wala – entweder morgens Mittel 1, mittags Mittel 2 und abends Mittel 3 bei einem eher phlegmatischen Patiententypus oder an Tag 1 Mittel 1, an Tag 2 Mittel 2 und an Tag 3 Mittel 3 bei einer als eher sensibel einzustufenden Patientin:
  - **Steierl Phyto-C, Steierl Phytocortal N, Steierl Phyto-L**, 1–3 × täglich je 20–50 Tropfen pro Präparat, gerne in etwas Wasser aufgelöst. Diese Mittel unterstützen die Funktion der Hypophyse, der Nebennieren und der Gonaden. Aus dieser neuen Stärke heraus, können sich die Hormondrüsen harmonisieren.
  - **Wala Hypophysis/Stannum, Glandulae suprarenales comp., Ovaria/Argentum**, jeweils 3–5 Globuli/Gabe. Diese Präparate enthalten homöopathisch aufbereitete Zellen der Hormondrüsen. Auf diese reagiert der Körper für gewöhnlich mit einer Aktivierung der Drüsen.
- Sollte sich Ihre Patientin in einem sehr geschwächten Zustand befinden, stellen Sie die Rhythmisierung noch einmal zurück und beginnen Sie zunächst mit stimulierenden Präparaten. Bewährt haben sich hierbei folgende:
  - **Pascoe Pascofemin complex**, mit Blauem Hahnenfuß, Küchenschelle, Amerikanischem Schneeball, Koloquinte in homöopathisch aufbereiteter Form, 3 × täglich je 10–15 Tropfen. Der Aufbau des Wirkspiegels dauert jedoch ein wenig. Die Einnahme muss über mindestens 2 Monate und länger erfolgen.
  - **Heel Hormeel SNT Tropfen**, 3 × täglich je 10 Tropfen
  - **Dr. Reckeweg Glandulae-F-Gastreu R20 Dilution**, 1–3 × täglich je 5 Tropfen. Sie regt die Hypophyse, die Schilddrüse, die Thymusdrüse, die Nebennieren, das Pankreas und die Ovarien an.

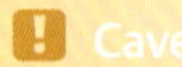

Glandulae-F-Gastreu R19 und R20 dürfen nicht gleichzeitig mit Schilddrüsenmedikamenten wie L-Thyroxin angewendet werden.

- Bestehen Ödeme, Wassereinlagerungen oder ungeklärte Schwellungen, ergänzen Sie die Therapie mit Präparaten, die das Lymphsystem unterstützen und die Lymphe ableiten, z. B.:
  - **Heel Lymphomyosot-Tabletten/-Tropfen**, 3 × täglich je 15–20 Tropfen oder 3 Tabletten
  - **Soluna Heilmittel Solunat Nr. 9 Tropfen**, mit Guajak, Rotem Sandelholz, Sarsaparille, Thuja, Walnuss in homöopathisch aufbereiteter Form, 2–3 × täglich je 5–15 Tropfen. Begonnen wird mit einer niedrigen Dosierung, die langsam gesteigert wird, falls die niedrige Dosierung einen zu geringen stimulierenden Effekt haben sollte.
- Beginnen Sie mit der mentalen Aufarbeitung – finden Sie Wege, die Ursache der Dysbalance aufzuarbeiten, den Stress im Leben Ihrer Patientin zu reduzieren und ihre Resilienz (S. 201) aufzubauen.

3. Termin (ca. 4 Wochen nach dem 2. Termin):

- Falls Sie nicht mit der Rhythmisierung, sondern dem Einzelmittel in die Therapie eingestiegen sind, überprüfen Sie zunächst, ob sich der Zustand Ihrer Patientin so weit gebessert hat, dass ihr eine Hormondrüsenrhythmisierung zuzumuten ist. Andernfalls setzen Sie zunächst die Einzelmitteltherapie fort. Kann die Rhythmisierung begonnen werden, sollte die Gabe des Einzelmittels parallel fortgesetzt werden.
- Fortführung und ggf. Anpassung der Hormonsubstitution mit D4-Präparaten (S. 173) nach Symptomlage: Die Dosierung muss bei einer anhaltenden Erstverschlimmerung verringert, bei einer sehr schwach ausfallenden Reaktion erhöht werden. Ist durch die bisher erfolgte Therapie **ohne** Hormonsubstitution keine Besserung erzielt worden, sollten Sie nun damit beginnen.
- Fortsetzung der Nährstoffgaben
- Fortsetzung der mentalen Aufarbeitung
- Besprechen Sie, wie sich Ihre Patientin ab sofort ernähren kann, um die Hormonsynthese weiter zu unterstützen (**Tab. 11.3**).
- Ihre Patientin sollte regelmäßige, moderate Bewegung in ihren Alltag einbauen.
- Übergabe der Testmedien an die Patientin für eine Nachtestung. Sinnvollerweise lassen Sie den Status der Hormone, die Sie zu Beginn der Therapie als vermutlich in Dysbalance befindlich identifiziert haben, erneut erheben.

4. Termin (nach weiteren ca. 4–6 Wochen):

- Begleiten Sie die bisherige Therapie nun mit einer Darmsanierung (S. 151) und einer Leberunterstützung (S. 153).
- Bringen Sie Ihrer Patientin Atemübungen (S. 202) bei.
- Anpassung der Maßnahmen aus den Terminen 1–3 anhand der Ergebnisse der Nachtestung
- Fortsetzung der mentalen Aufarbeitung

5. Termin (nach weiteren ca. 6 Wochen):

- Die Entgiftung und die Ausleitung von Medikamenten (S. 167), insbesondere von hormonellen Kontrazeptiva, Kortisonpräparaten und Schmerzmitteln, sind nun an der Zeit.
- Anpassung der Maßnahmen aus den Terminen 1–4
- Fortsetzung der mentalen Aufarbeitung
- Übergabe der Testmedien an die Patientin für eine Nachtestung

6. Termin (nach weiteren ca. 6 Wochen):

- Anpassung der Maßnahmen aus den Terminen 1–5 anhand der Ergebnisse der Nachtestung
- Fortsetzung der mentalen Aufarbeitung

Fallbeispiel

Prämenstruelles Syndrom

Termin 1

Die Patientin, 29 Jahre, litt seit einigen Jahren unter ihren PMS-Symptomen, die sich bei ihr als erhöhte Reizbarkeit bis hin zu Aggressionen, abwechselnd mit Traurigkeit und Weinerlichkeit, schmerzhaften, angeschwollenen Brüsten, einem geblähten Bauch, Gewichtszunahme, Wassereinlagerungen und Müdigkeit ab etwa 3–4 Tagen nach dem Eisprung zeigten. Kurz vor der Periode bildeten sich außerdem vermehrt Pickel, manchmal leide sie am Tag vor Menstruationsbeginn zudem an Übelkeit mit Erbrechen. An den ersten beiden Tagen der Blutung würden zwar die meisten Symptome verschwinden, dafür träten krampfartige Schmerzen auf.

Die Patientin hat viele Jahre geraucht und hormonell verhütet, aber seit mehreren Jahren damit aufgehört. Bis auf das PMS ginge es ihr im Allgemeinen recht gut. Sie erkälte sich selten, ihr Zyklus sei überaus regelmäßig, die Menstruation erfolge pünktlich. In der 1. Zyklushälfte sei sie voller Tatendrang und guter Stimmung. Ihr Gewicht schwanke zwar über den Zyklus, im Schnitt sei es jedoch konstant. Allerdings gäbe es immer wieder Nächte, in denen sie grundlos wach liege. Auch Blähungen und verzögerter Stuhlgang seien nichts Ungewöhnliches.

Die Schilderung der Symptome ließen eine Östradioldominanz, Störungen der Darmgesundheit und einen Nährstoffmangel vermuten. Deshalb gab ich ihr einen Stuhltest zur Erhebung der Darmflora sowie einen Speicheltest zur Bestimmung der Östradiol-, Progesteron- und Testosteronwerte mit. Außerdem verordnete ich ihr Biogena PMS-Formula und Nicapur 5-HTP50 SeroBalance, um schnellstmöglich die Depots der benötigten Nährstoffe aufzufüllen.

Termin 2

Ihre Werte zeigten sowohl eine Östradiol- (Östradiol zu Progesteron = 1 : 34) als auch eine leichte Testosterondominanz (Östradiol zu Testosteron = 1 : 12) sowie eine Darmdysbiose.

Hormone, auch als D 4-Globuli, wollte sie vorerst nicht einnehmen. Deshalb schrieb ich ihr zu den bereits im 1. Termin verordneten Medikamenten Heel Hormeel, 3 × täglich je 10 Tropfen, und während der Menstruation Heel Mulimen, 3 × täglich je 1 Tablette, auf. Ab dem Eisprung sollte sie wegen der Wassereinlagerungen 3 × täglich je 15 Tropfen Heel Lymphomyosot substituieren. Für ihre Darmflora wählte ich Laves Probiogast und Laves Sibosan. Beide Präparate sollte sie nach Herstellerangaben einnehmen.

Sie erzählte mir, dass sie Meditationen übe, um die Aggressionen in der 2. Zyklushälfte zu minimieren. Sie fühle sich in der PMS-Zeit immer wie ein anderer Mensch.

Termin 3

Die Patientin suchte meine Praxis etwa 6 Wochen später erneut auf. Im letzten Zyklus seien deutlich weniger Pickel aufgetreten, der Rest sei jedoch relativ unverändert. Da die Nährstoffpräparate etwas Zeit benötigen, um die Depots aufzufüllen und einen Wirkeffekt zu erzielen, ist das allerdings nicht ungewöhnlich. Dennoch entschied ich, ihr Hormondrüsensystem etwas energischer zu stimulieren. Sie sollte deshalb alle Präparate fortsetzen, parallel verordnete ich Steierl Phyto-C und Steierl Phyto-L im täglichen Wechsel, jeweils 2 × täglich je 30 Tropfen.

Ich ermunterte sie, regelmäßige und moderate Bewegung in ihren Alltag zu integrieren, da dies für die Rhythmisierung förderlich ist und Aggressionen abbaut. Sie wollte wieder mit dem Joggen anfangen. Bis vor etwa 3 Jahren habe sie dies regelmäßig gemacht, aufgrund der Anforderungen bei ihrer Arbeitsstelle sei dies jedoch nach und nach zum Erliegen gekommen.

Termin 4

Die letzte 2. Zyklushälfte beschrieb die Patientin weitere 5 Wochen später als eine neue Erfahrung. Erst 3 Tage vor der zu erwartenden Regel hätten ihre Beschwerden begonnen. Davor sei sie entspannt gewesen, habe nur gering an Gewicht zugelegt und leichte Krämpfe während der Menstruation verspürt. Sie jogge nun 3 Mal pro Woche, derzeit noch kleinere Runden von jeweils etwa 20 min, die sie nach und nach erweitern wolle. Ihre Blähungen ließen insgesamt nach und sie könne zwischenzeitlich täglich Stuhl absetzen.

Ich ergänzte ihre Medikation um ein leberstärkendes Präparat und wählte hierfür Steierl Hepaplex, 2 × täglich je 5 Tropfen.
Ich gab der Patientin ein neues Speichelanalyseset mit.

Termin 5
Sieben Wochen später war die Testosterondominanz verschwunden, das Verhältnis lag nun bei 1 : 9. Der Progesteronwert war gestiegen, und es lag nur noch eine leichte Östradioldominanz von 1 : 58 in der 2. Zyklushälfte vor. Die Patientin berichtete, dass ihre Reizbarkeit weitgehend verschwunden sei. Es entwickelten sich noch 1 oder 2 Pickel kurz vor der Periode, womit sie gut zurechtkäme, da sich ihr Hautbild allgemein deutlich verbessert hatte. Die Wassereinlagerungen seien deutlich reduziert, übel sei ihr schon lange nicht mehr geworden. Ihre Joggingrunden habe sie mittlerweile auf etwa 40 Min. ausgeweitet und sie fühle sich sehr fit und wohl.
Sie sollte nun alle Medikamente langsam ausschleichen. Heel Mulimen sollte sie nur noch als Akutmittel bei Krämpfen einsetzen, die Nährstoffe sollte sie hingegen dauerhaft fortsetzen.

Termin 6
Der Kontrolltermin 8 Wochen später fiel recht kurz aus. Der Patientin ging es gut, bis auf kleinere Beschwerden wie hin und wieder ein Pickel oder leichte Krämpfe, mit denen sie gut zurechtkäme und die sie ignorieren könne, waren ihre PMS-Symptome verschwunden.

12.7.4 Ovarialinsuffizienz

Definition

Die Ovarialinsuffizienz, also das Ausbleiben des Eisprungs, obwohl weder eine Schwangerschaft noch die Wechseljahre vorliegen, kann entweder primär durch eine Fehlfunktion oder eine Fehlbildung der Eierstöcke bestehen oder sekundär durch eine Fehlfunktion von Hypophyse oder Hypothalamus ausgelöst sein.

Ursachen und hormonelle Störungen

Ursache der **primären Ovarialinsuffizienz** kann eine Fehlbildung der Ovarien sein. Entzündungen und Tumore können die Eierstöcke ebenfalls nachhaltig schädigen und zu einer eingeschränkten Tätigkeit oder dem gänzlichen Ausbleiben einer Follikelreifung mit anschließendem Eisprung führen. Darüber hinaus begünstigen Übergewicht und andere hormonelle Dysbalancen, z. B. der Schilddrüse, sowie eine Hashimoto-Thyreoiditis und andere Autoimmunerkrankungen eine primäre Ovarialinsuffizienz.

Bei der primären Ovarialinsuffizienz liegen erhöhte FSH- und LH-Werte vor, da die Hypophyse und der Hypothalamus über die Rückkopplung zu niedrige Hormonausschüttungen registrieren. Über die Konzentrationserhöhung der Steuerhormone FSH und LH soll die bisher vermeintlich ungenügende ovariale Stimulation ausgeglichen werden (**Abb. 3.5**).

Die **sekundäre Ovarialinsuffizienz** wird durch eine Erkrankung oder Störung einer oder beider steuernden Hormondrüsen, d. h. der Hypophyse oder des Hypothalamus, ausgelöst. In diesem Fall werden zu wenig Steuerhormone ausgeschüttet und ihre Konzentration fällt ab:

- bei einer Hypophyseninsuffizienz: LH und FSH
- bei einer Störung des Hypothalamus: GnRH

Folge ist eine zu geringe Stimulierung der Ovarien, die Eizellreifung oder ein Eisprung kann nicht oder nur bedingt erfolgen.

Differenzialdiagnose und Diagnostik

Um festzustellen, welcher dieser Parameter die Ursache für die Ovarialinsuffizienz ist, muss man zunächst die Spiegel von LH (im Serum) und FSH (im Serum) erheben:

- Sind die Werte von LH und FSH zu hoch, liegt eine primäre Ovarialinsuffizienz vor, d. h., die Ursache ist in den Eierstöcken zu suchen.
- Sind hingegen die Konzentrationen von LH und FSH niedrig, liegt die Problematik entweder bei der Hypophyse oder beim Hypothalamus.

Für die exakte Differenzierung benötigt man außerdem den GnRH-Wert, der bei einer Fehlfunktion der Hypophyse ansteigt. GnRH kann jedoch nicht über das Serum bestimmt werden, sondern nur über den sog. „Stimulationstest". Zur Feststellung, ob ausreichend GnRH produziert wird oder nicht, regt man den Körper etwa 1 Woche lang mit GnRH-Substitutionen an:

- Steigen die LH- und FSH-Konzentrationen während dieses Zeitraums auf physiologische Werte an, ist der Hypothalamus die Ursache.
- Bleiben die Werte erniedrigt, ist die Hypophyse insuffizient.

Merke
Diese Testung wird ärztlich durchgeführt und ist kein Verfahren, das in der Heilpraktikerpraxis zur Anwendung kommt.

Therapie

Therapeutisch ist es sinnvoll, den Kopf osteopathisch zu behandeln bzw. behandeln zu lassen. Einige Restriktion der Schädelknochen können die Tätigkeit von Hypothalamus und Hypophyse einschränken. Auch der Unterbauch sollte osteopathisch behandelt werden, um mögliche Verklebungen und Bewegungseinschränkungen der Ovarien und der Eileiter aufzulösen. Dies kann mehrere Sitzungen bei einem Osteopathen erfordern.

Anschließend sollten Sie die Hormone TSH, T_4, T_3, rT_3, Progesteron, Östradiol, Östron, Testosteron, Kortisol und DHEA prüfen sowie die zugehörigen Hormondrüsen stimulieren (S. 171), wie zu den Schilddrüsen- (S. 252), Östrogen- (S. 284) und Testosterondysbalancen (S. 290) beschrieben.

12.7.5 Polyzystisches Ovarialsyndrom

Definition

Beim polyzystischen Ovarialsyndrom (PCO-Syndrom) besteht eine hormonelle Verschiebung zugunsten des Testosterons. Liegt diese Krankheit vor, können Eizellen nicht ausreifen. Dadurch müssen die Eisprünge ausfallen, die Fruchtbarkeit sinkt.

Der Name polyzystisches Ovarialsyndrom deutet fälschlicherweise auf das Vorliegen von Zysten an den Ovarien hin. Als man anfangs die unreifen Eizellen per Ultraschall entdeckte, ging man zunächst davon aus, dass das, was der Ultraschall zeigt, Zysten sein müssten. Heute weiß man, dass es keine Zysten, sondern viele unausgereifte Eizellen sind, die man sieht.

Vermutlich sind in Deutschland etwa 1 Millionen Frauen vom PCO-Syndrom betroffen.

Die Symptome sind folgende:

- unregelmäßige, zu lange Zyklen
- sehr schwache oder völlig ausbleibende Regelblutung
- Sterilität
- männlicher Behaarungstyp: Haarausfall bei der Kopfbehaarung, vermehrte Behaarung im Gesicht, an Brust, Bauch, Rücken und Oberschenkeln
- ggf. Körperveränderung hin zu männlicher Statur
- ggf. Adipositas
- ggf. Insulinresistenz, dadurch erhöhte Gefahr, an Diabetes mellitus zu erkranken

Ursachen und hormonelle Störungen

Beim PCO-Syndrom misst man hohe Testosteronspiegel, die zur Folge haben, dass die GnRH-Ausschüttung gebremst wird (**Abb. 3.5**). Dadurch verringern sich die Konzentrationen von FSH und LH, die zur erfolgreichen Auslösung des Eisprungs erforderlich sind.

Zudem liegt beim PCO-Syndrom ein niedriger SHBG-Spiegel (S. 102) vor, was zur Folge hat, dass es einen höheren Anteil an freiem, unkonjugiertem Testosteron im Körper gibt, das sich an Rezeptoren bindet. Durch den höheren Testosteronspiegel werden Eisprünge nur schwer oder gar nicht ausgelöst.

Eine Dysregulation kann nach der Einnahme von hormonellen Kontrazeptiva auftreten, da diese Präparate die Testosteronrezeptoren nicht blockieren. Die Hormonausschüttung wird sich in der Folge zugunsten eines unphysiologisch hohen Testosteronspiegels verschieben.

Eine genetische Prädisposition könnte ebenfalls verursachend sein, denn statistisch gesehen leiden Töchter von Frauen mit PCO-Syndrom und Töchter von Männern mit früher Glatzenbildung häufiger am PCO-Syndrom als Frauen ohne derlei geprägte Eltern.

Möglicherweise könnte auch Adipositas ein auslösender Faktor sein. Von 4 Frauen mit PCO-Syndrom haben 3 Übergewicht.

Leistungssportlerinnen können aufgrund der erhöhten Testosteronsynthese durch die Muskelmasse ebenfalls am PCO-Syndrom erkranken.

Welche der Ursachen auch immer zugrunde liegen mag: Der reifende Follikel produziert Testosteron, während die Umwandlung zu Östrogen nur ungenügend erfolgt. Dadurch steigt der Testosteronspiegel an. Möglicherweise findet außerdem die Synthese von Testosteron zu Östradiol eingeschränkt statt, weil die Aktivität des Enzyms Aromatase gehemmt ist. Dadurch ist die Zellreifung unvollständig, ein Eisprung kann nicht erfolgen.

Differenzialdiagnose

Ausschluss von Notfällen und anderen Erkrankungen

Bedauerlicherweise gibt es schwerwiegende Erkrankungen, die dem PCO-Syndrom ähneln. Deshalb müssen **Tumore**, das **Cushing-Syndrom** und andere Erkrankungen der Nebenniere von fachärztlicher Seite ausgeschlossen werden.

Durch die bestehende Gefahr einer Insulinresistenz sollte der Blutzuckerspiegel bei Patientinnen mit PCO-Syndrom überprüft werden. Ein **Diabetes mellitus** muss ärztlich überwacht und die medikamentöse Therapie der Patientin muss eingestellt werden.

Abgrenzung anderer hormonell bedingter Erkrankungen

Mindestens 2 der nachfolgenden 3 Symptome müssen vorliegen, um die Diagnose PCO-Syndrom stellen zu können:

1. Im Ultraschall sind mehr als 10 Follikel im Eierstock sowie vergrößerte Ovarien zu erkennen.
2. Die Hormonspiegel von Testosteron, DHEA und/oder Androstendion sind erhöht, wobei Symptome dieser Hormonüberschüsse wie männliche Haarverteilung bereits sichtbar sein müssen.
3. Es bestehen Zyklusstörungen mit Progesteronmangel, fehlenden Eisprüngen und ausbleibender Menstruation.

In Bezug auf alle 3 Punkte gibt es wichtige Parameter, die differenzialdiagnostisch abzuklären sind.

- zu 1: Im ersten Vierteljahr nach dem Absetzen hormoneller Kontrazeptiva kommt es häufig zunächst zu vermehrter Eizellbildung und/oder Zystenbildung. Diese sind jedoch nicht hinweisend für ein PCO-Syndrom. Der Ultraschallbefund sollte nach 4 oder 5 Monaten wiederholt werden, da sich der Körper bis dahin vielfach bereits regeneriert hat.
- zu 2: Eine Nebennierenüberfunktion oder eine hypophysäre Störung können Ursachen eines Testosteronüberschusses sein. Auch die langjährige Einnahme hormoneller Kontrazeptiva kann nach dem Absetzen zunächst zu einem Testosteronüberschuss (S. 122) führen.
- zu 3: Stress, fehlerhafte Ernährung, Nährstoffmangel und die Einnahme hormoneller Kontrazeptiva können ebenfalls zu Progesteronmangel (S. 120) inklusive ausbleibender Eisprünge und Blutungsstörungen führen.

Erst nach Ausschluss aller Erkrankungen, die differenzialdiagnostisch infrage kommen, kann die Diagnose PCO-Syndrom gestellt werden.

Diagnostik

Bei einem Verdacht auf das PCO-Syndrom sollten nach und nach folgende Hormonwerte bestimmt werden:

- Testosteron, gesamt und der freie Anteil
- Androstendion
- DHEA
- Progesteron
- 17α-Hydroxyprogesteron (ob Progesteron in ausreichendem Maße zu 17α-Hydroxyprogesteron umgewandelt wird, lässt Rückschlüsse über die Aktivität der 5α-Reduktase zu)
- Östradiol
- SHBG (Transporteiweiß)
- TSH
- T_4, T_3
- Kortisol
- Prolaktin
- LH
- FSH
- Anti-Müller-Hormon (AMH): AMH wird in den Granulosazellen reifender Follikel gebildet. Da beim PCO-Syndrom viele Follikel aktiv sind, steigt der AMH-Wert an.

Die tägliche, morgendliche Temperaturmessung kann Aufschluss über den Zyklusverlauf geben (**Abb. 1.6**). Im Gegensatz zu dem recht klaren Temperaturverlauf eines gewöhnlichen Zyklus gleicht die Temperaturkurve beim Vorliegen eines PCO-Syndroms ungefähr dem Höhenprofil der Alpen: Die Temperaturkurve zeigt ein anhaltendes Auf und Ab, das sich gleichmäßig über den Zyklus erstreckt. Eine Temperaturhochlage über mehrere Tage ist für gewöhnlich nicht zu erkennen.

Therapie

Das PCO-Syndrom gilt als nicht heilbar. Doch häufig lassen sich die Hormonwerte verbessern und die Bedingungen allgemein stabilisieren.

Schulmedizinisch werden beim PCO-Sydrom bei nicht bestehendem Kinderwunsch hormonelle Kontrazeptiva eingesetzt. Bei bestehendem Kinderwunsch wird der Zyklus mittels zugeführter synthetischer, bioidentischer Hormone moduliert und so der Eisprung ausgelöst.

> **Praxistipp**
> Liegt gleichzeitig ein Diabetes mellitus vor, hilft die Gabe von Metformin manchmal nicht nur gegen die Diabetesbeschwerden, sondern wirkt zyklusregulierend. Metformin ist verschreibungspflichtig!

Die hier vorgeschlagene Therapie dreht sich im Kern um die Problematik des erhöhten Testosteronspiegels, bei gleichzeitig zu geringen Progesteron- und Östradiolwerten. Da der Umbau von Testosteron zu Östradiol durch das Enzym Aromatase (was wir erreichen möchten) und die Metabolisierung von Testosteron zu DHT durch das Enzym 5α-Reduktase erfolgt (was wir beim PCO-Syndrom nicht wollen), konzentrieren wir uns bei der Therapie des PCO-Syndroms insbesondere auf eine Regulation dieser Abläufe.

Beim PCO-Syndrom steigt die ovarielle Produktion der 5α-Reduktase (S. 103) an. Das verschärft das Problem des Umbaus von Testosteron zu DHT, anstatt zu Östradiol. Es ist also wichtig, die 5α-Reduktase zu hemmen und gleichzeitig die Aromatase zu stärken. Dafür benötigt man insbesondere einen genügend hohen Zinkspiegel. Außerdem sollten dem Körper alle anderen wichtigen Nährstoffe für die Hormonsynthese zur Verfügung stehen. Die Optimierung des Körpergewichts in den altersentsprechenden Bereich durch Sport und gesunde Ernährung unterstützt den Prozess.

1. Termin:

- Anamneseerhebung mit Erfassung der Symptome, inklusive Hormoncheckliste (S. 344)
- Übergabe der Testmedien bzw. Durchführung des/der Tests direkt in Ihrer Praxis
- Unterstützen Sie den Hormonstoffwechsel unabhängig von den noch ausstehenden Laborergebnissen mit geeigneten Nährstoffen. Hierzu eignen sich passende Komplexpräparate, z. B. von den Firmen Centrum, Orthomol, Nicapur, daneben – auch wenn kein Kinderwunsch oder eine Schwangerschaft besteht – die Präparate

von Elevit und Femibion. Wichtig ist es, dass der Tagesbedarf von Zink mindestens erreicht wird. Achten Sie darauf, dass in dem von Ihnen gewählten Präparat kein Soja (S. 197) enthalten ist!

2. Termin (nach dem Eintreffen der Analyseergebnisse):

- Bei schweren Dysbalancen, die die Patientin sehr stark beeinträchtigen, beginnen Sie mit der Substitution der im Mangel befindlichen Hormone mit D4-Präparaten (S. 173): Die Applikationsform (Globuli oder Creme) und die Dosierung sind abhängig vom ermittelten Laborwert und Symptombild. Sind die Beschwerden für die Patientin zwar störend, aber noch nicht belastend, werden zunächst nur die anderen genannten Maßnahmen durchgeführt. Sollte sich der Zustand der Patientin allerdings verschlechtern, erfolgt auch in diesem Fall eine Substitution der Hormone.
- Verordnen Sie Ihrer Patientin Artemisia vulgaris (Beifuß) als Urtinktur (nicht bei Allergie), z. B. **Ceres Artemisia vulgaris Urtinktur**, 1–3 × täglich je 5 Tropfen. Beifuß soll die Hypophyse stimulieren und alles ins Fließen bringen.
- Suchen Sie ein zu den Symptomen passendes phytotherapeutisches Mittel (S. 188) aus. Dieses sollte täglich eingenommen werden.
- Bei sehr hohen DHT-Spiegeln und gleichzeitig bestehenden starken Symptomen ist über den Einsatz von phytotherapeutischen 5α-Reduktasehemmern nachzudenken. Geeignet wäre beispielsweise der Einsatz von **Serenoa repens** (Sägepalmfrucht) als Kapsel (z. B. Pure Encapsulations SP Ultimate, 1 × täglich 1 Kapsel zu einer Mahlzeit) oder Tropfen (z. B. DHU Sabal serrulatum Urtinktur, 1–3 × täglich 5–15 Tropfen). Durch die Hemmung der Umwandlung von Testosteron zu DHT soll der Östradiolspiegel steigen. Daher müssen die Werte von Östradiol, Progesteron und Testosteron überwacht werden.
- Setzen Sie die Nährstoffzufuhr fort.
- Ist Ihre Patientin übergewichtig, besprechen Sie mit ihr, wie sie ihre Ernährung umstellen und sportliche Betätigung in den Alltag integrieren kann. Insbesondere sollten Nahrungsmittel in den Speiseplan aufgenommen werden, die die Progesteron- und die Östradiolsynthese verbessern (**Tab. 11.3**).
- Ist Ihre Patientin Leistungssportlerin, sollten Sie mit ihr erörtern, inwieweit eine Reduktion des Sports möglich ist. Auch hier sollte ggf. die Ernährung angepasst werden. Insbesondere sollten Nahrungsmittel in den Speiseplan aufgenommen werden, die die Progesteron- und die Östradiolsynthese verbessern (**Tab. 11.3**).
- Beginnen Sie mit der Rhythmisierung der Drüsen: Zum Einsatz kommen die Präparate von Steierl oder von Wala – entweder morgens Mittel 1, mittags Mittel 2 und abends Mittel 3 bei einem eher phlegmatischen Patiententypus oder an Tag 1 Mittel 1, an Tag 2 Mittel 2 und an Tag 3 Mittel 3 bei einer als eher sensibel einzustufenden Patientin:
  - **Steierl Phyto-C, Steierl Phytocortal N, Steierl Phyto-L**, 1–3 × täglich je 20–50 Tropfen pro Präparat, gerne in etwas Wasser aufgelöst. Diese Mittel unterstützen die Funktion der Hypophyse, der Nebennieren und der Gonaden. Aus dieser neuen Stärke heraus, können sich die Hormondrüsen harmonisieren.
  - **Wala Hypophysis/Stannum, Glandulae suprarenales comp., Ovaria/Argentum**, jeweils 3–5 Globuli/Gabe. Diese Präparate enthalten homöopathisch aufbereitete Zellen der Hormondrüsen. Auf diese reagiert der Körper für gewöhnlich mit einer Aktivierung der Drüsen.
- Sollte sich Ihre Patientin in einem sehr geschwächten Zustand befinden, stellen Sie die Rhythmisierung noch einmal zurück und beginnen Sie zunächst mit stimulierenden Präparaten. Bewährt haben sich hierbei **Heel Hormeel SNT Tropfen**, 3 × täglich je 10 Tropfen.
- Beginnen Sie mit der mentalen Aufarbeitung – finden Sie Wege, die Ursache der Dysbalance aufzuarbeiten, den Stress im Leben Ihrer Patientin zu reduzieren und ihre Resilienz (S. 201) aufzubauen. Außerdem ist die Virilisierung (Vermännlichung der Frau) psychisch häufig sehr belastend. Auch dies sollte besprochen werden.

3. Termin (ca. 4 Wochen nach dem 2. Termin):

- Falls Sie nicht mit der Rhythmisierung, sondern dem Einzelmittel in die Therapie eingestiegen sind, überprüfen Sie zunächst, ob sich der Zustand Ihrer Patientin so weit gebessert hat, dass ihr eine Hormondrüsenrhythmisierung zuzumuten ist. Andernfalls setzen Sie zunächst die Einzelmitteltherapie fort.
- Der Einsatz des 5α-Reduktasehemmers sollte, wenn er der Patientin zuträglich ist, fortgesetzt werden.
- Überprüfen Sie, ob das phytotherapeutische Präparat weiter angezeigt ist oder ob nun möglicherweise ein anderes zuträglicher wäre. Die Gabe der Artemisia vulgaris Urtinktur (z. B. von Ceres) sollte fortgesetzt werden.
- Fortführung und ggf. Anpassung der Hormonsubstitution mit D 4-Präparaten (S. 173) nach Symptomlage: Die Dosierung muss bei einer anhaltenden Erstverschlimmerung verringert, bei einer sehr schwach ausfallenden Reaktion erhöht werden. Ist durch die bisher erfolgte Therapie **ohne** Hormonsubstitution keine Besserung erzielt worden, sollten Sie nun damit beginnen.
- Fortsetzung der Nährstoffzufuhr
- Fortsetzung der mentalen Aufarbeitung
- Fortsetzung der Ernährungsanpassung
- Fortsetzung des neuen Bewegungs-/Sportprogramms
- Übergabe der Testmedien an die Patientin für eine Nachtestung. Sinnvollerweise lassen Sie den Status der Hormone, die Sie zu Beginn der Therapie als vermutlich in Dysbalance befindlich identifiziert haben, erneut erheben – hier im Beispiel erfolgt die Überprüfung der Östradiol-, Progesteron- und Testosteronwerte.

4. Termin (nach weiteren ca. 4–6 Wochen):

- Beginn der Darmsanierung (S. 151) und der Leberunterstützung (S. 153)
- Bringen Sie Ihrer Patientin nun Atemübungen (S. 202) bei.
- Anpassung der Maßnahmen aus den Terminen 1–3 anhand der Ergebnisse der Nachtestung
- Fortsetzung der mentalen Aufarbeitung
- Fortsetzung der Nährstoffzufuhr, ggf. Anpassung der Dosierung oder des Präparats
- Der Einsatz des 5α-Reduktasehemmers sollte, wenn er der Patientin zuträglich ist, fortgesetzt werden.
- Fortsetzung der Ernährungsanpassung
- Fortsetzung und ggf. Anpassung des Bewegungsplans/der sportliche Aktivität

5. Termin (nach weiteren ca. 6 Wochen):

- Die Entgiftung und die Ausleitung von Medikamenten (S. 167), insbesondere von hormonellen Kontrazeptiva, Kortisonpräparaten und Schmerzmitteln, sind jetzt wichtiger Bestandteil der Therapie.
- Anpassung der Maßnahmen aus den Terminen 1–4
- Fortsetzung der mentalen Aufarbeitung
- Übergabe der Testmedien an die Patientin für eine Nachtestung

6. Termin (nach weiteren ca. 6 Wochen):

- Anpassung der Maßnahmen aus den Terminen 1–5 anhand der Ergebnisse der Nachtestung
- Fortsetzung der mentalen Aufarbeitung

Fallbeispiel

Polyzystisches Ovarialsyndrom

Termin 1

Die Patientin, 34 Jahre, war von ihrem Gynäkologen der Befund PCO-Syndrom anhand der gängigen Leitlinien gestellt worden. Zwar hegte sie derzeit keinen Kinderwunsch, doch hormonelle Kontrazeptiva, wie der Gynäkologe therapeutisch angeraten hatte, wollte sie nicht erneut einnehmen. Sie suchte nach einem alternativen Ansatz und hoffte, diesen bei mir zu finden. Sie übergab mir die bereits erhobenen Hormonbefunde: Der Testosteronwert war zu hoch, es lag ein Progesteronmangel vor, der Östradiolwert lag im Normbereich. Zusätzlich rechnete ich die Verhältnisse aus: Östradiol zu Testosteron = 1 : 14 (statt 1 : 6 bis 1 : 10), Östradiol zu Progesteron = 1 : 31,5!

Die Patientin war sehr ruhig, fast introvertiert. Sie leide an der vermehrten Behaarung ihres Kinns. Die dort wachsenden dunklen Haare zupfe sie regelmäßig aus. Ihre Blutung käme relativ pünktlich, aber sehr spärlich, Slipeinlagen bildeten während der Regel für gewöhnlich einen ausreichenden Schutz. Sie gab an, dass sie derzeit keinen übermäßigen Stress habe. Die letzte Verwendung hormoneller Kontrazeptiva wäre mehr als 1 Jahr her. Sie sei etwas übergewichtig, habe sich jedoch bei einem Fitnessstudio angemeldet. Erste Trainingseinheiten habe sie bereits absolviert.

Da ihre Hormonwerte bereits vorlagen, konnten wir umgehend mit der Therapie beginnen. Ich verordnete ihr Elevit, 1 × täglich 1 Tablette, und Ceres Artemisia vulgaris Urtinktur, 2 × täglich je 5 Tropfen, um die Hypophyse anzuregen und alles in den Fluss zu bringen.

Termin 2

Die Patientin sollte bereits 3 Wochen nach dem letzten Termin wieder bei mir vorstellig werden. Zu diesem Zeitpunkt sollte die Ceres Artemisia vulgaris Urtinktur bereits genügend vorgearbeitet haben, um mit der Rhythmisierung der Hormondrüsen beginnen zu können. Veränderungen hatten sich bei der Patientin noch keine gezeigt, wenngleich sie den Eindruck gewann, dass ihr die Übungen im Studio im Vergleich zu den ersten Trainingseinheiten nicht mehr ganz so schwerfielen.

Sie sollte ab sofort zu den bisherigen Präparaten die Wala-Medikamente einnehmen, morgens Hypophysis/Stannum, mittags Glandulae suprarenales comp. und abends Ovaria/Argentum, jeweils 4 Globuli/Gabe.

Wir sprachen über ihre Ernährungsgewohnheiten. Sie aß sehr viel Fleisch und Wurst und kochte aus Gründen der Zeitersparnis gerne Fertigprodukte. Den Fleisch- und Wurstkonsum sollte sie nun auf maximal 1 oder 2 Mal pro Woche begrenzen und die Fertigprodukte gänzlich aus ihrer Küche verbannen.

Die Patientin zeigte darüber hinaus keinerlei Ambitionen, über ihr Leben zu sprechen, und so ließ ich ihr diesen Raum. Wenn es notwendig war, würde sie in den nächsten Terminen vielleicht etwas erzählen. Und wenn nicht, war es wohl noch nicht an der Zeit.

Termin 3

Die Patientin berichtete mir 4 Wochen später zwar, dass sie sich weiterhin etwas fitter fühle, sich ihre Blutung jedoch kaum verstärkt habe und sich der Haarwuchs am Kinn unverändert zeige.

Heute erzählte mir die Patientin ein wenig aus ihrem Leben. Sie habe viele Umzüge hinter sich gebracht, was sie erschöpft habe, zumal die Ursache mehrfach persönliche Tragödien gewesen waren: Trennung vom Partner, Jobverlust, sehr laute und unfreundliche Hausgemeinschaft. Dies bereite ihr nach wie vor kummervolle Nächte. Ich zeigte ihr ein paar Atemübungen. Ich sagte ihr, dass sie trotz allem stolz auf sich sein könne, denn sie habe all das gemeistert. Wir lenkten ihren Blick in die Zukunft, sprachen über ihre Wünsche und darüber, wie sie diese erreichen könnte.

Ich entschied mich weiterhin gegen eine Progesteronsubstitution, da das zugeführte Progesteron vermehrt in Testosteron umgewandelt werden kann, was das PCO-Syndrom der Patientin verschärfen würde. Dafür beschloss ich, die Nebenniere zu unterstützen. Ich verordnete ihr Pure Encapsulations Rhodiola Rosea, 2 × täglich je 1 Kapsel. Außerdem wollte ich die rhythmisierende Wirkung verstärken. Sie sollte deshalb ab sofort von

den Wala-Präparaten jeweils 8 Globuli einnehmen und parallel dazu am Tag 1 Steierl Phyto-C, am Tag 2 Steierl Phytocortal N, am Tag 3 Steierl Phyto-L, jeweils 40 Tropfen, am Tag 4 Pause und am Tag 5 wieder wie am Tag 1 von vorne beginnen usw. Ab sofort sollte sie außerdem täglich den Progesteronspiegel anhebende Lebensmittel konsumieren, insbesondere 2 × täglich je 2 Esslöffel Walnussöl.
Damit alles gut verwertet werden konnte, verordnete ich ihr für ihren Darm Nutrimmun Praelasan, laut Herstellerangaben, sowie Hepar Hevert Lebertabletten, 2 × täglich je 1 Tablette. Ich verordnete zudem als natürlichen 5α-Reduktasehemmer Serenoa repens von Pure Encapsulations SP Ultimate, 1 × täglich 1 Kapsel zu einer Mahlzeit.
Ich gab ihr ein Speicheltestset zur Bestimmung von Östradiol, Progesteron und Testosteron mit, den sie in der 2. Zyklushälfte durchführen sollte.

Termin 4
Sechs Wochen später war die Patientin wieder in meiner Praxis, die neuen Ergebnisse lagen vor. Das Verhältnis von Östradiol zu Progesteron lag bei 1 : 11, das von Östradiol zu Testosteron bei 1 : 45, wobei der Testosteronspiegel gesunken und die Progesteronkonzentration leicht angestiegen waren.
Die Patientin berichtete mir, dass sie einen Mann kennengelernt habe. Sie hoffe, dass sich eine Beziehung entwickeln könne. Sie war sehr aufgeregt. Ihre Menstruationsstärke habe zugenommen, und sie meinte, dass der Haarwuchs am Kinn ein wenig nachließe. Sie habe zwischenzeitlich 3 kg abgenommen und fühle sich dank des Trainings im Fitnessstudio stärker. An ihre neuen Ernährungsvorgaben gewöhne sie sich langsam und entwickle eine beachtliche Kreativität hinsichtlich ihrer Kochkünste.
Wir beschlossen, nichts an der Medikation zu verändern.

Termine 5–8
In den nachfolgenden Terminen, die etwa alle 5–6 Wochen stattfanden, ließ ich die Patientin die täglichen Dosierungen der Wala- und Steierl-Präparate um die Hälfte senken.
Die Ceres Artemisia vulgaris Urtinktur reduzierten wir ab dem 5. Termin auf 1 × täglich 5 Tropfen, zum 6. Termin 1 × täglich 4 Tropfen, zum 7. Termin 1 × täglich 3 Tropfen und setzten es dann ab.
Pure Encapsulations SP Ultimate reduzierten wir zunächst auf 1 × täglich 1 Kapsel, dann beim 7. Termin auf jeden 2. Tag 1 × täglich 1 Kapsel und setzten es schließlich ab.
Die Einnahme der Präparate für Darm und Leber sollte sie ab dem 7. Termin einstellen.
Die Einnahme von Pure Encapsulations Rhodiola Rosea und Elevit sollte sie dauerhaft fortsetzen.
Die Patientin nahm kontinuierlich ab. Zu unserem 8. Termin hatte sie Normalgewicht und eine wirklich gute Figur. Dieses Gewicht wollte sie nun halten. Der Haarwuchs an ihrem Kinn war merklich reduziert, sie musste kaum noch Härchen auszupfen. Die Menstruation normalisierte sich.
Die abschließende Hormonerhebung zeigte weiterhin einen leichten Progesteronmangel, alle übrigen Werte hatten sich jedoch weitgehend normalisiert: Das Verhältnis von Östradiol zu Testosteron lag nun bei 1 : 10, das von Östradiol zu Progesteron bei 1 : 58.
Da sich die Patientin sehr wohlfühlte, wollte sie die Therapie an dieser Stelle beenden und wiederkommen, falls sich wieder eine Verschlechterung zeigen würde.

12.7.6 Sterilität von Mann/Frau und unerfüllter Kinderwunsch

Grundsätzliches

Gründe für einen unerfüllten Kinderwunsch gibt es mannigfaltige. Leider liegen ihm zumeist mehrere Ursachen, nicht nur eine einzelne zugrunde. Auch vorangegangene Schwangerschaften oder Zeugungen sind kein Garant für eine erfolgreiche Befruchtung und entstehende Schwangerschaft in der Zukunft, da sich die Voraussetzungen verändern können. Ein Ei entwickelt sich 3–4 Monate, ehe es ausgereift genug ist, um springen zu können. Gleiches gilt für die Spermienreifung: Erst nach diesem Zeitraum sind Spermien in der Lage, eine Eizelle zu befruchten. In diesem gesamten Zeitraum müssen also gute Voraussetzungen bestehen, um für den einen Moment bestens gerüstet zu sein.

Wenn jemand darunter leidet, dass sich das sehnlich gewünschte Baby nicht einstellt, helfen die allgemeinen Plattitüden wenig, damit sich das betroffene Paar besser fühlt. Weder der Hinweis, dass es bei XY im Urlaub endlich geklappt habe, noch die Anregung, man müsse den Kinderwunsch nur loslassen oder sich das Kind bloß „richtig" wünschen und schon stelle sich der Kindersegen ein, sind hilfreich. Ganz im Gegenteil: Solche Aussagen erhöhen den Druck auf die Betroffenen beträchtlich, implizieren sie doch eine gewisse Mitschuld bzw. ein Unvermögen, die einfachste Sache der Welt hinzubekommen!

Allein am Stress kann es nicht liegen, dass eine Frau nicht schwanger wird – dann wäre die Bevölkerung in den Krisengebieten dieser Erde bereits ausgestorben. Mag sein, dass manche schwanger werden, sobald sie den Kinderwunsch loslassen, man hört davon schließlich immer wieder. Doch wie häufig wird der Wunsch losgelassen und es passiert nichts!? Plausibel ist diese These ebenfalls nicht, schließlich gibt es viele Frauen mit unbändigem Kinderwunsch, die viele Kinder haben. Oder wenn man sich, ganz im Gegensatz zum vorangegangenen Vorschlag, das Kind offenbar nicht genügend wünscht, verwundern doch die vielen unfreiwilligen Schwangerschaften, z. B. nach Vergewaltigungen.

Das Kinderwunschpaar ohne Baby ist, wenn sich trotz aller Bemühungen kein Kind einstellt, im Alltag unter ständigem Druck. Sie werden gefragt, warum man denn nicht endlich schwanger sei, ein Baby bekomme; ob der Mann nicht Manns genug sei, die Frau zu schwängern; ob die Frau nicht weiblich genug sei, um ein Kind auszutragen. Diese Fragen werden verblüffend häufig offen ausgesprochen, aber auch subtil vermittelt. Wenn sich diese Betroffenen dann in Arbeit stürzen und sich einen Urlaub gönnen, um mit ihren Schicksalsschlägen zurechtzukommen, sind sie „karrieregeil" und selbstsüchtig. Zu allem Überfluss wird ihnen dann noch angeraten, man könne sich ja statt eines eigenen Kindes sozial engagieren oder sich um andere Kinder kümmern. Doch das ist nicht dasselbe für die Betroffenen! Es ist die schwerste Zeit ihres Lebens, und all die genannten Phrasen und Ratschläge sind gut gezielte Schläge mitten ins Gesicht.

Jeden Monat, wenn sich die Hoffnung auf eine Erfüllung des Traums zerschlägt, „beerdigen" diese Menschen ihr Wunschkind, um dann erneut zu hoffen. Gleichzeitig müssen sie erleben, wie um sie herum scheinbar allen anderen das Wunder des Lebens gelingt, nur ihnen selbst nicht. Vielleicht müssen sie auch eine oder mehrere Fehl- oder Totgeburten durchleiden. Das verschärft die Empfindung der völligen Einsamkeit bei diesem Thema.

Durch unsensible Fragen und Ratschläge wird das Thema zum Tabu, dabei kennt jeder von uns, wenn sie oder er nicht sogar selbst betroffen ist, vermutlich ein oder auch mehrere Paare im Umfeld, die mit unerfülltem Kinderwunsch, Fehl- oder Totgeburten umgehen müssen!

Die Statistik spricht schließlich von ganz anderen Sachverhalten, als den meisten mit den Aussagen über die Einfachheit des Kinderkriegens suggeriert wird:

- Etwa jedes 10. Paar in Deutschland ist ungewollt kinderlos.
- Ab der 5. Schwangerschaftswoche liegt die Gefahr einer Fehlgeburt bei bis zu 20 %, nach der 12. Schwangerschaftswoche sinkt sie auf etwa 3 % ab.
- Vor der 5. Schwangerschaftswoche geht man davon aus, dass Frauen unter 30 Jahren etwa

die Hälfte aller befruchteten Eizellen verlieren, bei Frauen über 30 Jahren soll die Quote sogar bei über 50 % liegen.
- In Summe endet ca. jede 3. Schwangerschaft mit einem Abort!

Sie werden gewiss mit mir übereinstimmen, dass angesichts dieser Zahlen ein besonders behutsames und sorgsames therapeutisches Vorgehen elementar ist.

Ursachen und hormonelle Störungen

Wenn sich der Kindersegen nicht einstellen will, können viele verschiedene Aspekte dazu beitragen, die sowohl den Mann als auch die Frau betreffen und sowohl einzeln als auch gemeinsam als Ursache eines unerfüllten Kinderwunsches vorliegen können:
- Gründe bei der **Frau**:
  - anatomische Ursachen, z. B. Fehlbildungen oder Verwachsungen der Eileiter, Eierstöcke und/oder Uterus
  - Erkrankungsfolgen (nach Entzündungen, Chemotherapie, Vaginosen)
  - Erkrankungen der weiblichen Geschlechtsorgane wie Endometriose, PCO-Syndrom, POF-Syndrom (POF = „premature ovarian failure"; Eintritt in die Menopause vor dem 40. Lebensjahr)
  - Stress
  - chronische Entzündungen
  - Übergewicht
  - Untergewicht/Magersucht
  - Zyklus- und/oder Eizellreifungsstörungen
  - Antikörper gegen die Spermien des eigenen Mannes
  - Belastung mit hormonähnlichen Disruptoren
  - Bewegungsmangel
  - Nebennierenschwäche
  - Gerinnungsstörungen
  - Sterilisation, Hysterektomie
- Gründe bei dem **Mann**:
  - anatomische Ursachen, z. B. Fehlbildungen oder Verwachsungen der Samenleiter
  - zu wenige und/oder unbewegliche und/oder krankhaft veränderte Spermien bzw. keine Spermienbildung (auffälliges Spermiogramm)
  - Erkrankungsfolgen (nach Entzündungen, Chemotherapie)
  - Stress
  - Erektionsstörung
  - fehlende Ejakulatausschüttung
  - Belastung mit hormonähnlichen Disruptoren
  - Antikörper gegen die eigenen Spermien
  - Nebennierenschwäche
  - Sterilisation, Orchiektomie

Einfluss von Stress auf die Fertilität

Grundsätzlich kann ein Lebewesen sowohl Stress hormonell verarbeiten als auch fruchtbar sein. Jedoch kann eine dauerhaft erhöhte Kortisolausschüttung einen nachhaltigen und – wohlgemerkt – nachteiligen Einfluss auf die Fruchtbarkeit von Mann und Frau haben, sofern bereits ein Mangel besteht.

Zuallererst verschiebt der Körper bei großem Stress die Hormonproduktion und Hormonfreisetzung über die Stressachse (S. 23) zugunsten des Überlebens: Im Hypothalamus wird bevorzugt CRH gebildet und ausgeschüttet (**Abb. 1.4**), ehe auch GnRH freigesetzt wird (**Abb. 3.5**, **Abb. 1.7**). In der Folge passt auch die Hypophyse ihre Hormonausschüttung daran an, und im weiteren Regelkreislauf wird weniger Progesteron für die Fruchtbarkeit und mehr für die Kortisolsynthese verwendet. Für gewöhnlich bleibt die Synthese von Östrogenen, von denen der Körper geringere Spiegel benötigt als von Progesteron (S. 83), erst einmal konstant.

Eine **Östrogendominanz** kann die Folge sein, inklusive verfrühter oder ausfallender Eisprünge bzw. beim Mann einer Störung der Spermienproduktion und der Spermienreifung. Ohne gesunde Spermien oder ein reifes Ei kann keine Befruchtung stattfinden, der Kinderwunsch bleibt unerfüllt.

Gleichzeitig können hohe Kortisolspiegel die Lutealphase des weiblichen Zyklus verkürzen. Ist diese deutlich kürzer als 14 Tage – bereits ab 2 Tagen muss man von deutlich verkürzt sprechen –, ist die Gebärmutterschleimhaut nicht genügend durch das Progesteron aufgelockert und strukturiert worden. Die Einnistung eines befruchteten

Eis ist schwer oder nicht möglich. Diese verkürzte Lutealphase wird begleitet von einer **(relativen) Östrogendominanz** und kann dann eine starke Blutung nach sich ziehen.

Außerdem bewirkt ein hoher Kortisolspiegel, dass die Progesteronrezeptoren weniger empfänglich sind, wodurch die Östradioldominanz weiter verstärkt wird. Im Extremfall kann eine dauerhaft erhöhte Kortisolkurve bei der Frau sogar eine Amenorrhö auslösen – der Stress ist so ausgeprägt, dass eine Schwangerschaft für den Körper nicht möglich ist.

Darüber hinaus schwächen dauerhaft erhöhte Kortisolwerte die Schilddrüse und können, aufgrund der damit einhergehenden verringerten GnRH-Ausschüttung, **erhöhte Prolaktinspiegel** im Blut auslösen (**Abb. 3.6**) – und zwar bei Frauen und bei Männern! Eigentlich sorgt Prolaktin für die Milchbildung in der Stillzeit und hemmt durch negative Rückkopplung die Ausschüttung von GnRH und führt damit bei der Frau zu einer verminderten Fruchtbarkeit. Beim Mann ist die Prolaktinwirkung noch nicht vollständig erforscht. Man sieht jedoch einen Zusammenhang zum sog. „Hypogonadismus", einer fehlenden oder verminderten hormonellen Funktion der Hoden, und einem Testosteronmangel mit Symptomen wie Libido- und Erektionsstörungen.

Einfluss anderer Störungen und hormoneller Schwankungen auf die Fertilität

Auch kann die Sterilität durch einen **zu hohen Testosteronspiegel** ausgelöst werden (z. B. als Folge der Einnahme von hormonellen Kontrazeptiva), da bei der Frau die Schilddrüsenrezeptoren der Hormone T_4 und T_3 durch hohe Testosteronspiegel eine Resistenz entwickeln können. Dadurch liegt eine Hypothyreose vor, bei gleichzeitig verringerter GnRH-Ausschüttung und entsprechend geringen FSH- und LH-Konzentrationen.

Ein **Östradiolmangel** kann in der 1. Zyklushälfte ebenfalls zu einem unerfüllten Kinderwunsch führen. Durch eine zu niedrige Östradiolausschüttung reifen die Follikel nicht aus. Zudem würde der physiologische Östradiolanstieg den Eisprung auslösen, indem er die LH-Ausschüttung anregt. Da es sehr schwierig ist, die exakte Dosierung zuzuführen, sollte fachärztlich verordnetes, nicht potenziertes Östradiol nur kurz vor dem Eisprung substituiert werden. Denn durch eine (versehentliche) Überdosierung von Östradiol in der 1. Zyklushälfte würde ebenfalls kein Eisprung erfolgen, da ein gleichbleibend (zu) hoher Östradiolwert eine Schwangerschaft vorgaukelt. Möchte man mit dem nicht potenzierten Hormon schon zu Beginn des Zyklus beginnen, muss man gleichzeitig eine Progesteronsubstitution in Betracht ziehen. Gleiches gilt für homöopathische Dosierungen in D 4-Cremes, da eine längere Anwendung ebenfalls zu einem Überschuss führen kann.

Eine (umstrittene) Prognose über die Fertilität der Frau soll das **Anti-Müller-Hormon (AMH)** geben. Dieses Hormon wird in den Zellen um die reifenden Follikel (Granulosazellen) der Ovarien gebildet. Die Konzentration des AMH-Blutwerts gibt Auskunft über die Menge der Follikel in den Eierstöcken, die reifen können. Je geringer der Wert ist, desto weniger Eizellen reifen heran und umso geringer ist die Chance eines Eisprungs. Allerdings ist ein zu hoher AMH-Wert ebenfalls problematisch. Er weist auf die Möglichkeit eines bestehenden PCO-Syndroms (S. 304) hin.

Auch Leptin (S. 48) scheint eine Rolle bei der Fertilität zu spielen, wobei adipöse Frauen eine geringere Wahrscheinlichkeit haben, schwanger zu werden. Die dahinter stehenden Mechanismen sind bislang allerdings unklar. Da auch untergewichtige Frauen Probleme haben, schwanger zu werden, sollte eine Regulation des Körpergewichts bei der Therapie der Infertilität ebenfalls einbezogen werden.

Liegt bei einer Frau eine **Gerinnungsstörung** vor, d. h., das Blut gerinnt zu schnell oder zu stark, kann es zu wiederholten Fehlgeburten kommen oder es kann keine Nidation stattfinden. Sollten wiederholte chemische Schwangerschaften (d. h., der Urinschwangerschaftstest ist positiv, die Schwangerschaft setzt sich jedoch nicht fort) oder Fehlgeburten stattfinden, sollte eine Gerinnungsdiagnostik erfolgen. Dabei ist es unbedingt empfehlenswert, diese Werte zu erheben, wenn das Baby auf sich warten lässt und noch keine Fehlgeburten eingetreten sind.

Verklebungen der Eileiter, z. B. nach einer **Adnexitis** (Entzündung der Eileiter, evtl. zusätzlich mit Entzündung des Ovars) können behandelt (gespült) werden. Dies geschieht für gewöhnlich ambulant unter Narkose. Alternativ/begleitend kann eine osteopathische Behandlung des Unterleibs hilfreich sein. Manche Verklebungen lösen sich, sobald alle Strukturen im Bauchraum mobilisiert wurden. Dies ist über die Bauchdecke möglich, eine vaginale osteopathische Behandlung ist zumeist nicht notwendig.

Therapie

Bei der Therapie müssen Sie unbedingt mit viel Feingefühl vorgehen! Je nach Ursache müssen Sie sowohl bei der Frau wie auch beim Mann

- die Hormondysbalancen ausgleichen,
- für eine gute Darmgesundheit sorgen,
- wichtige Nährstoffe zuführen (z. B. mittels spezieller Komplexpräparate von Elevit, Femibion oder Nicapur für die Frau und den Mann in der Kinderwunschzeit),
- die Leber stärken,
- entgiften,
- Stress reduzieren,
- Sport etablieren.

Im Prinzip orientieren sich die grundlegenden Therapien an den bereits vorgestellten Vorschlägen zu Östrogen-/Progesteron- (S. 284) und Testosterondysbalancen (S. 289). Sie sollten in jedem Fall die Hypothalamus-Hypophysen-Nebennierenrinden- (S. 23) und die Hypothalamus-Hypophysen-Gonaden-Achse (S. 26) stimulieren und rhythmisieren.

Zusätzlich zu der Rhythmisierung können Sie die Präparate von Soluna Heilmittel einsetzen, jeweils 3 × täglich je 8 Tropfen:

- für die **Frau**:
  - **Solunat Nr. 2 Tropfen**, mit Angelika, Anis, Chinabaum, Cola, Dost, Galgant, Ingwer, Johanniskraut, Koriander, Kubebe, Kümmel, Lavendel, Majoran, Meisterwurz, Melisse, Muskat, Schwarzem und Weißem Pfeffer, Rosmarin, Salbei, Tausengüldenkraut, Wacholder, Ysop, Zimt, Goldchlorid in homöopathisch aufbereiteter Form. Das Solunat Nr. 2 wirkt stimmungsaufhellend, aphrodisierend und hilft aus körperlichen Schwächezuständen heraus.
  - **Solunat Nr. 4 Tropfen**, mit kolloidalem Silber, Silbercitrat, Tabak in homöopathisch aufbereiteter Form. Sie helfen, nervliche Anspannung zu senken und psychische Überlastung zu regulieren. Außerdem können sie den Schlaf fördern.
  - **Solunat Nr. 10 Tropfen**, mit Frauenmantel, Kamille, Schachtelhalm, Taubnessel in homöopathisch aufbereiteter Form. Dieses Präparat regt die weiblichen Hormonregelkreise an.
  - **Solunat Nr. 16 Tropfen**, mit Bärentraube, Birke, Goldrute, Hauhechel, Hirtentäschel, Petersilie, Quecke, Schachtelhalm in homöopathisch aufbereiteter Form. Solunat Nr. 16 wirkt entgiftend und stärkt die Nieren.
- für den **Mann**:
  - **Solunat Nr. 2 Tropfen**, mit Angelika, Anis, Chinabaum, Cola, Dost, Galgant, Ingwer, Johanniskraut, Koriander, Kubebe, Kümmel, Lavendel, Majoran, Meisterwurz, Melisse, Muskat, Schwarzem und Weißem Pfeffer, Rosmarin, Salbei, Tausengüldenkraut, Wacholder, Ysop, Zimt, Goldchlorid in homöopathisch aufbereiteter Form. Solunat Nr. 2 wirkt stimmungsaufhellend, aphrodisierend und hilft aus körperlichen Schwächezuständen heraus.

Bei der Substitution der im Mangel befindlichen Hormone mit D 4-Präparaten (S. 173) sind die bereits vorgestellten Therapievorschläge zu den Östrogen-/Progesteron- (S. 284) und Testosterondysbalancen (S. 289) zu berücksichtigen. Verabreichen Sie Östradiol D 4 als Globuli, können Sie ab dem 1. Zyklustag mit geringen und dann steigenden Gaben beginnen; kurz vor dem Eisprung müssen Sie den sprunghaften Anstieg mit einer erhöhten Gabe Östradiol-D 4-Globuli simulieren. Eine Östradiol-D 4-Creme sollte erst 2–3 Tage vor dem Eisprung genutzt werden, da die Creme eine stärkere Wirkung entfaltet als die Globuli. Verlieren Sie dabei die Progesteronwerte nicht aus dem Blick!

Das Paar sollte den Zyklus beobachten, jedoch nicht, um nach Kalender nur noch rund um den Eisprung Sex zu haben! Wichtiger ist es, dass die werdenden Eltern alle 2–3 Tage miteinander schlafen. Dadurch steigt die Spermienqualität, ohne die Menge zu verringern. Dadurch, dass Spermien etwa 4 Tage im Uterus überleben können, wird die Befruchtung ebenfalls wahrscheinlicher. Außerdem scheinen sich im Sperma Sekrete zu befinden, die eine Einnistung unterstützen.

Praxistipp

An den fruchtbaren Tagen können die Kinderwunscheltern das Ritex Kinderwunsch Gleitmittel zur Unterstützung verwenden. Dieses Gleitgel wurde speziell für die Kinderwunschzeit entwickelt. Die Spermien werden dadurch schwimmfähiger. Ein handelsübliches normales Gleitgel ist einer entstehenden Schwangerschaft hingegen eher abträglich, da es die Spermienbeweglichkeit hemmt. Es sollte daher nicht verwendet werden.

Enge Hosen oder zu warm gehaltene Hoden verringern die Spermatogenese. Daher gilt für Männer: Finger weg von warmen, eng anliegenden Unterhosen!

Abschließend möchte ich noch auf die **Paardynamik** eingehen, denn sie ist in der Kinderwunschzeit sehr wichtig: Die Kinderwunscheltern müssen weiterhin ihre Paarbeziehung erleben! Nichts ist so lusttötend wie Sex nach Kalender. Helfen Sie Ihren Patientinnen und Patienten dabei, sich nicht aus den Augen zu verlieren. Sorgen Sie dafür, dass die Partner miteinander im Gespräch bleiben und weiterhin schöne Dinge planen.

Es wird die Momente geben, in denen das Paar frustriert ist, weil „es" nicht klappt oder die beiden möglicherweise unterschiedlich mit der ausbleibenden Schwangerschaft umgehen. Eventuell entwickelt die Frau auch das impulsive Gefühl, der Mann sei gar kein richtiger Mann, wenn er sie nicht schwängern könne – und andersherum. Auch die Meinung über sich selbst steigt in dieser Situation eher nicht. Versuchen Sie, immer als Vermittler zur Verfügung zu stehen.

Und versprechen Sie nichts! Niemand kann voraussehen, ob die Therapie zu einem Wunschbaby führt. Man kann nur die besten Voraussetzungen schaffen. Besprechen Sie mit dem Kinderwunschpaar, dass es sein kann, dass sie keine Kinder haben werden. Das ist hart und tut unglaublich weh, doch leider besteht auch diese Möglichkeit. Dann müssen sich diese Menschen, die vermutlich wunderbare Eltern wären, für immer von ihrem Kind, dass sie nie in den Armen halten konnten, verabschieden. Egal, was sie sonst noch tun, wie sie ihre Zukunft ohne Kinder gestalten – die meisten Frauen und Männer begleitet das ihr ganzes restliches Leben. Das Elternsein beginnt in dem Moment, in dem man sich für ein Kind entscheidet, nicht erst, wenn es geboren wird. Denken Sie immer daran: Diese Eltern haben jemanden verloren, den sie schon sehr geliebt haben, der aber nicht kommen konnte. Dieser Verlust wird bei den meisten ungewollt kinderlosen Eltern zeitlebens einen Schatten auf ihr Leben werfen.

12.7.7 Wechseljahre: Menopause der Frau und Andropause des Mannes

Definition

Die Wechseljahre treffen sowohl Frauen wie auch Männer – wenngleich die Menopause (S. 124) der Frau ein offensichtlicheres, einschneidendes Erlebnis ist, während die Andropause (S. 125) beim Mann eher ungesehen und heimlich erreicht wird. Nichtsdestotrotz leiden nicht nur die Frauen in dieser Umstellungsphase.

Die genaue Definition mit den Ursachen und Symptomen sind den Ausführungen zu den altersabhängigen (physiologischen) Veränderungen (S. 123) zu entnehmen.

Differenzialdiagnose

Wenn Ihnen Wechseljahresbeschwerden Ihres Patienten auffallen, sollte das Alter zu den Symptomen passen. Bei einer 20-jährigen Frau mit Hitzewallungen oder einem 30-jährigen Mann mit Libidostörungen ist eher an eine erhebliche hormonelle Dysbalance zu denken als an den Eintritt der Wechseljahre.

Wenngleich der Eintritt der Wechseljahre physiologisch ist, sind starke Beschwerden nicht zwingend hinzunehmen. Um Ihrem Patienten die bestmögliche Hilfe angedeihen zu lassen, müssen wir also auch in diesem Fall genau eruieren, welche Hormone sich im Mangel befinden und welche im falschen Verhältnis zueinander stehen. Werten Sie anhand der Hormoncheckliste (S. 344) aus, ob ausschließlich die Hormone Testosteron, DHEA, Progesteron und Östrogene getestet werden müssen, oder ob noch weitere Hormone ursächlich für die Beschwerden sein könnten.

Nicht zuletzt ist eine gute Darm- und Lebergesundheit für geringere Beschwerden während der Wechseljahre verantwortlich. Fallen Unregelmäßigkeiten hinsichtlich Stuhlgang, Meteorismus oder Verdauung auf, sollten Sie sich ebenfalls verstärkt darauf konzentrieren.

Diagnostik

Erheben Sie unbedingt nachstehende Hormonwerte und setzen sie diese in Relation zueinander:

- Progesteron
- Östrogene
- Testosteron

Eventuell ist zudem der Darmstatus zu erheben.

Therapie

Die Therapie der Wechseljahresbeschwerden orientiert sich beim Mann und bei der Frau an den Therapievorschlägen zu Östrogen- (S. 284) und Testosterondysbalancen (S. 290). Der Unterschied zu den dort vorgestellten Therapien bei der Behandlung in den Wechseljahren ist folgender: Im Gegensatz zu Dysbalancen nach dem Eintritt der Wechseljahre, kann der jüngere Körper durch die Wiederaufnahme der Produktionsleistung bzw. die Stimulation der Hormondrüsen wieder normale (fertile) Hormonspiegel aufbauen. Während und nach den Wechseljahren ist der Abfall der Hormone hingegen physiologisch. In der Zeit des Übergangs muss es deshalb vorrangiges Ziel sein, die Beschwerden so gut wie möglich abzudämpfen und stark abfallende Hormonspiegel sanft zu regulieren. So hat der Körper die Möglichkeit, sich (langsamer) an die neuen Gegebenheiten und die sinkenden Hormonkonzentrationen zu gewöhnen.

Das nachfolgend vorgestellte Therapieschema bezieht sich auf die Wechseljahre der Frau. Die Therapie der Andropause des Mannes orientiert sich an der Therapie der Testosterondysbalance (S. 290).

1. Termin:

- Anamneseerhebung mit Erfassung der Symptome, inklusive Hormoncheckliste (S. 344)
- Übergabe der Testmedien bzw. Durchführung des/der Tests direkt in Ihrer Praxis
- Bei bestehenden Hitzewallungen hat sich die Einnahme eines der folgenden Präparate bewährt:
  - **Dr. Loges femiLoges Tabletten**, mit Rhapontikrhabarber, 1 × täglich 1 Tablette
  - **Schaper & Brümmer Remifemin plus Johanniskraut Tabletten**, mit Johanniskraut und Trauben-Silberkerze, 2 × täglich je 2 Tabletten. Der Aufbau des Wirkspiegels benötigt etwa 2 Wochen. Aber Achtung: Dieses Präparat enthält Phytohormone und Johanniskraut, beachten Sie mögliche Wechselwirkungen!
  - **Schaper & Brümmer Remifemin Tabletten**, mit Trauben-Silberkerze, 2 × täglich je 1 Tablette
  - **Schaper & Brümmer Remifemin mono Tabletten**, mit Trauben-Silberkerze, 1 × täglich 1 Tablette. Dieses Präparat ist identisch mit Remifemin, enthält jedoch mehr Wirkstoff in einer Tablette, wodurch die einmalige Einnahme am Tag genügt.
  - **Pascoe Pascofemin SL Tropfen**, mit Sternwurzel, Küchenschelle, Falscher Einhornwurzel, Tiger-Lilie, Ignatiusbohne, Blauem Hahnenfuß, Goldenem Kreuzkraut, Mönchspfeffer, Trauben-Silberkerze in homöopathisch aufbereiteter Form, 3 × täglich je 10–15 Tropfen. Der Aufbau des Wirkspiegels dauert jedoch ein wenig. Die Einnahme muss über mindestens 2 Monate und länger erfolgen.
  - **DHU Klimaktoplant N Tabletten**, mit Trauben-Silberkerze, Ignatius-Brechnuss, Kanadischer Blutwurz, Tintenfisch in homöopathisch aufbereiteter Form, 3 × täglich je 1 Tablette
  - **Dr. Reckeweg Klimax-Gastreu S R10 Tropfen**, mit Trauben-Silberkerze, Gift der Busch-

meister, Kanadischer Blutwurz in homöopathisch aufbereiteter Form, 1–3 × täglich je 5 Tropfen, bei akuten Hitzewallungen bis zu 6 × täglich im Abstand von mindestens 30 Min. jeweils 5 Tropfen

- Zusätzlich können folgende Phytotherapeutika eingenommen werden:
  - **Salbei** (*Salvia officinalis*): Mehrere Tassen über den Tag verteilt als Tee trinken. Dazu gießt man einige Blätter Salbei, gerne frische, mit jeweils 250 ml kochendem Wasser auf.
  - **Zimt** (*Cinnamomum spec.*): Bis zu 3 × täglich je 1 Teelöffel Zimtpulver in 1 Tasse mit lauwarmem Wasser einrühren und trinken.

2. Termin (nach dem Eintreffen der Analyseergebnisse):

- Bei schweren Dysbalancen, die die Patientin sehr stark beeinträchtigen, beginnen Sie mit der Substitution der im Mangel befindlichen Hormone mit D4-Präparaten (S. 173): Die Applikationsform (Globuli oder Creme) und die Dosierung sind abhängig vom ermittelten Laborwert und Symptombild.

Praxistipp
Muss Östradiol zum Einsatz kommen, sollte es unbedingt abends substituiert werden, da die Hitzewallungen in den Wechseljahren abends und nachts häufiger auftreten als morgens oder tagsüber. Sie können durch die Östradiolgabe zur rechten Zeit minimiert werden.

- Sind die Beschwerden für die Patientin zwar störend, aber noch nicht belastend, werden zunächst nur die anderen genannten Maßnahmen durchgeführt. Sollte sich der Zustand der Patientin allerdings verschlechtern, erfolgt auch in diesem Fall eine Substitution der Hormone.
- Suchen Sie ein zu den Symptomen passendes phytotherapeutisches Mittel (S. 188) aus. Dieses sollte täglich eingenommen werden.
- Unterstützen Sie den Hormonstoffwechsel mit geeigneten Nährstoffen. Hierzu eignen sich passende Komplexpräparate, z. B. von den Firmen Centrum, Orthomol, Biogena, Nicapur, daneben – auch wenn kein Kinderwunsch oder eine Schwangerschaft besteht – die Präparate von Elevit. Es ist wichtig, dass Sie so viele Vitamine und Spurenelemente zuführen wie nur irgend möglich. Achten Sie darauf, dass in dem von Ihnen gewählten Präparat kein Soja (S. 197) enthalten ist!
- Bestehen Ödeme, Wassereinlagerungen oder ungeklärte Schwellungen, ergänzen Sie die Therapie mit Präparaten, die das Lymphsystem unterstützen und die Lymphe ableiten, z. B.:
  - **Heel Lymphomyosot-Tabletten/-Tropfen**, 3 × täglich je 15–20 Tropfen oder 3 Tabletten
  - **Soluna Heilmittel Solunat Nr. 9 Tropfen**, mit Guajak, Rotem Sandelholz, Sarsaparille, Thuja, Walnuss in homöopathisch aufbereiteter Form, 2–3 × täglich je 5–15 Tropfen. Begonnen wird mit einer niedrigen Dosierung, die langsam gesteigert wird, falls die niedrige Dosierung einen zu geringen stimulierenden Effekt auf das Lymphsystem haben sollte.
- Beginnen Sie mit der Rhythmisierung der Drüsen: Zum Einsatz kommen die Präparate von Steierl oder von Wala – entweder morgens Mittel 1, mittags Mittel 2 und abends Mittel 3 bei einem eher phlegmatischen Patiententypus oder an Tag 1 Mittel 1, an Tag 2 Mittel 2 und an Tag 3 Mittel 3 bei einer als eher sensibel einzustufenden Patientin:
  - **Steierl Phyto-C, Steierl Phytocortal N, Steierl Phyto-L**, 1–3 × täglich je 20–50 Tropfen pro Präparat, gerne in etwas Wasser aufgelöst. Diese Mittel unterstützen die Funktion der Hypophyse, der Nebennieren und der Gonaden. Aus dieser neuen Stärke heraus können sich die Hormondrüsen harmonisieren.
  - **Wala Hypophysis/Stannum, Glandulae suprarenales comp., Ovaria/Argentum**, jeweils 3–5 Globuli/Gabe. Diese Präparate enthalten homöopathisch aufbereitete Zellen der Hormondrüsen. Auf diese reagiert der Körper für gewöhnlich mit einer Aktivierung der Drüsen.
- Sollte sich Ihre Patientin in einem sehr geschwächten Zustand befinden, stellen Sie die Rhythmisierung noch einmal zurück und beginnen Sie zunächst mit stimulierenden Präparaten. Bewährt haben sich hierbei folgende:

- **Heel Hormeel SNT Tropfen**, 3 × täglich je 10 Tropfen
- **Dr. Reckeweg Glandulae-F-Gastreu R20 Dilution**, 1–3 × täglich je 5 Tropfen. Sie regt die Hypophyse, die Schilddrüse, die Thymusdrüse, die Nebennieren, das Pankreas und die Ovarien an.

! Cave

Glandulae-F-Gastreu R20 darf nicht gleichzeitig mit Schilddrüsenmedikamenten wie L-Thyroxin angewendet werden.

- Diese besondere Phase des Umbruchs muss häufig auch mental begleitet werden. Viele Menschen müssen verarbeiten, dass nun eine neue Lebensphase beginnt. Stehen sie auch noch unter äußerem Druck, weil das Leben bisher nicht so lief wie geplant oder weil gerade die Arbeit oder die Beziehung schwierig ist, kommen schnell depressive Verstimmungen auf. Bleiben Sie achtsam, ob Sie hier eingreifen dürfen oder müssen.
- Die Einnahme der Präparate aus Termin 1 wird fortgesetzt, wenn die Patientin weiterhin eine Medikation braucht, die das Nervenkostüm und einen guten Schlaf unterstützt.

3. Termin (ca. 6 Wochen nach dem 2. Termin):

- Falls Sie nicht mit der Rhythmisierung, sondern dem Einzelmittel in die Therapie eingestiegen sind, überprüfen Sie zunächst, ob sich der Zustand Ihrer Patientin so weit gebessert hat, dass ihr eine Hormondrüsenrhythmisierung zuzumuten ist. Andernfalls setzen Sie zunächst die Einzelmitteltherapie fort.
- Überprüfen Sie, ob das phytotherapeutische Präparat weiter angezeigt ist oder ob nun möglicherweise ein anderes zuträglicher wäre.
- Fortführung und ggf. Anpassung der Hormonsubstitution mit D4-Präparaten (S. 173) nach Symptomlage: Die Dosierung muss bei einer anhaltenden Erstverschlimmerung verringert, bei einer sehr schwach ausfallenden Reaktion erhöht werden. Ist durch die bisher erfolgte Therapie **ohne** Hormonsubstitution keine Besserung erzielt worden, sollten Sie nun damit beginnen.
- Die Einnahme der Präparate aus Termin 1 wird fortgesetzt, wenn die Patientin weiterhin eine Medikation braucht, die das Nervenkostüm und einen guten Schlaf unterstützt.
- Fortsetzung der Nährstoffzufuhr
- Fortsetzung der mentalen Aufarbeitung
- Besprechen Sie, wie sich Ihre Patientin ab sofort ernähren kann, um die Hormonsynthese weiter zu unterstützen (**Tab. 11.3**).
- Hat sich bereits eine Besserung eingestellt, sollte die Patientin dazu angeregt werden, Bewegung in ihren Alltag zu integrieren. Welchen Sport möchte und kann sie betreiben?
- Übergabe der Testmedien an die Patientin für eine Nachtestung. Sinnvollerweise lassen Sie den Status der Hormone, die Sie zu Beginn der Therapie als vermutlich in Dysbalance befindlich identifiziert haben, erneut erheben.

4. Termin (nach weiteren ca. 4–6 Wochen):

- Eine Darmsanierung (S. 151) und eine Leberunterstützung (S. 153) helfen, die Beschwerden weiter zu minimieren.
- Bringen Sie Ihrer Patientin Atemübungen (S. 202) bei.
- Anpassung der Maßnahmen aus den Terminen 1–3 anhand der Ergebnisse der Nachtestung
- Fortsetzung der mentalen Aufarbeitung
- Fortsetzung der Nährstoffzufuhr, ggf. Anpassung der Dosierung oder des Präparats

5. Termin (nach weiteren ca. 6 Wochen):

- Die Entgiftung und die Ausleitung von Medikamenten (S. 167), insbesondere von hormonellen Kontrazeptiva, Kortisonpräparaten und Schmerzmitteln, sollten nun möglich sein.
- Anpassung der Maßnahmen aus den Terminen 1–4
- Fortsetzung der mentalen Aufarbeitung
- Übergabe der Testmedien an die Patientin für eine Nachtestung

6. Termin (nach weiteren ca. 6 Wochen):

- Anpassung der Maßnahmen aus den Terminen 1–5 anhand der Ergebnisse der Nachtestung
- Fortsetzung der mentalen Aufarbeitung

Fallbeispiel

Menopause

Termin 1

Die Patientin, 54 Jahre, berichtete bereits während der telefonischen Terminvereinbarung, dass sie zunehmend unter Hitzewallungen, Schlafstörungen und Erschöpfung leide. Als sie mir gegenübersaß, ergänzte sie ihre Symptombeschreibung noch um erhöhte Reizbarkeit, völligen Libidoverlust und Blutungspausen von mehreren Monaten. Sobald die Menstruation dann einträte, sei sie sehr massiv. Die letzte lag etwa 4 Wochen zurück. Ihre Schlafstörungen führten zu beinahe stündlichem Erwachen. Während sie mir davon erzählte, brach sie in Tränen aus. Auf meine Rückfrage hin, wie ihr Leben denn ansonsten sei, berichtete sie mir, dass sie es gut habe, ihren Arbeitsplatz liebe und eine gute Beziehung führe. Ihre Kinder seien beide bereits in der Ausbildung, der jüngere Sohn wohne noch bei ihnen. Sie pflegten ein gutes Verhältnis zueinander.
Sie nahm keine weiteren Medikamente ein, deshalb verordnete ich ihr Remifemin plus Johanniskraut, 2 × täglich je 2 Tabletten, und Dr. Reckeweg Klimax-Gastreu S R10, 3 × täglich je 5 Tropfen, bei akuten Hitzewallungen bis zu 6 × täglich im Abstand von mindestens 30 Min. jeweils 5 Tropfen. Zudem sollte sie über den Tag verteilt mehrere Tassen Salbeitee trinken.
Aufgrund ihrer Schilderung gab ich ihr einen Speicheltestset zur Bestimmung ihrer Östradiol-, Progesteron- und Testosteronwerte mit.

Termin 2

Ihre Werte wiesen einen geringen Progesteronspiegel und eine relative Östradioldominanz aus. Der Testosteronwert lag im Normbereich. Das Verhältnis von Östradiol zu Progesteron lag bei 1 : 16. Der Patientin ist zudem aufgefallen, dass sie morgens immer wieder Schwellungen im Gesicht habe – bei unserem letzten Termin habe sie nicht daran gedacht, mir davon zu berichten.
Zu den bereits verordneten Medikamenten schrieb ich ihr Progesteron D 4, morgens und abends 2 Globuli, sowie 1 × täglich 1 Tablette Centrum Für Sie 50 + auf. Gegen die Lymphansammlungen sollte sie Soluna Heilmittel Solunat Nr. 9 einnehmen: zunächst 3 × täglich je 3 Tropfen und dann jeden 3. Tag um 2 Tropfen steigern, bis sie bei der Enddosierung von 3 × täglich je 10 Tropfen angekommen sei. Zur Rhythmisierung ihrer Hormondrüsen und der Gewöhnung an die physiologisch sinkenden Hormonspiegel verordnete ich außerdem Dr. Reckeweg Glandulae-F-Gastreu R20 Dilution, 2 × täglich je 5 Tropfen.

Termin 3

Nach 6 Wochen suchte die Patientin erneut meine Praxis auf. Ihre Hitzewallungen hätten tagsüber nachgelassen, und sie könne besser schlafen. Sie wache nur noch 2–3 Mal pro Nacht auf. Eine weitere Menstruation sei bislang nicht aufgetreten. Die Wasseransammlungen seien zurückgegangen, jedoch nicht verschwunden.
Den Salbeitee sollte sie nur noch nach Bedarf einnehmen und Dr. Reckeweg Glandulae-F-Gastreu R20 absetzen, da mir aufgrund der deutlichen Symptomlinderung eine weitere Stimulierung aller Drüsen derzeit als nicht mehr notwendig erschien. Vielmehr wollte ich nun die Hormondrüsen sanft aufeinander einstimmen. Sie sollte deshalb mit einem ruhigen Sport beginnen, den sie 2–3 Mal pro Woche ausüben sollte. Sie entschied sich für Yoga und wollte Hormon-Yoga ausprobieren.

Termin 4

Weitere 5 Wochen später berichtete die Patientin, dass sie zum einen wieder sexuelle Lust verspüre, worüber sich ihr Mann unbändig freue – und sie natürlich auch. Zum anderen habe sie vorletzte Woche eine Blutung gehabt: am 1. Tag sehr stark mit Koageln, danach aber rasch abklingend und nur 4 Tage lang. Außerdem sei ihre Reizbarkeit verschwunden. Hitzewallungen träten tagsüber gar nicht mehr auf, nur noch in der Nacht, doch auch nicht mehr in jeder. Immer wieder könne sie durchschlafen, wodurch ihre Erschöpfung nachließe.
Von ihrem Yogakurs sprach sie mit großer Begeisterung. Sie hoffte, bald genügend Grundkenntnisse erworben zu haben, um ebenfalls am Hormon-Yoga teilnehmen zu können.
Wir besprachen, dass sie die Medikation vom letzten Mal fortsetzen sollte. Allerdings sollte sie ab

sofort Dr. Reckeweg Klimax-Gastreu S R10 nur noch während der Hitzewallungen substituieren. Damit ihr Darm und ihre Leber die erhaltenen Nährstoffe besonders effektiv in die Hormonsynthese einbringen könnten, sollte sie ballaststoffreich essen und Carduus marianus D 6, 2 × täglich je 5 Globuli, einnehmen.
Am Ende unseres Termins gab ich ihr einen Speicheltest zur erneuten Befunderhebung mit.

Termin 5
Die Werte der Patientin hatten sich 6 Wochen später stabilisiert. Das Verhältnis von Östradiol zu Progesteron lag bei 1 : 32. Sie fühle sich wohl, mit den gelegentlichen Hitzewallungen käme sie gut zurecht. Eine weitere Blutung wäre nicht mehr aufgetreten.
Wir vereinbarten eine Reduktion der Progesterongabe um wöchentlich jeweils 1 Globulus, bis sie das Präparat ausgeschlichen hatte. Falls sich ihr Befinden verschlechtern sollte, sollte sie sich wieder melden.
Sie wechselte ab sofort auf das Präparat Remifemin, das sie weiterhin einnehmen wird, dann mit einer Dosierung von 2 × täglich je 1 Kapsel.

12.7.8 Zyklusanomalien

Definition

Störungen der hormonellen Regelmechanismen und Dysbalancen der Hormone Progesteron, Östradiol, Testosteron, Leptin, LH und FSH können zu Zyklusanomalien führen. Je nach Zeitpunkt und Stärke der Störung können Zyklen zu lang oder zu kurz sowie die Regelblutung zu stark, zu lang, zu kurz oder zu schwach sein bzw. vollständig aussetzen.

Ist beispielsweise die Konzentration von Östradiol dauerhaft erhöht bzw. dominant, bedeutet das für den Körper, dass eine Schwangerschaft besteht. Der Rückkopplungsmechanismus verhindert einen Anstieg von LH und FSH zur Zyklusmitte (**Abb. 1.6**) – denn während einer Schwangerschaft muss eine Eizelle weder reifen noch springen. Somit findet kein Eisprung statt. Die Zykluslänge verändert sich. Die Regel setzt schlussendlich nicht ein, weil der Gelbkörper des gesprungenen Eis die Produktion des Progesterons aufgrund einer nicht eingetretenen Schwangerschaft einstellt, sondern weil die Schleimhaut nicht weiter aufgebaut werden kann. Somit stößt der Körper diese ab.

Die **Farbe des Menstruationsbluts** kann bereits Hinweise auf Störungen geben.

- Hat das Blut der Periode einen satten, mittleren Rotton, ist für gewöhnlich alles in Ordnung.
- Eine bräunliche Blutung weist auf altes Blut hin und tritt normalerweise zu Beginn oder am Ende einer Menstruation auf.
- Dickes, dunkelrotes Blut deutet auf hohe Östradiolspiegel bzw. einen Progesteronmangel hin. Koagel (Blutklumpen) entstehen dabei häufig. Dieses Blut kann zuweilen sogar fast schwarz wirken.
- Dünnes, hellrotes bis rosafarbenes Blut deutet auf einen Östrogenmangel hin. Tritt dies häufiger auf, muss dieser abgeklärt werden.
- Fleischwasserfarbener Ausfluss deutet auf ein Krebsgeschehen hin und muss schnellstmöglich abgeklärt werden.
- Auch andere Färbungen (grünlich, gräulich, gelblich oder zu orange tendierend) müssen sofort abgeklärt werden, insbesondere wenn eine Geruchsveränderung auftritt.

Es ist übrigens normal, dass sich die Konsistenz und Farbe während der Periode etwas verändert.

Mögliche Zyklusstörungen

Dysmenorrhö. Als Dysmenorrhö werden schmerzhafte Regelblutungen bezeichnet. Diese werden bei der primären Form durch eine erhöhte Synthese und Ausschüttung des Gewebshormons Prostaglandin (in diesem Fall Prostaglandin F2α) verursacht. Prostaglandine lösen Kontraktionen aus und wirken auf die glatte Muskulatur u. a. des Uterus oder auch des Magens und des Darms. Östrogene regen die Prostaglandinausschüttung an, während Progesteron die Prostaglandinwirkung abschwächt. Bei einer Östradioldominanz (S. 284) werden vermehrt Prostaglandine ausgeschüttet, die den Schmerz in der Regel verstärken.

Spotting/Schmierblutung. Hierbei ist die Blutung so gering, dass sie möglicherweise nur am Toilettenpapier entdeckt wird. Die Farbe ist zumeist bräunlich, die Konsistenz schleimig. Es gibt 3 verschiedene Arten von Schmierblutungen, die alle eine sehr geringfügige Blutung bezeichnen:

1. Schmierblutungen rund um den Eisprung sind vermutlich durch den Abfall des Östrogenspiegels nach ausgelöstem Eisprung bedingt.
2. Prämenstruelles Spotting setzt kurz vor der Periode ein und wird durch einen Progesteronmangel ausgelöst, wodurch die Abstoßung der Uterusschleimhaut zu früh erfolgt.
3. Postmenstruelles Spotting besteht kurz nach der Periode. Es entsteht entweder durch einen Östrogenmangel, wodurch sich die Ausscheidung der Gebärmutterschleimhaut verzögert, oder durch Uterusmyome (S. 321).

Metrorrhagie/Zwischenblutungen. Zwischenblutungen treten unabhängig von bestimmten Zykluszeitpunkten auf. Sie können sehr stark, aber auch schwach sein. Sie können zudem von Schmerzen begleitet sein. Im Klimakterium und in der Pubertät sind Zwischenblutungen als normal anzusehen, da sich der Körper in einer Umstellungsphase befindet. Auch die Verwendung der Kupferspirale (Intrauterinpessar) oder hormoneller Kontrazeptiva kann zu Zwischenblutungen führen.

! Cave

Treten Zwischenblutungen regelmäßig und/oder mit Schmerzen auf, müssen sie vom Gynäkologen abgeklärt werden, da neben hormonellen Schwankungen auch eine extrauterine Schwangerschaft (Schwangerschaft außerhalb der Gebärmutter, beispielsweise in den Eileitern), Myome, Tumore, Entzündungen oder eine Fehlgeburt für diese Blutung verantwortlich sein können!

Oligomenorrhö. Bei der Oligomenorrhö („oligo-" = gering, wenig) findet eine Periodenblutung im Abstand von mehr als 35 Tagen bis hin zu etwa 3 Monaten statt. Eine mögliche Ursache ist eine verspätete Progesteronausschüttung. Ein Eisprung kann dennoch stattfinden – etwa 14 Tage vor Einsetzen der nächsten Regelblutung.

Hypermenorrhö. Die Hypermenorrhö („hyper-" = über, übermäßig) bezeichnet eine normal lang andauernde, jedoch sehr starke Regelblutung, bei der täglich mehr als 80 ml Blut ausgeschieden werden. Auch der Abgang von Koageln (Blutklumpen) kann vorkommen. Normalerweise gerinnt Menstruationsblut nicht. Dafür gibt es im Körper verschiedene Mechanismen, die die Gerinnung in der Gebärmutter hemmen. Bei sehr starken Blutungen gelingt dies nicht immer, das Blut verklumpt im Uterus und wird als Koagel ausgeschieden. Ein gelegentliches Auftreten ist unproblematisch.

! Cave

Treten Koageln regelmäßig auf, sollte dies gynäkologisch abgeklärt werden. Bei zusätzlichem Fieber muss eine sofortige ärztliche Abklärung erfolgen!

Ursachen können Hormondysbalancen (Progesteron, Östrogene, Kortisol), Uterusmyome oder Tumore sein. Doch auch nach einer Geburt können zunächst verstärkte Blutungen auftreten.

Praxistipp
Bei Hypermenorrhö besteht die Gefahr eines Eisenmangels. Die Betroffene sollte während der Periode Eisenpräparate substituieren, um dem vorzubeugen.

Menorrhagie/Menometrorrhagie. Eine Menorrhagie ist der Hypermenorrhö ähnlich (s. o.). Die Menorrhagie zeichnet sich ebenfalls durch sehr starke Blutungen aus, außerdem ist die Blutungsdauer verlängert. Die Menstruationsblutung besteht länger als 7 Tage. Die Menorrhagie kann durch unvollständigen Abort, muskuläre Schwäche, Prostaglandinmangel, Hypothyreose, andere hormonelle Dysbalancen (Progesteron, Östrogene, Testosteron, LH und FSH), den Einsatz der Kupferspirale (Intrauterinpessar), Endometriose, Uteruspolypen, Uterusmyomen und Uterustumoren entstehen.

Cave
Bei Schmerzen oder regelmäßigem Auftreten einer Menorrhagie muss die Ursache gynäkologisch geklärt werden. Tritt Fieber auf, muss eine sofortige ärztliche Abklärung erfolgen!

Praxistipp
Bei Menorrhagie sollte während der Menstruation unbedingt Eisen substituiert werden, um einem Eisenmangel vorzubeugen.

Polymenorrhö. Bei der Polymenorrhö („poly-" = viel, viele) liegt die Zykluslänge regelmäßig unter 25 Tagen. Die Ursache hängt davon ab, ob ein Eisprung stattfindet oder nicht:

- Findet ein Eisprung statt, ist die Progesteronfreisetzung zu gering, sodass sich die 2. Zyklushälfte verkürzt, da aufgrund der zu geringen Progesteronausschüttung der physiologische Abfall vor der Regel zu zeitig stattfindet und die Menstruationsblutung zu früh einsetzt. Die Einnistung einer befruchteten Eizelle ist nicht möglich.
- Findet kein Eisprung statt, bricht der Körper den Aufbau der Gebärmutterschleimhaut ab und stößt diese aus.

Selbstverständlich kann sich auch die 1. Zyklushälfte verkürzen. Findet die Ovulation jedoch nicht während der abklingenden Menstruation statt, ist dies zumeist unproblematisch. Ab dem 9. Zyklustag sollte die Gebärmutterschleimhaut bereits so weit aufgebaut sein, dass alle Abläufe korrekt stattfinden können. Erfolgt die Ovulation allerdings vor dem 9. Zyklustag, sollten die Werte von LH, FSH, Progesteron und Östradiol in der 1. Zyklushälfte überprüft werden.

Hypomenorrhö. Bei der Hypomenorrhö („hypo-" = unter) ist die Blutung schwach und ihre Dauer ggf. verkürzt. Die ausgeschiedene Menge Blut liegt am Tag unter 25 ml. Als Ursache kommen hormonelle Dysbalancen (Progesteron, Östrogene, Testosteron, Schilddrüsenhormone) oder eine eingetretene Schwangerschaft mit einem zu geringen Progesteronspiegel in Betracht.

Amenorrhö. Bei der primären Amenorrhö setzt die Regelblutung bei jungen Frauen über 15–16 Jahren nicht ein. Doch auch im späteren Leben kann eine Amenorrhö auftreten. Per Definition liegt eine sekundäre Amenorrhö vor, wenn die Regelblutung bereits stattgefunden hat, dann jedoch über einen Zeitraum von mindestens 3 Monaten nicht aufgetreten ist.

Praxistipp
Eine Amenorrhö liegt während der Schwangerschaft, der Stillzeit und in der Menopause physiologisch vor. Diese Möglichkeiten sollten zuerst abgeklärt werden.

Weitere Ursachen für eine Amenorrhö sind folgende:

- Hormondysbalancen (PCO-Syndrom, Testosterondominanz, Östrogendominanz, massiver Progesteronmangel)
- Hypophysenschwäche
- Ovarialinsuffizienz
- Magersucht/starkes Untergewicht

- Stress
- Leistungssport
- Post-Pill-Syndrom
- bei primärer Amenorrhö zusätzlich: z. B. Fehlbildungen der Genitalien oder Chromosomenanomalien

Die weitere Abklärung orientiert sich an den weiteren Umständen wie Alter, Körpergewicht etc.

Nidationsblutung. Die Nidationsblutung bezeichnet eine kurze, schwache Blutung, die mit der Einnistung der befruchteten Eizelle zusammenhängt. Während der Nidation verbindet sich die Eizelle mit dem Uterus. Dies kann eine leichte, sehr kurze Blutung auslösen. Da sie häufig zeitgleich mit der erwarteten Periodenblutung auftritt, können Frauen fälschlicherweise annehmen, sie seien nicht schwanger, wie bereits zur Unterscheidung von PMS und einer Frühschwangerschaft (S. 296) aufgezeigt.

Diagnostik

Wie oben bereits beschrieben, gibt es einige Fälle, die auf karzinogene Geschehen oder Myombildungen etc. hinweisen. Diese müssen unbedingt ärztlich ausgeschlossen werden.

Ist dies geschehen und es liegt kein Tumor vor, sollten folgende Parameter/Werte erhoben werden:

- Alter
- Körpergewicht
- Progesteron
- Östradiol
- Testosteron
- LH
- FSH
- TSH
- T_4, T_3

Die Erhebung der Werte wird in der 2. Zyklushälfte durchgeführt. Bei einer Amenorrhö bzw. einer Polymenorrhö weicht das Vorgehen hiervon ab:

- Bei der Amenorrhö ist die 2. Zyklushälfte nicht festzustellen. In diesem Fall erheben Sie die Werte dann, wenn sich die Patientin bei Ihnen vorgestellt und die ärztliche Abklärung bereits stattgefunden hat.
- Bei der Polymenorrhö müssen Sie zunächst feststellen, ob überhaupt ein Eisprung stattfindet. Gegebenenfalls erheben Sie die Werte kurz nach dem Ende der Regelblutung und kurz vor der nächsten einsetzenden Regelblutung. So können Sie sich am besten ein Bild davon machen, warum der Zyklus verkürzt ist.

Therapie

Die Therapie orientiert sich – in Abhängigkeit von den Befunden – an den Beschreibungen zur Behandlung von Schilddrüsenerkrankungen (S. 248), Östrogen- (S. 284) und Testosterondysbalance (S. 290) sowie Nebennierenschwäche (S. 215), PCO-Syndrom (S. 304) oder Endometriose (S. 324).

Zusätzlich können spezielle Präparate für die verschiedenen Blutungsstärken zur Anwendung kommen (**Tab. 12.3**).

12.7.9 Zysten der Ovarien, Myome, Brustknoten und Endometriose

Definition

Endometriose, Myome, Ovarialzysten und Knoten in den Brüsten sind unterschiedliche Erkrankungen mit unterschiedlicher Genese. Dennoch sind sie hier zusammengefasst, da sie ähnlichen Hormoneffekten unterliegen.

Zysten. Dies sind Ausstülpungen mit einem innen liegenden Hohlraum, der mit Luft oder Körperflüssigkeiten wie Blut oder Eiter gefüllt sein kann. Zysten entstehen häufiger an den Ovarien als in der Gebärmutter. Zysten, die auf umliegendes Gewebe drücken, können Schmerzen auslösen. Ansonsten sind Zysten zumeist ein Zufallsbefund.

Myome. Hiebei handelt es sich um gutartige Zellwucherungen im Uterus. Sind sie vergrößert, können sie Schmerzen verursachen. Vorher fallen sie normalerweise nur aufgrund einer Ultraschalluntersuchung auf. Sie können den Eintritt einer Schwangerschaft erschweren, insbesondere wenn mehrere Myome im Uterus vorliegen. Es

Tab. 12.3 Schnelle Helfer als Einzelmittel bei Zyklusstörungen.

Zyklusstörung	Präparat	Dosierung
Amenorrhö (ausbleibende Menstruation)	Ceres Artemisia vulgaris Beifuß-Urtinktur	1–3 × täglich je 5 Tropfen
	Soluna Heilmittel Solunat Nr. 10	3 × täglich je 10 Tropfen
Hypomenorrhö (schwache Menstruationsblutung)	Ceres Artemisia vulgaris Beifuß-Urtinktur	1–3 × täglich je 5 Tropfen
	Heel Hormeel SNT Tropfen	3 × täglich je 10 Tropfen
	Soluna Heilmittel Solunat Nr. 10	3 × täglich je 10 Tropfen
Hypermenorrhö, Menorrhagie, Menometrorrhagie (starke und/oder zu lange Menstruationsblutung)	Dr. Reckeweg Secale-Gastreu R28	wenn die Blutung zu stark verläuft bis zu 6 × täglich je 5 Tropfen; zur Zyklusmodulation 1–3 × täglich je 5 Tropfen
	Hirtentäschel (*Capsella bursa-pastoris*) in Form von Kapseln	laut Herstellerangaben
	Soluna Heilmittel Solunat Nr. 11	3 × täglich je 10 Tropfen
	Soluna Heilmittel Solunat Nr. 21 (enthält Johanniskraut)	4 × täglich je 15 Tropfen während der zu starken Regelblutung, gemeinsam mit Solunat Nr. 11
Dysmenorrhö (schmerzhafte Menstruation)	Ceres Alchemilla Urtinktur	1–3 × täglich je 5 Tropfen
	Dr. Reckeweg Secale-Gastreu R28	wenn die Blutung zu stark verläuft bis zu 6 × täglich je 5 Tropfen; zur Zyklusmodulation 1–3 × täglich je 5 Tropfen
	Dr. Reckeweg Dysmenorrhö-Gastreu S R75*	bei Krämpfen bis zu 6 × täglich je 5 Tropfen; zur Zyklusmodulation 1–3 × täglich je 5 Tropfen
	Heel Hormeel SNT Tropfen	3 × täglich je 10 Tropfen
	Heel Mulimen** (enthält Johanniskraut)	chronisch: 1–3 × täglich je 1 Tablette; akut: alle 30 Min., maximal 2 h lang, jeweils 1 Tablette
	Pascoe Pascofemin	3 × täglich je 10–15 Tropfen (durch den verzögerten Aufbau des Wirkspiegels Einnahme über ≥ 2 Monate erforderlich)
	Soluna Heilmittel Solunat Nr. 10	3 × täglich je 10 Tropfen
Poly-/Oligomenorrhö (zu kurzer/zu langer Zyklus)	Ceres Alchemilla Urtinktur	1–3 × täglich je 5 Tropfen
	Heel Hormeel SNT Tropfen	3 × täglich je 10 Tropfen

* mit Blauem Hahnenfuß, Trauben-Silberkerze, Magnesiumphosphat, Schneeball in homöopathisch aufbereiteter Form
** mit Mönchspfeffer, grauem Amber, Johanniskraut, Trauben-Silberkerze, Kaliumkarbonat, Jasmin, Tintenfisch, Kalziumkarbonat in homöopathisch aufbereiteter Form

treten jedoch auch Schwangerschaften ein, während Myome im Uterus wachsen. Für gewöhnlich verlaufen diese Schwangerschaften trotz der Myome komplikationslos.

Schulmedizinisch werden Zysten und Myome, sofern sie gutartig sind, zunächst lediglich beobachtet und regelmäßig vermessen, da sie vom Körper auch wieder zurückgebildet werden können. Wachsen sie jedoch weiter, verursachen sie Probleme oder Schmerzen bzw. sind sie bösartig, werden sie operativ entfernt.

Knoten in der Brust. Dies können gutartige Wucherungen (Fibroadenome), harmlose Zysten oder auch maligne Tumore sein. Sowohl im Uterus als auch in der Brust muss ein karzinogenes Geschehen fachärztlich ausgeschlossen werden. Die meisten knotigen Veränderungen der Brust werden von den Frauen selbst ertastet. Gutartige Veränderungen der Brust sind häufig Teil des prämenstruellen Syndroms. Dabei schwellen die Brüste hormonbedingt an, und es können sich gleichzeitig Zysten bilden. Beides klingt jedoch mit Einsetzen oder während der Regelblutung ab.

Endometriose. Die Endometriose ist eine chronische Erkrankung, bei der sich endometriumähnliche Zellen auch außerhalb des Uterus aufbauen. Diese können sich in den Eileitern, an den Ovarien, am Darm, dem Bauchfell, der Harnblase, d. h. im gesamten Bauchraum, in seltenen Fällen sogar in der Lunge, ansiedeln und dabei sogar in diese Organe eindringen und dort invasiv weiterwachsen. Dieser Zellzuwachs metastasiert demnach, ist jedoch gutartig. Durch ihre Ähnlichkeit mit den Zellen der Gebärmutterschleimhaut sprechen sie auf die zyklischen Hormonfreisetzungen des weiblichen Körpers an: Sie bauen sich auf wie die Schleimhaut im Uterus, nur kann sie am Zyklusende nicht abbluten. Endometrioseherde verursachen regelmäßig Verwachsungen am infiltrierten Gewebe. Durch ihre Aktivität lösen sie Entzündungen aus, die zu weiteren Verklebungen und Verwachsungen führen können. Eine Endometriose in den Eileitern führt sehr häufig zu Sterilität.

Durch die Endometrioseherde bestehen gewöhnlich sehr starke Unterleibs- und Regelschmerzen, die zyklisch oder azyklisch auftreten können. Manchmal erstrecken sich die Schmerzen auf den gesamten Körper. Endometriose kann jedoch auch stumm verlaufen und zufällig, beispielsweise während der Ursachensuche bei unerfülltem Kinderwunsch, entdeckt werden.

Die typischen Symptome sind folgende:

- Sterilität
- Dysmenorrhö
- massive Unterleibsschmerzen, insbesondere vor und während der Periode sowie während des Geschlechtsverkehrs
- ausstrahlende Schmerzen vor und während der Periode
- unregelmäßige Zyklen
- Hypermenorrhö
- Schmerzen beim Stuhlgang
- Schmerzen beim Harnabsetzen
- Erschöpfung

Auffällig ist, dass Endometriosepatientinnen ein geschwächtes Immunsystem zu haben scheinen. Sie leiden vermehrt an Infekten und Allergien.

Die Endometriose wird schulmedizinisch häufig mittels Laparoskopie operativ behandelt. Dabei werden leider nicht immer alle Endometrioseherde entdeckt und entfernt, wodurch es häufig zu Rezidiven kommt. Selbst eine einzige Zellanhäufung kann die Endometriose wieder anfachen. Des Weiteren kommen hormonelle Kontrazeptiva zum Einsatz, um den Aufbau der Uterusschleimhaut zu unterdrücken und so den Fortgang der Endometriose zu hemmen. Dadurch sollen weitere Vernarbungen und Verklebungen verhindert werden.

Diagnostik

Konnten karzinogene Vorgänge ausgeschlossen werden, fällt sowohl bei **Endometriose** als auch bei der Entstehung von **Myomen** und **Zysten** überdurchschnittlich häufig auf, dass eine Östrogendominanz mit einhergehendem Progesteronmangel vorliegt. Bei der Endometriose könnte auch eine Progesteronresistenz vorliegen. Insgesamt ist die Entstehung der Endometriose jedoch unklar.

Manche Myome tragen selbst Progesteronrezeptoren, wodurch sie bei einer Stimulation durch Progesteron wachsen. Dies ist jedoch nur bei einem geringen Anteil der Myome der Fall.

Erheben Sie unbedingt die Werte von Progesteron und Östradiol und setzen Sie diese miteinander ins Verhältnis! Nur so können Sie den Stand der Erkrankung korrekt bewerten.

Therapie

Die naturheilkundliche Therapie orientiert sich an den Vorschlägen zu Östradioldominanz und Progesteronmangel (S. 284).

> **Praxistipp**
> Als Symptom des Progesteronmangels gilt zwar das Myom, doch nicht alle Myome wachsen aufgrund einer zu niedrigen Progesteronkonzentration. Manche Myome haben selbst Progesteronrezeptoren und wachsen bei einer Progesteronsubstitution! Sollte also unter dieser Therapie ein Druckschmerz im Unterleib entstehen, muss die Progesteronsubstitution umgehend eingestellt werden! Am besten kontrollieren Sie den Progesteronspiegel engmaschig.

Bei der **Endometriose** sollten gleichzeitig zu dem vorgenannten Therapieschema schmerzstillende und entzündungshemmende Präparate zur Anwendung kommen, beispielsweise:

- **Heel Traumeel S Tropfen**, mit Tollkirsche, Blauem Eisenhut, Beinwell, Ringelblume, Virginische Zaubernuss, Schafgarbe, Kamille, Sonnenhut, Johanniskraut, Quecksilber, Kalkschwefelleber, Arnika, Gänseblümchen in homöopathisch aufbereiteter Form, 3 × täglich je 20 Tropfen
- **Steierl Diluplex Dilution**, mit Koloquinte, Seidelbast, Knolligem Hahnenfuß in homöopathisch aufbereiteter Form, 4 × täglich je 5 Tropfen
- **Soluna Heilmittel Solunat Nr. 3**, mit Brechweinstein, Kieselsäure, Antimon in homöopathisch aufbereiteter Form, 4 × täglich je 8 Tropfen

Außerdem hat sich der Einsatz von **Wala Endometrium comp.**, 1 × täglich 10 Globuli, sehr bewährt.

Endometriosepatientinnen sollten unbedingt dauerhaft Nährstoffpräparate zu sich nehmen, die mindestens den Tagesbedarf der B-Vitamine, von Vitamin D, Magnesium und der ω-3-Fettsäuren abdecken.

12.8 Weitere Erkrankungen

In diesem Kapitel werden Hauterkrankungen, Histaminintoleranz (S. 326), Infektanfälligkeit (S. 333) und chronische Erkrankungen unklarer Genese (S. 339) vorgestellt, die einen mehr oder minder direkten Bezug zum Hormonsystem aufweisen und ebenfalls einer hormonellen Therapie zugänglich sein können.

12.8.1 Hauterkrankungen

Definition

Unsere Haut schützt uns vor äußeren Einflüssen, während sie gleichzeitig Entgiftungs- und Ausscheidungsleistungen übernimmt. Je nach Körpergröße beträgt die Gesamtfläche etwa 1,75 m^2! Die Haut besteht aus mehreren Schichten und enthält, außer an den Hand- und den Fußflächen, Talgdrüsen und Haarfollikelanlagen. Über die Haut gäbe es noch viel mehr Spannendes zu berichten, doch an dieser Stelle ist für uns Folgendes interessant: Erkrankungen der Haut können durch Hormone verursacht werden. Neben den allgemein bekannten Beschwerden wie Pickelbildung bzw. Akne auf Gesicht, Nacken, oberem Rücken und im Brustbereich in der Jugend, kurz vor der Periode oder den Wechseljahren, besteht auch bei anderen Hauterkrankungen ein möglicher Zusammenhang mit dem Hormonsystem.

Die Histaminintoleranz (S. 326), zu deren Symptomen Hauterscheinungen wie Nesselsucht und Ekzeme, aber auch Juckreiz gehören, hat eine starke Verquickung mit dem Hormonsystem. Doch auch Neurodermitis kann durch Hormondysbalancen verschärft werden. Man vermutet, dass eine Veränderung des Östradiolspiegels, beispielsweise während der Einnahme hormoneller Kontrazeptiva oder während einer Schwangerschaft, Neurodermitis begünstigen. Neben einer Darmsanierung sollte bei Hauterkrankungen immer auch ein Blick auf das Hormonsystem geworfen werden.

Die Hormone Östradiol, Progesteron, Testosteron, DHT und Kortisol beeinflussen das Hautbild in folgender Weise:

- Östradiol:
  - Bindung von Wasser in der Haut
  - Senkung der Talgproduktion, dadurch trockenere bzw. weniger fettende Haut
  - Hemmung der Faltenbildung
  - Verbesserung der Durchblutung der Haut
  - Unterstützung der Kollagenbildung: Kollagen sorgt für ein straffes Hautbild durch die Stärkung des Bindegewebes.
  - Anregung der Hautzellenerneuerung
- Progesteron:
  - Unterstützung der Kollagenbildung
- Testosteron und DHT:
  - Steigerung der Talgproduktion, dadurch fettigere Haut
  - Verstärkung der Verhornung der Haut, wodurch die Ausführungsgänge der Drüsen verkleinert und verhärtet werden. In der Folge stauen sich die Stoffe unter der Haut an, Pickel und Mitesser entstehen.
- chronische Kortisolhochlage:
  - Wundheilungsstörungen
  - Hemmung der Hautzellenerneuerung
  - Kollagenabbau

Daneben regulieren die Schilddrüsenhormone die Hautfeuchtigkeit:

- Bei einer Unterfunktion wird die Haut trocken und rissig.
- Bei einer Überfunktion ist die Haut schwitzig, gereizt, gerötet und juckt.

Ursachen und Diagnostik

In der Pubertät ist die Pickelbildung bis zu einem gewissen Grad als normal anzusehen und nicht behandlungsbedürftig. Ein regelmäßiges Peeling, um alte Haut und Verhornungen sanft abzulösen, sowie ein zum Hauttyp passendes Waschpräparat sollten in dieser Phase ausreichen. Gleiches gilt für die Pickel vor der Periode. Bestehen jedoch viele Pickel, Akne oder eine sog. „Acne inversa", bei der sich die Pickel nicht öffnen, sondern zu einer anwachsenden, schmerzhaften Schwellung führen, sollten der Hormonstatus überprüft werden.

Differenzialdiagnostisch werden zunächst ein Eisenmangel ausgeschlossen und eine Histaminintoleranz abgeklärt.

Haben Sie den Verdacht, dass die Hauterkrankung Ihres Patienten im Zusammenhang mit einer Hormondysbalance stehen könnte, sollten Sie folgende Hormone überprüfen:

- Östradiol (Speichel)
- Progesteron (Speichel)
- Testosteron und DHT (Speichel)
- Kortisol (Speichel, als Tagesprofil)
- ggf. TSH, T_4 und T_3 (Blut)

Wenn Sie unschlüssig sind, welche Hormone Sie zuerst testen sollten, ziehen Sie die Hormoncheckliste (S. 344) zurate.

Sobald Sie Östradiol testen, ist ebenfalls das Verhältnis zwischen Östradiol und Progesteron sowie zwischen Östradiol und Testosteron zu ermitteln.

Therapie

Die Therapie von überschießender Pickelbildung, Akne und Acne inversa orientiert sich je nach Ursache an den Vorschlägen der verschiedenen Hormondysbalancen, d. h. Östradioldominanz/ Progesteronmangel (S. 284), Testosteron- und DHT-Dysbalance (S. 290), Hypothyreose (S. 252), Hyperthyreose (S. 250), sowie der Stresserkrankungen (S. 213).

Für einen raschen Therapieerfolg sollte die Darmsanierung recht früh begonnen werden, eine Entgiftung folgt jedoch erst nach Ausbalancierung der Hormone und wiederhergestellter Darmgesundheit.

Parallel zur Hormondrüsentherapie haben sich folgende Präparate als spezielle Hautmedikation besonders bewährt:

- **Angelica archangelica Urtinktur oder D 1 Dilution**, z. B. von Ceres oder DHU, zunächst zur äußerlichen Anwendung, bei der die betroffene

Stelle mit einer Mischung aus 10 Tropfen Tinktur in 5 ml Wasser abgetupft wird. Sobald sich die Darmgesundheit stabilisiert hat, kann diese Tinktur auch innerlich angewendet werden, 2 × täglich je 5 Tropfen. Engelwurz ist hilfreich bei Hautentzündungen.

- **Berberis vulgaris D 6 Globuli**, z. B. von DHU, 2 × täglich je 8 Globuli. Berberitze wird bei trockenen Hauterkrankungen eingesetzt.
- **Juglans cinerea D 6 Globuli**, z. B. von DHU, 3 × täglich je 5 Globuli. Butternuss hilft bei juckenden Hautausschlägen und Pickeln.
- **Propolis als Creme, Salbe oder Tinktur** zur äußerlichen Anwendung. Das Bienenkittharz hat eine keimhemmende Wirkung und unterstützt die Wundheilung. Die Tinktur darf nicht bei Neurodermitis oder anderen Ekzemen angewendet werden.
- **Salzwasseranwendungen:** Den betroffenen Hautbereich täglich mit 5 %iger (50 g Salz in 1 l Wasser) lauwarmer Sole sorgfältig abwaschen, trocknen lassen, anschließend ggf. mit lauwarmem, klarem Wasser abspülen.
- **Soluna Heilmittel Solunat Nr. 6 Tropfen**, mit Antimonsulfid- und jodid in homöopathisch aufbereiteter Form, 3 × täglich je 10 Tropfen. Zusätzlich für die äußerliche Anwendung 10 Tropfen in 5 ml Wasser geben und mit dieser Mischung die betroffene Stelle betupfen. Solunat Nr. 6 wirkt entzündungshemmend und unterstützt die Ausleitung über die Haut.
- **Soluna Heilmittel Solunat Nr. 25 Azinat-Salbe**, mit Thuja, Cajeput, Antimonsulfid- und -jodid in homöopathisch aufbereiteter Form, zur äußerlichen Anwendung bei Ekzemen und Pickeln, mehrmals täglich auf die betroffene Stelle auftragen.
- **Steierl Steiroderm Dilution**, mit Reißblei, Steinöl, Schwefeljodid in homöopathisch aufbereiteter Form, 3 × täglich je 10 Tropfen bei Ausschlägen und Ekzemen. Zusätzlich für die äußerliche Anwendung 10 Tropfen Steiroderm in 5 ml Wasser geben, mit dieser Mischung einen Umschlag auf die betroffene Stelle legen bzw. diese abwischen.
- **Steierl Tamechol Dilution**, mit Kieselsäure, Talgmuskatnuss in homöopathisch aufbereiteter Form, 3 × täglich je 10 Tropfen bei Pickeln und Hauteiterungen. Zusätzlich für die äußerliche Anwendung 10 Tropfen Tamechol in 5 ml Wasser geben, mit dieser Mischung einen Umschlag auf die betroffene Stelle legen bzw. diese abwischen.

12.8.2 Histaminintoleranz

Definition

Als Gewebshormon und Neurotransmitter spielt Histamin (S. 88) besonders für das Immunsystem eine wichtige Rolle, da es an der Abwehr beteiligt ist und z. B. Entzündungsreaktionen auslöst, die zum Anschwellen des Gewebes führen, damit körperfremde Substanzen eliminiert werden können. Außerdem nimmt Histamin Einfluss auf die Steuerung des Schlaf-Wach-Rhythmus, auf den Magen-Darm-Trakt (Appetit und Verdauung) und kann, neben vielen anderen Funktionen, das Hormonsystem beeinflussen.

Eine Histaminintoleranz entsteht bei einer dauerhaft zu hohen Histaminkonzentration. Aufgrund der vielschichtigen Aufgaben, die Histamin erfüllt, können mannigfaltige unspezifische Symptome entstehen:

- Atemwege:
  - Niesen/Fließschnupfen
  - geschwollene Atemwege
  - Heuschnupfen
  - Atemnot (Bronchokonstriktion) bis hin zu chronischem Asthma
  - Husten, Reizhusten
  - chronische Sinusitis (Nasennebenhöhlenentzündung)
- Bewegungsapparat:
  - Gelenkschmerzen
  - Entzündungen
  - Muskelschmerzen
  - Muskelschwäche
  - Verspannungen
- Haut:
  - Pruritus
  - Urtikaria

  - Hautrötung
  - Erythembildung
  - atopische Ekzeme
  - Neurodermitis kann durch eine Histaminintoleranz verschlimmert werden bzw. Histamin kann Schübe auslösen.
- Herz-Kreislauf-System:
  - Herzrhythmusstörungen, u. a. Tachykardie
  - Hypotonie
  - Schwindel
  - Blutdruckschwankungen
- Hormonhaushalt bei Mann und Frau:
  - Kopfschmerz bis hin zu Migräne, bei Frauen oft zyklusabhängig
  - Dysmenorrhö
  - Östradioldominanz
  - Hitzewallungen
  - Schweißausbrüche
  - Zyklusbeschwerden
- Magen-Darm-Trakt:
  - Übelkeit, Erbrechen
  - Blähungen
  - Durchfall
  - Verstopfungen
  - Bauchschmerzen, Bauchkrämpfe
  - Sodbrennen
- Psyche:
  - Schlafstörungen: Der Patient kann nicht ein-/durchschlafen, ist überreizt und dauerhaft wach.
  - Panikattacken
  - Ängste
  - Nervosität
  - Unruhe
- Sonstiges:
  - Rückenschmerzen, v. a. im unteren Rückenbereich
  - anaphylaktischer Schock/anaphylaktische Reaktionen
  - Ödembildung
  - Kribbeln in den Händen
  - Infektanfälligkeit

Ergänzende Informationen sind dem Hormonsteckbrief zum Histamin (S. 88) sowie den Ursachen der Östradioldominanz (S. 118) zu entnehmen.

Ursachen und hormonelle Störungen

Der Einfluss auf das Hormonsystem ist auf die steigende Empfindlichkeit gegenüber der Wirkung von Histamin bei Erhöhung des Östradiolspiegels zurückzuführen. Außerdem bindet Histamin an die aktiven Östradiolrezeptoren. Dies geschieht besonders rund um den Eisprung – einer Zyklusphase mit physiologisch hohen Östradiolwerten. Der Umbau von Testosteron zu Östradiol durch die ovarielle Aromatase wird durch die Bindung von Histamin an die Östradiolrezeptoren verstärkt. Folglich kann eine Östradioldominanz durch einen hohen Histaminspiegel induziert oder verschärft werden. Eine Histaminintoleranz von einem PMS zu unterscheiden, ist zuweilen schwierig. Bei Symptomen einer Östradioldominanz oder bei PMS-Beschwerden sollte man die Möglichkeit einer Histaminintoleranz immer berücksichtigen!

Da Histamin in zu hohen Konzentrationen für den Körper problematisch ist, hält die Natur verschiedene Wege zum Histaminabbau bereit. Hauptsächlich erfolgt die Metabolisierung über die Enzyme Diaminoxidase (DAO), Histamin-N-Methyltransferase (HNMT) und Monoaminoxidase (MAO) als MAO-A und MAO-B. Der Einfluss von MAO auf den Histaminhaushalt ist generell als eher nachrangig einzustufen, obwohl MAO-B direkt an der Katalyse eines Histaminmetaboliten beteiligt ist (**Abb. 3.16**).

Daneben gibt es noch 2 weitere Abbaumöglichkeiten, auf die hier nicht näher eingegangen wird und die nur der Vollständigkeit halber genannt werden sollen: die Azetylierung von Histamin zu N-Azetylhistamin und die Hydroxylierung zu Hydantoin-5-propionsäure.

Ein beachtlicher Anteil der Histaminkatalyse erfolgt durch die DAO. Wenngleich diese von fast allen Körperzellen hergestellt wird, sind insbesondere der Darm, aber auch die Nieren und die Plazenta als wichtige Produktionsstätten zu nennen.

Info
In der Schwangerschaft wird in der Plazenta sehr viel DAO ausgeschüttet. Vermutlich ist dies eine Schutzfunktion des Körpers, da Histamin Kontraktionen und somit einen Abbruch der Schwangerschaft auslösen könnte.

Zusätzlich wird Histamin von der HNMT, die ebenfalls von fast allen Körperzellen – jedoch insbesondere in der Leber – gebildet werden kann, zu dem Metaboliten N-Methylhistamin abgebaut. Der Metabolit N-Methylhistamin selbst wird dann wiederum entweder von der DAO oder der MAO-B weiter zu einer nierengängigen Form desaminiert.

Während die DAO Histamin bereits aus der aufgenommenen und zu verdauenden Nahrung katalysiert und somit einen Kontakt von Histamin mit den Zellen verhindert, ist die HNMT eher für den Histaminabbau in den Körperzellen, z. B. im Gehirn, zuständig.

MAO-B wiederum desaminiert den Histaminmetaboliten N-Methylhistamin. Beide MAO-Formen werden mit einer Veränderung des Histaminspiegels in Zusammenhang gebracht, wenngleich sie vorwiegend mit der Nahrung aufgenommene biogene Amine wie Tyramin abbauen und u. a. Serotonin und Dopamin eliminieren. Durch die MAO stehen Histamin, Serotonin und Dopamin in einem indirekten Zusammenhang zueinander, was wiederum das Hormonsystem beeinflussen könnte.

Verschiedene Auslöser können zu einer Verschiebung innerhalb dieses fein abgestimmten Systems führen und eine Histamintoleranz bedingen:

- Durch eine Darmdysbiose mit Fäulnisflora und damit einhergehendem hohem Darm-pH-Wert können beträchtliche Histaminspiegel vorliegen, da die histaminbildenden Bakterien in diesem Milieu aufwuchern und selbst ein Überangebot an Histamin herstellen.
- Der Mangel an histaminabbauenden Enzymen führt unweigerlich zu hohen Histaminkonzentrationen.
- Die vermehrte Aufnahme von Histamin über die Nahrung (**Tab. 12.4**) oder kontaminierte/verdorbene Lebensmittel, z. B. zu lange ungekühlten Fisch, kann zu einer Histaminintoleranz führen.

Ob eine Histaminintoleranz entstehen kann, wenn ausschließlich der Abbauweg über HNMT eingeschränkt ist, ist umstritten. Ebenfalls als unwahrscheinlich einzustufen ist eine Histaminintoleranz durch einen alleinigen MAO-Mangel, da der Desaminierungsprozess über die DAO gewährleistet bleibt.

! Cave
Bei einer Substitution von MAO-Hemmern können die Histaminintoleranzsymptome nach Aufnahme histaminreicher Nahrungsmittel massiv verschärft sein! MAO-Hemmer sind Präparate, die den Dopaminspiegel im Gehirn erhöhen sollen. Sie kommen z. B. bei der Behandlung von Morbus Parkinson oder als Antidepressiva zum Einsatz.

Als gesichert gilt, dass eine zu geringe Synthese von DAO oder auch eine übermäßige Bildung von Histamin im Körper zu einer Histaminintoleranz führt.

Diagnostik

Die Probenentnahme zur Feststellung einer Histaminintoleranz sollte in dem Moment erfolgen, in dem Symptome auftreten. Somit ist es sinnvoll, dem Patienten Testmittel mitzugeben, die alleine zu Hause verwendet werden können. Die Befunde sollten deshalb am besten über Urin- und/oder Stuhlproben erhoben werden:

- Im Stuhl weisen Sie Histamin und histaminbildende Bakterien nach.
- Histaminmetaboliten und Histamin werden durch spezielle Urintests diagnostiziert.
- Selbstverständlich können auch verschiedene Bluttests durchgeführt werden: So können im Serum die DAO-Aktivität, im Vollblut oder im Blutplasma Histamin nachgewiesen werden. Da sich viele Histaminintoleranzen jedoch nicht

Tab. 12.4 Lebensmittel, die als Histaminliberatoren gelten und häufig Beschwerden auslösen.

Milchprodukte, Backwaren, Gewürze	Fleisch, Fisch	Obst, Gemüse	Getränke, Fertigprodukte
Hartkäse	Salami	Sauerkraut	Rotwein
Halbhartkäse	Mettwurst	Spinat	Sekt
Fonduekäse	Fleischkonserven	Hülsenfrüchte (Bohnen, Linsen, Kichererbsen)	Champagner
Schimmelkäse (z. B. Camembert, Brie)	Würstchen und Wurst, z. B. Landjäger, Leberwurst, Würste zum Braten	Tomaten, auch als Saft	Bier (alle Sorten, auch alkoholfreies Bier und Weizenbier)
Schmelzkäse	Dry Aged Beef (luftgetrocknetes Fleisch)	Pilze	Energydrinks
alter Gouda	Innereien	Trauben, auch als Saft	Brennnesseltee
Schokolade (weiße Schokolade nicht)	frischer Fisch, bei dem die Kühlkette unterbrochen wurde	Südfrüchte (Ananas, Banane, Kiwi, Papaya, Guave), auch als Saft	Essig
Kakao	Fischkonserven	Erdbeeren, auch als Saft	Ketchup
frische Backwaren	geräucherter Fisch	Himbeeren, auch als Saft	Sojasoße
Hefe, Hefeextrakt	bestimmte Fischsorten generell, z. B. Sardellen, Sardinen, Thunfisch, Hering	Zitrusfrüchte (Orange, Grapefruit, Mandarine), auch als Saft	Pulver zum Anrühren, z. B. bei Soßen, Salaten oder anderen Gerichten
scharfe Gewürze	Fischsaucen und -suppen	Nüsse (Walnüsse, Cashewkerne, Erdnüsse), bei manchen Formen auch als Öl	Fertigprodukte oder Fertigbrühe/Bouillon
Konserven (generell)	Meeresfrüchte	Soja in jeder Form	Glutamat

im Blut nachweisen lassen, ist diese Möglichkeit als eher nachrangig einzuordnen.

- Schließlich gibt es noch die Möglichkeit einer Eliminationsdiät bzw. eines Provokationstests:
  1. Eliminationsdiät: Hierbei verzichtet der Patient mindestens 2 Wochen auf diejenigen Nahrungsmittel, die im Verdacht stehen, Symptome auszulösen. Nach dieser Pause isst der Patient wieder normal. Vor und nach der Karenzzeit werden die Laborbefunde erhoben und die Werte verglichen.
  2. Provokationstest: Hierbei werden massiv histaminhaltige Nahrungsmittel zugeführt und im Nachhinein die Symptome beurteilt. Dieser Test ist lediglich der Vollständigkeit halber aufgeführt. Einmal abgesehen davon, dass ein solcher Test lediglich zu ungenauen Ergebnissen führen kann, möchte ich dringend davon abraten, da mit diesem Vorgehen Patienten ernsthaft gefährdet werden können!

Auf eine Ernährungsumstellung vor einer Diagnostik sollte verzichtet werden, da aufgrund histaminarmer Ernährung normale DAO-Werte vorliegen können.

Praxistipp

Erfragen Sie in jedem Fall, ob Ihr Patient MAO-Hemmer substituieren muss, die einen Einfluss auf den Histaminabbau haben. Bei der Therapie muss man diesen Umstand unbedingt berücksichtigen.

Therapie

Darmsanierung

Zunächst muss das Darmsystem moduliert und vorbereitet werden. Dazu ist es entscheidend, dass die Darmschleimhaut funktionsfähig ist. Gleichzeitig kann man sofort – beim 1. Termin – mit der Hemmung der Histaminfreisetzung beginnen. Dazu ist der Einsatz von Escherichia-coli-Peptiden (S. 151), wie sie in Laves Colibiogen verarbeitet wurden, besonders geeignet. Auch vergleichbare Produkte sind möglich, insofern sie ebenfalls nur die Stoffwechselprodukte der Escherichia-coli-Bakterien wie Peptide, Kohlenhydrate und Glykolipide enthalten. Präparate, die lebende oder inaktivierte Escherichia-coli-Bakterien enthalten, sind ungeeignet.

Lassen Sie zunächst Laves Colibiogen langsam über 2 Wochen einschleichen. Beginnen Sie mit geringen Gaben, z. B. 2 × täglich ¼ Teelöffel, etwa 20 Min. vor einer Mahlzeit. Lassen Sie die Dosierung jeden 2. Tag etwas erhöhen, bis Sie nach 2 Wochen die Enddosierung von 2 × täglich je 1 Teelöffel vor einer Mahlzeit erreicht haben. Die Einnahme erfolgt, bis die Flasche geleert ist.

Sobald Ihr Patient die Normaldosis von Laves Colibiogen erreicht hat, beginnt parallel die Substituierung von Präparaten, die die Darmflora aufbauen. Welche das sein können, ist vom Darmflorastatus abhängig. Hier müssen Sie sich, bis Sie einen Überblick haben, in die verschiedenen Präparate von beispielsweise Nutrimmun, Laves-Arzneimittel GmbH und Omnibiotic einlesen. Bei diesen Firmen finden Sie in jedem Fall das zu dem Darmstatus des Patienten passende Präparat. Folgen Sie den Dosierungsempfehlungen der Hersteller.

Wurde ein Darmstatus erhoben und die Darmflora muss aufgebaut werden, sollte man unbedingt darauf achten, dass das Präparat die Histaminlast nicht verstärkt. Es gibt histaminbildende und -senkende Bakterien sowie Bakterien, die laut aktuellen Studien offenbar keinen besonderen Einfluss auf den Histaminspiegel haben:

- **histaminbildende Bakterien:**
  - Bacillus-Stämme: B. coagulans (SL 5), B. licheniformis
  - Enterococcus-Stämme: E. faecalis, E. faecium
  - Escherichia coli
  - Lactobacillus-Stämme: L. casei*, L. bulgaricus, L. delbrueckii ssp. bulgaricus, L. reuteri, L. fermentum, L. helveticus
  - Lactococcus lactis
  - Streptococcus thermophilus
- **histaminsenkenden Bakterien:**
  - Lactobacillus-Stämme: L. rhamnosus**, L. plantarum**
  - Bifidobacterium-Stämme: B. breve, B. infantis, B. longum
- **neutrale Bakterien:**
  - Lactobacillus-Stämme: L. gasseri, L. rhamnosus**, L. salivarius
  - Bifidobacterium-Stämme: B. bifidum, B. breve, B. lactis

(* Obwohl die meisten L.-casei-Stämme Histamin produzieren, gibt es auch vereinzelte Stämme, die Histamin abbauen. ** Ob L. plantarum tatsächlich eine histaminsenkende Wirkung hat, ist teilweise umstritten. L. rhamnosus wird sowohl bei den neutralen als auch bei den histaminsenkenden Bakterien aufgeführt.)

Derzeit finden weitere wissenschaftliche Forschungen statt, sodass sich diese Liste in Zukunft noch deutlich erweitern lassen dürfte.

Enzymausgleich

Histamin wird von speziellen Enzymen (DAO, HNMT und MAO) abgebaut (**Abb. 3.16**). Liegt ein Mangel dieser Enzyme vor, kann eine Histaminintoleranz entstehen, da die Histaminspiegel nicht mehr durch den Abbau eingedämmt werden.

Als Erste Hilfe kann bei Verdacht zunächst das fehlende Enzym DAO substituiert werden. Dafür verordnen Sie entweder Stada DAOsin oder Biogena DAOZym bzw. ein vergleichbares Präparat. Die Einnahme sollte jeweils nach Herstellerangaben erfolgen.

Ist der Enzymmangel nicht angeboren, sollte die Einnahme von Enzymen meines Erachtens jedoch keine Dauerlösung werden. Deshalb gilt es nun zu erforschen, weshalb die DAO-Aktivität vermindert ist. Mögliche Ursachen sind folgende:

- Schädigung der Darmmukosa
- zu niedriger pH-Wert im Darm, z. B. durch eine Pankreasinsuffizienz, dadurch Inaktivierung der Darmenzyme
- Mangel an Vitamin B_6, Vitamin C, Kupfer, Zink, Magnesium und Mangan
- Alkoholabusus
- Medikamenteneinnahme, z. B. MAO-Hemmer (Morbus Parkinson), aber auch einige Antibiotika, blutdrucksende Arzneimittel, Schleimlöser, Schmerzmittel, trizyklische Antidepressiva, Rheumamedikamente

Der Therapieansatz bei einem Enzymmangel ist neben der Zufuhr von DAO die Darmsanierung (S. 151) sowie die Substitution von Zink, Magnesium, Mangan, Kupfer und den Vitaminen B_6 und C. Die Einnahme sollte mindestens so lange erfolgen, bis die Symptome der Histaminintoleranz bei dem Patienten abgeklungen sind, ggf. auch mehrere Monate darüber hinaus.

> **Cave**
>
> Ist der Mangel aufgrund von Alkoholabusus oder Medikamentenmissbrauch entstanden, sollten Sie Ihren Patienten an eine Suchtberatungsstelle überweisen.

Reduktion histaminhaltiger Lebensmittel

Besprechen Sie mit Ihrem Patienten, wie er sich gesund ernähren kann, um seinen Darm zu unterstützen und die fehlenden Vitamine etc. zuzuführen. Leider gibt es zahlreiche (auch gesunde) Lebensmittel, die bei Menschen, die an einer Histaminintoleranz leiden, Symptome auslösen können (**Tab. 12.4**), was eine ausgewogene Lebensmittelwahl erschweren kann. In der Praxis zeigt sich allerdings, dass nicht alle potenziellen Histaminliberatoren gleichermaßen und bei jedem Patienten Probleme verursachen. Das liegt vermutlich u. a. daran, dass in natürlichen Lebensmitteln nicht nur der Nährstoff-, sondern auch der Histamingehalt schwanken kann.

Histaminfrei sind normalerweise Gemüse, Kartoffeln, Reis, Teigwaren, Fleisch sowie Milchprodukte, Wurst und Schinken, die nicht gereift sind. Produkte, die einen Reifeprozess benötigen, sind zumeist histaminhaltig. Dieser Verarbeitungsprozess findet sich bei Käse, Wurst, Fisch, alkoholischen Getränken und einigen Gemüsen. Außerdem sind aufgewärmte oder über längere Zeit warmgehaltene Speisen kritisch zu sehen, insbesondere wenn Fleisch, Fisch oder Pilze enthalten sind (**Tab. 12.4**).

Sie werden feststellen, dass Ihre Patientinnen und Patienten berichten, dass sie zwar auf das eine der genannten Lebensmittel reagieren, auf ein anderes hingegen gar nicht. Schlussendlich kann diese Übersicht nur eine erste Hilfestellung für Ihre Patientinnen und Patienten sein, um vorerst histaminhaltige Nahrung meiden zu können.

Fallbeispiel

Histaminintoleranz

Termin 1

Die Patientin, 72 Jahre, stellte sich in meiner Praxis vor, weil sie seit Jahren unter Hautausschlägen mit unerträglichem Juckreiz litt. Die roten Hautstellen zeigten sich an ihrem gesamten Körper. Während der Anamnese berichtete sie mir, dass die Hautzeichen erstmals während der Wechseljahre aufgetreten, aber noch erträglich gewesen seien. Seit dem Tod ihres Ehemanns vor 2 Jahren sei es schier nicht mehr auszuhalten. Sie kratze sich regelmäßig blutig. Die vom Arzt verordnete Kortisoncreme helfe ihr zwar gegen den Juckreiz, doch sie habe die Sorge, dass es immer schlimmer werden könne. Zudem schlafe sie schlecht, sei gereizt und nah am Wasser gebaut.

Da ihre Erzählung auf ein Hormonproblem hinwies, Hautprobleme häufig mit Darmgeschehen zusammen hängen und die Ausschläge weder nach einer Mykose noch nach einer ansteckenden Infektionskrankheit aussahen, gab ich ihr mehrere Testsets mit: eine Stuhlprobe zur Erhebung eines Darmbefunds inklusive der histaminbildenden Bakterien, einen Urintestset zur Bestimmung der Funktionalität ihres Histaminmetabolismus und einen Speicheltest zur Bestimmung der Östradiol-, Östriol- und Progesteronwerte.

Termin 2

Die Laborergebnisse offenbarten eine Darmdysbiose mit stark aufgewucherten Fäulnisbakterien, einer leichten Entzündung und einer Überbesiedlung von histaminbildenden Bakterien. Daneben lagen ein Östriol- und ein Progesteronmangel, eine Östradioldominanz sowie ein gestörter Histaminabbau vor.

Ich gab ihr die Übersicht über die Lebensmittel, die potenzielle Histaminliberatoren sind, mit (**Tab. 12.4**). Wir besprachen, dass sie diese vermeiden und vorerst auf Rohkost verzichten sollte, um den Darm zu entlasten.

Als Erste Hilfe gegen die hohe Histaminlast sollte sie Stada DAOsin nach Herstellerangaben substituieren, außerdem Laves Colibiogen langsam über 2 Wochen einschleichen. Zu Beginn sollte sie 2 × täglich ¼ Teelöffel, etwa 20 Min. vor einer Mahlzeit, einnehmen. Die Dosierung sollte sie jeden 2. Tag etwas erhöhen, bis sie nach 2 Wochen die Dosis von 2 × täglich je 1 Teelöffel vor einer Mahlzeit erreicht hatte. Gleichzeitig sollte sie Nutrimmun Mucozink nach Herstellerangaben einnehmen. Diese Arznei enthält wichtige Nährstoffe zum Darmschleimhautaufbau, aber keine Darmbakterien. Auf die Gabe eines weiteren Medikaments mit Darmbakterien verzichtete ich, da ich zunächst den Darm beruhigen und eine Überlastung des Körpers vermeiden wollte. Wichtiger war mir die Stabilisierung ihres Hormonspiegels. Dazu verordnete ich ihr morgens 1 × 5 Globuli Progesteron D 4.

Gegen den Juckreiz empfahl ich ihr Quarkumschläge: Dazu nimmt man handelsüblichen Quark und vermischt diesen mit Lavendelöl (bei noch geschlossener Haut). Sollten offene Hautstellen vorliegen, verwendet man stattdessen Arnikaöl. Diese Mischung wird auf ein Baumwolltuch gestrichen und auf die juckende Hautpartie gelegt. Der Quark kann entweder direkt aus dem Kühlschrank oder bei Zimmertemperatur verwendet werden – je nach Vorliebe der Patientin. Anschließend reibt man die Haut entweder mit Nachtkerzenöl, Kokosfett oder Arnikaöl ein.

Termin 3

Als die Patientin das nächste Mal, etwa 5 Wochen nach dem vorangegangenen Termin, wiederkam, waren die Hautausschläge deutlich reduziert. Auf alle Histaminliberatoren zu verzichten, fiele ihr sehr schwer, doch sie habe festgestellt, dass es ihr insbesondere dann schlechter ging, wenn sie frisches Backwerk mit Hefe, Tomaten oder Rotwein konsumiert hatte. Die Quarkumschläge würden ihr helfen, mit den Präparaten komme sie gut zurecht und sie fühle sich weniger gereizt.

Wir sprachen über ihren verstorbenen Mann, ihren großen Verlust und ihre Trauer. Medikamentös setzten wir die bereits verordneten Arzneien fort und ergänzten ab sofort Omni-Biotic 10. Dieses Darmpräparat enthält überwiegend histaminsenkende oder neutrale Bakterien und ist bei der Therapie der Histminintoleranz äußerst hilfreich. Sie sollte 2 × täglich je 1 Beutel Omni-Biotic 10 in ca. 100 ml Wasser einrühren, mindestens 1 Min. Aktivierungszeit abwarten, dann nochmals umrühren und die Mischung trinken. Auch dieses Präparat sollte sie einschleichen: die ersten 4 Tage jeweils 1 × ½ Beutel, dann 4 Tage 2 × je ½ Beutel und danach die normale Dosis von 2 × täglich je 1 Beutel.

Termin 4
Der Patientin ging es 6 Wochen später deutlich besser. Der Juckreiz und die Ausschläge würden kaum noch auftreten. Sie fühle sich weniger gereizt und deutlich ausgeglichener. Sie sei zwar immer noch eine trauernde Witwe, doch es fühle sich nicht mehr so bodenlos an. Wir sprachen wieder darüber, dass es in Ordnung sei, traurig zu sein. Schließlich seien Gefühle keine Krankheit, sondern müssten einen Raum bekommen. Und wäre es nicht höchst seltsam, wenn man nach 43 Jahren Ehe den Tod des Partners einfach wegstecken würde?
Die medikamentöse Therapie sollte wie gehabt fortgesetzt werden, um eine Stabilisierung des Therapieerfolgs und weitere Fortschritte zu erzielen. Zusätzlich verordnete ich ihr Heel Hepeel N, 2 × täglich je 3 Tabletten, um ihre Leber zu unterstützen.
Ich gab ihr einen neuen Stuhltest mit, auf die anderen beiden Tests verzichteten wir aus Kostengründen.

Termin 5
Die Darmflora der Patientin hatte sich normalisiert. Ausschläge würden nur dann noch auftreten, wenn sie „gesündigt" habe, wie sie es nannte – sprich, mit ihren Freundinnen einen Sekt getrunken oder Salami gefrühstückt habe. Sie wolle ihre Ernährungsumstellung beibehalten und im Falle des Verzehrs histaminhaltiger Lebensmittel, z. B. auf einem Fest, Stada DAOsin einsetzen. Sie könne besser schlafen, sei weniger gereizt. Wir vereinbarten ein Ausschleichen aller Präparate.

Weitere Termine
Die Patientin rief mich 6 Wochen später an und erzählte mir, dass es ihr gut ginge. Am Grab ihres Mannes habe sie einen langjährigen Witwer getroffen, mit dem sie nun hin und wieder ins Theater gehen wolle. Körperlich fühle sie sich weiterhin wohl.

12.8.3 Infektanfälligkeit

Definition

Unter einer Infektanfälligkeit versteht man ein gehäuftes Auftreten von Infekten innerhalb eines bestimmten Zeitraums. Als infektanfällig gelten Erwachsene bei mehr als 2–4 Infekten pro Jahr.

Bei Kindern werden andere Maßstäbe angelegt, da ihr Immunsystem noch im Aufbau begriffen ist. Bei Kindern spricht man von einer Infektanfälligkeit, wenn mehr als 8–12 banale Infekte vorliegen, diese ineinander übergehen bzw. lange und/ oder schwere Verläufe haben.

Zu Infekten zählen alle Erkrankungen, die durch Ansteckung übertragen werden, z. B. Schnupfen, Erkältung, Durchfallerkrankungen aufgrund eines Magen-Darm-Erregers. Für gewöhnlich können Infekte binnen weniger Tage vom Immunsystem eingedämmt werden. Ein starkes Immunsystem verhindert den Ausbruch von Infekten, da es eindringende Bakterien, Viren oder Pilze schnell erkennen und vernichten kann.

Praxistipp
Häufig entwickeln infektanfällige Personen kein Fieber mehr. Sie berichten in der Anamnese, dass sie zwar Erkältungen bekämen, ihre Körpertemperatur jedoch nicht ansteige. Da Fieber eine sehr effektive Methode der Infektabwehr darstellt, ist es wichtig, eine ansteigende Körpertemperatur nicht sofort medikamentös zu unterdrücken. Bei Temperaturen von über 39 °C muss jedoch gegengesteuert werden. Helfen Wadenwickel nicht, sollte ein Arzt konsultiert werden.

Ursachen und hormonelle Störungen

Das Immunsystem wird von den Hormonen DHEA (S. 75), Progesteron (S. 83), Melatonin (S. 61) und Prolaktin (S. 58) gestärkt und stimuliert. Außerdem unterstützen Vitamin D und Glutamat (S. 97) das Immunsystem. Da Somatotropin (S. 59) den physiologischen Abbau der Thymusdrüse verlangsamt, nimmt Somatotropin indirekten Einfluss auf das Immunsystem. Daneben sind auch die Hormone der Thymusdrüse (S. 39), Thymopoetin und Thymosin, an einem guten Abwehrsystem beteiligt.

Hohe Kortisolwerte wirken suppressiv auf das Immunsystem, und hohe Progesteronspiegel schützen das ungeborene Leben während der Schwangerschaft davor, vom Körper als Eindringling wahrgenommen und bekämpft zu werden. Während der Schwangerschaft wirkt Progesteron also ebenfalls hemmend auf das Immunsystem.

Chronischer Stress (Kortisol ↑), anhaltender Schlafmangel (Melatonin ↓), Vitamin-D-Mangel und Störungen der Steroidhormonsynthese (Progesteron ↓, DHEA ↓), z. B. aufgrund von Fehl- oder Mangelernährung, einer Darmdysbiose, Darmentzündungen oder der Einnahme hormoneller Kontrazeptiva, hemmen das Immunsystem. Auch eine Östradioldominanz kann das Immunsystem dämpfen.

Erkrankungen der Leber belasten das Immunsystem ebenfalls, da zum einen der Körper durch eine Anhäufung von Giftstoffen belastet, zum anderen in der Leber dadurch weniger Cholesterin zu Pregnenolon umgewandelt wird. Durch einen Abfall der Pregnenolonkonzentration können folglich weniger Progesteron und DHEA synthetisiert werden.

Differenzialdiagnose

Keime gibt es überall in unserem Umfeld, sodass gelegentliche Erkältungen oder Magen-Darm-Infekte völlig normal sind. Somit können Infektionen selbstverständlich auch dann auftreten, wenn das Hormonsystem gesund ist. Das ist durchaus unproblematisch, denn mit leichten oder normalen Infekten kann ein immunkompetenter Körper gut umgehen und schnell genesen.

Bei bereits bestehenden schweren Vorerkrankungen oder geschwächten Personen können jedoch auch Infekte, die bei der allgemeinen Bevölkerung harmlos verlaufen, verheerende Auswirkungen haben. In diesen Fällen müssen die Betroffenen unbedingt ärztlich betreut werden.

> **! Cave**
> Sollte sich ein Infektgeschehen verschärfen und beispielsweise Atemnot oder hohes Fieber auftreten, ist immer eine ärztliche Abklärung erforderlich.

Bei infektanfälligen Patientinnen und Patienten sollte während eines akuten Infekts durch einen Arzt differenziert werden, ob es sich um eine gewöhnliche Erkältung, eine **Grippe** oder gar eine **Sars-CoV-2-Infektion** handelt.

Bei Patientinnen und Patienten, die immerzu husten, müssen Krankheiten wie **Tuberkulose** oder **Krebs** ärztlich ausgeschlossen werden.

Durch den zwischenzeitlich annähernd ganzjährig auftretenden Pollenflug muss bei anhaltendem Schnupfen ein allergisches Geschehen wie etwa **Heuschnupfen** abgeklärt werden.

Diagnostik

Konnten die vorgenannten Möglichkeiten ausgeschlossen werden, sollten Sie sich den Hormonen und der Darmgesundheit zuwenden. Patientinnen und Patienten mit einer Darmerkrankung oder einer Darmdysbiose leiden häufig an wiederkehrenden Infektionen und entwickeln im Verlauf ihrer Erkrankung Hormondysbalancen.

Erfragen Sie bei der Anamnese, ob Ihr Patient gut ein- und durchschlafen kann, ob es einen stressbelasteten Alltag gibt und ob in der Vergangenheit oder derzeit Hormon(ersatz)präparate, Cholesterinsenker oder häufig Antibiotika eingenommen wurden.

Ihre Diagnostik sollte anschließend – je nach Informationen Ihres Patienten – folgende Laborwerte umfassen:

- Darmstatus, inklusive Entzündungsgeschehen, Bakterienbesiedlung und Immunglobulin A (IgA) [Stuhl]

- Progesteron, gemeinsam mit dem Antagonisten Östradiol (Speichel)
- bei Stressbelastungen: Kortisol und DHEA im Tagesprofil (Speichel)
- bei Schlafmangel: Kortisol und Melatonin im Nachtprofil (Speichel)
- ggf. Vitamin-D-Status (Blut)

Therapie

Bei der Therapie einer Infektanfälligkeit und der Stärkung des Immunsystems stehen die Behandlung des Hormondrüsensystems gemeinsam mit der Darmgesundheit an erster Stelle. Nach Erhebung aller Werte werden die beiden Körpersysteme deshalb parallel therapiert.

1. Termin:

- Anamneseerhebung mit Erfassung der Symptome
- Übergabe der Testmedien bzw. Durchführung des/der Tests direkt in Ihrer Praxis
- Als Erste Hilfe bei Infekten und Erkältungskrankheiten hilft eines der folgenden Präparate, die Einnahme erfolgt jeweils nach Herstellerangaben:
  - **Heel Engystol Tabletten**, mit Schwefel, Engelwurz in homöopathisch aufbereiteter Form
  - **Medice Arzneimittel Pütter Meditonsin Tropfen bzw. Globuli**, mit Eisenhut, Atropinsulfat, Quecksilberzyanid in homöopathisch aufbereiteter Form
  - **meta Fackler Arzneimittel GmbH Metavirulent Tropfen**, mit Influencinum-Nosode, Milchsäure, Blauem Eisenhut, Eisenphosphat, Wildem Jasmin, Luffa, Weißem Germer, Gelbem Enzian in homöopathisch aufbereiteter Form
  - **Sanum Relivora Komplex Tropfen**, mit Sonnentau, Purpur-Sonnenhut, Walnuss in homöopathisch aufbereiteter Form
  - **Steierl Grippinfekt Tropfen**, mit Blauem Eisenhut, Wasserhanf, Wildem Jasmin in homöopathisch aufbereiteter Form

2. Termin (nach dem Eintreffen der Analyseergebnisse):

- Beginn der Darmsanierung (S. 151) anhand der Laborergebnisse
- Unterstützen Sie den Hormonstoffwechsel mit geeigneten Nährstoffen. Hierzu eignen sich passende Komplexpräparate, z. B. von den Firmen Centrum, Orthomol, Biogena, Nicapur, daneben – auch wenn kein Kinderwunsch oder eine Schwangerschaft besteht – die Präparate von Elevit. Es ist wichtig, dass Sie so viele Vitamine und Spurenelemente zuführen wie nur irgend möglich. Achten Sie darauf, dass in dem von Ihnen gewählten Präparat kein Soja (S. 197) enthalten ist!
- Lassen Sie zusätzlich flüssiges Vitamin D (z. B. von Pure Encapsulations) mit wenigstens 4 000 IE/Tag substituieren.
- Bei Schlafstörungen verordnen Sie 1 × täglich 1 Kapsel L-Tryptophan oder 5-HTP (z. B. von Nicapur oder Pure Encapsulations), die etwa 30 Min. vor dem Zubettgehen einzunehmen ist.
- Liegt in erster Linie ein Hormonmangel vor, beginnen Sie mit der Stimulation der Hormondrüsen:
  - **Dr. Reckeweg Glandulae-F-Gastreu R19 Dilution** (Mann), 1–3 × täglich je 5 Tropfen. Sie stimuliert die Hypophyse, die Schilddrüse, die Thymusdrüse, die Nebennieren, das Pankreas und die Hoden.
  - **Dr. Reckeweg Glandulae-F-Gastreu R20 Dilution** (Frau), 1–3 × täglich je 5 Tropfen. Sie regt die Hypophyse, die Schilddrüse, die Thymusdrüse, die Nebennieren, das Pankreas und die Ovarien an.

! Cave

Glandulae-F-Gastreu R19 und R20 dürfen nicht gleichzeitig mit Schilddrüsenmedikamenten wie L-Thyroxin angewendet werden.

- Eine mentale Begleitung ist immer dann angezeigt, wenn Stress, Schlafstörungen oder seelische Belastungen für die Infektanfälligkeit auslösend sein können.

- Empfehlenswert kann die Fortsetzung der Präparateinnahme aus Termin 1 sein. In jedem Fall sollte Ihr Patient eines der genannten Medikamente parat haben, sollte sich ein weiterer Infekt anbahnen.

3. Termin (ca. 4 Wochen nach dem 2. Termin):

- Fahren Sie mit der Darmsanierung (S. 151) fort und beginnen Sie die Unterstützung der Leber (S. 153).
- Setzen Sie die Substitution der Medikamente, der Nährstoffe und des Vitamin D aus den ersten beiden Terminen fort.
- Suchen Sie ein zu den Symptomen passendes phytotherapeutisches Mittel (S. 188) aus. Dieses sollte täglich eingenommen werden.
- ggf. Fortsetzung der mentalen Aufarbeitung

4. Termin (nach weiteren ca. 4–6 Wochen):

- Die Nährstoffzufuhr sollten Sie fortsetzen, ggf. jedoch die Dosierung oder das/die Präparat/e anpassen.
- Wechseln Sie nun zu einer rhythmisierenden Hormondrüsentherapie: entweder morgens Mittel 1, mittags Mittel 2, abends Mittel 3 bei einem eher phlegmatischen Patiententypus, oder Tag 1 Mittel 1, Tag 2 Mittel 2, Tag 3 Mittel 3 bei einem eher sensibel einzustufenden Patiententypus:
  - **Wala Hypophysis/Stannum, Epiphysis Gl D 12, Thymus/Mercurius, Glandulae suprarenales comp., Ovaria/Argentum** (Frau) bzw. **Testes/Argentum** (Mann), jeweils 3–5 Globuli/Gabe. Diese Präparate enthalten homöopathisch aufbereitete Zellen der Hormondrüsen. Auf diese reagiert der Körper für gewöhnlich mit einer Aktivierung der Drüsen.
- ggf. Fortsetzung der mentalen Aufarbeitung
- Übergabe der Testmedien an den Patienten für eine Nachtestung

5. Termin (nach weiteren ca. 6 Wochen):

- Anpassung der Maßnahmen aus den Terminen 1–4 anhand der Ergebnisse der Nachtestung
- Entgiftung und Ausleitung von Medikamenten (S. 167), insbesondere von hormonellen Kontrazeptiva, Kortisonpräparaten und Schmerzmitteln
- Ist durch die bisher erfolgte Therapie **ohne** Hormonsubstitution keine Besserung der Hormonwerte erzielt worden, sollten Sie nun die im Mangel befindlichen Hormone auffüllen und mit der Hormonsubstitution (S. 173) beginnen.
- Fortsetzung der mentalen Aufarbeitung

Weitere Termine (im Abstand von jeweils 4–6 Wochen):

- Anpassung der Maßnahmen aus den Terminen 1–5
- ggf. Fortsetzung der mentalen Aufarbeitung

Am Ende Ihrer Therapie sollte ein normalisiertes Infektgeschehen bestehen, bei dem sich die Patienten höchstens 1- oder 2-mal im Jahr eine Erkältung zuziehen, die binnen weniger Tage auskuriert sind. Ihr Patient sollte außerdem im adäquaten Ausmaß fiebern können.

Fallbeispiel

Infektanfälligkeit

Termin 1

Die Patientin, 33 Jahre, kam sehr genervt in meine Praxis. Ständig müsse sie ihrem Chef mitteilen, dass sie „schon wieder" krank sei. Die Patientin berichtete mir, dass sie sehr gerne als Köchin tätig sei. Natürlich sei der Alltag stressig, soziale Kontakte müssten sich ihren abendlichen Arbeitszeiten anpassen. Doch sie lebe ihren Traum, würde sich gerne irgendwann selbstständig machen. Sie schlafe schlecht ein, wache immer wieder auf. Sie verhüte mit hormonellen Kontrazeptiva, worauf sie nicht verzichten möchte. Infekte habe sie etwa 4–6 Mal jedes Jahr, wobei sie häufig mehr als 5 Tage zum Auskurieren brauche. Fieber oder erhöhte Temperatur entwickle sie nicht.

Ich gab ihr Tests zur Durchführung zu Hause mit: eine Stuhlprobe zur Erhebung des Darmstatus und Speicheltests für die Erhebung von DHEA und Kortisol im Tagesprofil, von Progesteron, Östradiol sowie von Kortisol und Melatonin im Nachtprofil.

Als Erste Hilfe schrieb ich ihr von meta Fackler Metavirulent auf, das sie im Bedarfsfall nach Herstellerangaben einnehmen sollte.

Termin 2

Die Labortests zeigten folgende Ergebnisse:

- Progesteronmangel, Östradiol im Normbereich
- Tagesprofil: DHEA im oberen Referenzbereich, Kortisol überhöht
- Nachtprofil: Melatonin zu gering, Kortisol leicht erhöht
- Darmdysbiose, -entzündungen

Da sie weiterhin vorhatte, hormonell zu verhüten, mussten ihre Nährstoffdepots dringend und dauerhaft auf- und nachgefüllt werden. Gleichzeitig verbot sich eine Substitution von Progesteron, sogar als homöopathische Aufbereitung, da die verhütende Wirkung dadurch beeinträchtigt werden könnte.

Das Gesamtbild der Hormonwerte ließ darauf schließen, dass die Hormondrüsen ausreichend gut arbeiteten. Deshalb mussten sie nicht stimuliert, sondern unterstützt werden, um ihre Aufgaben erfüllen zu können.

Wir vereinbarten also den Aufbau ihrer Nährstoffspiegel, die Unterstützung des Darms und die Regulation der Spiegel von Melatonin und Kortisol:

- Nährstoffaufbau:
  - Nicapur mediBalance Pilco, mit den Vitaminen B_2, B_6, B_{12}, C, Folsäure, Magnesium, Zink, 1 × täglich 1 Kapsel – dauerhaft, bis eines Tages die hormonellen Kontrazeptiva abgesetzt werden
  - Pure Encapsulations All-in-one, 1 × täglich 1 Kapsel
  - Pure Encapsulations flüssiges Vitamin D, 4 000 IE/Tag
- Darmsanierung (S. 151):
  - Laves Colibiogen, 2 × täglich je 1 Teelöffel, 20 Min. vor einer Mahlzeit; beginnend mit 2 × ¼ Teelöffel, jeden 3. Tag steigern, bis zur Dosis von 2 × täglich je 1 Teelöffel
  - Laves Probiogast, nach Herstellerangaben
- Regulation der Hormondysbalancen:
  - Pure Encapsulations Rhodiola Rosea, 2 × täglich je 1 Kapsel, zur Regulation des Kortisolspiegels
  - Nicapur 5-HTP50 Serobalance, 1 × 2 Kapseln, etwa 30 Min. vor dem Schlafengehen, zur Bereitstellung der Melatoninvorstufe 5-HTP

Termin 3

Nach 4 Wochen trafen wir uns, um abzustimmen, ob sie mit der Medikation zurechtkam und ob ggf. etwas korrigiert werden musste. Sie berichtete mir, dass sie plötzlich merke, dass vorher ihr Stuhlgang nicht in Ordnung gewesen sei. Nun sei ihr Stuhl viel angenehmer abzusetzen, und zwar regelmäßig 1 × täglich morgens. Sie könne außerdem besser einschlafen, wache jedoch noch 2–3-mal nachts auf.

Wir beschlossen, die begonnene Medikation fortzusetzen. Parallel sollte nun ebenfalls die Leber unterstützt werden. Dazu verordnete ich Hepar Hevert Lebertablette, 3 × täglich je 1 Tablette.

Termin 4

Weitere 6 Wochen später berichtete sie mir, dass sie eine Erkältung gehabt habe. Sie musste nur 4, statt der üblichen 7 Tage ihr Bett hüten. Fieber habe sie jedoch weiterhin nicht entwickelt. Sie wache nun nur noch 1 Mal nachts auf oder könne sogar gelegentlich durchschlafen.

Damit auch die Hypophyse wieder besser eingebunden wird und möglicherweise auch eine Körpertemperaturerhöhung im Krankheitsfall auslösen konnte, sollte eine Rhythmisierung der Hormondrüsen erfolgen, und zwar durch einen täglichen Wechsel der Präparate:

- Tag 1: Wala Hypophysis/Stannum, morgens 5 Globuli
- Tag 2: Epiphysis GL D 12, abends 3 Globuli
- Tag 3: Wala Thymus/Mercurius, abends 5 Globuli
- Tag 4: Wala Glandulae suprarenales comp., morgens 3 Globuli
- Tag 5: Wala Ovaria/Argentum, abends 4 Globuli
- Tag 6: Pause
- Tag 7 = Tag 1 usw.

Alle vorher verordneten Präparate sollte sie parallel weiter einnehmen. Zum nächsten Termin sollte sie neue Proben an das Labor senden.

Termin 5

Acht Wochen später zeigte sich eine deutliche Verbesserung der Darmflora. Die Darmentzündungen waren verschwunden. Die Werte von DHEA, Kortisol und Melatonin hatten sich normalisiert. Der Progesteronwert blieb verringert, vermutlich aufgrund der Einnahme des hormonellen Kontrazeptivums. Sie hatte keinen weiteren Infekt mehr gehabt. Wir vereinbarten das Absetzen der Darmpräparate. Alle anderen Medikamente sollte sie weiterhin einnehmen, jedoch teilweise die Dosierung ändern: Vom Vitamin D sollte sie ab sofort nur noch 2000 IE/Tag und von Rhodiola Rosea und 5-HTP jeweils nur noch 1 Kapsel täglich einnehmen. Bei der Hormondrüsenstimulation sollte sie jeweils 2 Globuli mehr als vorher einnehmen.

Termin 6

Nach 6 Wochen kam die Patientin erneut in meine Praxis. Sie habe einen kurzen Infekt mit erhöhter Körpertemperatur binnen 3 Tagen auskuriert. Sie könne gut ein- und durchschlafen.

Ab jetzt sollte sie die Nährstoffe weiterhin einnehmen und alle weiteren Präparate absetzen.

Weitere Termine

Wir trafen uns danach noch 2-mal im Abstand von etwa 6 Wochen. In dieser Zeit entwickelte sie keinen Infekt mehr. Sie setzte die Nährstoffsubstitution fort. Ein halbes Jahr später traf ich sie im Supermarkt. Freudig berichtete sie mir, dass sie bislang keine einzige Erkältung mehr gehabt habe.

12.8.4 Chronische Erkrankungen unklarer Genese

Immer wieder kommt es vor, dass sich Patientinnen und Patienten vorstellen, die zwar chronisch krank sind, es dabei jedoch unklar ist, woran sie leiden. Es fallen im Erstgespräch Sätze wie „ich habe immerzu etwas anderes“, „irgendwas ist immer“ oder „mir geht es schlecht, aber niemand weiß, wieso“. Anamnesen, die unklare Schwellungen, das Restless-Legs-Syndrom, das Karpaltunnelsyndrom oder einen Tinnitus beinhalten, könnten dabei auf Störungen des Hormonsystems hinweisen.

Nun ist auch die Therapie hormoneller Störungen keine Wunderkiste, und nicht jede Erkrankung lässt sich auf das Hormonsystem zurückführen. Fest steht jedoch, dass an überraschend vielen Erkrankungen das Hormonsystem beteiligt ist. Ich folge der Devise, dass sich ein Blick auf das Hormonsystem immer lohnt. Selbst wenn ein dysbalanciertes Hormonsystem nicht ursächlich für die Erkrankung ist, so gewinnen die Patientinnen und Patienten an Lebensqualität, wenn es gelingt, das Hormondrüsensystem auszugleichen.

Da Hormondysbalancen sehr vielgestaltig sind, kann jedes Krankheitszeichen ein Hinweis sein. Aufgrund der Vielfältigkeit muss man immer dafür sorgen, den Überblick über die Möglichkeiten zu behalten. Für mich ist dies ist der spannendste Teil unserer Arbeit.

Angesichts des großen Umfangs möglicher Symptome und der vielen unklaren Krankheitsbilder habe ich die Checkliste der Symptome von Hormondysbalancen (S. 344) entwickelt. Sobald Sie die Auswertung der bestehenden Symptome Ihres Patienten fertiggestellt haben, können Sie mit großer Wahrscheinlichkeit die Dysbalancen und Hormone, die sich im Mangel oder Überschuss befinden, identifizieren.

Abhängig vom Befund orientiert sich die Behandlung dann an den bereits vorgestellten Therapievorschlägen zu den entsprechenden Hormondysbalancen sowie den allgemeinen Therapiegrundsätzen (S. 209).

Fallbeispiel

Restless-Legs-Syndrom

Termin 1

Die Patientin vereinbarte einen Termin bei mir, da sie von klein auf am Restless-Legs-Syndrom litt und es mittlerweile gründlich leid war. Sie war medikamentös eingestellt, erlebte jedoch immer wieder durchwachte Nächte, weil ihre Beine einfach nicht zur Ruhe kommen wollten. In unserem ersten Gespräch berichtete sie von ihrer heuschnupfenbedingten Asthmaerkrankung, die etwa seit dem 12. Lebensjahr bestehe. Des Weiteren habe sie seit Jahren Verdauungsstörungen. Ihre Schilddrüsenfunktion sei von ihrem Hausarzt bereits untersucht worden. Sie legte mir ihren Befund vor. Tatsächlich waren die TSH-, T_4- und T_3-Werte völlig unauffällig. Allerdings war ihr Ferritinwert knapp oberhalb des unteren Referenzwerts. Dopamin sei auch schon getestet worden, der Wert aber unauffällig gewesen. Dieses Testergebnis habe sie nicht ausgehändigt bekommen.

Als ich sie nach ihrem sozialen Umfeld und ihrem Arbeitsalltag fragte, begann sie zu weinen. Vieles sei schwierig in ihrem Leben, die Mutter wäre Alkoholikerin gewesen, die Familie sei uneins und habe immer viel zu große Erwartungen an sie gestellt. Der Job in der Wäscherei, den sie nach dem Abitur bekommen und sehr gemocht hatte, sei nicht gut genug für ihre Eltern gewesen. Auf deren Druck hin habe sie studiert, ihren Betriebswirt gemacht und arbeite nun in einem kleinen Unternehmen. Dort habe sie sogar eine leitende Position innegehabt, doch die Führungsverantwortung hätte ihre Belastbarkeit überstiegen. Als sie ihren Posten wechselte, weil sie keine Führungskraft mehr sein wollte, habe der Vater den Kontakt zu ihr abgebrochen. Kurz darauf sei ihre Mutter an Leberversagen verstorben. Dies lag zum Zeitpunkt unseres Termins bereits 7 Jahre zurück. Die tiefe Traurigkeit über all das, was ihr in ihrem Leben widerfahren war, hielt sie aber bis heute fest im Griff.

Die Patientin schien mir insgesamt sehr nah am Wasser gebaut zu sein. Die Erkrankungen und die

seelischen Verletzungen waren tief im Körpersystem der 37-Jährigen verankert. Ihr bisheriges Leben schien eine einzige Durchhalteparole gewesen zu sein, ihr Körpersystem starr und ohne Regulationsmechanismen.
Ich verordnete ihr als Erste Hilfe folgende Präparate:

- Natrium chloratum C 200, 2 × /Woche jeweils 5 Globuli, um die Traurigkeit zu lindern
- Bambusa arundinacea C 30, 2 × täglich je 10 Globuli, für mehr seelische Aufrichtekraft und eine erhöhte Sauerstoffversorgung
- Causticum C 200, 1 × täglich 8 Globuli, gegen die unruhigen Beine und für eine bessere seelische Abgrenzung
- Vitality Nutritionals Iron, 1 × täglich 1 Kapsel, um ihren Eisenmangel auszugleichen, da Eisenmangel im Verdacht steht, das Restless-Legs-Syndrom zu begünstigen

Aufgrund der geschilderten Symptome ging ich davon aus, dass sowohl das Asthma als auch die Traurigkeit und das Restless-Legs-Syndrom möglicherweise mit einer verminderten Darmgesundheit zusammenhängen könnten. Eine Darmdysbiose oder Entzündungen des Darms könnten ebenfalls einen Einfluss auf ihre L-Tryptophansynthese haben. Zu geringe L-Tryptophanspiegel stehen ebenfalls im Verdacht, ein Restless-Legs-Syndrom zu begünstigen.
Da sie glaubhaft versicherte, dass ihr Dopaminspiegel ohne besonderen Befund erhoben worden war, legte ich das Hormonsystem als Krankheitsursache innerlich ad acta. Sie erhielt ein Stuhltestset zur heimischen Probenentnahme.

Termin 2
Der Stuhlbefund lag uns etwa 10 Tage später vor. Er zeigte eine Entzündung der Darmschleimwand, eine Überbesiedlung mit histaminbildenden Bakterien und generell eine Überwucherung mit Fäulnisbakterien.
Wir begannen mit der Darmsanierung. Neben den im 1. Termin verordneten Präparaten schrieb ich ihr zusätzlich folgende auf:

- Laves Colibiogen, 2 × täglich je 1 Teelöffel, jeweils etwa 20 Min. vor der Mahlzeit, beginnend mit 2 × täglich je ¼ Teelöffel, jeden 2. Tag um ¼ Teelöffel zu steigern, bis die gewünschte Dosis erreicht ist. Die Einnahme erfolgt, bis die Flasche geleert ist.
- Laves Probiogast, nach Herstellerangaben, dann 2 Wochen später. Auch hier erfolgt die Einnahme so lange, bis die Packung leer ist.

Wir kamen recht schnell auf ihre berufliche Situation zu sprechen. Sie sagte, sie sei eine Versagerin. Ich war überrascht – wie viel Mut musste sie aufgebracht haben, um ihre Führungsposition wieder abzugeben und allen mit ihrer Entscheidung entgegenzutreten? Ihre Kindheit, ihre familiäre Situation und ihre Krankheiten hatten ihr zudem viel abverlangt. Für mich war sie alles andere als eine Versagerin! Ich teilte meine Gedanken mit ihr, und wir begannen aufzuschreiben, was sie in ihrem Leben bereits alles erreicht hatte. Wie viel Stärke sie hatte, die Kindheit mit ihrer alkoholkranken Mutter zu überstehen, immer wieder ihren Weg zu suchen, immer wieder aufzustehen und weiterzugehen.
Sie sagte mir: „Ja, meine Beine haben wohl immer gewusst, dass man weiterlaufen muss." Wie wahr! Ich gab ihr die Hausaufgabe mit, weiter an der Liste zu arbeiten und mit den Atemübungen zu beginnen, die ich ihr in der Praxis gezeigt hatte.

Termin 3
Vier Wochen später trafen wir uns wieder. Ihre Verdauungsstörungen hätten sich gebessert. Sie leide weniger unter Blähungen und Verstopfungen. Stolz präsentierte sie mir ihre Liste der Dinge, die sie bereits erreicht und geschafft hatte. Sie war lang geworden, worüber wir uns miteinander sehr freuten. Die Atemübungen könne sie gut umsetzen und in ihren Alltag integrieren. Sie führe sie auch während der Arbeit durch, wenn sie sich gestresst fühle.
Ihre unruhigen Beine hätten sie viele Nächte gut schlafen lassen, dafür sei es während ihrer Periode ganz schlimm geworden. Sie habe nicht einmal mehr in Ruhe sitzen und ihre Mahlzeit verzehren können. Sie musste während ihrer Regel im Stehen essen. Die Traurigkeit sei weiterhin ihr alltäglicher Begleiter.
Der Hinweis, dass es einige Besserungen gab (nämlich die Verdauung und die Verminderung der Anfallshäufigkeit), zeigte, dass ihr Körper noch regulationsfähig war. Stutzig machte mich jedoch

die Information, dass das Restless-Legs-Syndrom während ihrer Menstruation schlimmer geworden war. Dies ließ mich nun doch einen Zusammenhang zwischen ihrer Erkrankung und dem Hormonsystem vermuten.

Ich gab ihr deshalb einen Speichelhormontest mit, den sie 1 Woche später während der 2. Zyklushälfte machen sollte. Außerdem erhielt sie einen Urintest. Getestet werden sollten die Hormone Progesteron, Testosteron und Östradiol sowie die Neurotransmitter Adrenalin, Noradrenalin, Dopamin, Serotonin und Histamin.

Termin 4

Die Werte zeigten einen Mangel an Testosteron, Progesteron, Dopamin und Noradrenalin. Die Serotonin- und Adrenalinwerte waren noch innerhalb des unteren Grenzbereichs, jedoch sehr knapp. Der Histaminwert war leicht erhöht, der Östradiolwert lag im Normbereich, war im Verhältnis zu Progesteron jedoch zu hoch.

Ich erklärte ihr die Ergebnisse und sagte ihr, dass das Werte sind, bei denen andere gar nichts mehr machen könnten, außer traurig daheimzusitzen. Sie überraschte mich damit, dass sie mir nun erzählte, dass sie eine Zeit lang das Antidepressivum Opipramol verschrieben bekommen habe, das Medikament jedoch seit 2 Jahren nicht mehr einnehmen würde. Kleinlaut und weinend sagte sie mir, dass sie das nicht habe angeben oder erzählen wollen, weil ich sie dann bestimmt für verrückt und für eine Versagerin gehalten hätte. Offenbar war es ihr in der Vergangenheit immer wieder passiert, dass ihr Leute aus ihrem privaten Umfeld unverblümt ins Gesicht gesagt hatten, dass sie „bekloppt sei" und doch „in die Anstalt gehöre", wenn sie Antidepressiva bräuchte. Ich war fassungslos über den Umgang der Menschen mit einer erkrankten Person. Das sagte ich ihr auch, und wir besprachen, dass sie genauso krank ist wie jemand, der einen Schlaganfall oder ein gebrochenes Bein hat, und dass sie nicht verrückt ist, wenn sie eine Depression hat, sondern krank.

Wir erarbeiteten Strategien, wie sie sich besser abgrenzen und verbal verteidigen könnte, wenn Menschen ihr gegenüber unverschämt auftreten. Auch fanden wir einen sog. „Sichtanker", der sie immer wieder daran erinnern sollte, dass sie es wert ist, respektvoll behandelt zu werden. Die Sichtanker waren 2 Rosenquarze, von denen sie sich den einen bei der Arbeit auf ihren Schreibtisch und den anderen zu Hause auf ihre Küchentheke stellte. Ihr favorisierter Verteidigungssatz lautete: „Ich bin krank, und du bist dumm. ‚Mir' kann man helfen." Den wollte sie einstudieren, damit sie ihn parat hatte, sollte ihr jemand krumm kommen.

Ich ergänzte die vorangegangene Medikation mit der zusätzlichen Verordnung von

- Nicapur 5-HTP50 SeroBalance, 1 × abends 1 Kapsel, 30 Min. vor dem Schlafengehen, um die Serotoninkonzentration und den nächtlichen Melatoninspiegel anzuheben,
- Pure Encapsulations Vitamin E, 1 × täglich 1 Kapsel, zur Unterstützung der Progesteronsynthese und zur Stärkung der Immunabwehr,
- Adrenal-Intercell, 1 × täglich 2 Kapseln, um die Nebenniere zu stärken und die Spiegel von Dopamin, Adrenalin etc. anzuheben,
- Heel Hormeel, 3 × täglich je 10 Tropfen, damit ihre Ovarien sanft stimuliert würden und um die Progesteronsynthese anzuheben.

Termin 5

Fünf Wochen später war sie wieder bei mir. Den Satz habe sie nicht gebraucht, dabei habe sie ihn so gut geübt. Sie war fast enttäuscht darüber. Die Patientin hatte eine völlig andere Ausstrahlung als bei den ersten Terminen. Sie war geradezu kampflustig!

Ihre Verdauung sei nun völlig unauffällig, keine Verstopfungen mehr, keine Blähungen und pünktlicher Stuhlgang jeden Morgen. Ihre letzte Regel habe das Restless-Legs-Syndrom wieder verschlimmert, jedoch nicht so stark wie bei der vergangenen Regel, sie hätte es ausgehalten, im Sitzen zu essen. Ansonsten seien die Anfälle weiterhin seltener aufgetreten.

Der Pollenflug habe begonnen, dies setze ihr sehr zu, allerdings sagte sie, dass sie ihr Asthmaspray bislang nur 1 Mal habe nutzen müssen.

Wir beschlossen, die gesamte Medikation fort- und nur Natrium chloratum C 200 abzusetzen.

Neu hinzu kamen folgende Präparate:

- Zein Pharma Nachtkerzenöl Kapseln 500 mg, 3 × täglich je 2 Kapseln, zur Linderung der Heuschnupfenproblematik

- Beginn der Hormondrüsenrhythmisierung, parallel zur Einnahme von Heel Hormeel, mit der Abfolge:
  - Tag 1: Steierl Phyto-C, 1 × täglich 50 Tropfen
  - Tag 2: Steierl Phytocortal N, 1 × täglich 50 Tropfen
  - Tag 3: Steierl Phyto-L, 1 × täglich 50 Tropfen
  - Tag 4 wie Tag 1 usw.

Wir arbeiteten weiter die sie belastenden Themen auf.

Termin 6
Die Patientin erschien recht ausgeglichen zu unserem nächsten Termin nach 6 Wochen. Die Regel sei erträglich gewesen. Allgemein ginge es ihr deutlich besser. Sie habe seit unserem letzten Termin viel über ihre Eltern und deren Verhalten nachgedacht. Ihre bekannte Traurigkeit war klar von Zorn überdeckt. Während der Sitzung erklärte sie ihren imaginär neben ihr auf den Sesseln sitzenden Eltern, wie es ihr mit ihnen ergangen war und was sie davon hielt. Am Ende der Sitzung war sie sehr erleichtert, dass sie auch zornig sein durfte. Sie meinte, dass sie ihren Eltern nun – vielleicht – irgendwann vergeben könnte.
Die Darmpräparate und das Heel Hormeel sollte sie ab- und die Einnahme der übrigen Präparate wie gehabt fortsetzen. Nur die Steierl-Präparate sollten an den Tagen, an denen sie jeweils dran waren, ab sofort 2 × täglich in der genannten Dosierung eingenommen werden.
Wir besprachen ihre Ernährung und sie beschloss kurzerhand, von ihrem täglichen Wurstkonsum abzusehen und auf vegetarische Kost umzusteigen.

Weitere Termine
Die Patientin und ich arbeiteten noch ein weiteres ¾ Jahr miteinander. Die Termine fanden weiterhin im Abstand von etwa 5 Wochen statt. Wir erarbeiteten ihre Abgrenzung und Resilienz.
Zum 8. Termin wurden neue Hormon- und Neurotransmittertestergebnisse erhoben. Die Werte hatten sich deutlich stabilisiert. Alle Nebennierenhormone waren nun im Referenzbereich, wenngleich sich der Adrenalinwert noch im unteren Grenzbereich bewegte. Der Zyklus verlief normal, doch der Progesteronspiegel war noch immer etwas zu niedrig, eine leichte Östradioldominanz lag weiterhin vor.
Ihr persönliches Wohlbefinden war jedoch ihren eigenen Angaben zufolge sehr gut. Ihre neue Ernährung gefalle ihr, sie fühle sich viel leistungsstärker und sie habe deshalb 2 Mal pro Woche zu joggen begonnen. Sie sollte die Präparate von Steierl langsam ausschleichen, indem sie immer jeweils 5 Tropfen weniger von dem jeweiligen Präparat einnahm, bis sie nach 9 Durchgängen bei 0 Tropfen angekommen war. Die Mittel Causticum und Bambusa arundinacea stellte sie sich für den Notfall auf den Nachttisch, die Nachtkerzenölkapseln würde sie nun jedes Jahr von Februar bis September einnehmen, um ihr Allergiegeschehen zu dämpfen.
Schlussendlich entließ ich eine gewandelte Patientin. Mit ihren gelegentlichen Restless-Legs-Anfällen konnte sie nun leben. Sie soll zukünftig weiterhin jeweils 1 × 1 Kapsel täglich von Pure Encapsulations Vitamin E und Nicapur 5-HTP50 SeroBalance sowie 2–3 Mal pro Woche 1 Kapsel Adrenal-Intercell einnehmen, um ihre Nährstoffdepots stabil zu halten. Die Patientin konnte nun selbst sehen, dass sie ein wertvoller, liebenswerter Mensch ist, dem man mit Respekt und Achtung begegnen sollte.

Teil 4
Anhang

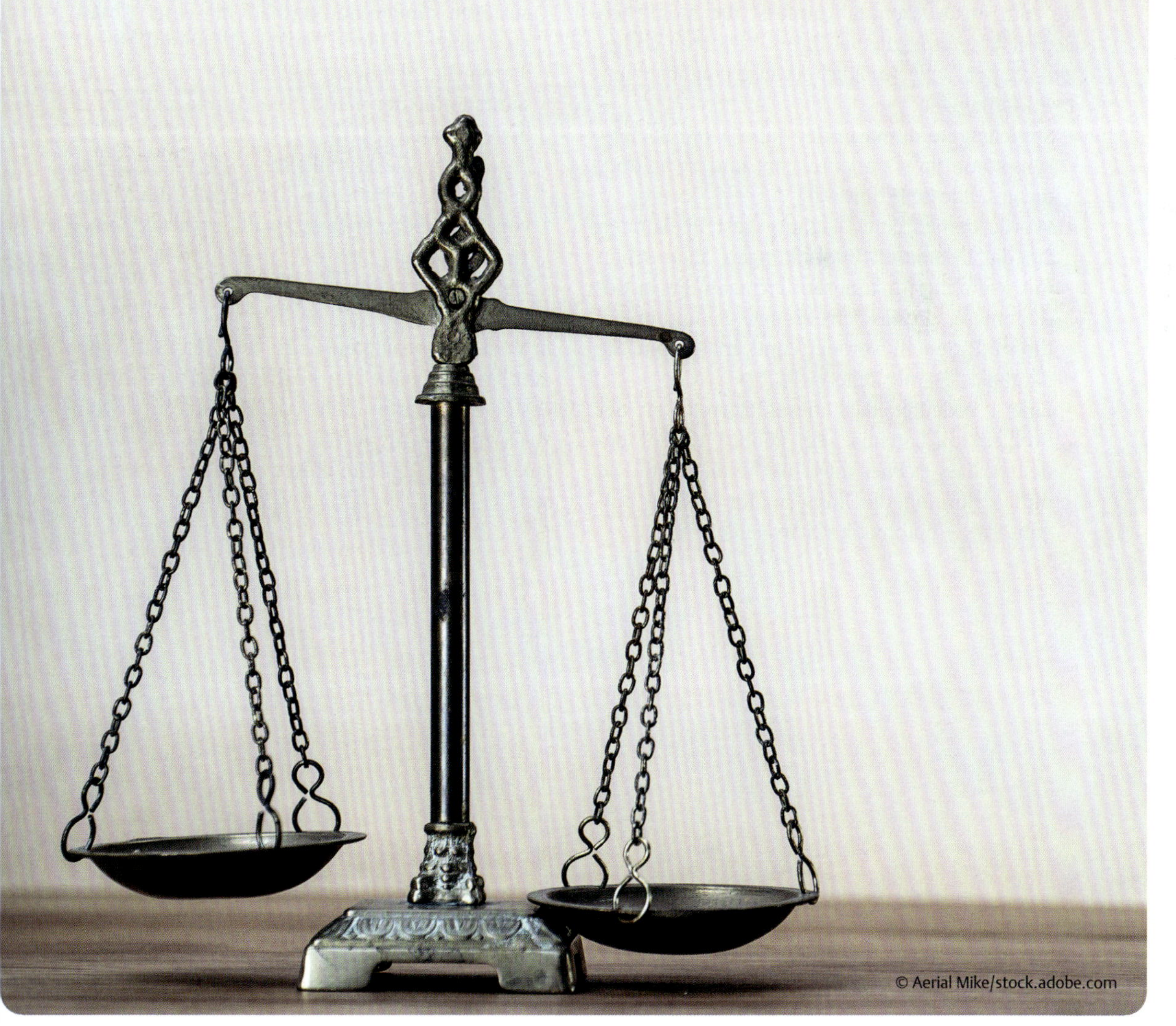

13 Checkliste der Symptome von Hormondysbalancen

Die Hormoncheckliste. Unter www.thieme.de/bellermann finden Sie die Checkliste der Hormone zum Ausdrucken. Sie umfasst die möglichen Begleitsymptome, die bei Ihrem Patienten vorliegen können, sowie möglicherweise diagnostizierte Erkrankungen:

- Streichen Sie direkt in der Tabelle die Begleitsymptome Ihres Patienten an, und zwar über die gesamte Zeile hinweg.
- Wurde bereits eine Diagnose gestellt, können Sie die bekannten Erkrankungen auch schon mit Kreuzchen markieren. Erfragen Sie in der Anamnese, ob das angekreuzte Symptom bei Ihrem Patienten vorliegt, und markieren Sie dann die gesamte Zeile.
- Eine 1 bedeutet, dass dieses Hormon an der Problematik beteiligt sein könnte, eine 0 bedeutet, dass es eher unwahrscheinlich ist, dass dieses Hormon die links in der Tabelle aufgeführte Symptomatik verursacht.

Auswertung der Checkliste:

- Alle Hormondysbalancen, die dieses Symptom auslösen können und deshalb mit einer 1 markiert sind, werden in der Tabelle summiert. Addieren Sie hierzu zu jedem Hormon die Gesamtsumme der markierten Punkte ganz unten in der Spalte.
- Bestimmen Sie anschließend die Wahrscheinlichkeit: Hat eine Gesamtpunktzahl die Marke von 50 % überschritten, also beispielsweise bei 16 möglichen Punkten mindestens 8, sollten Sie dieses Hormon überprüfen!

In dem hier gezeigten Beispiel (**Abb. 13.1**) würden Sie die Werte von Kortisol, Östrogenen und Testosteron bestimmen. Da Progesteron sowohl zu Östrogenen als auch zu Testosteron ein Gegenspieler ist, sollten Sie dieses ebenfalls testen lassen.

	zu hoch																zu niedrig																
	Adrenalin (Noradrenalin)	Aldosteron	DHEA	DHT	FSH	Histamin	Kortison/Kortisol	LH	Östradiol	Parathormon	Progesteron	T_4/T_3 und TSH/TRH	Testosteron	Dopamin	Glutamat	Serotonin	Adrenalin (Noradrenalin)	Aldosteron	DHEA	DHT	FSH	Histamin	Kortison/Kortisol	LH	Melatonin	Östradiol	Progesteron	T_4/T_3 und TSH/TRH	Testosteron	Dopamin	GABA	Glutamat	Serotonin
Auftreten von Beschwerden – v. a. nachts	1	0	0	0	0	1	0	0	1	0	0	1	0	0	0	1	0	0	1	1	0	0	1	0	1	1	1	0	1	0	0	0	0
Auftreten von Beschwerden – v. a. tagsüber	1	0	0	0	0	1	1	0	1	0	0	1	0	0	0	1	0	0	1	1	0	0	0	0	0	1	1	0	1	0	0	0	0
Auftreten von Beschwerden – unterschiedlich	1	1	0	0	0	1	1	0	1	0	0	1	0	0	0	1	1	0	1	1	0	0	1	0	0	1	1	0	1	0	0	0	0
AD(H)S	1	0	0	0	0	1	1	0	0	0	0	0	0	0	1	0	0	0	0	0	0	0	0	0	0	0	0	0	0	0	1	0	0
Aggressivität	1	0	0	0	0	1	1	0	1	0	0	1	0	0	0	0	0	0	0	1	0	0	0	0	0	1	1	0	1	0	1	0	0
Allergiegeschehen	0	0	0	0	0	1	0	0	1	0	0	0	0	0	0	0	0	0	1	0	0	0	1	0	0	0	0	0	0	0	0	0	0
Ängste, plötzlich aufgetretene	1	0	0	0	0	0	1	0	1	0	0	0	0	0	0	0	1	0	1	1	0	0	1	0	0	0	1	1	1	1	1	0	1
Ängste, undefinierbare	1	0	0	0	0	1	1	0	1	0	0	0	0	0	0	0	1	0	1	1	0	0	1	0	0	0	1	1	1	1	1	0	1
Appetit – Heißhungerattacken, allgemeine	0	0	0	0	0	1	1	0	1	0	0	1	0	0	1	0	0	0	0	1	0	0	1	0	1	1	1	0	1	0	0	0	1
Appetit – Heißhunger auf Fettiges	0	0	0	0	0	0	0	0	0	0	0	0	0	0	0	0	0	0	0	1	0	0	1	0	0	1	1	0	1	0	0	0	0
Appetit – Heißhunger auf Salziges	0	0	0	0	0	0	1	0	0	0	0	0	0	0	0	0	0	1	1	0	0	0	1	0	0	0	1	0	0	0	0	0	1
…																																	
beim Mann: Gynäkomastie (Brustbildung beim Mann)	0	0	0	0	1	0	0	1	1	0	0	0	0	0	0	0	0	0	0	0	1	0	0	1	0	0	0	0	0	0	0	0	0
Blasenfunktion, gestörte oder geschwächte	0	0	0	0	0	0	0	0	1	0	0	0	0	0	0	0	0	0	0	1	0	0	0	0	0	0	1	0	1	0	0	0	0
Blutbildung, gestörte	0	0	0	0	0	0	1	0	0	0	0	0	0	0	0	0	0	0	0	1	0	0	0	0	0	0	0	0	1	0	0	0	0
Blutdruck zu hoch, Hypertonie	1	1	1	0	0	1	1	0	0	0	1	1	0	1	1	1	0	0	0	0	0	0	0	0	0	1	0	0	0	0	0	0	0
Blutdruck zu niedrig, Hypotonie	0	0	0	0	0	0	0	0	0	0	0	0	0	0	0	0	1	1	1	0	0	1	1	0	0	0	1	1	0	0	0	0	1
Blutgerinnung, gestörte	0	0	0	0	0	0	0	0	1	0	0	0	0	0	0	0	0	0	0	0	0	0	0	0	0	0	1	0	0	0	0	0	0
Durchblutung, gestörte	1	1	0	0	0	1	0	0	0	0	0	0	0	0	0	0	1	0	0	0	0	1	1	0	0	1	0	0	0	0	0	0	0
Entzündungen/Inflammationen	0	0	0	0	0	1	0	0	0	0	0	0	0	0	0	0	0	0	1	1	0	0	1	0	0	0	1	0	1	0	0	0	0
Gedächtnis – Denkstörung	1	0	0	0	0	0	0	0	0	1	1	0	0	0	0	0	0	0	1	0	0	0	1	0	0	1	1	1	0	1	0	1	1
…																																	
Kälteempfinden, gesteigertes/schnelles Frieren	0	0	0	0	0	0	0	0	0	0	0	0	0	0	0	0	0	0	0	0	0	0	0	0	0	1	1	1	1	0	0	0	0
Kopfschmerzen, Migräne	1	1	0	0	0	1	1	0	1	1	0	1	0	1	0	1	0	0	0	0	0	0	0	0	0	0	1	0	0	0	0	0	0
Kortisoleinnahme (jetzt/früher)	1	1	1	0	0	0	1	0	0	0	0	1	0	0	0	0	0	0	1	0	0	0	1	0	0	1	1	0	0	0	0	0	0
Leistungsfähigkeit, verringerte	0	0	0	0	0	0	0	0	0	1	0	0	0	0	0	0	1	0	0	1	0	0	1	0	0	1	1	1	1	0	0	0	1
Libido – Störungen oder Verlust	1	0	0	0	0	0	1	1	1	0	0	0	0	0	0	0	1	0	1	1	0	0	1	1	0	1	1	1	1	0	0	0	1
Libido – übersteigert	0	0	0	1	0	0	0	0	1	0	0	1	0	0	0	0	0	0	0	0	0	0	0	0	0	0	0	0	0	0	0	0	0
Lipolyse (Fettabbau), verringerte	0	0	0	0	0	0	0	0	1	0	0	0	0	0	0	0	1	0	1	1	0	0	1	0	0	0	1	1	1	0	0	0	0
Muskelaufbau, gestörter	0	0	0	0	0	0	0	0	1	0	0	1	0	0	0	0	1	0	1	1	0	0	1	0	0	0	0	1	1	0	0	1	0
Muskulatur – Kontraktion/Verspannungen/Schmerzen	1	0	0	0	0	0	1	0	1	1	0	1	0	0	0	0	1	0	0	1	0	0	1	0	0	1	0	1	1	1	0	0	0
Ödembildung	0	0	0	0	0	1	1	0	1	0	0	0	0	0	0	0	1	0	0	0	0	0	0	0	0	0	1	1	0	0	0	0	0
Schlafstörungen	1	1	0	0	0	1	1	0	1	0	0	1	0	1	0	0	0	0	0	0	0	0	1	0	1	1	1	1	0	0	1	0	1
…																																	
Übelkeit, Erbrechen	1	1	0	0	0	1	1	0	0	1	1	1	0	0	0	1	0	0	0	0	0	0	0	0	0	0	0	0	0	0	0	0	0
unerfüllter Kinderwunsch (Frau und Mann)	0	0	0	0	1	0	1	1	1	0	1	1	1	0	0	0	0	0	1	1	1	0	0	1	0	1	1	1	1	0	0	0	0
Unruhe, innere	1	0	0	0	0	0	1	0	1	0	0	1	0	1	0	1	0	0	0	0	0	0	0	0	0	0	1	0	0	0	0	0	0
Verdauungsstörungen – Blähungen/Schmerzen	1	0	0	0	0	1	1	0	1	0	0	1	0	0	0	1	0	0	0	0	0	0	0	0	0	1	1	0	0	0	0	0	0
Verdauungsstörungen – Durchfall	1	0	0	0	0	1	1	0	0	0	0	1	0	0	0	1	0	1	0	0	0	0	0	0	0	0	1	0	0	0	0	0	0
Verdauungsstörungen – Sodbrennen	0	0	0	0	0	1	0	0	0	0	0	0	0	0	0	0	0	0	0	0	0	0	0	0	1	0	0	0	0	0	0	0	0
Verdauungsstörungen – Verstopfung	0	0	0	0	0	0	0	0	0	1	1	0	0	0	0	0	0	0	0	0	0	0	0	0	0	0	0	1	0	0	0	0	1
Wundheilungsstörungen	1	0	0	0	0	1	1	0	0	0	0	0	0	0	0	0	0	1	1	0	0	0	0	0	0	0	1	0	0	0	0	0	0
Wachstumsstörungen	0	0	0	0	0	0	0	0	0	0	0	0	0	0	0	0	0	0	0	0	0	0	0	0	0	0	0	1	1	0	0	0	0
insgesamt mögliche Punkte:	32	9	3	7	6	29	46	7	42	10	12	22	10	7	4	12	21	3	25	32	5	7	37	6	8	27	62	41	33	8	4	8	22
erreichte Punkte der Patientin/des Patienten:	4	2	2	0	1	4	5	1	4	0	2	4	1	1	1	2	2	0	4	3	1	0	3	1	1	4	5	3	3	1	1	0	1

Abb. 13.1 Auswertungsbeispiel zur Hormoncheckliste – Auszug mit den genannten Symptomen und betroffenen Hormonen.

14 Umrechnung medizinischer Maßeinheiten

Im medizinischen Alltag ist es immer wieder erforderlich, medizinische Maßeinheiten zu vereinheitlichen. Insbesondere wenn man verschiedene Hormone miteinander ins Verhältnis setzen möchte, ist dies nur möglich, wenn die Werte identische Maßeinheiten haben.

Eine beispielhafte Übersicht verdeutlicht die Wichtigkeit der Umrechnung (**Tab. 14.1**).

Um die entsprechenden Werte zu ermitteln, kann man folgende Rechenwege anwenden:

- 1 mg/l multipliziert mit
  - 1000 = µg/l
  - 1 000 000 = ng/l
  - 100 000 0000 = pg/l
- 1 pg/l geteilt durch
  - 1000 = ng/l
  - 1 000 000 = µg/l
  - 100 000 0000 = mg/l
- 1 µg/l
  - × 1000 = ng/l
  - / 1000 = mg/l
  - / 1 000 000 = pg/l
- 1 ng/l
  - × 1000 = pg/l
  - / 1000 = µg/l
  - / 1 000 000 = mg/l

Weitere wichtige Werte sind:

- 1 ng/l = 0,22 pmol/l
- 1 ng/ml = 2,5 nmol/l
- 1 µg/l = 2,4 nmol/l
- 1 µg = 1 000 000 pg
- 1 mg/dl = 27,59 umol/l
- 1 mg/l = 3,77 µmol/l

Die Abkürzung IU bzw. U steht für International Unit (internationale Einheit), üblich sind die Angaben IU/ml oder IU/I bzw. U/ml oder U/l. Diese Werte geben die Enzymaktivität an. Eine internationale Einheit ist die in 1 Minute umgesetzte Substratmenge eines bestimmten Enzyms. Da die Erhebung der Enzymaktivität zumeist in flüssigen Medien erfolgt, wird die Substratmenge mit der Menge der Flüssigkeit ins Verhältnis gesetzt.

Tab. 14.1 Umrechnung von Maßeinheiten.

von ...\ zu ...	mg/l	µg/l	pg/l	ng/l
3 mg/l	3	3000	3 000 000 000	3 000 000
3 µg/l	0,003	3	0,000003	3000
1000 pg/l	0,000001	0,001	1000	1
618,6 ng/l	0,000619	0,6186	618 600	618,6

15 Bezugsadressen

Die meisten Präparate sind entweder über die Apotheke Ihres Vertrauens oder direkt in den Onlineshops der Hersteller zu beziehen. Kräuter und Tees sollten grundsätzlich über Apotheken bezogen werden. Empfehlenswert sind u. a. die Präparate folgender Hersteller:

- Aliud Pharma (www.aliud.de)
- Amitamin (www.amitamin.com)
- Bayer (www.bayer.de)
- Biogena (www.biogena.de – nur vom Hersteller)
- Bionorica (www.bionorica.de)
- Centrum (www.centrum-online.de)
- Ceres Homöopathische Arzneimittel (www.ceresheilmittel.de)
- DHU (www.dhu.de): Homöopathika, Schüßler-Salze
- Diamant Natuur GmbH (nur über Apotheken) – Leinersan
- Dr. Reckeweg (www.reckeweg.de)
- Dr. Willmar Schwabe (www.schwabe.de)
- Elevit (www.elevit.de)
- Eucerin (www.eucerin.de)
- Heel (www.heel.de)
- Heidak (https://heidak.eu/): Gemmomazerate
- Heidelberger Chlorella (www.heidelberger-chlorella.de)
- Hevert-Arzneimittel (www.hevert.com)
- Intercell Pharma (https://intercell-pharma.de)
- KGV – Korea Ginseng Vertriebs GmbH (https://shop.ginseng-pur.de)
- Kyberg vital (www.kyberg-vital.de)
- Laves – Laves-Arzneimittel GmbH (www.laves-pharma.de)
- Nicapur (www.nicapur.com)
- Nutrimmun (https://nutrimmun.de)
- Orthomol (www.orthomol.com)
- Pascoe (www.pascoe.de)
- Pure Encapsulations (www.purecaps.net)
- Schaper & Brümmer GmbH & Co. KG (www.schaper-bruemmer.de)
- Pflüger (www.pflueger.de): Homöopathika, Schüßler-Salze
- Phytopharma (www.phytopharma-shop.de): Gemmomazerate
- Soluna – Laboratorium Soluna Heilmittel GmbH (www.soluna.de)
- Steierl (www.steierl.de)
- Tetesept (www.tetesept.de)
- Wala (www.wala.de)
- Weleda (www.weleda.de)
- ZeinPharma (www.zeinpharma.de)

16 Literatur

[1] Adamusová E, Cais O, Vyklický V et al. Pregnenolone sulfate activates NMDA receptor channels. Physiol Res 2013; 62: 731–736. doi: 10.33 549/physiolres.932 558

[2] Arruvito L, Giulianelli S, Flores AC et al. NK cells expressing a progesterone receptor are susceptible to progesterone-induced apoptosis. J Immunol. 2008; 180: 5 746–5 753. doi: 10.4 049/jimmunol.180.8.5 746

[3] ÄrzteZeitung. Gesellschaft. Beeinflussen elektromagnetische Felder den Hormonhaushalt? (26.04.2004). Im Internet: https://www.aerztezeitung.de/Panorama/Beeinflussen-elektromagnetische-Felder-den-Hormonhaushalt-316 045.html; Stand: 23.08.2021

[4] Badamchian M, Fagarasan MO, Danner RL at al. Thymosin beta(4) reduces lethality and down-regulates inflammatory mediators in endotoxin-induced septic shock. Int Immunopharmacol 2003; 3: 1225–1233. doi: 10.1016/S 1567–5 769(03)00 024–9

[5] Behrends J, Bischofberger J, Deutzmann R, Ehmke H, Frings S, Grissmer S, Hoth M, Kurtz A, Leipziger J et al., Hrsg. Duale Reihe Physiologie. 4. Aufl. Stuttgart: Thieme; 2021. doi:10.1055/b000 000 462

[6] Bergmann A, Heindel JJ, Jobling S et al., Eds. WHO Library Cataloguing-in-Publication Data: State of the science of endocrine disrupting chemicals 2012. Geneva: United Nations Environment Programme (UNEP) and the World Health Organization (WHO); 2013. Im Internet: https://www.who.int/iris/bitstream/10 665/78 102/1/WHO_HSE_PHE_IHE_2013.1_eng.pdf; Stand: 15.07.2021

[7] Bund für Umwelt und Naturschutz Deutschland (BUND). Glyphosat – Hintergrundpapier (11.09.2013). Im Internet: https://www.bund.net/fileadmin/user_upload_bund/publikationen/umweltgifte/glyphosat_urin_hintergrund.pdf; Stand: 15.07.2021

[8] Bund für Umwelt und Naturschutz Deutschland (BUND). Unkrautvernichtungsmittel Glyphosat im Urin von Großstädtern aus 18 europäischen Staaten nachgewiesen (13.06.2013). Im Internet: https://www.bund.net/umweltgifte/glyphosat/glyphosat-im-urin/; Stand: 15.07.2021

[9] Bund für Umwelt und Naturschutz Deutschland (BUND). Neue UBA-Untersuchung zu Glyphosat (21.01.2016). Im Internet: https://www.umweltbundesamt.de/themen/neue-uba-untersuchung-zu-glyphosat; Stand: 15.07.2021

[10] Bundesinstitut für Arzneimittel und Medizinprodukte (BfArM). Glyphosat – Hintergrundpapier (15.05.2020). Im Internet: https://www.bfarm.de/SharedDocs/Risikoinformationen/Pharmakovigilanz/DE/RI/2020/RI-HRT.html; Stand: 15.07.2021

[11] Böhles H, Hrsg. Stoffwechselerkrankungen im Kindes- und Jugendalter. Stuttgart: Thieme; 2016. doi: 10.1055/b-004–129 990

[12] Cadwell K, Brimdyr K. Intrapartum administration of synthetic oxytocin and downstream effects on breastfeeding: elucidating physiologic pathways. Ann Nurs Res Pract 2017; 2: 1024. Im Internet: http://austinpublishinggroup.com/nursing-research-practice/download.php?file = fulltext/anrp-v2-id1024.pdf; Stand: 23.08.2021

[13] Capponi AM. The control by angiotensin II of cholesterol supply for aldosterone biosynthesis. Mol Cell Endocrinol 2004; 217: 113–118. doi: 10.1016/j.mce.2003.10.055

[14] Carré JM, Olmstead NA. Social neuroendocrinology of human aggression: examining the role of competition-induced testosterone dynamics. Neuroscience. 2015; 286: 171–186. doi: 10.1016/j.neuroscience.2014.11.029

[15] Child CJ, Zimmermann AG, Woodmansee WW et al.; HypoCCS International Advisory Board. Assessment of primary cancers in GH-treated adult hypopituitary patients: an analysis from the Hypopituitary Control and Complications Study. Eur J Endocrinol 2011; 165: 217–223. doi: 10.1530/EJE-11–0286

[16] Collaborative Group on Hormonal Factors in Breast Cancer. Type and timing of menopausal hormone therapy and breast cancer risk: individual participant meta-analysis of the worldwide epidemiological evidence. Lancet 2019; 394: 1159–1168. doi: 10.1016/S0140–6736(19)31709-X

[17] Couzin J. Textbook rewrite? Adult mammals may produce eggs after all. Science 2004; 303: 1593. doi: 10.1126/SCIENCE.303.5664 1593A

[18] Dallegrave E, Mantese FD, Oliveira RT et al. Pre- and postnatal toxicity of the commercial glyphosate formulation in Wistar rats. Arch Toxicol 2007; 81: 665–673. doi: 10.1007/s00204–006–0170–5

[19] de Vrese X. Die Beteiligung der Östrogenrezeptor Untereinheiten Alpha und Beta bei östrogeninduzierter Synaptogenese im Hippocampus [Dissertation]. Hamburg: Universität Hamburg; 2015

[20] Demeneix B. Losing our minds: How environmental pollution impairs human intelligence and mental health. Oxford, UK: Oxford University Press; 2014

[21] Demir B, Guven S, Guven ES et al. Serum leptin level in women with unexplained infertility. J Reprod Immunol 2007; 75: 145–149. doi: 10.1016/j.jri.2007.04.001

[22] Ehrenreich H, Fischer B, Norra C et al. Exploring recombinant human erythropoietin in chronic progressive multiple sclerosis. Brain 2007; 130: 2577–2588. doi: 10.1093/brain/awm203

[23] Ehrenreich H, Hinze-Selch D, Stawicki S et al. Improvement of cognitive functions in chronic schizophrenic patients by recombinant human erythropoietin. Mol Psychiatry 2007; 12: 206–220. doi: 10.1038/sj.mp.4001907

[24] Eisenegger C. Testosteron – das verkannte Hormon (08.08.2014). Spektrum. Im Internet: https://www.spektrum.de/news/testosteron-das-unterschaetzte-hormon/1303615; Stand: 24.08.2021

[25] Eliava M, Melchior M, Knobloch-Bollmann HS et al. A new population of parvocellular oxytocin neurons controlling magnocellular neuron activity and inflammatory pain processing. Neuron 2016; 89: 1291–1304. doi: 10.1016/j.neuron.2016.01.041

[26] EUR-Lex. Verordnung (EG) Nr. 396/2005 des Europäischen Parlaments und des Rates vom 23. Februar 2005 über Höchstgehalte an Pestizidrückständen in oder auf Lebens- und Futtermitteln pflanzlichen und tierischen Ursprungs und zur Änderung der Richtlinie 91/414/EWG des Rates Text von Bedeutung für den EWR. Im Internet: https://eur-lex.europa.eu/legal-content/DE/TXT/?uri=celex:32005R0396; Stand: 15.07.2021

[27] EUR-Lex. Verordnung (EU) Nr. 528/2012 des Europäischen Parlaments und des Rates vom 22. Mai 2012 über die Bereitstellung auf dem Markt und die Verwendung von Biozidprodukten Text von Bedeutung für den EWR. Im Internet: https://eur-lex.europa.eu/legal-content/DE/TXT/?uri=celex%3A32012R0528; Stand: 15.07.2021

[28] European Association of Urology. Testosterone therapy reduces heart attack and stroke (09.07.2021). Im Internet: https://www.eurekalert.org/news-releases/796591; Stand: 24.08.2021

[29] Fuhrman BJ, Schairer C, Gail MH et al. Estrogen metabolism and risk of breast cancer in postmenopausal women. J Natl Cancer Inst 2012; 104: 326–339. doi: 10.1093/jnci/djr531

[30] Gätje R, Eberle C, Scholz C, Lübke M, Solbach C, Muschel K, Kissler S, Siedentopf F, Weissenbacher T et al., Hrsg. Kurzlehrbuch Gynäkologie und Geburtshilfe. 2. Aufl. Stuttgart: Thieme; 2015. doi:10.1055/b-003–104355

[31] Gasnier C, Dumont C, Benachour N et al. Glyphosate-based herbicides are toxic and endocrine disruptors in human cell lines. Toxicology 2009; 262: 184–191. doi: 10.1016/j.tox.2009.06.006

[32] Gekle M, Wischmeyer E, Gründer S, Petersen M, Schwab A, Markwardt F, Klöcker N, Pape H, Baumann R et al., Hrsg. Taschenlehrbuch Physiologie. 2. Aufl. Stuttgart: Thieme; 2015. doi:10.1055/b-003–124633

[33] Geniole SN, Bird BM, McVittie JS et al. Is testosterone linked to human aggression? A meta-analytic examination of the relationship between baseline, dynamic, and manipulated testosterone on human aggression. Horm Behav. 2020; 123: 104644. doi: 10.1016/j.yhbeh.2019104644

[34] Giersig C. Progestin and breast cancer: The missing pieces of a puzzle. Bundesgesundheitsblatt Gesundheitsforschung Gesundheitsschutz 2008; 51: 782–786. doi: 10.1007/s00103–008–0586–6

[35] Goldstein AL, Hannappel E, Kleinman HK. Thymosin beta4: actin-sequestering protein moonlights to repair injured tissues. Trends Mol Med 2005; 11: 421–429. doi: 10.1016/j.molmed.2005.07.004

[36] Grossmann M. Low testosterone in men with type 2 diabetes: significance and treatment. J Clin Endocrinol Metab 2011; 96: 2341–2353. doi: 10.1210/jc.2011–0118

[37] Guzman JN, Sanchez-Padilla J, Wokosin D et al. Oxidant stress evoked by pacemaking in dopaminergic neurons is attenuated by DJ-1. Nature 2010; 468: 696–700. doi: 10.1038/nature09536

[38] Hanke H, Tosch A, Lenz C et al. Wirkung von Östrogenen und Androgenen im arteriellen Gefäßsystem - Stellenwert in der Primär- und Sekundärprävention der koronaren Herzerkrankung. Dtsch Z Sportmed 53; 2002: 38–44

[39] Hansen KA, Opsahl MS, Nieman LK et al. Natural killer cell activity from pregnant subjects is modulated by RU 486. Am J Obstet Gynecol 1992; 166: 87–90. doi: 10.1016/0002-9 378(92)91 835-x

[40] Haring R, Völzke H, Steveling A et al. Low serum testosterone levels are associated with increased risk of mortality in a population-based cohort of men aged 20–79. Eur Heart J 2010; 31: 1494–1501. doi: 10.1093/eurheartj/ehq009

[41] Herdegen T, Böhm R, Culman J, Gohlke P, Luippold G, Wätzig V, Hrsg. Kurzlehrbuch Pharmakologie und Toxikologie. 3. Aufl. Stuttgart: Thieme; 2013. doi:10.1055/b-002–96 280

[42] Huff T, Otto AM, Müller CS et al. Thymosin beta4 is released from human blood platelets and attached by factor XIIIa (transglutaminase) to fibrin and collagen. FASEB J 2002; 16: 691–696. doi: 10.1096/fj.01–0713com

[43] I care Anatomie, Physiologie. 2. Aufl. Stuttgart: Thieme; 2020. doi:10.1055/b-0040–176 301

[44] Johnson J, Canning J, Kaneko T et al. Germline stem cells and follicular renewal in the postnatal mammalian ovary. Nature 2004; 428: 145–150. doi: 10.1038/nature02 316

[45] Kische H, Arnold A, Gross S et al. Sex hormones and hair loss in men from the general population of northeastern Germany. JAMA Dermatol 2017; 153: 935–937. doi:10.1001/jamadermatol.2 017 0297

[46] Lang E. Physiologie für Heilpraktiker. Stuttgart: Haug; 2014

[47] Leidenberger F, Strowitzki T, Ortmann O, Hrsg. Klinische Endokrinologie für Frauenärzte. 5. Aufl. Berlin, Heidelberg: Springer; 2014

[48] Lüllmann H, Mohr K, Wehling M, Hein L, Hrsg. Pharmakologie und Toxikologie. 18. Aufl. Stuttgart: Thieme; 2016. doi:10.1055/b-004–129 674

[49] Macut D, Micić D. Leptin i humana reprodukcija [Leptin and human reproduction]. Med Pregl 1998; 51: 410–414. Croatian. PMID: 9 863 330

[50] Martin RK, Saleem SJ, Folgosa L et al. Mast cell histamine promotes the immunoregulatory activity of myeloid-derived suppressor cells. J Leukoc Biol 2014; 96: 151–159. doi: 10.1189/jlb.5A1213–644R

[51] Meißner T. Umweltgifte und Co. Die Gefahr von hormonverändernden Substanzen (19.08.2015). Ärztezeitung. Im Internet: https://www.aerztezeitung.de/Medizin/Die-Gefahr-von-hormonveraendernden-Substanzen-236 295.html; Stand: 24.08.2021

[52] Messaoudi M, Lalonde R, Violle N et al. Assessment of psychotropic-like properties of a probiotic formulation (*Lactobacillus helveticus* R0052 and *Bifidobacterium longum* R0175) in rats and human subjects. Br J Nutr 2011; 105: 755–764

[53] Mukhina S, Mertani HC, Guo K et al. Phenotypic conversion of human mammary carcinoma cells by autocrine human growth hormone. Proc Natl Acad Sci U S A 2004; 101: 15 166–15 171. doi: 10.1073/pnas.040 588 1101

[54] Obi N, Vrieling A, Heinz J et al. Estrogen metabolite ratio: Is the 2-hydroxyestrone to 16α-hydroxyestrone ratio predictive for breast cancer? Int J Womens Health 2011; 3: 37–51. doi: 10.2147/IJWH.S 7 595

[55] Ogura K, Irahara M, Kiyokawa M et al. Effects of leptin on secretion of LH and FSH from primary cultured female rat pituitary cells. Eur J Endocrinol 2001; 144: 653–658. doi: 10.1530/eje.0 144 0653

[56] Oueslati M, Bittaieb I, Sassi N et al. ERα and ERβ co-expression: An indicator of aggressive tumors and hormonal sensitivity. Oncol Lett 2017; 14: 1675–1682. doi: 10.3 892/ol.2 017 6 314

[57] Ostlund RE Jr, Yang JW, Klein S et al. Relation between plasma leptin concentration and body fat, gender, diet, age, and metabolic covariates. J Clin Endocrinol Metab 1996; 81: 3 909–3 913. doi: 10.1210/jcem.81.11 892 3 837

[58] Quinton ND, Laird SM, Okon MA et al. Serum leptin levels during the menstrual cycle of healthy fertile women. Br J Biomed Sci 1999; 56: 16–19. PMID: 10 492 910

[59] Pape H, Kurtz A, Silbernagl S, Hrsg. Physiologie. 9. Aufl. Stuttgart: Thieme; 2019. doi:10.1055/b-006–163 285

[60] Paterni I, Granchi C, Katzenellenbogen JA et al. Estrogen receptors alpha (ERα) and beta (ERβ): subtype-selective ligands and clinical potential. Steroids 2014; 90: 13–29. doi: 10.1016/j.steroids.2014.06.012

[61] Pauli GF, Friesen JB, Gödecke T et al. Occurrence of progesterone and related animal steroids in two higher plants. J Nat Prod 2010; 73: 338–345. doi: 10.1021/np9 007 415

[62] Pedersen L, Idorn M, Olofsson GH et al. Voluntary running suppresses tumor growth through epinephrine- and IL-6-dependent NK cell mobilization and redistribution. Cell Metab 2016; 23: 554–562. doi: 10.1016/j.cmet.2016.01.011

[63] Peeters RP, Visser TJ. Metabolism of thyroid hormone (01.01.2017). In: Feingold KR, Anawalt B, Boyce A et al., ed. Endotext [Internet]. South Dartmouth (MA): MDText.com, Inc.; 2000. Im Internet: https://www.ncbi.nlm.nih.gov/books/NBK285 545/; Stand: 24.08.2021

[64] Pereira Rde S. Regression of gastroesophageal reflux disease symptoms using dietary supplementation with melatonin, vitamins and aminoacids: comparison with omeprazole. J Pineal Res 2006; 41: 195–200. doi: 10.1111/j.1600–079X.2 006 00 359.x

[65] Petrovic M, Sedlacek M, Cais O et al. Pregnenolone sulfate modulation of N-methyl-D-aspartate receptors is phosphorylation dependent. Neuroscience 2009; 160: 616–628. doi: 10.1016/j.neuroscience.2009.02.052

[66] Rassow J, Hauser K, Deutzmann R, Netzker R, Hrsg. Duale Reihe Biochemie. 4. Aufl. Stuttgart: Thieme; 2016. doi:10.1055/b-003–129 341

[67] Richard S, Moslemi S, Sipahutar H et al. Differential effects of glyphosate and roundup on human placental cells and aromatase. Environ Health Perspect 2005; 113: 716–720. doi: 10.1289/ehp.7 728

[68] Rogers J, Mastroeni D, Leonard B et al. Neuroinflammation in Alzheimer's disease and Parkinson's disease: are microglia pathogenic in either disorder? Int Rev Neurobiol 2007; 82: 235–246. doi: 10.1016/S 0074–7 742(07)82 012–5

[69] Rook GA. Review series on helminths, immune modulation and the hygiene hypothesis: the broader implications of the hygiene hypothesis. Immunology 2009; 126: 3–11. doi:10.1111/j.1365–2 567 2008.03 007.x

[70] Sander K, Stark H. Arzneistoffforschung – neue Generationen von Antihistaminika. Pharm Ztg 2011; 156: 2750–2759

[71] Savino W, Postel-Vinay MC, Smaniotto S et al. The thymus gland: a target organ for growth hormone. Scand J Immunol. 2002; 55: 442–452. doi: 10.1046/j.1365–3 083 2002.01 077.x

[72] Schindler AE. Therapie und Prävention der Gestose mit Gestagenen. Z Geburtshilfe Neonatol 2009; 213 - A3. doi: 10.1055/s-0029-1 216 303

[73] Schünke M, Schulte E, Schumacher U, Voll M, Wesker K, Hrsg. Prometheus LernAtlas – Innere Organe. 5. Aufl. Stuttgart: Thieme; 2018. doi:10.1055/b-006–149 643

[74] Schünke M, Schulte E, Schumacher U, Voll M, Wesker K, Hrsg. Prometheus LernAtlas – Kopf, Hals und Neuroanatomie. 5. Aufl. Stuttgart: Thieme; 2018. doi:10.1055/b-006–149 644

[75] Schweitzer R, Hrsg. Die Heilpraktiker-Akademie in 14 Bänden. 3. Aufl. München: Urban & Fischer/Elsevier; 2018

[76] Schweizerische Interessengemeinschaft Histamin-Intoleranz (SIGHI). Histaminstoffwechsel (10.05.2020). Im Internet: https://www.histaminintoleranz.ch/de/histaminose_histaminstoffwechsel.html; Stand: 24.08.2021

[77] Siiteri PK, Stites DP. Immunologic and endocrine interrelationships in pregnancy. Biol Reprod 1982; 26: 1–14. doi: 10.1095/biolreprod26.1.1

[78] Skrundz M, Bolten M, Nast I et al. Plasma oxytocin concentration during pregnancy is associated with development of postpartum depression. Neuropsychopharmacology 2011; 36: 1886–1893. doi: 10.1038/npp.2011.74

[79] Smith P. The tantalizing links between gut microbes and the brain. Nature 2015; 526: 312–314. doi: 10.1038/526 312a

[80] Spradling AC. Stem cells: more like a man. Nature 2004; 428: 133–134. doi: 10.1038/428 133b

[81] Streicher C, Heyny A, Andrukhova O et al. Estrogen regulates bone turnover by targeting RANKL expression in bone lining cells. Sci Rep 2017; 7: 6 460. doi: 10.1038/s41 598–017–06 614–0

[82] Umweltbundesamt. Endokrine Disruptoren (06.06.2016). Im Internet: https://www.umweltbundesamt.de/endokrine-disruptoren#1-bis-2; Stand: 15.07.2021

[83] Verspohl EJ, Weiland F. Fettgewebe. Größtes endokrines Organ des Körpers. Pharmazeutische Zeitung 2006; 29. Im Internet: https://www.pharmazeutische-zeitung.de/ausgabe-292 006/groesstes-endokrines-organ-des-koerpers/; Stand: 23.08.2021

[84] Walliczek-Dworschak U. Hyperthyreose (14.11.2019). Im Internet: https://www.gelbe-liste.de/krankheiten/hyperthyreose; Stand: 15.07.2021

[85] Walliczek-Dworschak U. Hypothyreose (09.12.2019). Im Internet: https://www.gelbe-liste.de/krankheiten/hypothyreose; Stand: 15.07.2021

[86] Werbach MR. Melatonin for the treatment of gastroesophageal reflux disease. Altern Ther Health Med 2008; 14: 54–58. PMID: 18 616 070

[87] White YA, Woods DC, Takai Y et al. Oocyte formation by mitotically active germ cells purified from ovaries of reproductive-age women. Nat Med 2012;18: 413–421. doi: 10.1038/nm.2669

[88] Wiebe JP, Lewis MJ, Cialacu V et al. The role of progesterone metabolites in breast cancer: potential for new diagnostics and therapeutics. J Steroid Biochem Mol Biol 2005; 93: 201–208. doi: 10.1016/j.jsbmb.2004.12.003

[89] Woodruff TJ. Making it real – the environmental burden of disease. What does it take to make people pay attention to the environment and health? J Clin Endocrinol Metab 2015; 100: 1241–1244. doi: 10.1210/jc.2015–1622

[90] Young JD, Lawrence AJ, MacLean AG et al. Thymosin beta 4 sulfoxide is an anti-inflammatory agent generated by monocytes in the presence of glucocorticoids. Nat Med 1999; 5: 1424–1427. doi: 10.1038/71 002

[91] Zou K, Yuan Z, Yang Z et al. Production of offspring from a germline stem cell line derived from neonatal ovaries. Nat Cell Biol 2009; 11: 631–636. doi: 10.1038/ncb1869

Sachverzeichnis

T